Sterben begleiten
Zur Praxis der Begleitung Sterbender durch Ärzte und Pflegende
Eine empirische Studie

Jens Kaluza / Gabriele Töpferwein

Sterben begleiten

Zur Praxis der Begleitung Sterbender durch Ärzte und Pflegende

Eine empirische Studie

trafo

Bibliografische Informationen Der Deutschen Bibliothek
Die Deutsche Bibliothek verzeichnet diese Publikation
in der Deutschen Nationalbibliografie;
detaillierte bibliografische Daten sind im Internet über
http://dnb.ddb.de abrufbar

Impressum

"Sterben begleiten.
Zur Praxis der Begleitung Sterbender durch Ärzte und Pflegende.
Eine empirische Studie"
Jens Kaluza / Gabriele Töpferwein
ZAROF – Zentrum für Arbeits- und Organisationsforschung e.V.
Philipp-Rosenthal-Str. 21, 04103 Leipzig
Tel.: 0341/961 35 78 Fax: 0344/961 35 80
E-Mail: zarof@t-online.de, Internet: www.zarof.de

ISBN 3-89626-549-0
© trafo verlag dr. wolfgang weist, 2005
Finkenstraße 8, 12621 Berlin
Fax: 030/5670 1949
E-Mail: trafoberlin@t-online.de
Internet: www.trafoberlin.de

Satz & Layout: Ina Walzog Verlags-& Medienservice, Berlin
Titelgrafik: Werner Hennig: "Widerruf"
Druck: Schaltungsdienst Lange oHG, Berlin

Inhalt

Geleitwort

des Bundesministeriums für Familie, Senioren, Frauen und Jugend

"Es kann als anerkanntes gesellschaftliches Ziel betrachtet werden, sterbenden Menschen einen würdigen Lebensraum zu schaffen und dabei ihre Wünsche und Bedürfnisse in den Mittelpunkt zu stellen", stellt die Enquete-Kommission "Ethik und Recht der modernen Medizin" in ihrem aktuellen Zwischenbericht zum Thema "Verbesserung der Versorgung Schwerstkranker und Sterbender in Deutschland durch Palliativmedizin und Hospizarbeit" fest.

Wie nahe sind wir diesem Ziel bis heute gekommen?

Die aktuelle Bilanz fällt durchaus ermutigend aus. Gerade in den vergangenen zehn Jahren sind deutliche Fortschritte in der Versorgung schwerstkranker und sterbender Menschen erreicht worden. Das Spektrum der Angebote hat sich erheblich verbreitert und differenziert. Zu dieser positiven Entwicklung haben auch die Finanzierungsmöglichkeiten ambulanter und stationärer hospizlicher Versorgung im Sozialgesetzbuch V beigetragen.

Hospizdienste und Palliativmedizin leisten zudem einen wichtigen und gesellschaftlich zunehmend wirksamen Beitrag zu einem Bewusstseinsprozess, der Sterben und Tod in die Mitte des Lebens zurückholt. Vor allem das bürgerschaftliche Engagement bietet uns eine große Chance. Freiwillige Helferinnen und Helfer können dazu beitragen, Berührungsängste, Hilf- und Sprachlosigkeit unserer Gesellschaft in Konfrontation mit dem Lebensende zu überwinden.

Sterbebegleitung ist fester Bestandteil im Gesamtkonzept der Altenhilfe geworden. Von einem integrativen Ansatz, dem es gelingt, hospizliche Einstellung und Kenntnisse palliativer Versorgung so zu verankern, dass qualifizierte Sterbebegleitung zum selbstverständlichen Angebot im ambulanten wie stationären Umfeld gehört, sind wir allerdings noch weit entfernt.

Gute Sterbebegleitung ist personal- und zeitintensiv. Sie stellt hohe Ansprüche an die Fachkompetenz, aber auch an die Fähigkeit zu mitmenschlicher Zuwendung und zum professionsübergreifenden Dialog.

Die Ergebnisse des Forschungsprojekts "Sterbebegleitung in Sachsen" analysieren die alltägliche Praxis der Sterbebegleitung über eine Vollerhebung in Kliniken, Heimen und der ambulanten Versorgung. Sie belegen, dass Mängel in Kooperation und Kommunikation, aber auch Wissensdefizite immer noch erhebliche Hindernisse für eine Verbesserung der Versorgung darstellen, dass sich aber auch die Rahmenbedingungen weiter verändern müssen.

Diese Hinweise sind sehr ernst zu nehmen.

Wir dürfen die Menschen, die Schwerstkranken und Sterbenden professionell oder ehrenamtlich zur Seite stehen, in diesen schwierigen und belastenden Situationen nicht sich selbst überlassen.

Mit der Weiterentwicklung der Altenpflegeausbildung hat die Bundesregierung neue Grundlagen der Qualifikation für das Pflegepersonal eröffnet. Mit dem Prinzip der integrativen Versorgung sind neue Kooperationsmöglichkeiten geschaffen worden. Beides muss sich noch längerfristig bewähren. Mit der Unterstützung der Arbeit der Bundesarbeitsgemeinschaft Hospiz e.V. fördert das Bundesministerium für Familie, Senioren, Frauen und Jugend den Dialog und die erforderliche Netzwerkbildung.

Die Weiterentwicklung hospizlicher Sterbebegleitung und die Verbesserung palliativer Versorgung alter Menschen bleiben wichtige Aufgaben auf der seniorenpolitischen Agenda.

Petra Weritz-Hanf
Ministerialrätin

Berlin, November 2005

Bundesministerium für Familie,
Senioren, Frauen und Jugend

Geleitwort

des Sächsischen Staatsministeriums für Soziales

Eine Gesellschaft muss sich daran messen lassen, wie sie mit Schwachen sowie mit Krankheit und Tod umgeht. Dementsprechend hat sich das Sächsische Staatsministerium für Soziales frühzeitig auch um den Aufbau von bedarfsgerechten Versorgungsstrukturen bemüht. Da ein Sterben in Würde für jeden Menschen möglich sein soll, hat der Freistaat auch den Aufbau von Strukturen der Hospizarbeit initiiert und aktiv gefördert.

Inzwischen besteht ein tragfähiges Netz sowohl an ambulanten Hospizdiensten als auch an stationären Hospizplätzen; nunmehr gilt es, dieses Netz noch weiter zu vervollkommnen und vor allem die Zusammenarbeit mit Krankenhäusern, Pflegeheimen, Hausärzten und a mbulanten Pflegediensten auszubauen.

Dazu haben das Bundesministerium für Familie, Senioren, Frauen und Jugend und das Sächsische Staatsministerium für Soziales gemeinsam das Forschungsprojekt "Sterbebegleitung in Sachsen" gefördert. Auf Grund der detaillierten Aussagen wird es möglich sein, gezielt auf die weitere Verbesserung der Voraussetzungen und Bedingungen für eine humane Hospizarbeit Einfluss zu nehmen. Vor allem durch eine bessere Kooperation und Kommunikation aller Beteiligten soll jeder Sterbende eine angemessene und menschliche Begleitung in seinen schwersten Augenblicken erhalten, damit er in Würde sterben kann.

Helma Orosz
Sächsische Staatsministerin für Soziales

Geleitwort

der Berufsgenossenschaft
für Gesundheitsdienst und Wohlfahrtspflege
(BGW)

Die Begleitung sterbender Menschen ist ein Thema, das nur selten im Fokus des öffentlichen Interesses steht. Gesellschaftliche Veränderungen – wie die "Auflösung" der Großfamilien – haben dazu geführt, dass viele Menschen heutzutage in ihrem Alltag kaum mit Tod und Sterben in Berührung kommen. Deshalb ist das Thema, das in dem Forschungsprojekt "Sterbebegleitung in Sachsen" untersucht wurde, sehr wichtig, sowohl auf gesellschaftlicher Ebene als auch für jeden einzelnen Menschen, wenn er – sei es im privaten oder beruflichen Kontext – damit konfrontiert wird.

Wie gehen wir mit sterbenden Menschen um? Sind wir bereit, sie zu begleiten? Und können wir ihnen ihr Sterben soweit als möglich erleichtern? Diejenigen, die professionell mit Sterbebegleitung konfrontiert werden, müssen in ihrer beruflichen Praxis konkrete Antworten auf diese Fragen finden: Dies betrifft einerseits die Einrichtungen, in denen Menschen sterben – also Institutionen wie Krankenhäuser, Pflegeheime u.a. – und andererseits die Betreuer der Sterbenden – also die Pflegekräfte und Mediziner -, die sich mit ihrem Umgang mit Sterbenden auseinandersetzen müssen, um ihre Möglichkeiten und Grenzen zu finden.

Die Studie "Sterbebegleitung in Sachsen" hat die aktuelle Praxis der Begleitung sterbender Menschen untersucht. Neben den Bedingungen, unter denen Menschen sterben, und dem Umgang der Pflegenden und Mediziner mit diesem Thema bzw. mit den Sterbenden wurde dabei auch das Belastungserleben der professionellen Betreuer durch diese Tätigkeit erfasst.

Auf letzteres hat die Berufsgenossenschaft für Gesundheitsdienst und Wohlfahrtspflege (BGW), die das Forschungsprojekt gefördert hat, ein besonderes Augenmerk. Die in der Sterbebegleitung tätigen Pflegekräfte und Ärzte werden in ihrem Arbeitsalltag immer wieder mit Ausnahmesituationen konfrontiert. Wie zu erwarten ist, zeigt sich in dieser wie auch schon in anderen Untersuchungen, dass das nicht spurlos an ihnen vorbei geht. Wichtig ist es der BGW deshalb, Wege zu finden, die einen professionellen Umgang mit Sterbenden ermöglichen, der auch auf Dauer mit möglichst wenigen Belastungen verbunden ist.

Einen Beitrag dazu soll dieses Forschungsprojekt leisten. Die Ergebnisse des Projekts, bei dem die professionelle Begleitung Sterbender unter unterschiedlichen

Perspektiven beleuchtet wurde, geben Hinweise auf Bedingungen und Angebote, die den Betroffenen den Umgang mit Sterbenden zumindest erleichtern können, wodurch sie die BGW in ihrer Arbeit unterstützen.

Prof. Dr. Stephan Brandenburg
Mitglied der Geschäftsführung der BGW

Vorwort

Anfang der 1990er Jahre begann die sozialwissenschaftlich-empirische Forschung am ZAROF-Zentrum für Arbeits- und Organisationsforschung e.V. im Bereich der Krankenpflege. Damals haben wir in mündlichen und schriftlichen Befragungen mit Leitungskräften und Pflegepersonen in der stationären Krankenpflege die mitarbeiterbezogenen Umstellungsfolgen untersucht, die aus dem deutschen Wiedervereinigungsprozess resultierten.[1] Die Transformationsforschung beinhaltete die unmittelbaren Auswirkungen der veränderten rechtlichen, betrieblichen und beruflichen Rahmenbedingungen für die Arbeit der Pflegekräfte. Im Untersuchungsschwerpunkt "Qualifikation" wurde das examinierte Krankenpflegepersonal aus Krankenhäusern Leipzigs und des Landkreises hinsichtlich ihrer Präferenzen bei Fortbildungsinhalten befragt. Der Sterbebegleitung als Fortbildungsthema wiesen die Befragten eine hohe Bedeutung zu, 66 % hielten das Thema für wichtig.[2] Auch am Rande der damals zahlreich geführten Interviews wurde durch Pflegedienstleiterinnen und Krankenschwestern wiederholt das Thema Sterben, Sterbebegleitung und Tod als problembehaftet benannt. Neben vielen anderen berufsbedingten Problemen und Konflikten, bekomme das Thema zu wenig Aufmerksamkeit, obwohl das Personal ständig damit konfrontiert sei. Diesem Impuls aus der Praxis folgend, wurden im Institut gezielt empirische Befunde zum Thema Sterbebegleitung gesucht und die damit verbundenen Problemlagen erschlossen.

Von den gesammelten Erfahrungen ausgehend, entstand Anfang 1997 im ZAROF eine erste Projektkonzeption, welche die Untersuchung der Praxis der Sterbebegleitung an allen relevanten Orten im gesamten Freistaat Sachsen vorsah. Es folgte eine längere Phase der Akquise und Suche nach Praxispartnern, um das Projekt zu realisieren. Auf diesem Weg gab es Rückschläge und Erfahrungen, die u.E. viel über den Umgang mit dem Thema und seine Stellung hierzulande aussagten. Neben Desinteresse und der Ansicht, über die Praxis der Sterbebegleitung sei alles bekannt, man müsse nur nach den vorhandenen Handbüchern arbeiten, gab es aber auch viele Befürworter einer solchen Studie. Mit Unterstützung des Arbeitsamtes Leipzig und einem kleinen Pool von Sponsoren konnten wir im Dezember 1999 endlich unser Vorhaben als ZAROF-Eigenprojekt starten.

---

1   Vgl. Hennig, A./ Kaluza, J. (1995) Krankenschwester Ost. Die Arbeitswelt des Pflegepersonals im Krankenhaus nach der Einheit. Eine empirische Untersuchung. Trafo-Verlag, Berlin

2   Ebd., S. 146

Mit dem ersten Anschub begann – wenn auch für das inhaltliche Gesamtvolumen des Themas nicht ausreichend – die Arbeit mit der ersten Projektphase bis November 2001. Die spezifische Projektentstehung führte zu erheblichen Einschnitten nicht nur bei den Untersuchungsinhalten, sondern auch bei der Auswahl der Befragungsgruppen. Diese erste Phase umfasste zunächst die Befragung des Pflegepersonals in Krankenhäusern und Pflegeheimen sowie Vertreter der Leitungen (Pflegedienstleitung, Verwaltungsdirektion der Krankenhäuser und Heimleitung). Untersuchungsregion blieb der gesamte Freistaat Sachsen. Auf die 1. Phase zurückblickend gilt unserer besonderer Dank den unten genannten Organisationen und Vereinen. Ohne deren Aufgeschlossenheit für das Thema *und* dem damit verbundenen Verständnis für eine empirische Forschung würde es den vorliegenden Bericht nicht geben.

Im Verlauf der 1. Projektphase konnten wir weitere Partner und Befürworter für das Forschungsprojekt finden. Die Forschungsergebnisse zum stationären Bereich wurden bereits während der 1. Phase in zahlreichen Präsentationen der Fachöffentlichkeit vorgestellt und diskutiert. Trotz des großen Interesses an den Forschungsergebnissen der ersten Phase gestaltete sich die Suche nach einer Förderung weiterhin kompliziert und langwierig. Nach einer einjährigen Pause konnte im November 2002 mit der zweiten Projektphase die Arbeit fortgesetzt werden. Nunmehr ging es darum, die noch nicht untersuchten Befragungsgruppen (ambulante Pflegedienste und deren Leitung sowie die Krankenhausärzte, die Ärztlichen Direktoren und die Hausärzte) in das Projekt einzubeziehen und alle Ergebnisse letztendlich zusammenzufassen. Mit einer der Aufgabe adäquaten Förderung durch das Bundesministerium für Familie, Senioren, Frauen und Jugend (BMFSFJ), der Berufsgenossenschaft für Gesundheitsdienst und Wohlfahrtspflege (BGW) und dem Sächsischen Staatsministerium für Soziales (SMS) wurde die Arbeit bis Oktober 2004 fortgeführt und beendet.

Zu den Unterstützern, Förderern und Kooperationspartnern der 1. Phase gehörten:

- Arbeitsamt Leipzig,
- Sächsische Krankenhausgesellschaft,
- Städtische Altenpflegeheime/Eigenbetrieb der Stadt Leipzig,
- Innere Mission Leipzig e.V.,
- Deutsches Rotes Kreuz/Kreisverband Leipzig-Stadt e.V.,
- Städtisches Klinikum "St. Georg" Leipzig,
- Aeternitas e.V. – Verbraucherinitiative Bestattungskultur in Königswinter,
- Deutscher Berufsverband für Pflegeberufe – LV Sachsen-Anhalt, Sachsen e.V.,
- Seniorenresidenz "Am Lunapark" GmbH,
- Arbeiter-Samariter-Bund/Kreisverband Leipzig e.V.

Unterstützung und Fürsprache erhielten wir im Weiteren für die 2.Phase von:

- Ethikkommission der Landesärztekammer,
- Akademie für Palliativmedizin und Hospizarbeit Dresden,
- Hartmannbund Sachsen,
- Sächsischer Hausärzteverband,
- Paritätischer Wohlfahrtsverband, Landesverband Sachsen,
- Landesverband Hauskrankenpflege Sachsen,
- Bundesverband privater Alten- und Pflegeheime und ambulanter Dienste – Sachsen/Thüringen (BPA),
- Verband Deutscher Alten- und Behindertenhilfe (VDAB),
- Arbeitgeber- und BerufsVerband Privater Pflege (ABVP)
- Bundesverband ambulanter Dienste – Landesverband Nord-Ost (BAD)
- Gesellschaft ambulanter Dienste Sachsen
- Landesverband der Bestatter Sachsen e.V.

Allen Partnern, Unterstützern und Freunden des Projektes, die sich damals mit uns auf den Weg gemacht haben, möchten wir danken. Unser besonderer Dank gilt Frau Dr. Schubert von der Landesarbeitsgemeinschaft Hospiz Sachsen e.V., die uns als Ärztin wie als Vorsitzende der Landesarbeitsgemeinschaft Hospiz Sachsen (LAG Sachsen) von Anfang an unterstützte und beriet. Wie mit der LAG, so hat sich auch mit der Hospizbewegung vor Ort eine Partnerschaft entwickelt, die sich in ihrer Verbindung von Praxis und Forschung ergänzt, sich gegenseitig befördert und über die Zeit des Projektes hinaus fortbesteht.

Auch unseren Praktikantinnen und Mitarbeitern, die zeitweise am Projekt mitgearbeitet haben – Manuela Beer, Peter Bischoff, Annekathrin Grecksch, Antje Hammer, Juliane Nachtmann, Andrea Knecht, Anke Petermann, – möchten wir an dieser Stelle für ihre Mitarbeit an verschiedenen Teilaufgaben des Projektes danken. Für ihre besonders engagierte Mitarbeit danken wir Cornelia Spross.

Unser Dank für das Gelingen des Projektes schließt Katrin Poßecker ein, deren Engagement über die Aufgaben der organisatorisch-technischen Assistenz hinausreichte.

Das Forschungsprojekt "Sterbebegleitung in Sachsen" nimmt eine Sonderstellung für unser Institut ein. Zum einen, weil sich die Auseinandersetzung mit dem Thema Sterbebegleitung über den für sozialwissenschaftliche Forschung langen Zeitraum von fünf Jahren (mit Unterbrechung) erstreckte. Zum anderen verband sich unsere Arbeit in diesem Projekt mit dem Aufbau eines engen Kooperations- und Kommunikationsnetzwerkes in Sachsen und damit einer Verankerung der wissenschaftlichen Arbeit in der Praxis. Das Forschungsprojekt "Sterbebegleitung in Sachsen" findet nach fünf Jahren seinen formalen Abschluss. Von Beginn

an gab es eine vielfältige Rezeption bei den beteiligten Berufsgruppen und Fachkollegen. In diesem Sinne reiht sich das Projekt ein in eine Kette aufeinander
folgender und aufeinander aufbauender Erkenntnisschritte zu diesem Thema.

Die Autoren
Leipzig, Juni 2005

Projektteam:
Dipl.-Phil. Jens Kaluza (Projektleitung)
Dr. Gabriele Töpferwein
Dipl. Betriebswirtin Katrin Poßecker

Abschnitt I
Einleitung

1.1 Vorbemerkungen

Das Thema Sterben, Sterbebegleitung und Tod ist in den letzten Jahrzehnten stärker in den Mittelpunkt der Aufmerksamkeit geraten. In den letzten zwanzig Jahren hat die öffentliche Beschäftigung mit Sterben und Tod in starkem Maße zugenommen. Die Zahl der Veröffentlichungen zum Thema ist Legion und kaum überschaubar. Interessanterweise scheint aber bei nicht wenigen Autoren die Meinung zu überwiegen, die Menschen hätten den Tod aus ihrem Leben "verdrängt", das Thema sei tabuisiert.[1]

Unbestreitbar ist, dass viele verlernt haben, mit dem Tod umzugehen, da "er sich hinter die Kulissen zurückgezogen"[2] hat, nicht mehr – wie in früheren Jahrhunderten – ein alltägliches Ereignis ist, dass auch junge Menschen jederzeit treffen kann. Viele erleben in der heutigen Zeit erstmals im Erwachsenenalter das Sterben einer nahestehenden Person, Kinder "lernen" den Tod fast gar nicht mehr.[3] Zudem hat sich die Versorgung Kranker und Sterbender im letzten Jahrhundert zunehmend in die Institutionen, in Krankenhäuser und Altenpflegeeinrichtungen, verlagert. In den Industriestaaten werden die Menschen heutzutage sehr alt[4] und sie sterben mehrheitlich nicht zu Hause, in den eigenen vier Wänden, im Kreise ihrer Familie. Hinzu kommt, dass herkömmliche Bewältigungsstrategien obsolet geworden sind; die Religion hat insgesamt an gesellschaftlichem Einfluss und Macht verloren, die religiöse Sinnstiftung des Todes ist für immer weniger Menschen in Deutschland akzeptabel.[5] Neue Formen haben sich aber kaum entwickelt. Selbst in Institutionen, in denen heute die Mehrzahl der Menschen stirbt, ist

---

1 Vgl. u.a. HELLER, F. (1989), MAKOWKA, E. (1998), MENNEMANN, H. (2000); Eine Befragung in der Thüringer Bevölkerung zeigte, dass das Wegschieben und Tabuisieren des Themas Tod und Sterben keine Mehrheit unter den Befragten findet. Vgl. DREßEL, G. et al. (2001), S. 34.

2 IMHOF, A. E. (1996), S. 14.

3 Vgl. HAHN, A. (1968), S. 31.

4 Die durchschnittliche Lebenserwartung der Männer in Deutschland lag 2002 bei 75,38 Jahren, die der Frauen bei 81,22 Jahren. Vgl. www.gerostat.de (2004).

5 Vgl. u.a. FUCHS, W. (1973), HAHN, A. (1968), SCHOCKENHOFF, E. (1991), ELIAS, N. (1995), IMHOF, A. (1996).

eine Herausbildung angemessener Formen des Umgangs und der Verarbeitung des Todes weitgehend ausgeblieben. Infolgedessen wird der Umgang mit Sterbenden in den Institutionen von vielen Menschen als unwürdig empfunden; Sterben im Krankenhaus ist für sie per se völlig inakzeptabel. Es war vor allem das Unbehagen mit dieser Situation, das Sterben und Tod wieder verstärkt "ins Gerede" brachte.

Angestoßen wurde die neue Beschäftigung mit diesem Thema von engagierten Ärzten, Pflegenden und Wissenschaftlern, aber auch von hinterbliebenen Angehörigen, die sich nicht damit zufrieden gaben, die ihres Erachtens unzureichenden Zustände bei der Betreuung Sterbender im Gesundheitswesen zu beklagen, sondern auch die gleichzeitig nach Möglichkeiten für ihre Veränderung suchten. Vorbild war die Entwicklung in den angelsächsischen Ländern, insbesondere in Großbritannien, wo bereits in den 60er Jahren mit der Gründung des St Christopher's Hospice durch Cicely Saunders ein neuer Weg in der Sterbebegleitung eingeschlagen wurde. Erst in den 1980er Jahren griff die Bewegung auch auf Deutschland über und es entstanden erste Hospizinitiativen. Sehr schnell gewann diese Entwicklung an Dynamik: Im Mai 2004 zählte die Bundesarbeitsgemeinschaft Hospiz 1.310 ambulante Hospizdienste, 112 stationäre Hospize und 90 Palliativstationen. Inzwischen engagieren sich ca. 50.000 Ehrenamtliche in der Hospizbewegung[6].

Nach der Wende breitete sich die Hospizbewegung – wie in ganz Ostdeutschland – auch in Sachsen aus. Die Zahl der bestehenden Angebote (Hospizinitiativen, ambulante Hospizdienste, Tageshospize, stationäre Hospize und Palliativstationen) verdoppelte sich, von 21 im Jahr 1998[7] auf 39 im Jahr 2003[8]. Damit verbunden ist eine Zunahme der öffentliche Wahrnehmung und des Interesses in der Bevölkerung. Die Hospizbewegung formulierte und praktizierte neue Anforderungen an eine humane Sterbebegleitung[9] und weckte das gesellschaftliche Interesse an dem relativ neuen Bestandteil in der Versorgungslandschaft. Nicht nur professionelle Hospizmitarbeiter und ehrenamtliche Helfer verbreiten die Hospizidee, sondern auch die Nutzer von Hospizangeboten sind Multiplikatoren: Der Bekanntheitsgrad dieser neuen Form der Sterbebegleitung wächst, und damit auch ihre Akzeptanz – "immer mehr Menschen befürworten Palliativmedizin und Hospizarbeit."[10]

---

6   Vgl. www.hospiz.net/bag/.

7   SÄCHSISCHES STAATSMINISTERIUM FÜR SOZIALES; JUGEND UND FAMILIE (2001):, S. 30.

8   BAG HOSPIZ e. V. u.a. /Hrsg. (2004).

9   Zu Selbstverständnis und Zielen der Hospizbewegung vgl. u.a. STUDENT, J.-CHR. (1991).

10   Die Deutsche Hospiz Stiftung gab in den letzten Jahren mehrere Befragungen zu diesen Themen in Auftrag; vgl. DEUTSCHE HOSPIZ STIFTUNG /Hrsg. (2001) und ders. (2003).

Gleichzeitig wird in unregelmäßigen Abständen immer wieder eine Debatte über Für und Wider einer Legalisierung der aktiven Sterbehilfe entfacht. Neue Nahrung erhält diese Debatte durch entsprechende Gesetze vor allem in Belgien, den Niederlanden und der Schweiz. Bei den Verantwortlichen in Politik, Medizin und Pflege in Deutschland stößt die Entwicklung nahezu übereinstimmend auf Ablehnung[11]. Eine solche breite Ablehnung von aktiver Sterbehilfe wirft zwangsläufig die Frage nach Alternativen auf. Als Alternative zur aktiven Sterbehilfe gilt in der öffentlichen Auseinandersetzung die Stärkung von Hospizen und Palliativeinrichtungen, wobei auch die Implementierung der Hospizidee in bestehende Versorgungsstrukturen an Bedeutung gewinnt. Die Auseinandersetzung Sterbehilfe versus Sterbebegleitung, die sehr konfrontativ geführt wird, rückt allerdings auch den Sterbeprozess und die Sterbebegleiter in den Mittelpunkt der Diskussion. Damit wächst auch das gesellschaftliche Bedürfnis nach systematisiertem Wissen über den letzten Lebensabschnitt.[12] "Wir müssen uns mit dem Thema der Organisation von Sterbebegleitung beschäftigen, weil uns zum einen eine eingespielte soziale Praxis im Umgang mit Tod und Sterben fehlt und weil zum anderen der Widerstand gegen dieses Defizit immer deutlicher wird."[13] Mit dieser Entwicklung korrespondiert die Überlegung, eine neue, angepasste "ars moriendi", eine neue Kunst des Sterbens zu entwickeln.[14]

Ein weiterer Ausdruck der Auseinandersetzung um den Umgang mit Sterben und Tod in der Gegenwart sind Patientenverfügungen[15]. Die Zahl von Patientenverfügungen ist in den letzten Jahren offensichtlich gewachsen, wie auch unsere Untersuchung zeigt. Die Ergebnisse der Arbeitsgruppe "Patientenautonomie am Lebensende" des Bundesjustizministeriums vom Juni 2004 dürften dazu beitragen, die Bedeutung von Patientenverfügungen zu stärken. Bei allem für und wider dieser Verfügungen, das in der öffentlichen Diskussion zum Ausdruck kommt, scheinen sie eine geeignete Möglichkeit der Auseinandersetzung mit der eigenen Endlichkeit und deren Gestaltung zu sein.

---

11 Vgl. u.a. Grundsätze der Bundesärztekammer zur ärztlichen Sterbebegleitung (2004); Sterben auf Wunsch (2001); Sachsens Ärzte sind gegen die aktive Sterbehilfe (2001).

12 Z.B. mit einer Großen Anfrage im Sächsischen Landtag zum Thema "Sterbebegleitung im Freistaat Sachsen – Stand und Perspektiven" vom Dezember 2001. In der Antwort des Sächsischen Staatsministeriums für Soziales, Gesundheit, Jugend und Familie vom 5.3.2002 werden auch die noch vorhandenen Lücken bei der Bearbeitung dieses Themas ersichtlich. Vgl. SÄCHSISCHES STAATSMINISTERIUM FÜR SOZIALES; JUGEND UND FAMILIE (2002).

13 NASSEHI, A./ POHLMANN, K. 1992, S. 21

14 IMHOF, A., a.a.O., S. 19

15 Der Begriff Patientenverfügung schließt an dieser Stelle und auch im Folgenden selbstverständlich Vorsorgevollmachten und Betreuungsverfügungen ein.

Die Diskussion um Sterben und Tod wird – wenn auch vermittelt – beeinflusst durch die demographische Entwicklung Deutschlands. Die deutsche Bevölkerung wird immer älter[16]. So betrug z.b. im Jahr 2001 der Anteil der Personen ab 60 Jahre in Leipzig 26,8 %[17], wohingegen er 1890 bei nur 4,6%[18] lag. Verglichen mit anderen Bundesländern ist diese Entwicklung in Sachsen besonders ausgeprägt.[19] "Im Vergleich zu den anderen neuen Ländern und Deutschland insgesamt hat Sachsen bereits heute den geringsten Anteil an jungen Menschen und den höchsten Anteil an älteren Menschen."[20] Mit dem wachsenden Anteil Älterer an der Bevölkerung wird eine deutliche Zunahme von alten pflegebedürftigen Menschen in Deutschland prognostiziert.[21] Hinzu kommt, dass sich Lebensbedingungen und -entwürfe in Deutschland in den letzten Jahrzehnten grundlegend verändert haben.

- Die verschiedenen Generationen leben zunehmend regional getrennt. Es muss also damit gerechnet werden, dass Kinder zukünftig weniger für die Pflege ihrer Eltern zur Verfügung stehen. Infolge des Wegzugs vor allem junger Menschen aus den neuen Bundesländern dürfte diese Entwicklung dort noch verstärkt zu erwarten sein.[22]

- Die Zahl der allein lebenden Personen generell und eingeschlossen darin der Pflegebedürftigen ist gestiegen, wodurch die Möglichkeiten familialer Pflege Sterbender eingeschränkt sind.

- Auf Grund der höheren Lebenserwartung wird die Pflege immer häufiger von Menschen geleistet, die selbst schon alt sind. Es ist davon auszugehen, dass viele dieser Pflegenden von der Pflege selbst überfordert sind, was die Gefahr impliziert dass mit Pflege neue Pflegebedürftigkeit produziert wird.

- Nach wie vor wird den Frauen a priori die Verantwortung für familiäre Pflege zugeschrieben. Auf Grund ihrer veränderten gesellschaftlichen und beruflichen Stellung werden sie dazu immer weniger willens und in der Lage sein.

---

16 Vgl. BERLIN-INSTITUT FÜR WELTBEVÖLKERUNG UND GLOBALE ENTWICKLUNG (2004); SOZIALWISSENSCHAFTLICHES FORSCHUNGSZENTRUM BERLIN-BRANDEN-BURG e. V. (2004).

17 STADT LEIPZIG – AMT FÜR STATISTIK UND WAHLEN (2002).

18 Vgl. KUCZYNSKI, J. (1982), S. 194.

19 LEIPZIGER VOLKSZEITUNG (2004), S. 4.

20 SÄCHSISCHES STAATSMINISTERIUM FÜR SOZIALES (2004), S. 23.

21 "Nach den Ergebnissen einer einfachen Vorausberechnung dürfte die Zahl von 2,04 Mill. Pflegebedürftigen im Jahr 2001 auf 2,15 Mill. im Jahr 2005 steigen. ... im Jahr 2020 (sind) etwa 2,83 Mill. Pflegebedürftige zu erwarten. Der Anstieg der Pflegebedürftigen zwischen den Jahren 2001 und 2020 wird somit auf mehr als ein Drittel (39 %) geschätzt." STATISTI-SCHES BUNDESAMT (2003), S. 41; vgl. auch: DEUTSCHES INSTITUT FÜR WIRT-SCHAFTSFORSCHUNG (2001).

22 Vgl. auch: BLINKERT, B/KLIE, TH. (2004).

"Der Bedarf für berufliche Altenpflege dürfte in dem Maße steigen, wie künftige Frauenkohorten eigene Erwerbsinteressen durchsetzen und sich dem normativen Druck zu familialer Pflege entziehen können."[23] Es ist nicht anzunehmen, dass die Männer in Zukunft diese Rolle übernehmen werden.[24]

Die beschriebenen gesellschaftlichen Veränderungen machen neue sozialpolitische Weichenstellungen unabdingbar. Hinsichtlich der Betreuung alter, schwerkranker und sterbender Menschen werden neue Anforderungen an die medizinische und pflegerische Versorgung gestellt. Es bedarf in dieser Frage neuer Konzepte und grundlegender Veränderungen, die zunehmend auch den Umgang mit Sterbenden einschließen müssen. Gesetze und Richtlinien sind nur ein erster Schritt. Wenn der Pflegebedarf steigt, müssen auch andere Formen der Betreuung Pflegebedürftiger gefunden werden. Ohne entscheidende strukturelle Veränderungen in der Pflegelandschaft wird es z.B. nicht möglich sein, der favorisierten ambulanten Pflege einen größeren Raum zu geben. Im Sächsischen Seniorenbericht wird darauf verwiesen, dass die "zentralen und klassischen Institutionstypen der Altenhilfe bisher sehr stark und einseitig auf den Hilfe- und insbesondere Pflegebedarf ausgerichtet (waren)." Mit dem Ende des Investitionsprogramms für die Verbesserung der Pflegeinfrastruktur "gilt es den Blick zu öffnen in Richtung einer Vernetzung von Angeboten, Leistungen und Diensten vor allem im ambulanten und niedrigschwelligen Sektor sowie in der Prävention. Hierzu gehören die Öffnung und fachliche Weiterentwicklung insbesondere der Alten- und Pflegeheime, der Kurzzeit- und Tagespflege und der Sozialstationen oder Hospizdienste genauso wie der ambulanten (mobilen sozialen) Hilfen."[25]

Voraussetzung möglicher Vernetzungen, Öffnungen und fachlicher Weiterentwicklungen sind leistungskräftige Anbieter und Dienste. Die gegenwärtige Entwicklung im ambulanten Sektor steht dem entgegen, wie das "Pflege-Thermometer 2004" aktuell offenbart. Die Mehrheit der ambulanten Leistungsanbieter sieht sich in ihrer unternehmerischen Existenz bedroht. Gerade hinsichtlich der geforderten Beratung, Prävention und Prophylaxe werden die Leistungen der Dienste von den Kostenträgern nur unzureichend oder gar nicht finanziert. 68 % der befragten Pflegedienste können Beratungsbesuche bei pflegenden Angehörigen und Pflegebedürftigen nach § 37 SGB XI nicht kostendeckend durchführen.[26]

23 VOGES, W. (2002), S. 71.
24 Vgl. ders., S. 63.
25 SÄCHSISCHES STAATSMINISTERIUM FÜR SOZIALES (2004), S. 270.
26 Vgl. DEUTSCHES INSTITUT FÜR ANGEWANDTE PFLEGEFORSCHUNG e.V. und FORSCHUNGSGRUPPE METRIK (2004) /Hrsg. (2004).

Klagen über den (vermeintlichen) Egoismus in der Bevölkerung und Appelle an die "familiäre Solidarität" können die zu erwartenden Probleme nicht nur nicht lösen, sie verkennen schlicht die gesellschaftliche Realität. Bereits jetzt ist eine Entwicklung eher hin zur professionellen Pflege erkennbar. Die oben aufgezählten veränderten Lebensbedingungen und -entwürfe zeigen ihre Wirkungen. Nach der aktuellten bundesweiten Statistik zur Pflegesituation in Deutschland hat die Pflege durch Angehörige bzw. "reine" Pflegegeldempfänger ab- und die Versorgung durch Pflegeheime und ambulante Pflegedienste zugenommen.[27] Die Betreuung Sterbender einfach in die Familien verlagern zu wollen, kann nicht der allein geeignete Weg sein, selbst wenn eine moderne Schmerztherapie garantiert ist. Nicht für jeden Sterbenden ist eine familiäre Betreuung objektiv und subjektiv die bessere Wahl; und wo keine Familie vorhanden ist, kann auch keine Familienpflege stattfinden.

Generell wird es notwendig sein, neue Formen des Zusammenlebens im Alter, der Organisation von Pflege und der Vernetzung von ambulanten und stationären Versorgungsformen zu finden. Heimbetreiber beispielsweise müssen unter dem Druck gleichbleibender Einnahmen und enger gezogener gesetzlicher Kontrolle eigene Wege finden, um (auch selbst gestellten) Qualitätsansprüchen gerecht zu werden. Heime werden auch bei einer Favorisierung ambulanter Pflege, die durchaus zu unterstützen ist, nicht überflüssig werden, aber sie werden sich verändern (müssen). Die Implementierung des Hospizgedankens in den stationären Pflegebereich ist dabei nur eine Möglichkeit. Vernetzte Angebotsformen sind, bezogen auf die Betreuung Sterbender in Deutschland, zurzeit nur in Ansätzen vorhanden und scheiterten bisher an den starren Strukturen im Gesundheits- und Sozialwesen.[28]

Unter den genannten gesellschaftlichen Entwicklungen ergeben sich für die konkrete Konzeption eines sozialwissenschaftlich-empirischen Forschungsprojektes die nachfolgend dargestellten Bedingungen.

---

27 STATISTISCHES BUNDESAMT (2005).

28 "Vor allem aus finanziellen Gründen" scheiterten z.B. das Göttinger Projekt "Support" und die Palliative-Care-Teams der Krebsschmerz-Initiative Greifswald. Trotz möglicher Kostenersparnis durch die Vermeidung teurer Klinikaufenthalte konnten die Projekte nicht mehr finanziert werden, da weder Kassen noch KV oder Kommunen für die Arbeit von Klinikärzten im ambulanten Bereich "zuständig" sind. Vgl. Modellprojekte Palliative-Care vor dem Aus. In: Hospiz Info Brief 1/2004, S. 4; HONS, J.: Das palliativmedizinische Projekt Support findet keine Unterstützung mehr. In: Ärzte Zeitung, 10.07.2001. www.aerztezeitung.de

1.2 Institutionelle Rahmenbedingungen

1.2.1 Institutionen bleiben Orte des Sterbens

In allen wissenschaftlichen Monographien und Beiträgen besteht weitgehend Konsens über die Ursachen der Veränderungen hinsichtlich der Sterbeorte und der Sterbekultur im letzten Jahrhundert.[29] Mit der oben beschriebenen Institutionalisierung des Sterbens war ein tiefgreifender kultureller Umbruch im Umgang mit Sterben und Tod in den Industriestaaten verbunden. Diese Entwicklung ist nicht einfach umkehrbar. Ebenso wenig hilfreich ist die Verklärung der Vergangenheit, die bezüglich der Pflege alter und sterbender Menschen ohne Zweifel nicht eben idyllisch war. "Gezeichnet von Krankheiten und Schmerzen, ohne adäquate medizinische und pflegerische Versorgung, in kalten oder überhitzten Kammern, unter heute unvorstellbaren hygienischen Bedingungen, gerade in Seuchenzeiten, meist allein gelassen: so dürfte die Realität vieler Sterbender ausgesehen haben."[30] Es muss wohl eher vom "dunklen Zeitalter der Altenpflege"[31] gesprochen werden, denn "für die relativ geringe Zahl älterer Menschen vor-industrieller Epochen waren die Versorgungsstrukturen, einschließlich familial-häuslicher Art nicht gerade goldig"[32].

Für eine empirische Forschung, die sich der aktuellen Praxis der Sterbebegleitung zuwendet, muss das bedeuten, Institutionen des Sterbens, deren Bedingungen und die handelnden Personen einzubeziehen. Übereinstimmend ist in der Literatur die Aussage zu finden, dass die Mehrheit der Bevölkerung im eigenen Zuhause sterben möchte. Die Angaben schwanken im Allgemeinen zwischen 70 % und 90 %.[33] Der tatsächliche Anteil Sterbender außerhalb von Institutionen liegt in den meisten deutschen Regionen jedoch deutlich unter 50 %. Das heißt die Mehrzahl der Sterbefälle in Deutschland ereignet sich in Krankenhäusern und Pflegeheimen.

---

29   Vgl. z.B. BLUMENTHAL-BARBY, K. /Hrsg. (1991); HÖFER, S. (1996); MENNEMANN, H. (1998).

30   SCHÄFER, D. (1998), S. 8.

31   SCHULZ-NIESWANDT, F. (1997), S. 84.

32   Ebd.

33   "Generell sterben nur 30 % zu Hause, über 90 % wünschen sich das aber." ebd., S. 54. Dabei ist festzustellen, dass dafür in vielen Publikationen keine eigenen empirischen Erhebungen zu Grunde gelegt werden, sondern meist aus anderen Arbeiten zitiert wird, die sich ihrerseits wieder auf andere berufen, sodass die Quelle häufig nicht feststellbar ist. In einer jüngeren Studie in Thüringen wurde festgestellt, dass 77 % der Befragten am liebsten in der eigenen Wohnung sterben wollten, wenn sie es sich aussuchen könnten. Vgl. DREßEL, G. et al. (2001), S. 37; GRAF, G. (2004).

"Zu Sterbeorten existieren keine relevanten statistischen Angaben. Einzig die Zahl der in den Krankenhäusern Gestorbenen wird erfasst."[34] Die statistische Zusammenfassung bzw. die spezielle Aufgliederung der Sterbeorte für eine Region oder einen Ort ist nach wie vor nicht einfach. In der Regel ist davon auszugehen, dass hier eine manuelle Auszählung der Totenscheine erforderlich ist.[35] Eindeutig ist jedoch – unabhängig von diesen schwankenden Größenordnungen – dass die Mehrheit der ausgewerteten Populationen stationär, also außerhalb ihrer eigenen Wohnung verstirbt (Tabelle 1).

Tabelle 1: In Leipzig verstorbene Leipziger Bürger 1999

	Krankenhaus	Pflegeheim	Privatwohnung	Sonstige*
Stadt Leipzig (1999) (Personen mit Hauptwohnsitz in Leipzig**)	51,3 %	12,2 %	33,9 %	2,7 %

* Sonstige: Verstorbene an Arbeitsplätzen, im Straßenverkehr, bei Freizeitaktivitäten u.a.
** Quelle: Gesundheitsamt Stadt Leipzig

Von 1960 bis 1980 lag der Anteil der im Krankenhaus Verstorbenen in der DDR nahezu kontinuierlich bei ca. 41 %[36] um danach bis auf ca. 50 % anzusteigen. In der BRD dagegen stieg dieser Anteil bis 1980 zunächst deutlich an (auf 55 %), und sank danach auf etwa das gleiche Niveau wie in der DDR (BRD 1990: 50,7 %). Die diesbezüglich erste gemeinsame Angabe im vereinigten Deutschland lag 1991 bei 48,8 %[37]. In der Gegenwart liegt im Freistaat Sachsen der Anteil der im Krankenhaus Verstorbenen auf gleichem Niveau wie in Deutschland. (Tabelle 2).

34 SÄCHSISCHES STAATSMINISTERIUM FÜR SOZIALES; JUGEND UND FAMILIE (2001), S. 8.

35 Des Weiteren ist zu beachten, dass bei solchen Angaben zu hinterfragen ist, ob es sich um die Todesfälle *mit Wohnsitz* in der Kommune/Region handelt oder um *alle* Verstorbenen in der Region/Kommune handelt. So liegt beispielsweise dem Statistischen Landesamt, die Anzahl *aller* Sterbefälle in einer Stadt vor, auch differenziert nach dem Sterbeort Krankenhaus. Weitere Untergliederungen sind über die Landesebene nicht möglich. Das Gesundheitsamt der Stadt Leipzig erfasst dagegen die Sterbeorte der ansässigen Bewohner differenziert. Daraus ergibt sich für die Stadt Leipzig eine erhebliche Differenz den Gestorbenen: Die Angabe "Gestorbene in Leipzig" (Statistisches Landesamt) ist deutlich jedem Jahr deutlich größer als die "gestorbenen Leipziger in Leipzig" (Gesundheitsamt der Stadt). Für die Stadt erklärt sich dieser Unterschied aus ihrer Stellung als medizinisches Zentrum der Region und einem entsprechenden Zustrom von Nicht-Leipzigern in die hiesigen Krankenhäuser. D.h., exakte Vergleiche sind im Prinzip erst möglich bei einer Verständigung auf eine gemeinsame Bezugsgröße.

36 Vgl. BLUMENTHAL-BARBY, K. (1991).

37 Vgl. STATISTISCHES BUNDESAMT /ZwSt Bonn (2004a).

Tabelle 2: Anteil der im Krankenhaus Verstorbenen im Freistaat Sachsen von 1993 bis 2002

Jahr	1995	1996	1997	1998	1999	2000	2001	2002	2003
Prozentualer Anteil der im Krankenhaus Verstorbenen in Sachsen	48,7	45,5	49,0	46,9	48,8	49,2	49,6	49,4	49,9
im Vergleich: Deutschland	48,0	46,9	46,9	47,3	47,7	48,0	47,7	48,2	48,3

Quelle: Statistisches Landesamt Sachsen und Statistisches Bundesamt

Auffallend ist, dass unabhängig von allen Reformbemühungen im Gesundheitswesen der jüngsten Vergangenheit und dem seit Jahren bestehenden gesundheitspolitischem Grundsatz "ambulant vor stationär" der Anteil der im Krankenhaus Verstorbenen nahezu unverändert geblieben ist. Es bleibt abzuwarten, ob und inwieweit die Einführung des seit 2004 für alle Krankenhäuser verbindlichen nach Fallgruppen pauschalisierten Entgeldsystems (DRG) eingreifende Veränderung bewirkt.

In Anbetracht des unverändert hohen Anteils von im Krankenhaus Verstorbenen in Sachsen müssen die Ausführungen in der Landeshospizkonzeption Sachsens überraschen. Dort wird von einer abnehmenden Tendenz von Sterbefällen im Krankenhaus für Sachsen ausgegangen und geschlussfolgert, dass "dies Konsequenzen für die Hospizarbeit haben (könnte). Hospizdienste richten sich vorwiegend an Menschen, die nicht in Einrichtungen leben. Es muss jedoch auch in Krankenhäusern, Pflegeeinrichtungen und spezifischen Wohnformen für ältere und behinderte Menschen Vorsorge getroffen werden, dass auch dort ein würdevoller Umgang mit dem sterbenden Menschen, ein würdevolles Sterben möglich ist."[38]

Dieser Forderung ist natürlich grundsätzlich zuzustimmen, allerdings sollte den realen Verhältnissen Rechnung getragen werden. Zählt man zu den im Krankenhaus Verstorbenen die Zahl der in Pflegeheimen Verstorbenen hinzu, die sich ebenfalls auf gleichbleibendem Niveau bewegt, wie das Beispiel Leipzig zeigt (vgl. Abbildung 1), dann liegt der Anteil stationärer Sterbefälle zwischen 60 % und (mindestens) 70 %. Mit Blick auf die demografische Entwicklung und die prognostizierte Zunahme von Pflegebedürftigen ist damit zu rechnen, dass die stationären Pflegeeinrichtungen als Sterbeorte insgesamt nicht an Bedeutung verlieren werden.[39]

Vor diesem Hintergrund erscheint es nicht als problemadäquat und zielführend, die Gestaltung eines würdevollen Sterbens in Institutionen als ein nachge-

---

38 SÄCHSISCHES STAATSMINISTERIUM FÜR SOZIALES; JUGEND UND FAMILIE (2001), S. 8.

39 Vgl. auch REITINGER, R u.a. (2004), S. 11.

ordnetes Problem anzusehen. Institutionen als Sterbeorte im Sinne eines Auslaufmodells zu betrachten, könnte bedeuten, die betreffenden Institutionen und Berufsgruppen aus ihrer Verantwortung zu entlassen und gleichzeitig in der Bevölkerung falsche Erwartungen zu wecken. Stationäre Einrichtungen wie Krankenhäuser und Pflegeheime sind nach wie vor die Orte des Sterbens für die meisten Menschen. Das Beispiel Leipzig, für das detaillierte Aussagen möglich sind, zeigt, dass sich an den Anteilen der einzelnen Sterbeorte in den letzten Jahren sehr wenig geändert hat (Abb. 1).

Abbildung 1: Sterbeorte Leipziger Bürger von 1997 bis 2003 (Bürger mit Hauptwohnsitz in Leipzig, die in Leipzig verstorben sind)

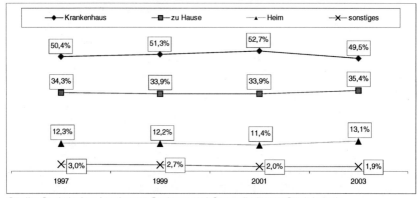

Quelle: Statistisches Landesamt Sachsen und Gesundheitsamt Stadt Leipzig

Im Zusammenhang mit den bestehenden Sterbeorten und deren tendenziellen Entwicklung muss auch die Versorgungsquote der Hospizangebote (stationäre Hospize, Tageshospize, ambulante Hospizbetreuung, Palliativstationen) betrachtet werden. Diese Quote hat sich in der jüngsten Zeit fast verdoppelt: Der Versorgungsgrad durch Hospiz- und Palliativdienste hat sich von 3,5 % 1999 auf 6,0 % im Jahr 2002 erhöht (Abb. 2). Selbst wenn eine 100 %ige Quote nicht das Ziel sein kann und auch nicht angestrebt ist, muss konstatiert werden, dass hospizliche und palliative Betreuung nur eine Minderheit von Sterbenden erreicht.

Demzufolge macht die Mehrheit der Bevölkerung in ihren Familien hinsichtlich Sterben, Sterbebegleitung und Tod Erfahrungen mit den traditionellen Institutionen Krankenhaus und Pflegeheim. Sich gleichberechtigt dem Sterbegeschehen im Krankenhaus und im Pflegeheim zuzuwenden, ist keine Abwertung einer Sterbebegleitung im häuslichen Bereich, sondern trägt nur den gegebenen objektiven Voraussetzungen Rechnung. Hiermit wird in keiner Weise in Frage gestellt, dass die Begleitung Sterbender von jeher zu den Selbstverständlichkeiten familiärer

Solidarität gehört. Wir meinen auch nicht, dass Professionelle die Angehörigen in diesem Prozess *generell* und *ausschließlich* ersetzen sollen. Unser Forschungsansatz beruht jedoch nicht auf der Präferenz *eines* Sterbeortes, der ad hoc, weil auch sozial erwünscht, als der bessere gilt. Die Tatsache, dass viele Menschen Angst vor einem Sterben im Krankenhaus haben, sollte bei einer objektiven Herangehensweise nicht dazu führen, emotional geleitet einen Ort des Sterbens a priori zu verurteilen und aus der Betrachtung auszuklammern. Ob und in welchem Tempo sich die Struktur der Sterbeorte verändern wird, z.B. zu Gunsten des Sterbeortes "eigenes Zuhause", kann letztendlich nur Spekulation sein.

Abbildung 2: Von ambulanten/stationären Hospizdiensten und Palliativstationen betreuteSterbefälle im Jahr 1999 und 2002 im Vergleich zu den Sterbefällen Deutschlands in diesen beiden Jahren

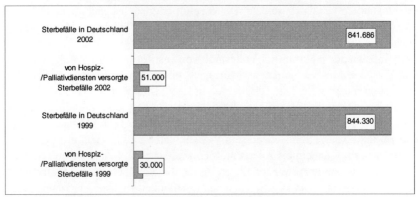

Quelle: Statistisches Bundesamt und Deutsche Hospizstiftung

"Die Forderung nach der prinzipiellen Abschaffung professioneller Sterbebegleitung wäre wohl als sozialromantisch zu bezeichnen: sie ginge an den bestehenden Problemlagen vorbei. Vielmehr wird die (professionelle) Organisation und Qualifizierung der Sterbebegleitung wichtig. Das 'Rad der Modernisierung', das eine Individualisierung von (objektiven) Lebenslagen und (subjektivem) Bewusstsein, eine Änderung der Familienstruktur, einen demographisch bedingten Strukturwandel der Bevölkerung und eine Professionalisierung im Umgang mit sozialen Problemen – auch im Bereich der Sterbebegleitung – zur Folge hat, lässt sich nicht zurückdrehen. Die zentrale gesellschaftliche Frage – aus einer pragmatischen Perspektive – lautet nicht, ob in öffentlichen Institutionen und im Beisein von Professionellen gestorben werden soll, sondern wie gestorben wird."[40]

40 MENNEMANN, H. (1998), S. 3.

1.2.2 Berufsgruppen bleiben sterbebegleitend tätig

Wenn Institutionen auch in absehbarer Zeit die hauptsächlichen Sterbeorte bleiben, dann heißt das auch, dass die Berufsgruppen, die professionell mit der Versorgung und Betreuung von Schwerkranken und Sterbenden beschäftigt sind, auch in Zukunft zu den wichtigsten Sterbebegleitern gehören werden. Mit der zunehmenden Zahl von Alleinlebenden, die oft *nicht* auf private oder familiale Betreuung zurückgreifen können, wird die Rolle professioneller Hilfe zweifellos noch wachsen. Zudem wird bereits heute deutlich, dass auch pflegende Angehörige Unterstützung brauchen.[41] In weit stärkerem Umfang als das je der Fall war, werden Fremde in die Versorgung und Betreuung alter und sterbender Menschen einbezogen sein. In Anlehnung an MENNEMANN ist festzustellen, dass es nicht darum gehen kann, *ob* in Gegenwart und mit Unterstützung Professioneller gestorben wird, sondern *wie* das geschieht. Dabei spielt es zunächst auch keine Rolle, ob diese Betreuung nun in einem Krankenhaus, einem Pflegeheim oder in den eigenen vier Wänden erfolgt. Denn selbst, wenn es gelingen sollte, das Sterben in Zukunft wieder mehrheitlich außerhalb von Institutionen zu ermöglichen, so werden auch dort, weit stärker als heute noch, professionelle Helfer dieses Sterben begleiten müssen. Im Jahr 1993 lebten in Großbritannien 30% der Sterbenden allein[42], in Deutschland dürfte die Entwicklung ähnlich sein. Modellrechnungen zufolge werden im Jahre 2040 51 % der Frauen und 39 % der Männer, die älter als 80 Jahre sind, alleinstehend sein.[43] Auch vielen dieser alleinlebenden Menschen zu ermöglichen, bis zuletzt in ihrem Zuhause zu bleiben, erfordert, ihnen auch professionelle Hilfe zur Seite zu stellen. Letztendlich wird dies eine wichtige Voraussetzung sein, die Zielvorstellung "ambulant vor stationär" umzusetzen.

Angesichts der zu erwartenden Entwicklung scheint es wichtig zu betrachten, inwiefern die betreffenden Berufsgruppen diese Aufgabe bewältigen oder, zugespitzt gesagt, inwiefern sie diese Aufgabe bewältigen können. Professionelle Sterbebegleitung wird in erster Linie von Pflegenden – Krankenschwestern und Altenpfleger/innen – sowie Ärzten geleistet. Diese Aufgabe ist ein integrativer Bestandteil des Berufsbildes dieser Gruppen, wird aber unterschiedlich wahrgenommen und realisiert. In der Literatur dominiert die Auffassung, die den genannten Berufsgruppen eher geringe Fähigkeiten bei der Begleitung Sterbender bescheinigt

---

41   "So nimmt heute schon die Betreuungsintensität bis hin zur Rund-um-die-Uhr-Versorgung der Patienten in der ambulanten Pflege deutlich zu. Die pflegenden Angehörigen können immer häufiger gerade die nächtliche Versorgung der Pflegebedürftigen zu Hause nicht mehr sicherstellen und benötigen professionelle Unterstützung" PRESSEMITTEILUNG (2004)

42   FELDMANN, K. (1997), S. 54.

43   BUNDESMINISTERIUM FÜR FAMILIE, SENIOREN, FRAUEN UND JUGEND (2001):, S. 219f.

und ihnen die Neigung nachsagt, diese Aufgabe möglichst zu meiden. "Das derzeitige Personal – von den Ärzten bis zu den Pflegekräften einschließlich der Heimleitungen und Pflegeeinrichtungen – ist in der Regel weder für die Betreuung Sterbender ausgebildet noch motiviert."[44]

Die Bundesärztekammer hat mit ihren Grundsätzen zur ärztlichen Sterbebegleitung die Aufgaben und die Verantwortung des Arztes bei der Begleitung und Versorgung sterbender Patienten umfassend formuliert. Darin wird betont, dass die ärztliche Verpflichtung, Leben zu erhalten nicht unter allen Umständen besteht, und im Falle "irreversiblen Versagens einer oder mehrerer vitaler Funktionen" durch die Hilfe, menschenwürdig zu sterben ersetzt werden sollte.[45] In der Realität bereitet dieser Paradigmenwechsel Probleme, was sich auch auf die ärztliche Fürsorge für den sterbenden Patienten niederschlagen kann. Ärzte sehen ihre Aufgabe darin, Patienten zu heilen – mit allen ihnen zur Verfügung stehenden Mitteln. Das kann es offensichtlich schwierig machen, die Grenzen ärztlichen Handelns zu akzeptieren. Scheitert die ärztliche Kunst und der Patient verstirbt, dann empfinden Ärzte das nicht selten als Niederlage[46]. Stärker als andere fühlen sie sich dem Tod gegenüber ohnmächtig.[47] Angehende Ärzte lernen, Kranke zu heilen, der "Umgang mit Sterben wird nicht gelehrt".[48] Ärzte lernen, dass es tödliche Krankheiten gibt, "aber es wird im Regelfall nie davon gesprochen, dass ein Mensch auch daran stirbt".[49] Sterben und Tod sind in der ärztlichen Aus- und Weiterbildung nach wie vor eher marginale Themen[50]; infolgedessen werden sie in der beruflichen Praxis möglichst gemieden. Das muss nicht unbedingt ein bewusstes Vermeiden sein, viele Ärzte sehen diese Tätigkeit nicht als ihre Aufgabe an.

KRAUSE konstatiert in seinen Untersuchungen zum Umgang mit ethischen Problemen des Lebensendes eine große Unsicherheit der befragten Ärzte hinsichtlich der psychischen Betreuung von Patienten.[51] Ärzte haben eine solche Kom-

---

44 REST, F. in: FALCK, I. (Hrsg.) (1980), S. 65; Vgl. auch MAKOWKA, E. (1998), SCHOBER, CHR. (1987), FELDMANN, K. (1997), MENNEMANN, H. (1998), KRAUSE, TH. (1996), UEXKÜLL, TH. v. (1977).

45 Grundsätze der Bundesärztekammer zur ärztlichen Sterbebegleitung (2004).

46 Vgl. WÖRMANN, B. (2002) S. 14; "Vor dem Hintergrund der beruflichen Prägung fehlt zunächst dem Arzt nicht selten die Fähigkeit zur Auseinandersetzung mit der Perspektive Tod, die auch durch ärztliches Handeln nicht abwendbar erscheint ...", JÄGER, E./KNUTH, A. (1996), S. 48.

47 Vgl. KRAUSE, TH. (1994).

48 WÖRMANN, B. a.a.O., S. 14.

49 Oberarzt Intensivstation, zitiert nach WETTRECK, R. (2001), S. 130.

50 Vgl. GAßMANN, R./SCHNABEL, E. (1996).

51 KRAUSE, TH. (1994), S. 80.

munikation nicht gelernt und sehen sie häufig auch nicht als ihre Aufgabe.[52] Stärker als Angehörige anderer im Gesundheitswesen tätigen Berufsgruppen wünschten Ärzte im Falle einer unheilbaren Krankheit nicht aufgeklärt zu werden.[53] Untersuchungen aus den USA zeigten, dass Ärzte ebenso wie Krankenschwestern im Krankenhaus einen sterbenden Patienten seltener aufsuchen.[54] Auch in der deutschsprachigen Literatur wird immer wieder auf diesbezügliche Defizite hingewiesen. So ziehen sich Ärzte nicht selten zurück, wenn ein Patient "austherapiert" ist, er nicht mehr geheilt werden kann. Für die psychische und soziale Betreuung des Sterbenden fühlt sich ein Arzt im Allgemeinen nicht zuständig. "Die letzten zwei Stunden überlässt der Arzt der Schwester."[55] Es spricht vieles dafür, dass Ärzte ihre Bedeutung im System der Versorgung und Betreuung Sterbender unterschätzen. Zum einen hat der Arzt die führende Position im Gesundheitssystem inne[56] und bildet damit eine wichtige Instanz für die Qualität der Sterbebegleitung, zum anderen erwarten Patienten von ihm mehr als nur "einfache" medizinische Versorgung.[57], sondern auch emotionale und soziale Zuwendung.

Hinzu kommt, dass die zeitlichen und wirtschaftlichen Rahmenbedingungen in der ambulanten und stationären Versorgung gegenwärtig eher dazu geeignet sind, die Zurückhaltung der Mediziner gegenüber der Begleitung Sterbender zu begünstigen. Haus- und Krankenhausärzte klagen gleichermaßen über zu wenig Zeit und nicht leistungsgerechte Honorierung ihrer Arbeit.[58] Andererseits bestehen für Ärzte nach eigenen Einschätzungen die größten Anforderungen in der Sterbebegleitung vornehmlich in den Faktoren psychische Belastung, Zeitaufwand

---

52 FELDMANN, K. (1997), S. 67.

53 KRAUSE, TH. (1993), S. 84; Schmied verweist darauf, dass bei Medizinstudenten die Todesfurcht mit dem Semester steigt und Ärzte dazu neigen, sich aus Selbstschutz in die Distanz zu flüchten. SCHMIED, G. (1988), S. 46 f.; vgl. auch: UEXKÜLL, TH. v. (1979), S. 813f.

54 Vgl. SUDNOW, D. (1973).

55 LAU, E. (1975), S. 51; "Wenn jemand stirbt – Schwestern oder Pfleger sind da, aber kein Arzt weit und breit. Typisch, Handhalten macht immer das Pflegepersonal …" Medizinstudentin, zitiert nach SCHOBER, CHR. (1987, S. 100).

56 Vgl. u.a. HEIL, C. (1997); KÖNIG, R. (1979).

57 "Während unter ihnen (den Patienten) offenbar weitgehend vereinheitlichte Ansprüche an die menschliche und soziale Leistungsfähigkeit des Arztes bestehen, lassen die Urteile der Ärzte zu diesem Komplex einen gewissen Mangel an Einheitlichkeit des entsprechenden Leistungsbewusstseins und vor allem eine Unterschätzung der Ansprüche der Patienten erkennen." GEIßLER, A. (1964), S. 138; vgl. auch: GAßMANN, R./SCHNABEL, E. (1996); ADAM, H. (1993).

58 "Ein Arzt, der Diagnostik und Therapie auf den Körper der Patienten beschränkt, wird ökonomisch belohnt. Ein Arzt, der versucht, seine Tätigkeit auch auf den psychosozialen Bereich auszudehnen, wird bestraft." UEXKÜLL, TH. V./WESIACK, W. zit. nach GAßMANN, R./SCHNABEL, E. (1996), S. 66; vgl. auch FELDMANN, K. (1997).

und Kommunikation[59], also in den Bereichen, in denen die Voraussetzungen als defizitär beschrieben werden.

Das Verhältnis der Pflegenden zum Sterbenden ist ein anderes als das des Arztes, was an der Charakterisierung von Pflege deutlich wird:

- Pflege ist Linderung von Schmerzen und Leiden,
- Pflege ist Umgebungsgestaltung,
- Pflege ist Beziehung,
- Pflege ist tätige Handlung und
- Pflege ist Kunst und Wissenschaft.[60]

Pflegende verbinden ihr eigenes Berufsverständnis eher "mit Pflege als mit Heilung, eher mit den sozialen und emotionalen Aspekten von Krankheit als mit der Physiologie"[61], ihre "grundlegende berufliche Verantwortung ... gilt dem pflegebedürftigen Menschen"[62] Als die Fachleute für die Pflege sind sie nach eigenem Verständnis näher am Patienten als z.B. die Ärzte. Da es zu ihren Aufgaben gehört, den Patienten in seiner Selbständigkeit zu unterstützen, seine körperlichen, sozialen, psychischen und geistigen Bedürfnisse zu erkennen und diesen zu entsprechen, fällt es ihnen objektiv leichter, das Sterben eines Patienten zu akzeptieren.[63] Bei der Betreuung von Sterbenden bedarf es im Vergleich zur Betreuung eines *normalen* Patienten keines grundlegenden Paradigmenwechsels. Neben Schmerzbeobachtung und -management zählt der International Council of Nurses die Achtung der Würde des Sterbenden zu den Aufgaben des Pflegepersonals. Pflegekräfte haben die kulturellen Werte des sterbenden Patienten und sein Recht auf informierte Entscheidungen zu achten. Der Patient hat das Recht, pflegerische Tätigkeiten abzulehnen ebenso wie das Recht auf einen würdevollen Tod.[64]

Die (auch emotionale) Nähe zum Patienten konstituiert zwar auf der einen Seite das Selbstverständnis der Pflegenden, schafft auf der anderen Seite aber besondere Anforderungen an sie. Auch wenn eine Pflegekraft nicht dazu neigt, mit jedem Patienten *mit zu sterben*, so belastet das Sterben eines Patienten sehr, den sie zuvor intensiv, nicht selten über lange Zeit gepflegt hat. Eine ausreichende Vorbereitung auf den Umgang mit Sterben und Tod haben Pflegende häufig ebenso wenig wie die Ärzte. Im Rahmen der Kranken- und Altenpflegeausbildung ist eine

59 Vgl. GAßMANN, R./SCHNABEL, E. (1996).
60 PSCHYREMBEL PFLEGE (2003), S. 491.
61 SEYMOUR, J. E. (2001), S. 15.
62 ICN Ethik Kodex für Pflegende.
63 Vgl. MAKOWKA, E. (1998); JUCHLI, L. (1987).
64 ICN Position Statement.

entsprechende Ausbildung inzwischen zwar obligatorisch, jedoch die meisten Pflegekräfte fühlen sich nur unzureichend auf diese Aufgabe vorbereitet.[65] Sie äußern Unsicherheit in der Kommunikation mit Sterbenden und deren Angehörigen und befürchten mitunter, beim Umgang mit Sterbenden etwas falsch zu machen und ihnen damit zu schaden.[66]

Nicht zu vergessen ist dabei, dass es in der Regel die Pflegekräfte sind, die die Hauptlast bei der Betreuung und Pflege Sterbender tragen müssen. "Pflegeintensive *Sterbefälle* (Hervorhebung im Original) bedeuten zusätzlichen Stress: Sie rauben Zeit und sind psychisch anstrengend."[67] Trotzdem finden die Leistungen der Pflegekräfte bei der Betreuung Sterbender und insbesondere auch die damit verbundenen psychischen Belastungen häufig nicht die ihnen gebührende gesellschaftliche Anerkennung. "Für die (soziale) Betreuung eines Sterbenden ist angeblich keine hohe Qualifikation erforderlich ..."[68], das ist eine Aufgabe, die faktisch jeder bewältigen kann.[69] Diese mangelnde Anerkennung, die weder dem Zeitaufwand, den körperlichen und psychischen Voraussetzungen noch den beruflichen Kenntnissen und Fertigkeiten Rechnung trägt, konterkariert den erreichten Stand der Professionalisierung und Akademisierung der Pflegeberufe.

1.2.3 Sterbebegleitung als Thema in und zwischen Organisationen

Die Bedingungen und Abläufe in Organisationen[70] beeinflussen die Gestaltung der Sterbebegleitung. In der Gegenwart, wo vor allem Organisationen die Betreuung Sterbender objektiv zugewiesen ist, stellt sich die Frage, wie diese Organisationen diese Aufgabe annehmen. Für das Forschungsprojekt ergeben sich daraus zwei wesentliche inhaltliche Schwerpunkte.

---

65 Vgl. HOH, R. (2002).

66 Vgl. FELDMANN, K. (1997), S. 69; HOH verweist auf Äußerungen von Krankenschwestern in narrativen Interviews, wonach diese sich auch schuldig fühlen, wenn ein Patient verstirbt; sie glauben, etwas falsch gemacht zu haben. Vgl. Hoh, R. (2002), S. 164.

67 MENNEMANN, H. (1998), S. 267.

68 FELDMANN, K. (1997), S. 67.

69 Ein Ausdruck für diese Auffassung sind die von Politikern in unregelmäßigen Abständen in die Debatte geworfenen Vorschläge, zur Behebung des Pflegenotstandes auch Laien, z.B. Beschäftigte auf 1-EUR-Basis, in der Altenpflege einzusetzen.

70 Unter Organisation verstehen wir hierbei "die Ordnung von arbeitsteilig und zielgerichtet miteinander arbeitenden Personen und Gruppen. Organisation umfasst insofern nicht nur Verbände und Vereinigungen, alle Institutionen, Gruppen und soziale Gebilde, die bewusst auf ein Ziel hinarbeiten, dabei geplant arbeitsteilig gegliedert sind und ihre Aktivität auf Dauer eingerichtet haben." FUCHS, W /Hrsg. (1994), S. 478.

1. Wie verbreitet ist das Thema Sterben, Sterbebegleitung und Tod in handlungs-
   leitenden Konzeptionen der Organisationen selbst (Krankenhaus, Pflegeheime
   und ambulante Pflegedienste)? Welchen Stellenwert haben die Sterbebegleitung
   und andere praktischen Fragen, die sich daran anschließen? Sterbebegleitung
   ist ein Thema für und in der Organisation.
2. In der gesundheitspolitischen Debatte der Gegenwart nimmt die *integrative
   Versorgung* einen großen Raum ein. Diese ist wichtig, um die Versorgung und
   Betreuung der Patienten zu verbessern. Gleichzeitig hilft die Bündelung der
   Arbeit verschiedener medizinischer und pflegerischer Fachdisziplinen, die
   häufig in völlig unterschiedlichen Strukturen arbeiten, z.B. Mehrfachunter-
   suchungen zu vermeiden, die Behandlung der Patienten schneller und effektiver
   zu organisieren. Die integrative Versorgung hat also auch einen klaren öko-
   nomischen Effekt: Sie dient der Kostensenkung im Gesundheitswesen.

Eine derart vernetzte Struktur erweist sich gerade bei der Betreuung Sterbender
als notwendig, darüber besteht seit langem Einvernehmen in der wissenschaftlichen Literatur.[71] Ein wichtiger Aspekt in der vorliegenden Untersuchung ist, dass
die Qualität von Kooperations- und Kommunikationsbeziehungen zwischen einzelnen Segmenten und Personen in der Versorgungsstruktur (z.B. Krankenhaus-
abteilungen und Pflegeheimen, Hausärzten und ambulanten Pflegediensten)
maßgeblich die Lebensqualität sterbender Menschen mitbestimmt. Die Frage ist
also, wie die verschiedenen Bereiche und Personengruppen bei der Betreuung und
Versorgung Sterbender zusammenarbeiten. Wie stellt sich die Kooperation der
einzelnen Gruppen sowohl innerhalb bestimmter Versorgungsstrukturen als auch
zwischen denselben dar?

In der Diskussion wird auf Probleme in der Vernetzung der Betreuung sterbender Patienten verwiesen. Die bestehenden Strukturen im deutschen Gesundheitswesen behindern offensichtlich in nicht geringem Maße die Integration und
Vernetzung von Kompetenzen. Deutliches Beispiel dafür ist das Scheitern von
Modellprojekten für die ambulante palliativmedizinische Versorgung von Tumorkranken wie z.B. SUPPORT. In den betreffenden Projekten arbeiteten Krankenhausärzte, Hausärzte und Pflegende fachrichtungs- und institutionenübergreifend
zusammen und die Ergebnisse waren durchaus erfolgversprechend. Letztendlich
fand sich aber im bestehenden System der getrennten Finanzierung verschiedener medizinischer Bereiche keine Instanz, die sich für die finanzielle Absicherung
der Projekte verantwortlich fühlte.[72]

---

71 Vgl. REST, F. (1992)

72 Vgl. Modellprojekte Palliative-Care vor dem Aus (2004), S. 4; HONS, J. (2001)

Nicht nur bei der Etablierung neuer Kooperationsformen, sondern auch im Betreuungsalltag gibt es deutliche Defizite. Im Rahmen einer Untersuchung zur Begleitung Sterbender im ambulanten Bereich stellen GAßMANN und SCHNA-BEL zum Beispiel fest, dass Hausärzte nur wenig mit anderen Fachdisziplinen und Organisationen wie Fachärzten, Krankenhausärzten oder Pfarrern zusammenarbeiten. Lediglich mit ambulanten Pflegediensten und (eingeschränkt) mit Altenpflegeheimen besteht eine engere Zusammenarbeit. Als Gründe für die fehlende Kooperation werden mangelndes Interesse, Zuständigkeiten und fehlende Zeit genannt.

Auf der anderen Seite bemängeln Hausärzte die geringe Kooperationsbereitschaft von Krankenhausärzten: Im Zusammenhang mit der Einführung der diagnosebezogenen Fallpauschalen in Krankenhäusern klagen sie darüber, dass Patienten nicht nur zu früh, "sondern auch ohne Miteinbeziehung des Hausarztes"[73] aus den Kliniken entlassen werden. Weiterhin dürften strukturelle Grundlagen des Gesundheitssystems wie das System der Abrechnung von Gesundheitsleistungen, die in gewisser Weise einen *Kampf* um Patienten bedingen, grundlegende Ursachen für das mitunter gereizte Verhältnis zwischen Hausärzten und niedergelassenen Fachärzten sein[74]. Hinsichtlich der Betreuung Sterbender erweisen sich solche Auseinandersetzungen in jedem Fall als kontraproduktiv.

Aber auch innerhalb von Organisationen und Einrichtungen zeigen sich Probleme in der Kooperation zwischen den einzelnen Tätigkeitsbereichen, vornehmlich zwischen ärztlichem und pflegerischem Bereich. Solche Probleme konstituieren sich schon aus dem unterschiedlichen Verständnis im Umgang mit Sterbenden bei Medizinern und Pflegenden. Hinzu kommen die ungleichen Positionen der beiden Gruppen in der Hierarchie des Gesundheitswesens. Der Arzt als der führende Part in dieser Hierarchie bestimmt wesentlich Art und Richtung der Therapie und damit den generellen Umgang mit dem Patienten. Besonders in Grenzsituationen kann das zu Konflikten mit Pflegenden führen, die weniger ausschließlich therapeutisch-medizinischen Kategorien denken als der Arzt. Das ist vor allem dann der Fall, wenn sich die Pflegekräfte mit ihrer fachspezifischen Sicht auf die Situation nicht anerkannt sehen.

SEYMOR beschreibt den Prozess der Klärung solcher Konflikte als ein ständiges Verhandeln zwischen Partnern mit unterschiedlichen Machtpositionen.[75] Am

---

73   MERTEN, M. (2004), S. A 1707

74   Ein Höhepunkt dieser Auseinandersetzung war die etwas denunziatorische Plakataktion von Facharztverbänden im Jahr 2003 gegen die bundespolitische Aufwertung des Hausarztmodells. Vgl. DER HAUSARZT 6/2003

75   Vgl. SEYMOR, J. E. (2001)

Beispiel des Krankenhauses stellt LORENZ das mitunter konfliktbehaftete Verhältnis zwischen ärztlichem und Pflegedienst dar und konstatiert für die Pflegekräfte, "dass im Zusammentreffen von Pflegenden und Ärzten in der Aufgabe der Behandlung von Patienten im Krankenhaus die ungelösten, belastenden und immer relevanten Probleme entstehen."[76] Vor allem Pflegende sind unzufrieden mit dieser Zusammenarbeit, ob nun im stationären oder im ambulanten Bereich. Nach HEIL fühlte sich die Mehrzahl der befragten ambulanten Pflegekräfte nicht als gleichberechtigte Partner des Arztes. Sie klagten über unzureichende Informationen durch den Arzt und sahen sich in ihrer Kompetenz nicht ausreichend anerkannt.[77] Ärzte selbst sehen das Verhältnis zum Pflegedienst offensichtlich nicht so kritisch; da sie hinsichtlich der Behandlung der Patienten die Anordnungskompetenz gegenüber den Pflegenden besitzen, bestimmen sie natürlich auch die Art und Qualität der Kooperation zwischen beiden Professionen wesentlich.

Hinzu kommt, dass bei Ärzten das Bedürfnis nach Abgrenzung gegenüber dem Pflegepersonal offenbar eine nicht unbedeutende Rolle spielt: HEIL stellt fest, dass Ärzte Kompetenzen nicht gerne abgeben[78] und GAßMANN/SCHNABEL kommen zu dem Schluss, dass Ärzte z.B. gemeinsame Weiterbildungsveranstaltungen mit Pflegekräften ablehnen[79], obwohl diese für ein besseres Verständnis der jeweils anderen Gruppe und damit für eine effektivere Kooperation zweifellos von Vorteil wären. "Einige Ärzte (…) erlebten die Pflegekräfte offenbar als Konkurrenten um Macht und Ansehen. Sie fürchteten darüber hinaus gelegentlich auch eine Kontrolle ihrer Behandlung. Die Pflegekräfte erschienen ihnen in dieser Hinsicht als Konkurrenz, die mögliche Fehlgriffe bei der Behandlung erkennen und kritisieren könnte. Kennzeichen für derartige Befürchtungen waren, dass die Pflegekräfte in möglichst geringem Umfang über die Krankheit und die Behandlung informiert wurden und den Kranken gegenüber als Hilfskräfte dargestellt wurden, die vor allem für außermedizinische Belange zuständig waren. Das brachte für die Pflegekräfte Status- und Rollenprobleme gegenüber dem Kranken und kann den Erfolg der (…) Pflege erheblich beeinträchtigen."[80]

Eine gewisse Sonderstellung im Versorgungssystem nehmen noch die hospizlichen Angebote ein. Die neue Herangehensweise an die Betreuung Sterbender stellt nicht nur neue Anforderung an die Kooperations- und Kommunikationsbe-

---

76 LORENZ, A. L. (2000), S. 109

77 Vgl. HEIL, C. (1997)

78 Vgl. ebd.

79 "Das ärztliche Rollenverständnis ist in dieser Hinsicht ganz rigide.", GAßMANN, R./ SCHNABEL, E. (1996), S. 247;

80 KRETSCHMANN, R. (1988), S. 136

ziehungen der verschiedenen Professionen im Gesundheitswesen (Stichwort: palliative care), sondern schafft auch neue Formen der Kooperation zwischen verschiedenen Organisationen. In diesem Kontext sind auch der vorhandene Verbreitungs- und Wirkungsgrad der stationären und ambulanten Hospizangebote und deren Akzeptanz von Seiten der etablierten Anbieter im Versorgungssystem zu untersuchen.

1.3 Zielstellungen des Projektes

Zum Thema der Praxis der Sterbebegleitung liegen zahlreiche wissenschaftliche Arbeiten vor. Im deutschsprachigen Raum, wo seit ca. 25 Jahren dazu stärker gearbeitet wird, beschäftigt man sich zumeist mit ausgewählten Fragestellungen, Versorgungsbereichen und Personen. So gibt es zum Beispiel Arbeiten zur Situation Sterbender im Krankenhaus[81], im Heim[82], im Hospiz[83] oder speziell auf der Intensivstation[84]. Dabei standen im Allgemeinen einzelne Berufsgruppen im Fokus des wissenschaftlichen Interesses, in der Regel handelte es sich dabei um Pflegekräfte und/oder Ärzte. In Anknüpfung an die vorliegenden Forschungsarbeiten[85] erwies sich folgende Herangehensweise als nutzbringend.

a) Die Praxis der Sterbebegleitung wird bezogen auf ein *gesamtes* Bundesland (Freistaat Sachsen) erforscht.

b) Die drei Versorgungsbereiche häusliche Betreuung, Pflegeheim, Krankenhaus werden einer vergleichenden Untersuchung unterzogen.

c) Die drei wichtigsten Berufsgruppen (Mediziner und Pflegekräfte, Leitungskräfte), die in diesen drei Versorgungsbereichen tätig sind, werden einer vergleichenden Untersuchung unterzogen.

d) Die Untersuchung der Versorgungsbereiche und Berufsgruppen erfolgt themenübergreifend unter Einbeziehung arbeitsorganisatorischer, belastungsseitiger, sozialer, ethischer sowie gesundheits- und sozialpolitischer Fragestellungen.

---

81 Vgl. u.a. GEORGE, W. u.a. (1998), MAKOWKA, E. (1998), PUJOL, P. (1999), SCHWEIDT-MANN, W. (1995), SCHÄFER, D. (1998), PILZ, S. (1995).

82 Vgl. u.a. WITTENZELLNER, M. (2003), SALIS GROSS, C. (2001), ZWETTLER, S. (2001), WILKENING, K./KUNZ, R. (2003).

83 Vgl. u.a. PFEFFER, C. (1998), SCHLAPPACK, O. (1997), BARTH, I. (2002).

84 Vgl. u.a. HERMANNS, K. (1989), TIMM, W. (2000).

85 Vgl. u.a.: POTTHOFF, P. (1980); KLITZING-NAUJOKS W. v./KLITZING, K v. (1992); STUDENT, J.-CHR. (1993); GEORGE, W. (1998); HUSEBØ, S. /KLASCHIK, F (1997): SCHWEIDTMANN, W. (1995); REST, F. u.a. (1992); BUCKMAN, R. (1990); PERA, H. (1996).

Der vorliegende *Beitrag zur Versorgungsforschung* ordnet sich damit in den Kontext der sozialwissenschaftlichen Forschung zum Thema Sterbebegleitung im deutschsprachigen Raum ein. Die Praxis der Sterbebegleitung in Sachsen wird dabei aus der Sicht der verschiedenen Befragungsgruppen möglichst umfassend thematisiert.

Unter Sterbebegleitung verstehen wir dabei eine Betreuung und Versorgung von Sterbenden, die die Würde und Selbstbestimmung achtet und auf die Befriedigung ihrer körperlichen, psychischen, sozialen und spirituellen Bedürfnisse gerichtet ist. Damit folgen wir dem Verständnis, wie es die Bundesärztekammer im September 1998 in ihren Grundsätzen zur Sterbegleitung formulierte. Danach ist der Arzt "verpflichtet, Sterbenden, d.h. Kranken oder Verletzten mit irreversiblem Versagen einer oder mehrerer vitaler Funktionen, bei denen der Eintritt des Todes in kurzer Zeit zu erwarten ist, so zu helfen, dass sie in Würde zu sterben vermögen. Die Hilfe besteht neben palliativer Behandlung in Beistand und Sorge für Basisbetreuung." Zur Basisbetreuung gehören u. a. "menschenwürdige Unterbringung, Zuwendung, Körperpflege, Lindern von Schmerzen, Atemnot und Übelkeit sowie Stillen von Hunger und Durst."

Ausgehend von diesem Verständnis der Sterbebegleitung wurde der inhaltliche Rahmen der Befragungen gesteckt. Das Projekt folgt einer *sozialwissenschaftlichen Perspektive*, fachspezifisch medizinische oder pflegerische Fragestellungen waren *nicht* Inhalt der Untersuchungen.[86] Gegenstand waren die *soziologischen Zusammenhänge* bei der Begleitung Sterbender durch Ärzte und Pflegekräfte. Die Ergebnisse reflektieren Situationen, Bedingungen, Verhalten, Beziehungen, Einstellungen, Belastungen, Emotionen im Kontext der Sterbebegleitung.

Daraus ergeben sich folgende Zielstellungen:

1. Die Ergebnisse zur Praxis der Sterbebegleitung im Bundesland Sachsen sollen helfen den möglichen Handlungsbedarf auf diesem Gebiet zu begründen. Damit können sie zugleich gesundheitspolitischen und sozialplanerischen Prozessen zur Entscheidungsfindung auf Landes- und Bundesebene in diesem Bereich dienen.

2. Die Ergebnisse sollen praxisrelevante Empfehlungen für die Optimierung der strukturell-organisationalen Bedingungen vorhandener und neu entstehender Versorgungseinrichtungen (z.B. ambulante Palliative-Care-Pflegdienste) ermöglichen. Ziel ist ein Beitrag zur weiteren Humanisierung der Sterbebegleitung.

---

[86] Es war also nicht Gegenstand des Forschungsprojektes, welche Schmerzmedikation wann und in welcher Dosierung eingesetzt wird oder welche konkrete Pflegemaßnahmen beim sterbenden Patienten zur Anwendung kommen, also Aspekte, die im engeren zur medizinischen, biologischen, epidemiologischen oder Pflegeforschung zählen.

3. Humanisierung der Sterbebegleitung heißt auch Humanisierung der Tätigkeit der mit diesem Prozess involvierten Berufsgruppen. Die Analyse der psychischen Belastungen, denen Pflegende, Mediziner und Hospizmitarbeiter infolge der häufigen Konfrontation mit Sterben und Tod ausgesetzt sind, soll Maßnahmen zur Vermeidung und Abwehr negativer gesundheitlicher Folgen begründen.

4. Mit der Analyse der Bedingungen in Krankenhäusern, Alten- und Pflegeheimen sowie in der ambulanten Pflege werden Probleme und Defizite aufgedeckt, was Voraussetzung ist für Veränderungen und Verbesserungen in der Aus- und Fortbildung zum Thema Sterbebegleitung.

5. Darüber hinaus sollen die vorliegenden Forschungsergebnisse einen Beitrag zur Verbreitung des Hospizgedankens in Sachsen leisten und den Hospizdiensten bzw. der Landesarbeitsgemeinschaft Hospiz eine Handhabe sein.

1.4 Inhalt, Methodik und Verlauf des Forschungsprojektes

1.4.1 Inhalt des Forschungsprojektes

Da das Forschungsprojekt das Ziel hat, für das Bundesland Sachsen die Praxis der Sterbebegleitung umfassend zu untersuchen und dabei die verschiedenen Versorgungsbereiche und Berufsgruppen in ihrer arbeitsorganisatorischen, sozialen, ethischen und belastungsseitigen Bedingtheit einzubeziehen, erschien eine Kombination verschiedener Methoden als angemessen. Zum Einsatz kamen Expertengespräche, standardisierte Befragungen und qualitative leitfadengestützte Interviews.

Der Indikatorenfindung wurden folgende Forschungsthemen zu Grunde gelegt:

1. Die Situation bezüglich der Sterbebegleitung in den verschiedenen Gesundheits- und Betreuungseinrichtungen (Bestandsaufnahme)
   a. hinsichtlich des Stellenwertes der Sterbebegleitung im alltäglichen Arbeitsablauf und im beruflichen Selbstverständnis
   b. hinsichtlich gegebener struktureller, organisationaler, räumlicher, materiell-technischer und personeller Bedingungen für die Betreuung und Begleitung Sterbender bzw. Verstorbener
2. Arbeitsanforderungen und psychische Belastungen der Mediziner, Pflegenden und Betreuenden im Prozess der Sterbebegleitung
3. Schmerzbehandlung
4. Aufgaben in der Sterbebegleitung, die von den jeweiligen Versorgungsstrukturen realisiert werden

5. Zusammenarbeit zwischen den Versorgungsstrukturen im Sinne eines Netzwerkes bei der Begleitung Sterbender

6. Zusammenarbeit zwischen den Gesundheits-/Betreuungseinrichtungen und den Angehörigen sterbender Menschen zur Erreichung des Ziels einer ganzheitlich patientenorientierten Sterbebegleitung

7. Anleitung, Schulung und Betreuung von Medizinern und Pflegenden bezüglich der Thematik Sterben und Tod

8. Beurteilung der qualifikatorischen Voraussetzungen der betreffenden Berufsgruppen im Selbst- und Fremdbild

9. Erfahrungen mit Patientenverfügungen; Einstellungen zu Therapieverzicht, Pflegeverweigerung, Wahrheit am Krankenbett und dem Wunsch nach aktiver Sterbehilfe

10. Potentiale und nötige Veränderungen bei der Gestaltung der Sterbebegleitung aus der Sicht der Berufsgruppen

11. Soziodemographische Angaben wie Alter, Geschlecht, Familienstand, berufliche Qualifikation

Bedingt durch Erkenntnisse im Verlauf der Untersuchung und durch die besseren Forschungsbedingungen in der zweiten Untersuchungsphase nehmen vor allem die Themen Belastung und Schmerztherapie in diesem Abschnitt einen breiteren Raum ein. Aus diesem Grund wurden in die Fragebögen der zweiten Untersuchung zusätzliche Indikatoren zu diesen Themen aufgenommen, was eine Vergleichbarkeit der Ergebnisse beider Phasen nicht in jedem Fall ermöglicht.

Darüber hinaus wurde in der zweiten schriftlichen Befragung eine Differenzierung der Untersuchungspopulationen nach Regionen vorgenommen: Entsprechend der regionalen Gliederung des sächsischen Wirtschaftministeriums nach den vier großstädtischen Zentren, den zentrumsnahen Regionen und nach ländlichen Regionen[87] erfolgte eine Fragebogencodierung. Eine solche Differenzierung war in der 1. Phase des Projektes aus finanziellen Gründen nicht möglich. Die Begrenzung des Einsatzes des Regionalcodes auf die zweite Untersuchungsetappe macht eine regionale Differenzierung nur für den ambulanten Pflegebe-

---

87 Großstädtische Zentren (Leipzig, Chemnitz, Dresden, Zwickau), zentrumsnahe Regionen (Leipzig Land, Chemnitz Land, Stollberg, Meißen, Zwickauer Land) und ländlichen Regionen (Regierungspräsidium Leipzig mit: Delitzsch, Döbeln, Muldentalkreis, Torgau-Oschatz; Regierungspräsidium Chemnitz mit: Plauen-Stadt, Annaberg-Buchholz, Freiberg, Vogtlandkreis, Mittlerer Erzgebirgskreis, Mittweida, Aue-Schwarzenberg; Regierungspräsidium Dresden mit: Görlitz-Stadt, Hoyerswerda, Bautzen, Niederschlesischer Oberlausitz, Kamenz, Riesa-Großenhain, Löbau-Zittau, Sächsische Schweiz, Weißeritzkreis; vgl. SÄCHSISCHES STAATSMINISTERIUM FÜR WIRTSCHAFT UND ARBEIT /Hrsg. (1999).

reich und die Ärzte möglich, ein Vergleich mit dem stationären Pflegebereich (Krankenhaus und Pflegeheim) ist leider nicht möglich.

Auf Grund der bekannten Daten über die Struktur des Untersuchungsfeldes war die Entscheidung für eine Totalerhebung bei den in Frage kommenden Einrichtungen nahe liegend. Nicht für alle befragten Beschäftigtengruppen gibt es amtliche statistische Angaben über die sozialwissenschaftlich relevante Verteilung nach Alter und Geschlecht vor. Es ist zum Beispiel auch nicht möglich, exakte Aussagen über die zahlenmäßige Zuordnung von Pflegekräften nach einzelnen Krankenhausbereichen zu treffen. Aus diesem Grund wurde eine ausgewählte Zahl von Beschäftigten in allen Krankenhäusern, Pflegeheimen und ambulanten Pflegediensten in Sachsen befragt. Für diese Vorgehensweise sprach auch die zahlenmäßige Überschaubarkeit der in Frage kommenden Institutionen. Im Falle der Hausärzte erfolgte eine vollständige Befragung der in Sachsen als Hausarzt niedergelassenen Ärzteschaft.

1.4.2 Erste Projektphase

Die erste Projektphase erstreckte sich über den Zeitraum vom 1. Dezember 1999 bis zum 30. November 2001 und wandte sich der stationären Pflege (Krankenhaus, Pflegeheim) zu. Diese Beschränkung war allein forschungsökonomischen Gründen geschuldet.

Die Arbeit an den Fragebögen erfolgte in enger Partnerschaft mit Vertretern der Pflegepraxis – Pflegekräften und Pflegedienstleiterinnen aus Krankenhäusern und Altenpflegeeinrichtungen. Zahlreiche Expertengespräche dienten dazu, die Forschungsfragen zu präzisieren. Nach Erarbeitung der Fragebögen wurden diese den Partnern zur Prüfung und Testung vorgelegt, woraufhin eine Überarbeitung erfolgte.

Pflegeheime
Bezüglich der Pflegeheime erwies es sich als ein Problem, die exakte Anzahl der in Frage kommenden Einrichtungen zu ermitteln. Nach Abgleich verschiedener Adresslisten und weiterer Recherchen wurden 351 Altenpflegeeinrichtungen in Sachsen als Untersuchungsfeld festgelegt.

Da genauere Angaben über die Zahl der Beschäftigten in den einzelnen Pflegeeinrichtungen nicht vorlagen, wurden im Befragungszeitraum Frühjahr 2000 an ausnahmslos alle Häuser acht Fragebögen verschickt: je ein Bogen für die Heimleitung und Pflegedienstleitung und sechs Bögen für Pflegekräfte. Die Bögen wurden zusammen, aber in separaten Briefkuverts, an die Heimleitungen versendet, und über die PDL an die Pflegenden weitergegeben. In einem Anschreiben wurden die PDL gebeten, "die Fragebögen an Pflegekräfte möglichst aller Bereiche und aller Qualifikationsstufen (außer an Schülerinnen/Schüler) zu verteilen, unabhängig von ihrer Erfahrung mit Sterbebegleitung". Zur Wahrung der Anonymität konnten die einzelnen Kuverts von den Pflegekräften mit einem Etikett versiegelt werden. Die Mehrzahl der zurückgesendeten Fragebögen war in den Einrichtungen gesammelt und an das Institut geschickt worden. Einzelne Pflegekräfte zogen es vor, ihren Bogen direkt an ZAROF zurückzusenden.

Nach ca. vier Wochen erfolgte eine telefonische Nachfassaktion mit zufällig ausgewählten Einrichtungen, in deren Ergebnis sich noch eine Reihe von Heimen an der Befragung beteiligte. Diese Telefongespräche erwiesen sich als eine nützliche zusätzliche Informationsquelle, da bei dieser Gelegenheit zahlreiche Heim- und Pflegedienstleitungen ausführlich über ihre Erfahrungen mit Sterben und Tod berichteten.

Nach Abzug der unvollständig bzw. unausgefüllt zurückgesendeten Fragebögen ergab sich folgender Rücklauf.

Tabelle 3: Rücklauf der schriftlichen Befragung in den sächsischen Pflegeheimen

	Befragungsgruppen* in den Pflegeheimen		
	Heimleitung	Pflegedienstleitung	Pflegepersonal
verschickte Fragebögen	324	338	2.106
Rücklauf absolut	195	218	1.093
Rücklauf in Prozent	60	64	52

* Die Zahlen beziehen sich auf die von uns im Verlauf der Befragung ermittelte tatsächliche Anzahl von Heimleitungen und Pflegedienstleitungen. Eine Reihe von Heimen teilte mit, dass sie keine eigene PDL haben bzw. dass ein Heimleiter mehrere Heime betreut. Entsprechend wurden die Grundgesamtheiten reduziert.

Krankenhäuser

Von den 92 während des Untersuchungszeitraums im Frühjahr/Sommer 2000 existierenden sächsischen Krankenhäusern und Kliniken wurden 85 in die Befragung einbezogen. Psychiatrische und orthopädische Kliniken, in denen das Sterben von Patienten eine Ausnahme ist, wurden nicht berücksichtigt. Auch an die Krankenhäuser wurden acht Fragebögen je Haus (insgesamt 680) verschickt, hier an die Verwaltungsleitung, die Pflegedienstleitung und sechs Pflegekräfte. Die Bögen wurden nach den gleichen Kriterien wie im Heimbereich verteilt und an uns zurückgesendet. Die telefonische Nachfassaktion konnte auf Grund der vergleichsweise geringen Zahl mit allen 85 Krankenhäusern erfolgen.

Tabelle 4: Rücklauf der schriftlichen Befragung in den sächsischen Krankenhäusern

	Befragungsgruppen in den Krankenhäusern		
	Verwaltungsleitung	Pflegedienstleitung	Pflegepersonal
verschickte Fragebögen	85	85	510
Rücklauf absolut	47	68	373
Rücklauf in Prozent	55	80	73

1.4.3 Zweite Projektphase

Die zweite Projektphase begann am 1. November 2002 und endete am 31.10.2004. Sie beschäftigte sich mit dem ambulanten Pflegebereich sowie den niedergelassenen und Krankenhausärzten. Wie bereits in der ersten Untersuchungsphase wurden auch in dieser Phase die Fragebögen in enger Zusammenarbeit mit Praxispartnern, in diesem Fall Ärzte und Pflegende erarbeitet und getestet.

Ambulante Pflegedienste
Ebenso wie im stationären Bereich ist es auch für die ambulante Pflege nicht einfach, die Grundgesamtheit der Dienste in Sachsen zeitnah zu bestimmen, da sich der ambulante Pflegemarkt ständig verändert. Es erwies sich ebenfalls als notwendig, mehrere Adresslisten der existierenden ambulanten Pflegedienste miteinander abzugleichen und eine eigene Liste zu erstellen. Letztendlich wurden 991 ambulante Dienste in die Untersuchung einbezogen.

Die in den verschiedenen Übersichten erfasste Größe der einzelnen Pflegedienste, gemessen an der Anzahl der Pflegenden, erwies sich in der Mehrzahl der Fälle als eher ungenau, eine amtliche Statistik dazu gibt es nicht. Da aber keine anderen Angaben zur diesbezüglichen Größe der Dienste vorlagen, mussten diese eher ungenauen Angaben für die Erarbeitung eines Versandschlüssels herangezogen werden. Anhand der Zahl der beschäftigten Pflegekräfte wurden drei Größengruppen gebildet und dementsprechend eine verschiedene Anzahl von Fragebögen verschickt (Befragungszeitraum Frühsommer 2003).

Tabelle 5: Versandschlüssel für ambulante Pflegedienste

Anzahl der Pflegenden	jeweils verschickte Fragebögen
bis 20 Pflegende	4
bis 40 Pflegende	8
über 40 Pflegende	12

Zusätzlich wurde je ein Bogen für die Pflegedienstleitung (Inhaber) verschickt. Zur Wahrung der Anonymität war es jedem Befragten freigestellt, den eigenen Fragebogen in einem separatem Umschlag zu versiegeln. Der Rückversand wurde über die Pflegedienstleitungen (Inhaber) organisiert.

In einer Nachfassaktion wurden 965 ambulante Pflegedienste schriftlich noch einmal an die Befragung erinnert und gebeten, daran teilzunehmen. Darüber hinaus wurden ca. 400 Pflegedienste telefonisch kontaktiert; auch hier brachten die Telefongespräche zahlreiche zusätzliche Informationen über den Umgang der Dienste mit Sterben und Tod.

Nicht von allen Diensten wurde die Befragung als relevant angesehen.[88] Erschwerend für die Durchführung dieser schriftlichen Befragung war, dass zeitgleich im Auftrag der Pflegekassen und der Liga der freien Wohlfahrtspflege Sachsens eine umfangreiche statistische Erhebung zu wirtschaftlichen Themen in der ambulanten Pflege durchgeführt wurde. Das dürfte die Rücklaufquote im ambulanten Pflegebereich noch zusätzlich negativ beeinflusst haben.

Tabelle 6: Rücklauf der schriftlichen Befragung in den ambulanten Pflegediensten Sachsens

	Befragungsgruppen in den ambulanten Pflegediensten	
	Pflegedienstleitung	Pflegepersonal
verschickte Fragebögen	991	5.664
Rücklauf absolut	167	828
Rücklauf in Prozent	18	15

Ärzte in den Krankenhäusern

Die Krankenhäuser wurden analog der ersten Untersuchungsphase ausgewählt, auch hier konnten wir uns auf Angaben der Sächsischen Krankenhausgesellschaft stützen. In Folge von Veränderungen der sächsischen Krankenhauslandschaft verringerte sich die Zahl der für das Forschungsprojekt in Frage kommenden Krankenhäuser auf 76.

Auf Grundlage der Bettenzahl der Häuser wurde ein Befragungsschlüssel für die Krankenhausärzte erarbeitet, anhand dessen die Fragebögen im Frühsommer

---

88 In den Telefongesprächen wurde deutlich, dass sich eine Reihe von Pflegediensten für die Betreuung Sterbender nicht zuständig fühlt, dafür seien andere da (z.B. Krankenhäuser). Außerdem kam es vor, dass Inhaber bzw. übergeordnete Geschäftsführungen eine Befragung von vornherein unterbanden, nicht selten wurden die PDLs darüber nicht informiert. Ausdruck für die eher geringe Relevanz des Themas Sterbebegleitung in einem Teil der ambulanten Pflegedienste ist ebenso der Verlust von Fragebögen in den betrieblichen Hierarchien, sowohl von oben nach unten als auch von unten nach oben.

2003 verschickt worden. Jedes Krankenhaus erhielt Bögen für ein Fünftel seiner Ärzte, plus je einen Bogen für den Ärztlichen Direktor. Die Verteilung der Fragebögen für die Ärzte erfolgte über die Ärztlichen Direktoren. Es war den Ärzten möglich, ihren Bogen in einem separaten Kuvert zu versiegeln.

In der Nachfassaktion wurden vor allem die großen sächsischen Kliniken (mehr als 600 Betten) noch einmal telefonisch angesprochen und um Teilnahme an der Befragung gebeten.

Tabelle 7: Rücklauf der schriftlichen Befragung in den sächsischen Krankenhäusern

	Befragungsgruppen in den Krankenhäusern	
	Ärztliche Direktoren	Krankenhausärzte
verschickte Fragebögen	76	1.547
Rücklauf absolut	26	346
Rücklauf in Prozent	20	22

Hausärzte
Im Fall der niedergelassen Ärzte wurde entschieden, die Untersuchung auf die Gruppe der Hausärzte zu beschränken, weil diese primär Sterbende im häuslichen Bereich begleiten. Mit Hilfe des Hausärzteverbands Sachsen konnte die Zahl von 2.792 Hausärzten in Sachsen ermittelt werden, darunter ca. 2.300 Allgemeinmediziner und ca. 500 als Hausärzte niedergelassene Internisten. An jeden Arzt wurde im Sommer 2003 ein Fragebogen verschickt, unabhängig davon, ob er in einer Einzel- oder einer Gemeinschaftspraxis tätig war.

Tabelle 8: Rücklauf der schriftlichen Befragung bei den niedergelassenen Hausärzten

	niedergelassene Hausärzte
verschickte Fragebögen	2.792
Rücklauf absolut	681
Rücklauf in Prozent	24

Insgesamt wurden im Rahmen der schriftlichen Erhebungen in beiden Untersuchungsphasen 2000 und 2003 zusammen über 14.500 Fragebögen verschickt. In die Auswertung gelangten insgesamt 4.042 Fragebögen, das sind ca. 28 % der versandten Fragebögen.

Für die Eingabe und Auswertung der Fragebögen wurde das Statistikprogramm SPSS (Version 10) genutzt. Bei der Auswertung kamen verschiedene statistische Verfahren, wie zum Beispiel Korrelationsprüfungen, Mittelwertvergleiche und Faktorenanalysen zum Einsatz.

1.4.4 Interviews

Neben der schriftlichen Befragung wurden auch Leitfadeninterviews in ausgewählten Einrichtungen aller Versorgungsbereiche und mit Hausärzten geführt. Interviewer waren ausschließlich Projektmitarbeiter.

Die persönlichen Gespräche sollten vor allem der Vertiefung und Ergänzung der Ergebnisse aus der schriftlichen Befragung dienen. Die Leitfäden orientierten sich in ihren inhaltlichen Schwerpunkten an den Fragebögen aus der schriftlichen Befragung und waren nach Befragtengruppen spezifiziert. Alle Interviews wurden per Tonband aufgezeichnet und von den Mitarbeitern transkribiert.

Interviews in der ersten Untersuchungsphase
In der ersten Untersuchungsphase wurden 66 Interviews in zwei Krankenhäusern und vier Altenpflegeeinrichtungen im Raum Leipzig geführt. Der Zeitraum der Interviews erstreckte sich von Mai bis Oktober 2000. Dabei wurden ein städtisches und ein privates Krankenhaus sowie je ein städtisches, freigemeinnütziges, konfessionelles und privates Pflegeheim ausgewählt. Die regionale Beschränkung auf den Raum Leipzig war Kostengründen geschuldet. Die Probanden waren Pflegedienstleiterinnen, Heimleiterinnen Krankenschwestern und -pfleger, Altenpfleger, Altenpflegehelfer, Schüler, Zivildienstleistende. Kriterium für die Auswahl der Interviewpartner war die Beschäftigung in der Pflege. Darüber hinaus sollten die Befragten aus verschiedenen Pflegebereichen kommen, die mit Sterben und Tod konfrontiert waren. Zur Anbahnung der Interviews waren Gespräche mit den Pflegedienstleitungen geführt worden, die dann ihrerseits einzelne Stationen/ Wohnbereiche auswählten. Die Befragten wurden über die Stations-/Wohnbereichsleiter vermittelt oder von den Interviewern persönlich angesprochen. Durch diese Vorgehensweise war die Mehrzahl der Probanden beim Erstkontakt über das Thema des Gesprächs informiert, Verweigerungen gab es nicht. Es wurden jeweils Mitarbeiter befragt, die zum Zeitpunkt der Befragung Dienst hatten.

Interviews in der zweiten Untersuchungsphase
In der zweiten Untersuchungsphase fanden die Interviews von September 2003 bis März 2004 statt, der Ablauf entsprach dem der ersten Interviewphase. Bei der Auswahl der Pflegedienste wurde auf die Auswahlkriterien Trägerschaft und Region (großstädtisches Zentrum, zentrumsnahe Regionen und ländliche Regionen) geachtet.

Ambulante Dienste
Die Interviewpartner in der ambulanten Pflege wurden analog der Vorgehensweise in der stationären Kranken- und Altenpflege ausgewählt, d.h. die Interviewpartner

wurden von den Pflegedienstleiterinnen bzw. Inhabern vermittelt. Allerdings gestaltete sich die Organisation der Interviews hier schwieriger, da Pflegende in ambulanten Diensten sich eher selten in der Geschäftsstelle aufhalten. Daher wurde z.T. auch am Rande von internen Weiterbildungsveranstaltungen befragt. Ein Großteil der Pflegekräfte kam extra zum Interview in die Geschäftsstelle. Insgesamt wurden 33 PDL, Pflegekräfte und Pflegehelfer in sieben ambulanten Diensten befragt. Dabei handelte es sich um einen konfessionellen, drei freigemeinnützige und drei private Pflegedienste bzw. Sozialstationen: drei in einer sächsischen Großstadt, drei in einer ländlichen Region und ein Dienst in einer zentrumsnahen Region. Den Interviewern gegenüber gab es in den Sozialstationen und ambulanten Diensten keine Verweigerungen von Interviews.

Krankenhäuser
Die Auswahl der Krankenhäuser für die Befragung der Krankenhausärzte erfolgte nach den Kriterien Trägerschaft, Größe und Region. Die Gespräche mit den Krankenhausärzten wurden mit Hilfe der Ärztlichen Direktoren in fünf Krankenhäuser organisiert. Zwei der Krankenhäuser befinden sich in konfessioneller und je eins in städtischer, freigemeinnütziger und privater Trägerschaft, davon waren drei Krankenhäuser aus Großstädten und die anderen beiden aus ländlichen Regionen. Als Grundlage für die Auswahl nach der Krankenhausgröße diente die Bettenzahl.

Tabelle 9: In die Untersuchung einbezogene Krankenhäuser nach Größe

Größengruppen	Anzahl
bis 150 Betten	1
151 bis 300 Betten	2
301 bis 600 Betten	1
mehr als 600 Betten	1

Bedingung für die Auswahl der Interviewpartner war die Relevanz des Themas für den befragten Arzt in seinem Arbeitsbereich. Die 20 befragten Ärztinnen und Ärzte kamen vor allem aus den Bereichen Innere Medizin, Chirurgie und Intensivmedizin. Wie auch in den anderen Befragungsgruppen waren die Ärzte im Vorfeld der Befragung über das Thema des Interviews informiert. Nur in einem Fall war ein Arzt nicht ausreichend über den Inhalt des Interviews informiert, nach einer Erläuterung verweigerte er das Gespräch.

Hausärzte

Das Untersuchungsfeld für die Interviews der Hausärzte wurde auf die Ärzte beschränkt, die sich an der schriftlichen Befragung beteiligt hatten. Angesprochen wurden solche Teilnehmer der schriftlichen Befragung, die Interesse an den Ergebnissen bekundet und ihre Adresse angegeben hatten. Davon ausgehend wurden 34 Hausärzte entsprechend der Kriterien Region und Geschlecht ausgewählt und telefonisch kontaktiert. Neun der angesprochenen Ärzte verweigerten eine mündliche Befragung. Als Gründe wurden vor allem Mangel an Interesse und Zeit genannt. Bei den 25 interviewten Hausärzten handelt es sich um 23 Allgemeinmediziner und 2 Internisten, 15 von ihnen sind weiblich und 10 männlich. Sieben der Gespräche wurden als Telefoninterviews geführt. Das war der Tatsache geschuldet, das Hausärzte aus möglichst vielen Gebieten Sachsen befragt werden sollten. Die Verteilung nach den drei Grundregionen sieht folgendermaßen aus:

Tabelle 10: Befragte Hausärzte nach Regionen

Region	Anzahl
Großstadt	9
zentrumsnahe Region	2
ländliche Region	14

Hospizdienste und Angehörige

Im Rahmen der zweiten Untersuchungsphase wurden im Frühjahr 2004 zusätzlich Hospizdienste und hinterbliebene Angehörige interviewt. Diese Gespräche dienten hauptsächlich der Vervollständigung des Bildes zur Praxis der Sterbebegleitung in Sachsen.

Alle drei sächsischen Hospize (Hospiz Radebeul, Advena Leipzig, Villa Auguste Leipzig) waren in diese Befragung einbezogen, insgesamt wurden 11 Mitarbeiter befragt, sowohl Leitungskräfte als auch Pflegepersonal. Darüber hinaus wurden Gespräche mit drei ehrenamtlichen Hospizhelferinnen und zwei Koordinatorinnen geführt.

Die 18 Interviews mit hinterbliebenen Angehörigen fanden ausschließlich in Leipzig statt. Die Organisation dieser Gespräche erfolgte mit Unterstützung ortsansässiger Bestattungsinstitute und Trauergruppen. Es ist naheliegend, dass die Gewinnung von Interviewpartnern aus dem Kreis der Hinterbliebenen, die erst kürzlich einen nahen Angehörigen verloren hatten, sehr schwierig und langwierig war. Trotz der schwierigen Konstellation gaben die Befragten offen und vertrauensvoll Auskunft über die erlebte Sterbesituation. Zehn dieser Sterbefälle ereigneten sich im Krankenhaus, vier zu Hause und je zwei im Heim bzw. im Hospiz.

Im Rahmen des Forschungsprojektes "Sterbebegleitung in Sachsen" waren vom Frühjahr 2000 bis zum Frühjahr 2004 mehr als 4.000 Personen in Sachsen – die mehrheitlich einen nahen beruflichen Bezug zum Thema Sterben und Sterbebegleitung haben – durch schriftliche und mündliche Befragungen in die Untersuchungen einbezogen. Diese Daten bilden die empirische Basis des Projektes in folgender Gesamtübersicht:

Tabelle 11: Übersicht zu den Stichproben des Projektes von Frühjahr 2000–Frühjahr 2004

Schriftliche Befragungen (Fragebögen)		
Krankenhäuser	47	Verwaltungsdirektoren
	26	Ärztliche Direktoren
	346	Krankenhausärzte
	68	Pflegedienstleitungen
	373	Pflegekräfte
Pflegeheime	195	Heimleitungen
	218	Pflegedienstleitungen
	1.093	Pflegekräfte
ambulante Pflegedienste	167	Pflegedienstleitungen
	827	Pflegekräfte
Hausärzte	681	niedergelassene Allgemeinmediziner und Internisten
gesamt	4.042	auswertbare Fragebögen
Mündliche Befragungen (Interviews)		
Ärzte	20	aus Krankenhäusern
	25	niedergelassenen Ärzten
Pflegekräfte	33	aus Krankenhäusern
	33	aus Pflegeheimen
	33	aus Sozialstationen und ambulanten Pflegediensten
Hospize	3	Pflegedienstleitungen
	8	Pflegekräfte in stationären Hospizen
ambulante Hospizdienste	2	Koordinatorinnen ambulanter Hospizdienste
	3	ehrenamtliche Hospizhelfer
hinterbliebene Angehörige	18	Privathaushalte
gesamt	178	Interviews

Regionale Gliederung der Befragungsgruppen ambulante Pflegedienste und Ärzte

Abbildung 3: Sachsenkarte

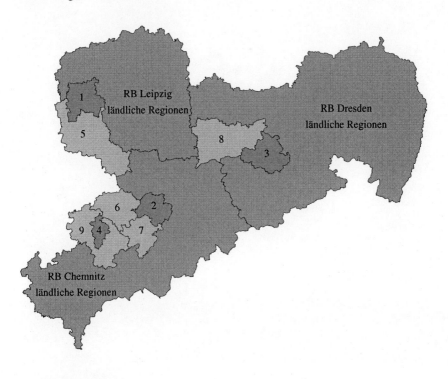

1 Leipzig, Stadt
2 Chemnitz, Stadt
3 Dresden, Stadt
4 Zwickau, Stadt
5 Leipzig, Land
6 Chemnitz, Land
7 Stollberg
8 Meißen
9 Zwickau

Abschnitt II
Sterbebegleitung im Krankenhaus

2.1 Vorbemerkungen

Im Jahr 2000, zum Zeitpunkt der ersten Untersuchungsphase, verfügte der Freistaat Sachsen über 92 Krankenhäuser mit insgesamt 29.608 Betten. Drei Jahre später war die Zahl der Einrichtungen auf 85 zurückgegangen und die Bettenzahl auf 29.159 gesunken.[1] Dieser Prozess wird sich fortsetzen. Die Reform im deutschen Gesundheitswesen zielt auf die Erhöhung der Wirtschaftlichkeit von Gesundheitsdienstleistungen. Die Einführung der G-DRG (German Diagnosis Related Groups), des neuen pauschalierenden Entgeltsystems für die Vergütung der Klinikleistungen, zwingt Kliniken zu grundlegenden Veränderungen ihrer Arbeitsorganisation. Der mit dem DRG-System entstehende finanzielle Druck wird zur Beseitigung von eher unwirtschaftlichen Leistungen im Krankenhaus führen. Die durchschnittliche Verweildauer in Tagen wird weiter sinken. Da in Sachsen die Bettenauslastung in den letzten Jahren unaufhörlich gesunken ist, wird sich die Zahl der aufgestellten Klinikbetten weiter verringern.

Gleichzeitig steigt aber, als Folge der demographischen Entwicklung, die Zahl der alten, multimorbiden und damit sehr pflegeintensiven Patienten in den Krankenhäusern an. In Sachsen waren 2004 die "meisten Patienten 75 und älter"[2] Welche Auswirkungen die Einführung der Fallpauschalen für die Begleitung und Versorgung Sterbender in den Krankenhäusern haben wird ist noch nicht abzusehen, und war es zum Zeitpunkt der Befragung erst recht nicht. Festzustellen ist, dass sich die Rahmenbedingungen für die Sterbebegleitung mit der Abrechnung nach dem neuen Entgeltsystem vermutlich nicht verbessern, nach wie vor ist diese Aufgabe im System Krankenhaus nicht wirklich vorgesehen. Im Rahmen der DRG gehen z.B. die kommunikativen Leistungen der Ärzte, "das Gespräch mit den Patienten, die zum Teil aufwändigen Angehörigengespräche nur unzureichend in die Bewertung des Fallgewichts"[3] ein. Das könnte zur Folge haben, dass pflege- und

---

1   Statistisches Landesamt des Freistaates Sachsen. Stationäre Versorgung. Krankenhäuser. Grunddaten; www.statistik.sachsen.de

2   "Welttag des Kranken" am 11. Februar 2005. Warum mussten die Sachsen ins Krankenhaus? Pressemitteilung, Statistisches Landesamt des Freistaates Sachsen, 11. Februar 2005; www.statistik.sachsen.de

3   NEUMANN; H./HELLWIG; A. (2002)

betreuungsintensive sterbende Patienten für die Krankenhäuser "unrentabel" sind und deshalb möglichst schnell entlassen werden. Ärzte und Vertreter der Hospiz-bewegung befürchten inzwischen massive Verschlechterungen für die Palliativ-medizin und fordern daher, die besonderen Anforderungen der Betreuung Ster-bender im DRG-System zu berücksichtigen.[4] Die Furcht, das neue Entgeltsystem könnte negative Entwicklungen im Bereich der Begleitung und Betreuung Ster-bender in Gang setzen, wird auch in Sachsen geteilt: Die Mehrzahl der in unse-re Untersuchung einbezogenen Ärztlichen Direktoren erwartet, dass die Einführung der DRG's zu einer Verschlechterung der Bedingungen für die Sterbebegleitung in Krankenhäusern führen wird.

Auf der anderen Seite ist zu konstatieren, dass sich Krankenhäuser zunehmend, wenn auch erst nach und nach, der Herausforderung durch die Begleitung Ster-bender stellen. Ein Vergleich der Ergebnisse der ersten und zweiten Untersuchungs-phase lässt darauf schließen, dass sich in sächsischen Krankenhäusern Entwick-lungen vollziehen, die auf eine Verbesserung der Sterbebegleitung zielen. Es bleibt abzuwarten, inwieweit dieser Prozess fortgesetzt wird oder ob und wie er durch die Einführung der Fallpauschalen Veränderungen erfahren wird.

2.2 Beschreibung der Untersuchungspopulation

In die beiden schriftlichen Befragungen waren alle sächsischen Krankenhäuser einbezogen, für die das Thema Sterbebegleitung relevant ist.[5] Dabei wurden Vertreter der Berufsgruppen befragt, die mittelbar oder unmittelbar in die Beglei-tung Sterbender involviert sind: Pflegekräfte, Pflegedienstleitung und Verwaltungs-leitung (1. Projektphase) sowie Ärzte und Ärztliche Direktoren (2. Projektphase).

1. Projektphase
Für die Untersuchung erweist es sich als sehr schwierig, die verschiedenen Stich-proben zu prüfen, da hinsichtlich sozialwissenschaftlich relevanter Merkmale nur wenig über die Strukturierung der Grundgesamtheit (sächsische Krankenhäuser) bekannt ist. Ein überprüfbares Kriterium ist die Trägerschaft der einzelnen Häuser, die auch in der amtlichen Statistik erfasst wird (Tabelle 1). Bei diesem Vergleich fällt auf, dass – mit Ausnahme der Verwaltung – die Zusammensetzung der Trä-

---

4   Vgl. DRG-Raster soll nicht für Palliativmedizin gelten. In: Ärztezeitung, 02.08.2004.
     www.aerztezeitung.de; Bayerische Stiftung Hospiz sieht akutstationäre Palliativversorgung
     durch das neue Entgeltsystem für die Krankenhäuser (DRG) gefährdet. www.bayerische-
     stiftung-hospiz.de/Pressemeldungen; WILMSEN-NEUMANN (2005).

5   Vgl. Abschnitt 1.3.1.

gerschaft in den Stichproben der ersten Phase verzerrt ist. Frei gemeinnützige und private Häuser sind sowohl im Fall der PDL als auch bei den Pflegekräften überrepräsentiert, während von Bund/Land/Kommune geführte Häuser unterdurchschnittlich vertreten sind. Über die Ursachen für diese Verschiebung kann hier nur spekuliert werden. Während der telefonischen Nachfassaktion gab es wenige klare Verweigerungen, die ausnahmslos Häuser in Trägerschaft der Öffentlichen Hand betrafen. Darüber hinaus gab es in einer Reihe von Häusern offenbar Organisationsprobleme bei der Verteilung der Bögen: In einigen Häusern "verschwanden" Fragebögen gewissermaßen und fanden von den Pflegekräften bzw. auch von der PDL nicht mehr in die Verwaltung zurück. Die öffentlichen Krankenhäuser sind im Durchschnitt größer als frei gemeinnützige und private, die Organisation einer Befragung ist da möglicherweise schwieriger. Das mag eine der Ursachen für die unterdurchschnittliche Teilnahme des Pflegedienstes aus diesen Häusern sein.

Tabelle 1: Vergleich Trägerschaften der Stichproben 2000 mit der Grundgesamtheit der Krankenhausträger von 1999 in Sachsen

	PDL (n = 67)	Pflegepersonal (n = 351)	Verwaltung (n = 47)	Grundgesamtheit (N=85) 2000*
kommunal	34 %	29 %	45 %	56 %
Land/Bund	13 %	21 %	11 %	
konfessionell	10 %	15 %	8 %	22 %
frei gemeinnützig	16 %	13 %	13 %	
privatwirtschaftlich	27 %	22 %	23 %	22 %

© ZAROF e.V. in Kooperation mit SOWIAN – J.Kaluza, sozialwissenschaftliche Analysen; 2000
* Quelle: eigene Berechnung nach Statistischem Landesamt Sachsen, Krankenhausstatistik, 2004

Nach Angaben der Pflegedienstleitungen stellt sich die Struktur der befragten Krankenhäuser nach Pflegepersonal und Bettenanzahl wie folgt dar:

Tabelle 2: Struktur der befragten Krankenhäuser nach Pflegepersonal und Betten-anzahl (Angaben der PDL)

Pflegepersonen im Krankenhaus (n = 63)	
bis 100 Pflegepersonen	32 %
101 bis 200 Pflegepersonen	40 %
201 bis 300 Pflegepersonen	14 %
mehr als 300 Pflegepersonen	14 %
Anzahl der Betten im Krankenhaus (n = 67)	
bis 200 Betten	39 %
201 bis 300 Betten	21 %
301 bis 400 Betten	16 %
mehr als 400 Betten	24 %

© ZAROF e.V. in Kooperation mit SOWIAN – J.Kaluza, sozialwissenschaftliche Analysen; 2000

46 % der PDL geben an, dass der Anteil der examinierten Pflegekräfte unter 90 % liegt, d.h. in der Mehrzahl der befragten sächsischen Krankenhäuser sind min-destens 90 % des Pflegepersonals examiniert.

Nach Aussage der Pflegedienstleitungen haben die befragten Krankenhäuser durchschnittlich 257 Sterbefälle im Jahr zu betreuen. Nur sechs der befragten Häuser verfügten über einen Palliativbereich.

An der Befragung beteiligten sich 68 Pflegedienstleiterinnen. Diese haben im Durchschnitt knapp zehn Jahre Berufserfahrung in dieser Funktion; jeweils fast die Hälfte von ihnen gehört zu den Altersgruppen 36 bis 50 Jahre und älter als 50 Jahre.

Insgesamt 47 Vertreter der Verwaltungsleitungen waren in die Befragung einbezogen, sie kamen damit aus gut der Hälfte der sächsischen Krankenhäuser.

Bei den 373 befragten Krankenpflegekräften handelt es sich zu 92 % um Frauen. Sie sind zu zwei Dritteln zwischen 26 und 45 Jahren alt und verfügen mehrheitlich über mindestens zehn Jahre Berufserfahrung. Zwei Drittel der Be-fragten sind verheiratet. Die überwiegende Mehrzahl des befragten Pflegepersonals (90%) hat eine Ausbildung zur examinierten Krankenschwester/Krankenpfleger abgeschlossen, weitere 4% sind Kinderkrankenschwestern. Die Zusammensetzung der Stichprobe der Pflegenden entspricht damit den Angaben der PDL. Lediglich 1% der Befragten sind Pflegehelfer.

Den größten Anteil an den Befragten haben mit 40 % Pflegende von Inneren Stationen, 24 % arbeiten auf chirurgischen und 12 % auf onkologischen Stationen. Hinsichtlich der Struktur der Stationen, auf denen die Pflegenden arbeiten, ergibt sich folgendes Bild:

Tabelle 3: Pflegepersonen pro Station und Bettenanzahl pro Station (Angaben des Pflegepersonals)

Pflegepersonen auf Station (n=359)	
bis 10 Pflegepersonen	9 %
11 bis 15 Pflegepersonen	57 %
16 bis 20 Pflegepersonen	24 %
21 bis 25 Pflegepersonen	6 %
mehr als 25 Pflegepersonen	4 %
Bettenzahl auf Station (n=364)	
bis 10 Betten	10 %
11 bis 20 Betten	13 %
21 bis 30 Betten	37 %
31 bis 40 Betten	36 %
mehr als 40 Betten	4 %

© ZAROF e.V. in Kooperation mit SOWIAN – J.Kaluza, sozialwissenschaftliche Analysen; 2000

2. Projektphase

In die zweite Projektphase waren 76 sächsische Krankenhäuser einbezogen.[6] Befragt wurden die Ärztlichen Direktoren und die Ärzte. Hinsichtlich von Trägerschaft und Größe der befragten Einrichtungen zeigt sich folgendes Bild:

6   Vgl. Abschnitt 1.3.2.

Tabelle 4: Vergleich der Krankenhausträgerschaft mit der Grundgesamtheit der
Krankenhausträger in Sachsen 2003 (Angaben der Ärztlichen Direktoren
und der Ärzte)

Träger	Ärztliche Direktoren (n = 26)	Ärzte (n = 345)	Grundgesamtheit (N = 76) 2003*
kommunal	41 %	38 %	52 %
Land/Bund	8 %	10 %	
konfessionell	12 %	16 %	20 %
frei gemeinnützig	12 %	13 %	
privat	27 %	22 %	27 %

© *ZAROF* e.V. in Kooperation mit SOWIAN – J.Kaluza, sozialwissenschaftliche Analysen; 2000
* Quelle: eigene Berechnung nach Statistischem Landesamt Sachsen, Krankenhausstatistik,
2004

Tabelle 5: Vergleich der Bettenzahl mit der Grundgesamtheit der Krankenhäuser
in Sachsen 2003 (Angaben der Ärztlichen Direktoren und der Ärzte)

	Ärztliche Direktoren (n = 26)	Ärzte (n = 346)	Grundgesamtheit (N = 76) 2003
bis 150 Betten	19 %	29 %	16 %
151 bis 300 Betten	43 %	34 %	44 %
301 bis 600 Betten	23 %	22 %	26 %
mehr als 600 Betten	15 %	15 %	14 %

© *ZAROF* e.V. in Kooperation mit SOWIAN – J.Kaluza, sozialwissenschaftliche Analysen; 2000
* Quelle: eigene Berechnung nach Statistischem Landesamt Sachsen, Krankenhausstatistik,
2004

Im Durchschnitt nennen die Ärztlichen Direktoren für das Jahr 2002 die Zahl von
280 Sterbefällen.

26 der Ärztlichen Direktoren beteiligten sich, das entspricht einer Rücklaufquote
von 34 %. Vier Direktoren sind weiblich. Die Häuser, die sie vertreten, befinden
sich zu 27 % in einer Großstadt, zu 15 % in zentrumsnahen und zu 58% in ländlichen Regionen. Damit sind in dieser Stichprobe die Häuser aus den ländlichen
Regionen (Anteil in der Grundgesamtheit: 47 %[7]) deutlich über- und die aus
zentrumsnahen Regionen (Grundgesamtheit: 28 %) unterrepräsentiert. Hinsichtlich
Trägerschaft und Bettenzahl entspricht die Stichprobe der teilnehmenden Direktoren in ihrer Zusammensetzung der Grundgesamtheit.

7   Die regionale Gliederung erfolgte entsprechend den Regionalcodes, vgl. Abschnitt 1.3.

Die 348 Krankenhausärzte, die an der Befragung teilnahmen, kommen zu zwei Fünfteln aus einer Großstadt. 16 % arbeiten in einem Krankenhaus in zentrumsnahen und 44 % in ländlichen Regionen.

Hinsichtlich der Trägerschaft sind die konfessionellen/frei gemeinnützigen Häuser über- und die privaten Einrichtungen unterrepräsentiert. Wie schon bei der Schwesternschaft ist hier festzustellen, dass konfessionelle und private Häuser tendenziell eher kleiner sind als solche in kommunaler und frei gemeinnütziger Hand. Ärzte, die in konfessionell gebundenen Häusern arbeiten, kommen mehrheitlich aus kleineren, großstädtischen Einrichtungen. Ein Viertel der Ärzte kommt aus eher kleinen Fachbereichen, die Zusammensetzung der Stichprobe nach der Größe der Fachbereiche ist wie folgt:

Tabelle 6: Größe der Fachbereiche nach Bettenzahl (Angaben der Ärzte)

Bettenzahl (n = 347)	Prozent
bis 20 Betten	25 %
21 bis 30 Betten	21 %
31 bis 40 Betten	32 %
mehr als 40 Betten	22 %

© *ZAROF* e.V. in Kooperation mit SOWIAN – J.Kaluza, sozialwissenschaftliche Analysen; 2000

Die Mediziner kommen aus insgesamt 19 verschiedenen Facharztdisziplinen. Allein 84 % entfallen auf vier Spezialisierungen, die sich auf diese Fachbereiche verteilen:

Innere	43 %
Chirurgie	18 %
ITS/Anästhesie	15 %
Gynäkologie/Geburtshilfe	8 %

Jeweils etwa 30 % sind Ober- bzw. Stationsärzte, ein Viertel ist Assistenzarzt und 2 % sind Ärzte im Praktikum. Etwa jeder zehnte Befragte ist ein Chefarzt. Gut die Hälfte der Befragten ist männlich (57 %), 43 % sind weiblich. Drei Viertel sind verheiratet bzw. leben in einer Lebensgemeinschaft, Ärztinnen deutlich seltener als Ärzte. Bezüglich der Altersstruktur ist in etwa eine Dreiteilung festzustellen: Jeweils ein Drittel gehört zu den Altersgruppen bis 35 Jahre, 36 bis 45 Jahre und älter als 45 Jahre, wobei die 36- bis 45-Jährigen mit 36 % die größte Gruppe bilden.

2.3 Zur Praxis der Sterbebegleitung im Krankenhaus

2.3.1 Stellenwert der Sterbebegleitung

Im Folgenden soll zunächst untersucht werden, welche Bedeutung die Begleitung Sterbender in den sächsischen Krankenhäusern hat. Ein Indikator für die Relevanz dieses Themas im Pflegebereich ist ein Pflegestandard für die Sterbebegleitung, der zur Definition von Pflegezielen und der Qualität von Pflege in diesem Bereich dienen kann. Die Existenz eines Pflegestandards sagt an sich noch nichts über die Qualität der Pflege aus, ein formaler Standard wirkt unter Umständen auch kontraproduktiv und kann die Tätigkeit der Pflegenden sogar hemmen.[8] So waren Pflegende auch der Meinung, dass Standards für die Begleitung Sterbender nicht möglich wären, da "jeder Sterbende anders" sei und sich die Pflegekraft immer auf neue Situationen einstellen müsse. Andererseits ist die Erarbeitung eines Pflegestandards im Zusammenhang mit der Begleitung sterbender Patienten aber eine gute Möglichkeit, sich mit diesem Thema intensiv zu beschäftigen. Wie unsere Erfahrung zeigt, kann auch der umgekehrte Weg, d.h. das Aufgreifen einer Diskussion unter den Pflegenden (die in diesem Fall durch die Anwesenheit der Interviewer im Haus ausgelöst wurde), die Anregung zur Erarbeitung eines entsprechenden Standards geben.

Das Thema Sterbebegleitung hat in den letzten Jahren auch in den Krankenhäusern verstärkt Aufmerksamkeit erfahren. Die Entwicklung in diesem Bereich verläuft allerdings eher langsam und auch widersprüchlich. Das wird auch am Beispiel der Pflegestandard deutlich. Im Jahr 2000, als wir die Angehörigen des Pflegedienstes befragten, schien in vier Fünftel der Häuser die Notwendigkeit für eine solchen Standard noch nicht gegeben zu sein. Lediglich 13 der 68 befragten Pflegedienstleiterinnen gaben an, in ihrem Krankenhaus gäbe es einen Pflegestandard, der die Betreuung und Begleitung sterbender Patienten regelt. Allerdings verweigerte gut ein Viertel die Antwort auf diese Frage. Ein wenig vorteilhaftes Bild, welche Bedeutung die Sterbebegleitung in ihrer Einrichtung hat, offenbart die Empörung einer Pflegedienstleiterin über unsere *Gewissensfrage*: Es sei ihres Erachtens unverschämt zu fragen, ob man sich vorstellen könne, im eigenen Krankenhaus zu versterben, man könne bestenfalls fragen, ob man dort ein Kind zur Welt bringen möchte.[9]

Auf der anderen Seite zeigt sich, dass die Mitarbeiter des Pflegedienstes bemüht sind, die Sterbebegleitung zu einer "normalen" Aufgabe in den Krankenhäusern zu machen. In einem der beiden Krankenhäuser, in denen wir nach der schriftlichen Befragung Interviews im Pflegedienst führten, wurde zur Zeit der

---

8   Vgl. Pschyrembel Pflege, S. 509.
9   Zur *Gewissensfrage siehe unten.*

Untersuchung an einem Pflegestandard für die Betreuung mit Sterbenden und den Umgang mit Verstorbenen gearbeitet. Im anderen Haus beschäftigte sich eine spezielle Arbeitsgruppe intensiv mit dem Thema Sterben und Tod, aber – so schätzte die PDL ein – die Entwicklung eines Pflegestandards war noch nicht recht voran gekommen.

Als Hemmnis für die Erhöhung des Stellenwerts mag auch die unzureichende gesellschaftliche Anerkennung der Sterbebegleitung wirken, was sich zum Beispiel darin äußert, dass diese zu wenig honoriert wird. Nach wie vor ist die Begleitung sterbender Patienten nicht ausreichend als ein Teil der Pflegtätigkeit anerkannt, der erhöhte Betreuungsaufwand der für die Betreuung Sterbender nötig ist, wird z.B. bei der personellen Ausstattung der Kliniken nicht ausreichend berücksichtigt. Wenn man bedenkt, dass Sterben in sächsischen Krankenhäusern keine marginale Angelegenheit ist – ca. 50 % der Sachsen versterben dort – dann ist das problematisch. Es kann daher nicht überraschend, dass zwei Drittel der Pflegedienstleiterinnen es für wichtig halten, dass die Begleitung Sterbender als notwendige Pflegetätigkeit anerkannt und entsprechend anderen Pflegetätigkeiten vergütet wird. Die Möglichkeit zur Gewährleistung und Anerkennung einer guten Sterbebegleitung ist leider mit der Einführung des Fallpauschalensystems zunächst nicht genutzt worden.[10] Ob es in dieser Frage Veränderungen geben wird, bleibt abzuwarten.

Auch im administrativen Bereich der Krankenhäuser gewinnt die Sterbebegleitung langsam an Aufmerksamkeit. Befragt nach der Existenz eines Budgets für diesen Bereich (z.B. Einrichtung und Unterhaltung von Verabschiedungsräumen, Durchführung spezieller Personalschulungen u.ä.) die gaben 6 % der Verwaltungsleiter im Jahr 2000 an, in ihrem Krankenhaus existiere ein solches Budget. Zwei Jahre später bejahten 12 % der Ärztlichen Direktoren diese Frage, fast ein Viertel von ihnen meinte aber, dass sei Ihnen nicht bekannt.

Zur personellen Absicherung der Sterbebegleitung
Fragt man nach den in die Sterbebegleitung einbezogenen Mitarbeiter, dann wird deutlich, dass es sich bei den Befragten in der Mehrzahl tatsächlich um solche Pflegekräfte und Mediziner handelt, die selbst Erfahrung in der Begleitung Sterbender haben. Nur jeweils jeder Zehnte ist selbst fast nie sterbebegleitend tätig. Dagegen sagt jeweils gut ein Drittel von sich (Pflegende: 36 %; Ärzte 35 %), mit dieser Aufgabe häufig konfrontiert zu sein; ca. die Hälfte der Probanden meint, das sei manchmal der Fall. Generell sind die Pflegekräfte sehr stark in diese Aufgabe einbezogen: Drei Viertel von ihnen sagen, dass annähernd alle Pflegekräfte ihres Bereichs Sterbende begleiten, lediglich ein Fünftel meint, in ihrer Station beträfe die Sterbebegleitung nur einige wenige. Für Pflegende im Krankenhaus ist es also kaum möglich, sich dieser Aufgabe zu entziehen.

---

10   Vgl. auch Fußnote 4.

Die festzustellende "Konzentration" der Befragung vor allem auf das in der Sterbebegleitung erfahrene Pflegepersonal wird im Falle der Krankenhäuser noch dadurch unterstrichen, dass zwei Drittel der befragten Krankenschwestern und -pfleger auf Stationen der Onkologie, Inneren Medizin und Chirurgie arbeiten, den Bereichen also, wo die Mehrzahl der Sterbefälle zu verzeichnen ist. Darüber hinaus kann gut ein Zehntel aller Befragten auf eine Weiterbildung im Bereich Anästhesie/Intensivmedizin verweisen, jeweils knapp 5 % absolvierten eine onkologische bzw. geriatrische Fortbildung; ein Fünftel der befragten Pflegekräfte ist damit in für die Begleitung sterbender Patienten besonders relevanten Bereichen zusätzlich ausgebildet.

Ähnlich ist das Bild bei den Ärzten. Internisten und Intensivmediziner/Anästhesisten sind die Ärztegruppe, die am häufigsten Sterbende begleitet. Auch wenn Ärzte und Pflegende ihren eigenen Anteil an der Sterbebegleitung nahezu gleich einschätzen – jeweils ein Drittel sagt, selbst häufig Sterbende zu begleiten – sind doch die Krankenpflegekräfte mehr als alle anderen mit dieser Aufgabe betraut. Das spiegeln auch unsere Befragungsergebnisse deutlich wider: Sowohl die Pflegekräfte selbst als auch die Ärzte geben mehrheitlich an, dass vornehmlich die Pflegenden häufig sterbebegleitend tätig sind. Alle anderen Personengruppen sind deutlich seltener in diese Aufgabe involviert.

Tabelle 7: Personal in Sterbebegleitung
Frage: In welchem Umfang sind folgende Personen in Ihrem Bereich/ Ihrer Station sterbebegleitend tätig?
Antwortmodell: 1 – häufig, 2 – gelegentlich, 3 – gar nicht

	Antworten der Pflegekräfte		Antworten der Ärzte	
	häufig	gar nicht	häufig	gar nicht
Pflegepersonal	63 %	3 %	66 %	5 %
Angehörige des Sterbenden	15 %	8 %	38 %	7 %
Ärzte	24 %	25 %	53 %	5 %
Schüler	8 %	17 %	6 %	47 %
Seelsorger	6 %	40 %	11 %	25 %
Freunde/Bekannte des Sterbenden	4 %	39 %	13 %	22 %
Hilfskräfte	4 %	62 %	5 %	53 %
Fürsorge/sozialer Dienst	2 %	80 %	12 %	48 %
Hospizhelfer	3 %	92 %	1 %	87 %
Ehrenamtliche	1 %	92 %	2 %	81 %

© *ZAROF* e.V. in Kooperation mit SOWIAN – J.Kaluza, sozialwissenschaftliche Analysen; 2000

Wie die Tabelle zeigt, sehen sich die Pflegekräfte in der Sterbebegleitung weitgehend auf sich allein gestellt. Mit Ausnahme der Angehörigen und der Ärzte können andere Personen kaum hinzugezogen werden. Immerhin die Hälfte der Ärzte begleitet nach Ansicht der Krankenschwestern nur hin und wieder Sterbende. Helfer, ob nun von inner- oder außerhalb des Krankenhauses, stehen offensichtlich kaum zur Verfügung. Dass 14 % der Pflegenden und sogar 39 % der Ärzte aus kirchlich geführten Häusern einschätzen, Geistliche/Seelsorger würden häufig Sterbende begleiten, überrascht nicht, da Geistliche/Seelsorger in diesen Häusern ohnehin eine andere Bedeutung haben. Konfessionelle Einrichtungen können aber auch generell stärker auf Hilfe von außerhalb des Krankenhauses zurückgreifen. Mehr als doppelt so häufig als in den nichtkonfessionellen Häusern sind ehrenamtliche Helfer und Hospizhelfer in die Sterbebegleitung einbezogen. Die geringste Unterstützung haben in dieser Hinsicht die Mitarbeiter in den privatwirtschaftlichen Krankenhäusern.

Ärzte bewerten die verschiedenen Gruppen, mit Ausnahme der Schüler, allerdings positiver als die Pflegenden, d.h. tendenziell sehen sie diese stärker in die Begleitung Sterbender einbezogen. Dabei kann es nicht überraschen, dass den verschiedenen Personengruppen vor allem dann bescheinigt wird, in die Betreuung einbezogen zu sein, wenn eine Zusammenarbeit mit ihnen tatsächlich bekannt ist. Die Mediziner äußern sich dann im Allgemeinen auch zufriedener mit der diesbezüglichen Zusammenarbeit. Dadurch erklärt sich vermutlich auch auffallende in der Einschätzung des Beitrages der verschiedenen Gruppen zur Sterebbegleitung aus der Sicht der beiden Befragtengruppen. Es liegt die Vermutung nahe, dass die Ansprüche an bzw. die Vorstellungen von Sterbebegleitung sich bei Krankenschwestern und Krankenhausärzten deutlich voneinander unterscheiden.

Pflegende verstehen unter einer guten Sterbebegleitung vor allem die Möglichkeit, sich für einen Patienten Zeit zu nehmen, sich zu ihm setzen zu können, für ihn da zu sein. Rein pflegerische Aspekte scheinen eine untergeordnete Rolle zu spielen bzw. "nur" die selbstverständliche Voraussetzung für eine gute Begleitung zu sein.

Weil ich der Meinung bin, dass, wenn jemand stirbt, dass jemand, der ihn kennt, muss eigentlich da sein. Genau, wenn ich auf die Welt komme, ist ja auch jemand da.
(Krankenschwester/Stationsschwester, 48 Jahre)

Für Ärzte steht in dieser Hinsicht offensichtlich mehr die medizinische Betreuung im Vordergrund, die seelische Begleitung wird eher als Aufgabe der Schwestern angesehen. Die in der Literatur immer wieder kolportierte Auffassung[11], wonach

---

11   Vgl. u.a. SCHOBER, Chr. (1987)

Ärzte sich schnell von einem sterbenden Patienten zurückziehen, klingt auch in den Aussagen der Pflegenden im Rahmen der qualitativen Interviews an.

Und ich denke auch, dass die Ärzte sich da auf den meisten Stationen sehr schnell zurückziehen. Die Visite ist in einer Minute geschehen, da wird nicht noch groß was besprochen und mit dem Patienten beredet, wenn er auch noch kann oder so.
(PDL, 38 Jahre)
Das macht natürlich der Pflegedienst ganz schnell nach, wenn sie (die Ärzte) sagen, hier ist sowieso nichts mehr zu machen, da gehen wir nicht rein.
(PDL, 52 Jahre)

Die Tabelle 7 zeigt, dass in den Einschätzungen von Pflegenden und Medizinern eine große Diskrepanz hinsichtlich des Anteils der Ärzte an der Begleitung Sterbender besteht. Während lediglich ein Viertel der befragten Pflegekräfte meint, die Ärzte würden häufig Sterbende begleiten, ist dieser Anteil bei den Ärzten gut doppelt so hoch. Immerhin 53 % der in die Befragung einbezogenen Krankenhausärzte geben an, die Mediziner seien in ihrem Bereich/ihrer Station häufig sterbebegleitend tätig. Diese divergierenden Selbsteinschätzungen verweisen darauf, dass das Verständnis von dem, was Sterbebegleitung ausmacht, bei Pflege- und Ärztlichem Dienst durchaus unterschiedlich ist.

Zum Stellenwert der Sterbebegleitung

Die Pflegenden und die Mediziner tragen, wenn auch mit unterschiedlicher Gewichtung, die Hauptlast bei der Begleitung von Sterbenden, sie vor allem sind mit dieser Aufgabe konfrontiert. Welchen Stellenwert hat also die Sterbebegleitung in der alltäglichen Arbeit dieser Berufsgruppen? Mit Hilfe verschiedener Items haben wir versucht, den Stellenwert der Begleitung sterbender Patienten zu umreißen. Dabei ging es um die Relevanz der Sterbebegleitung in den befragten Häusern aus der Sicht der Beschäftigten ebenso wie um deren eigene Philosophie. Erfasst wurden dabei im Einzelnen:
-   Sterbebegleitung als fester und anerkannter Bestandteil der Arbeit
-   der Zeitrahmen für die Begleitung Sterbender
-   Anerkennung des Krankenhauses als Ort, an dem auch gestorben wird
-   Schmerzfreiheit
-   Annahme der Sterbebegleitung als persönliche Aufgabe
-   Häufigkeit lebensverlängernder Maßnahmen
-   Voraussetzungen für würdevolles Sterben sind gegeben
-   Aufklärung der Patienten über ihre Prognose (nur Ärzte)
-   rechtzeitige Information der Angehörigen über (bevorstehendes) Sterben (nur Pflegekräfte)

Abbildung 1: Stellenwert der Sterbebegleitung
(Angaben der Pflegekräfte in Prozent)

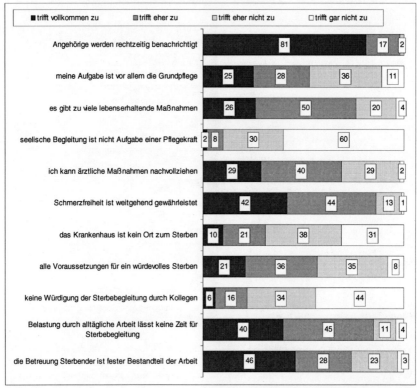

© *ZAROF* e.V. in Kooperation mit SOWIAN – J.Kaluza, sozialwissenschaftliche Analysen; 2000

Grundsätzlich kann ein ähnliches Antwortverhaltens von Ärzten und Pflegekräften festgestellt werden. Hohe Zustimmung erhalten Merkmale wie *die Schmerzfreiheit ist gewährleistet, die Begleitung Sterbender ist fester Bestandteil der Arbeit* und die *Aufklärung des Patienten* (Ärzte) bzw. die *Benachrichtigung der Angehörigen* (Pflegende). Ablehnung erfahren dagegen solche Items, die darauf verweisen, dass die Begleitung Sterbender nicht als Aufgabe angesehen wird. Auffallend ist, dass der Zeitfaktor in beiden Gruppen in der Bedeutung sehr weit vorn erscheint. Sowohl Ärzte als auch Krankenschwestern stimmen in hohem Maße der Aussage zu, dass die alltägliche Arbeit *zu wenig Zeit für die Betreuung Sterbender* lässt. Die Pflegenden beklagen die fehlende Zeit noch stärker als die Ärzte: Zwei Fünftel von ihnen sagen ohne Einschränkungen, dass sie zu wenig Zeit für Sterbende haben, bei den Ärzten meint das ein Drittel.

Abbildung 2: Stellenwert der Sterbebegleitung (Angaben der Ärzte in Prozent)

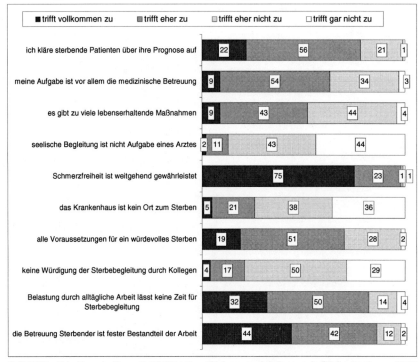

© ZAROF e.V. in Kooperation mit SOWIAN – J.Kaluza, sozialwissenschaftliche Analysen; 2000

Wenn man davon ausgeht, dass die Pflegenden unter Sterbebegleitung vor allem verstehen, dass sie ausreichend Zeit haben, sich zu einem Sterbenden zu setzen, mit ihm zu reden und einfach für ihn da zu sein, dann muss man konstatieren, dass allein infolge des Fehlens von Zeit ihr Anspruch an eine gute Sterbebegleitung weitgehend nicht realisierbar wird. Können die Pflegenden ihrem Anspruch an die Betreuung und Begleitung Sterbender nicht entsprechen, dann dürfte das generell eine nicht geringe Unzufriedenheit nach sich ziehen. Es verwundert daher nicht, dass Pflegende, die in besonderem Maße über zu wenig Zeit klagen, die Sterbebegleitung in ihrer Einrichtung deutlich schlechter einschätzen. Und sie fühlen sich auch häufiger mit der Betreuung sterbender Patienten allein gelassen. Dieser Zusammenhang ist bei den Ärzten ebenfalls festzustellen; auch sie schätzen die Bedingungen für die Sterbebegleitung signifikant schlechter ein, wenn sie über zu wenig Zeit klagen.

Es fällt auf, dass vor allem jüngere Befragte (bis 35 Jahre) über ein zu geringes Zeitbudget klagen. In der Gruppe der Ärzte ist dieses Phänomen noch deutlicher festzustellen als bei den Pflegenden. Diese Altergruppe steht tendenziell einer Reihe von Merkmalen kritischer gegenüber. Junge Ärzte schränken z.b. auch ihre Zustimmung zur Aussage *Schmerzfreiheit ist weitgehend gegeben* öfter ein und beklagen häufiger zu viele lebenserhaltende Maßnahmen.

Jüngere Krankenschwestern schätzen ebenfalls in höherem Maße als ältere ein, man lasse Patienten oft nicht sterben. Andererseits meinen sie aber auch seltener, sie könnten ärztliche Maßnahmen am Patienten nachvollziehen, da diese sie erläutern. Das macht deutlich, dass in diesem Zusammenhang offensichtlich nicht nur unterschiedliche Ansprüche an die eigene Tätigkeit und die (vermutlich) geringere Berufserfahrung jüngerer Pflegekräfte eine Rolle spielen, sondern auch ein Kommunikationsproblem vorliegt. Jüngere Krankenschwestern tauschen sich seltener mit den Ärzten zu den Themen Sterben und Tod aus als ihre älteren Kolleginnen (ab 36 Jahre). Eine Folge dieser geringer ausgeprägten Zusammenarbeit ist zweifellos auch das zumindest partielle Unverständnis ärztlichen Maßnahmen gegenüber. Das wird besonders deutlich, wenn man das Antwortverhalten der jüngeren Pflegekräfte betrachtet. Diejenigen jüngeren Krankenschwestern (bis 35 Jahre), die sich häufiger als andere Gleichaltrige mit den Medizinern über Sterben und Tod austauschen, unterscheiden sich deutlich von ihren Altersgenossen, die das weniger oder nicht machen. Antworten die bis 35-Jährigen im Durchschnitt zu 21 %, dass sie ärztliche Maßnahmen nachvollziehen könnten, so steigt dieser Anteil bei denjenigen Jüngeren, die gut mit Ärzten kommunizieren können, auf 59 %.

Diese Pflegenden meinen auch seltener als ihre Altersgefährten, dass zu viele lebenserhaltende Maßnahmen durchgeführt würden. Dabei sei hier angemerkt, dass sich die Klage über zu viele lebenserhaltende Maßnahmen generell auf hohem Niveau bewegt – das macht Abbildung 2 deutlich, nur entwickeln Pflegende bei einem stärkeren Austausch mit Ärzten auch mehr Verständnis für deren Entscheidungen.

Von den jüngeren Befragten ebenfalls sehr kritisch bewertet wird das Item *"Es wird alles für ein würdevolles Sterben getan"*. Die befragten Ärzte und Pflegekräfte bis 35 Jahre widersprechen der Aussage, in ihrem Haus werde alles für ein würdevolles Sterben getan, auffallend häufiger. Gut ein Drittel der Krankenschwestern und die Hälfte der Ärzte stimmen der Aussage vollkommen zu, auf ihrer Station werde alles getan, um den Patienten ein würdevolles Sterben zu ermöglichen; ohne Einschränkung tut das gerade mal jeweils ein Fünftel. In der Gruppe der bis 35-jährigen Ärzte und Pflegekräfte bewegt sich die uneingeschränkte Zustimmung bei ca. 10%.

Bereits 1989 stellten GEORGE u. a. in ihrer Gießener Studie zu Sterbebedingungen im Krankenhaus fest, dass knapp drei Viertel der befragten Krankenhausmitarbeiter in der Überzeugung arbeiteten, "dass ein würdevolles Sterben im Krankenhaus nicht möglich ist".[12] In unserer Stichprobe kommen 43 % (Pflegepersonal) bzw. 30 % (Ärzte) der Befragten zu diesem Schluss. Nun ist allerdings würdevolles Sterben ein eher unscharfer Begriff, und im Alltag dürfte wohl fast jeder etwas anderes darunter verstehen. In den meisten Untersuchungen wird hier auch nicht weiter präzisiert, welcher Begriffsinhalt zugrunde gelegt wird. HOH ermittelt in einer Untersuchung eine Rangfolge von Merkmalen, die nach Auffassung der befragten Pflegekräfte ein Sterben in Würde kennzeichnen.

- Respektierung der Wünsche des Patienten
- zu Hause sterben
- nicht allein sein
- keine Schmerzen haben
- sterben dürfen
- positive Lebensbilanz
- gute Pflege[13]

Ausgehend von diesen Ergebnissen stellte HOH fest, dass in den Kliniken 40 bis 45 % der Befragten ihre Einrichtung als würdevoll einschätzen.

Aufgrund der Schwierigkeit den Inhalt des Begriffs würdevolles Sterben zu bestimmen, entschlossen wir uns, bei diesem Thema etwas persönlicher zu werden und stellten allen Befragtenruppen unsere *Gewissensfrage* "Sie kennen Ihr Krankenhaus selbst am besten, Wenn Sie die Bedingungen überschauen, würden Sie in Ihrem Krankenhaus sterben wollen?". Und wir baten um eine Begründung der Antwort. Ausgangspunkt war die Überlegung, dass Befragte, die ihre eigene Einrichtung als Sterbeort für sich selbst akzeptieren können, dort auch eher und in akzeptablem Maße Bedingungen für ein würdevolles Sterben sehen. Die Frage ist zweifellos sehr persönlich, manchem war sie wohl zu persönlich. So gab es auch Wortmeldungen, die uns letztlich Perversion und Geschmacklosigkeit bescheinigten; diese waren aber Einzelfälle.

Unverschämt – keine Stellungnahme.
(Pflegedienstleiterin, Fragebogen 50)
Solch eine pietätlose Frage beantworte ich nicht.
(Verwaltungsleiter, Fragebogen 34)
Diese Frage einem "Lebenden" zu stellen, finde ich pervers.
(Krankenschwester, Fragebogen 187)

Die *Gewissensfrage* gehört zu den Fragen, die am häufigsten verweigert wurden; noch mehr Verweigerungen gab es in der Regel nur bei Wissensfragen, wie z. B. zu statistischen Angaben (Zahl der Sterbefälle etc.).

---

12   GEORGE, W. u.a. (1998), S. 306.
13   Vgl. HOH, R. (2002), S. 197ff.

Abbildung 3: Zustimmung zur Gewissensfrage
Frage: Sie kennen Ihr Krankenhaus selbst am besten. wenn Sie die Bedingungen überschauen, würden Sie in Ihrem Krankenhaus sterben wollen?
Antwortmodell: 1 – ja, 2 – nein

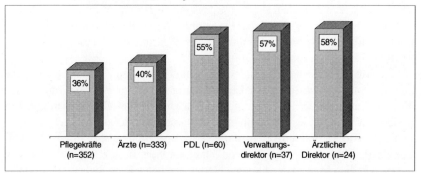

© *ZAROF* e.V. in Kooperation mit SOWIAN – J.Kaluza, sozialwissenschaftliche Analysen; 2000

Bei der Beantwortung der *Gewissensfrage* bilden sich gewissermaßen zwei Gruppen: Auf der einen Seite finden sich die Pflegekräfte und die Ärzte, die diese Frage mehrheitlich verneinen. Auf der anderen Seite stehen die Vertreter der Leitungsebene, die in der Mehrzahl zustimmen. Man kann sagen, dass die Zustimmung zur *Gewissensfrage* mit der Entfernung des Befragten zum Patienten zunimmt. Was auch immer die Ursache für diesen doch beachtlichen Unterschied ist – Milde bei den Vertretern der Leitung angesichts der größeren eigenen Verantwortlichkeit für die Bedingungen oder auch ein eingeschränkteres Wissen über die Probleme an vor Ort –, die überwiegende Mehrzahl der Personen, die unmittelbar Sterbende betreuen, akzeptiert das eigene Haus nicht als Sterbeort für sich selbst. Die Ablehnung durch ca. drei Fünftel der Befragten ist beachtlich.

Auffällig ist auch die große Diskrepanz der Verneinung der *Gewissensfrage* einerseits und die hohe Einschätzung, dass alle Vorraussetzungen eines würdevollen Sterbens in der eigenen Einrichtungen gewährleistet sind, andererseits (vgl. Abb. 2 und 3). Auch wenn man bedenkt, dass die Mehrzahl der Deutschen nun einmal zu Hause sterben möchte und die Mediziner und Pflegekräfte da keine Ausnahme bilden, so ist doch die festgestellte Differenz von 20 % bzw. 30 % in diesen beiden Fragen. Die Befragten sind offensichtlich kritischer bei der Einschätzung der Bedingungen in ihren Einrichtungen, wenn sie persönlich betroffen wären.

Man kann feststellen, dass die Krankenhausmitarbeiter weniger pauschal über das Sterben im Krankenhaus urteilen als das in der Öffentlichkeit der Fall ist. Eine absolute Ablehnung des Sterbeorts Krankenhaus gibt es in dieser Gruppe nicht.

Gerade einmal 22 Krankenschwestern und 10 Ärzte haben ihre Ablehnung damit begründet, dass sie prinzipiell nicht im Krankenhaus sterben möchten; das sind lediglich 6 % bzw. 3 % der Befragten. Alle anderen Meinungsäußerungen zur *Gewissensfrage* bezogen sich hauptsächlich auf die realen Zustände bei der Betreuung Sterbender und die Erkenntnis, dass eigene Vorstellungen von einem würdevollen Sterben nicht realisiert werden können. Bei den Vertretern der Leitung – PDL, Verwaltung und Ärztlicher Direktor – sind die Begründungen ähnlich. In der folgenden Darstellung werden wir uns im Wesentlichen auf die Aussagen der Ärzte und Pflegepersonen beschränken.

Bei Medizinern und Pflegenden sterbender Patienten zeigen sich deutliche Zusammenhänge zwischen der Einschätzung konkreter Faktoren im eigenen Krankenhaus und der Zustimmung bzw. Ablehnung der *Gewissensfrage*. Mit anderen Worten, je besser das eigene Haus mit Blick auf die Sterbebegleitung beurteilt wird, desto häufiger wird die *Gewissensfrage* bejaht. Sowohl Mediziner als auch Pflegende, die sich vorstellen könnten, in ihrem Krankenhaus zu versterben, bewerten die Bedingungen grundsätzlich besser. So berichten sie von einer besseren Zusammenarbeit bei der Sterbebegleitung im Haus. Sie schätzen ein, dass grundsätzlich mehr Ärzte und Pflegekräfte an der Begleitung Sterbender beteiligt sind. Die Befragten fühlen sich bei dieser Aufgabe auch seltener allein gelassen. Zudem finden in ihrem Haus öfter Weiterbildungsveranstaltungen zur Sterbebegleitung statt, das diesbezügliche Angebot wird deutlich häufiger als ausreichend bezeichnet.

Auffallend ist, dass mit dem Alter der Befragten auch die Zustimmung zur *Gewissensfrage* steigt. Es konnte bereits festgestellt werden, dass vor allem die unter 35-Jährigen ausgewählte Bedingungen für die Begleitung Sterbender kritischer sehen. Das schlägt sich auch in der Beantwortung dieser Frage nieder. Während in der Gruppe der über 45-Jährigen 50% der Ärzte und 54 % der Krankenschwestern die *Gewissensfrage* bejahen, sinkt der Anteil der Zustimmenden bei den bis 35Jährigen auf gerade einmal ein Viertel. Das heißt also auch, dass mit größerer Berufserfahrung das eigene Haus positiver beurteilt wird. Inwieweit das auch auf verschieden hohe Ansprüche an die Sterbebegleitung schließen lässt, kann hier nur vermutet werden. Allerdings fällt auf, dass jüngere Mitarbeiter im Zusammenhang mit der Sterbebegleitung im Durchschnitt unsicherer sind. Sie fühlen sich auch häufiger bei dieser Aufgabe allein gelassen. Die eigene Unsicherheit und Überforderung bei der Begleitung Sterbender dürfte auch eine Ursache für ihr kritisches Urteil über die Bedingungen in ihren Einrichtungen sein. Ältere Ärzte und Pflegekräfte sind infolge ihrer größeren Berufserfahrung deutlich sicherer und weniger hilflos im Umgang mit sterbenden Patienten, möglicherweise vertrauen sie aus dieser Sicherheit heraus ihrer eigenen Einrichtung stärker.

Wenn die Beantwortung der *Gewissensfrage* auch häufiger verweigert wurde, so gehört sie andererseits zu den Fragen, deren Antwort am häufigsten begründet wurde; kaum eine andere offene Frage wurde von so vielen Probanden beantwortet. Im Wesentlichen lassen sich die Antworten auf diese offene Frage inhaltlich drei Gruppen zuordnen:

1. Das Sterben in der eigenen Einrichtung wird akzeptiert.
   - eine gute Fürsorge und Betreuung ist gewährleistet
   - das Personal ist kompetent und qualifiziert
   - Gewährleistung einer guten Schmerztherapie
   - Respektierung der Wünsche der Patienten
   - Zusammenarbeit mit den Angehörigen
   - geeignete Räumlichkeiten sind vorhanden
   - individuelle Sterbebegleitung

2. Das Sterben in der eigenen Einrichtung wird abgelehnt.
   - Zeitmangel, Gespräche sind kaum möglich
   - fehlende Privatsphäre
   - Hektik
   - ungenügende Räumlichkeiten
   - unzureichende Qualifikation der Mitarbeiter
   - fehlende menschliche Zuwendung; Einsamkeit
   - mangelnde Schmerztherapie
   - Angst vor lebensverlängernden Maßnahmen

3. Ich möchte lieber zu Hause sterben.
   - gewohnte Umgebung
   - Anwesenheit der Angehörigen

Die Begründung für oder gegen die Akzeptanz des Sterbens im eigenen Krankenhaus wird letztendlich an den eigenen Ansprüchen an ein würdevolles Sterben festgemacht. Die Charakteristika einer guten, würdevollen Sterbebegleitung sind weitgehend die gleichen wie bei HOH (vgl. Fußnote 9). Ob nun das Krankenhaus oder das eigene Zuhause als Sterbeort präferiert wird, gewünscht wird eine Atmosphäre, in der ein ruhiges und weitgehend selbstbestimmtes Sterben möglich ist. Würdevolles Sterben macht sich somit für die Mehrzahl der Befragten an der Selbstbestimmung des Patienten und dem Respekt gegenüber seinen Bedürfnissen fest.

In unserem Krankenhaus ja, es müssten aber folgende Punkte erfüllt werden: Möchte in einem Einzelzimmer liegen, in dem einmal am Tage die liebe Sonne scheint!; möchte nicht alleine sterben – Angehörige müssten da sein; möchte

ein Hemd angezogen bekommen, wenn ich von Station weggefahren werde und nicht nur in einem Laken eingewickelt werden.
(Krankenschwester, Fragebogen 120)

Dabei schließen die Begründungen für die Bevorzugung eines Sterbeortes nicht notwendig andere Orte aus: Die eigene Einrichtung als Sterbeort wird nicht selten auch dann akzeptiert, wenn sich der Befragte für ein Sterben zu Hause entscheidet.

Aber ich denke, auch wir sind in der Lage, ein gewisses Maß an würdevollem Sterben zu ermöglichen.
(Internist, Stationsarzt, 34 Jahre)
Ich habe das Gefühl, dass man in unserer Klinik optimal betreut wird. Am liebsten würde ich aber zu Hause, im Kreise meiner Angehörigen sterben wollen.
(Krankenschwester, Fragebogen 292)
Aber die harte Realität wird sein, dass ich irgendwann im Krankenhaus sterbe. Und sicher irgendwann von Schwestern oder Ärzten begleitet werde, die auch so wie ich mehr oder weniger Ahnung oder Fingerspitzengefühl haben.
(Internist, Oberarzt, 46 Jahre)

Häufig wird die Einschränkung gemacht, dass man allein die eigene Station akzeptieren würde. Diese Einschränkung war auch bei den Interviews sehr häufig. Dabei ist interessant, dass sowohl Ärzte als auch Krankenschwestern in diesem Zusammenhang von "vertrauter Umgebung" sprechen.

Also hier auf meiner Station, ja. Ansonsten möchte ich eigentlich nicht im Krankenhaus sterben.
(Krankenschwester, 31 Jahre)
Ich würde auf meiner Station sterben wollen, weil ich wüsste, dass ich schmerzfrei wäre und weil mir das Personal auch die Wahrheit über meinen Zustand sagen würde.
(Krankenschwester, Fragebogen 320)

Wird das Krankenhaus als Sterbeort abgelehnt, weil die Bedingungen nicht akzeptabel erscheinen, dann wird in der Regel das Fehlen der oben genannten Charakteristika eines würdevollen Sterbens genannt.

Ich hätte große Sorge, dass lebensverlängernde Maßnahmen durchgeführt werden, die ich nicht wünsche.
(Pflegedienstleiterin, Fragebogen 64)

Ich möchte gern zu Hause sterben, in gewohnter Umgebung, in Begleitung von Menschen, die mich kennen und lieben. Die Bedingungen in unserem KH sind schwierig (keine 1-Bett-Zimmer, wenig Personal, viele Akutzugänge, kein würdiger Raum zum Verabschieden).
(Krankenschwester, Fragebogen 176)
Zu wenig Zeit und Möglichkeit für Individualität, persönliche Wünsche entgegen ärztlicher Anordnung werden nicht genügend respektiert.
(Krankenschwester, Fragebogen 190)

Grundlegend, das machen die Ergebnisse der Gewissensfrage deutlich, haben die befragten Krankenhausmitarbeiter eine sehr kritische Einstellung zu den Bedingungen des Sterbeorts Krankenhaus. Eine pauschale Ablehnung desselben ist allerdings nicht festzustellen[14]; die Befragten benennen die Probleme sehr konkret und verweisen auch auf die Vorteile "ihres" Hauses. Zum anderen machen Ärzte und Krankenschwestern ihre Entscheidung von ihrem Gesundheitszustand abhängig: Im Falle einer schweren, betreuungsintensiven Krankheit wird das Krankenhaus als der Ort der Wahl genannt. Und auch wenn 94 % der befragten Krankenhausärzte ihren sterbenden Patienten empfehlen würden, wenn möglich lieber in der häuslichen Umgebung zu bleiben, ein Dogma ist das für sie nicht. Letztlich geht es in ihnen in jedem konkreten Fall darum, genau abzuwägen, welche Lösung für den Patienten die Beste ist. Die Aussagen der Ärzte bestätigen SCHÄFER, der die undifferenzierte Darstellung des Sterbens im Krankenhaus als wenig hilfreich bezeichnet.[15]

So kategorisch zu sagen, Sterben zu Hause ist besser als Sterben in der Klinik, würde ich weder ja noch nein sagen.
(Anästhesist/Oberarzt, 51 Jahre)
Die Sterbebegleitung ist nicht das allbestimmende Thema im Krankenhaus, es gibt aber viel Nachholebedarf. Weil zu erkennen ist, wie schwer familiäre Betreuung ist, kann ich nachvollziehen, warum so viele Leute ins Krankenhaus kommen. Zu Hause sterben ist zwar von vielen ein Wunsch, aber es ist kein Befehl.
(Chirurg, 38 Jahre)

14 Das deckt sich auch mit Patientenuntersuchungen, in denen ermittelt wurde, dass das negative Bild des Krankenhauses eher abstrakt ist und von Betroffenen häufig nicht geteilt wird. ANTON stellte fest, dass auch Patienten das Krankenhaus positiver erleben als die allgemeine Beurteilung von außen vermuten lässt. Zu ähnlichen Schlussfolgerungen kommt auch TIMM bei Intensivpatienten. Vgl. ANTON, CHR. (2002); TIMM, W. (2000).
15 Vgl. SCHÄFER, D. (1998).

Um die Daten zum Stellenwert der Sterbebegleitung besser zu strukturieren und konkretere Aussagen darüber zu machen, was die Befragten Ärzte und Krankenschwestern unter guten Bedingungen für die Begleitung Sterbender verstehen, führten wir eine Faktorenanalyse durch. Dabei konnten nach Varimax-Rotation drei Faktoren extrahiert werden, die zusammen 53 % (Pflege) bzw. 49 % (Ärzte) der Gesamtvarianz erklären.

Faktor 1: gute Bedingungen für die Sterbebegleitung

	Ladung in Faktor	
	Pflegepersonal	Ärzte
Sterbebegleitung ist ein fester Bestandteil der Arbeit	,788	,514
Sterbebegleitung wird von Kollegen nicht anerkannt	,488	
Schmerzfreiheit ist weitgehend gewährleistet	,479	,813
Angehörige werden rechtzeitig benachrichtigt/	,727	
ich kläre die immer Patienten auf		,499

Faktor 1 beschreibt einen hohen Stellenwert der Begleitung Sterbender. Diese ist gekennzeichnet durch ein Klima, in dem Sterbebegleitung nicht nur ein integraler Bestandteil der Arbeit ist, sondern auch von den Kollegen anerkannt wird. Schmerztherapie wird eher als ausreichend eingeschätzt und die Kommunikation zu Patienten und Angehörigen ist gut. So schätzen Ärzte häufiger ein, dass sie am liebsten Patient und Angehörige zusammen aufklären und die Aufklärung des Patienten eine Selbstverständlichkeit ist. Darüber hinaus wird der Austausch im Team als besser bewertet und die Pflegenden und Mediziner fühlen sich auch weniger belastet: D.h., sie sind seltener unsicher und fühlen sich in geringerem Maße bei der Begleitung Sterbender allein gelassen. Generell wird deutlich, dass in den Häusern, denen die Befragten einen höheren Stellenwert der Sterbebegleitung bescheinigen, diese Aufgabe eher auf mehr Schultern verteilt ist. Ärzte und Pflegekräfte sind häufiger in die Begleitung Sterbender einbezogen, das trifft auch auf die Befragten selbst zu. Seltener als von anderen Befragten wird eingeschätzt, dass die Schmerzlinderung unzureichend ist; zudem werden Schmerzmessungen öfter als anderswo durchgeführt. Die *Gewissensfrage* wird überdurchschnittlich häufig bejaht.

Faktor 2: schlechte Bedingungen für Sterbebegleitung

	Ladung in Faktor	
	Pflegepersonal	Ärzte
zu wenig Zeit für die Sterbebegleitung	,683	,776
würdevolles Sterben ist nicht gewährleistet	,563	,692
ich kann ärztliche Maßnahmen nachvollziehen	,668	

es gibt zu viele lebenserhaltende Maßnahmen ,731 ,569
Sterbebegleitung wird von Kollegen nicht anerkannt ,578

Faktor 2 kennzeichnet einen eher niedrigen Stellenwert der Sterbebegleitung. Die Einschätzung, ein würdevolles Sterben sei gewährleistet, wird häufiger und mit größerer Entschiedenheit abgelehnt. Ein Ausdruck dafür ist auch, dass man häufiger als anderswo die Sterbenden nicht "sterben lässt" und zu stark auf Lebenserhaltung um jeden Preis orientiert ist. Die Befragten haben zu wenig Zeit, um sich sterbenden Patienten in Ruhe widmen zu können. Die Ärzte geben an, dass häufiger Hilfskräfte in die Sterbebegleitung einbezogen sind und die Pflegenden bescheinigen den Ärzten eine unterdurchschnittliche Teilnahme an dieser Aufgabe. Generell sind weniger Gruppen einbezogen. Die Schmerzlinderung wird allgemein als unzureichend eingeschätzt und die Ärzte berichten von einem nicht adäquaten Einsatz von Betäubungsmitteln. Grundlegend muss eingeschätzt werden, dass sie sich selbst ebenso wie den Pflegekräften zu geringe Fähigkeiten bei der Betreuung Sterbender attestieren. Der Austausch unter den Berufsgruppen ist eher unzureichend, so sind die Pflegenden weniger in der Lage, ärztliche Maßnahmen nachzuvollziehen. Sowohl Ärzte als auch Pflegekräfte äußern häufiger Unsicherheit und Hilflosigkeit im Umgang mit Sterbenden. Die *Gewissensfrage* wird überdurchschnittlich oft abgelehnt.

Faktor 3: Sterbebegleitung ist nicht meine Aufgabe

	Ladung in Faktor	
	Pflegepersonal	Ärzte
Krankenhaus ist kein Ort zum Sterben	,753	,673
seelische Begleitung ist nicht meine Aufgabe	,601	,713
meine Aufgabe ist die Pflege	,640	
meine Aufgabe ist die medizinische Betreuung		,680

Faktor 3 bezieht sich auf die persönliche Einstellung der Probanden und beschreibt die Ablehnung der Sterbebegleitung als eigene Aufgabe. Die Ablehnung äußert sich in der Auffassung, das Krankenhaus sei kein Ort zum Sterben und Pflegende bzw. Mediziner hätten sich um die pflegerische/medizinische Betreuung Sterbender und nicht um deren seelische Begleitung zu kümmern. Die Mediziner sehen sich weder von der Zeit noch von der eigenen Qualifikation her in der Lage, dieser Aufgabe gerecht zu werden. So geben sie auch an, ihr Kontakt zum Patienten ändere sich nach der Stellung einer infausten Prognose nicht bzw. er nähme eher ab. Die Ablehnung von Hospizen nimmt zu. Pflegekräfte fühlen sich bei der Betreuung Sterbender eher unsicher, hilflos und allein gelassen und berichten auch eine höhere Belastung. Von Ärzten wird die *Gewissensfrage* häufiger verneint.

2.3.2 Behandlung Sterbender und Umgang mit Verstorbenen

Der Tod eines Patienten ist in sächsischen Krankenhäusern nach wie vor ein Ereignis, über das man lieber schweigt. Dieser Eindruck entsteht zumindest angesichts der Tatsache, dass nach Aussage der Ärztlichen Direktoren lediglich ein Fünftel der befragten Einrichtungen die Zahl der Sterbefälle öffentlich macht. Bei der überwiegenden Mehrzahl der Häuser wird in der veröffentlichten Bilanz (z.b. Krankenhausbroschüre) ausführlich über Geburten und Operationen berichtet, nicht aber über die Verstorbenen. Die Begleitung Sterbender ist in den befragten Krankenhäusern des Freistaats offensichtlich kein Nachweis eigener Leistungsfähigkeit.

Es konnte festgestellt werden, dass mehr als die Hälfte der Ärzte und Krankenschwestern die Meinung vertritt, in ihrem Haus seien alle Bedingungen für ein würdevolles Sterben gegeben. Allerdings machte nur jeweils ein Fünftel eine solche Aussage ohne Einschränkungen. Die Beantwortung der *Gewissensfrage* schränkt die zunächst positive Einschätzung allerdings ein und macht deutlich, dass die Mehrzahl von ihnen das Krankenhaus für sich selbst nicht als Sterbeort akzeptieren würde. Dieses Urteil ist durchaus nicht unabhängig von den konkreten Bedingungen im eigenen Haus.

Räumliche und personelle Rahmenbedingungen
Die räumlichen und personellen Rahmenbedingungen für die Begleitung sterbender Patienten werden allgemein sehr kritisch eingeschätzt. Nach Defiziten befragt, benennen die Ärzte in einer offenen Frage:
- fehlende Zeit (73 Nennungen)
- die räumliche Ausstattung (49 Nennungen)
- die personellen Bedingungen (36 Nennungen)
- die Betreuung und Weiterbildung (33 Nennungen)
- die Qualifikation (28 Nennungen).

Die Hälfte der Mediziner hält die räumlichen Bedingungen unter dem Aspekt der Sterbebegleitung für unzureichend, jeder Fünfte meint, diese seien eher bzw. ganz schlecht. Gerade einmal 16 % sprechen von sehr guten räumlichen Bedingungen in ihrem Bereich/auf ihrer Station. Hauptkritikpunkt ist das Fehlen von ausreichend Einzelzimmern. Die Patientenzimmer, so die Kritik der Mediziner, seien häufig zu groß, Sterbende und ihre Angehörigen hätten keine Ruhe. Zudem sei es deshalb nicht möglich, den Patienten auch psychologisch zu betreuen, ungestört Gespräche zu führen. Würdevolle Räume, "Sterbezimmer", fehlen häufig. So wird auch berichtet, dass Sterbende im Arztzimmer untergebracht werden, um ihnen die notwendige Ruhe zu gewähren.

Bei über(voller) Bettenauslastung ist es problematisch, andere Patienten auf
dem Gang zu behandeln, um dem Sterbenden und seinen Angehörigen ein Ein-
zelzimmer zu ermöglichen.
(Oberarzt, Fragebogen 276)

Die Ärzte empfinden es also als großes Problem, wenn sterbende Patienten nicht
in ein Einzelzimmer verlegt werden können. Begründet wird das mit dem Wunsch,
Ruhe für den Patienten und seine Angehörigen zu haben, sich intensiver um den
Kranken kümmern zu können.

Auch Pflegende sind da mitunter in einem Zwiespalt. Einerseits wollen sie
den sterbenden Patienten nicht isolieren, gewissermaßen in ein Einzelzimmer
"abschieben". Andererseits wollen sie aber auch dem Ruhebedürfnis des Patienten
gerecht werden und seinen Angehörigen ermöglichen, ihn jederzeit zu besuchen.
Eine uneingeschränkte Besuchszeit bei Sterbenden ermöglichen, ihn jederzeit zu
besuchen. Eine uneingeschränkte Besuchszeit bei Sterbenden ist, wie unsere
Befragungsergebnisse zeigen, in fast allen Krankenhäusern inzwischen üblich,
und auch eine Nachtwache durch Angehörige ist möglich.

Für eine Verlegung auf ein Einzelzimmer spricht zum anderen auch, dass die
Pflegenden auf die anderen Patienten Rücksicht nehmen wollen.

Ich vertrete ja die Meinung, sie so lange wie möglich in der, in der Umgebung zu
lassen. Also mit den Mitpatienten drin, wobei man einschätzen muss, verkraften
es die anderen Patienten. Das ist immer dann das Problem.
(Stationsschwester)

Eigentlich dient das dem Schutz des anderen Patienten. Jetzt nicht von hygieni-
schen Sachen, sondern mehr vom Moralischen her. Ich denk' mal, es gefällt
keinem Patienten, wenn er sieht, wie es ihm gehen könnte.
(Krankenpfleger, 36 Jahre)

Dementsprechend berichtet die Mehrzahl, dass man bemüht ist, den sterbenden
Patienten grundsätzlich in ein Einzelzimmer zu verlegen, was allerdings aufgrund
der konkreten Bedingungen nicht immer möglich ist. In der ersten Befragungsphase gab jeweils weniger als die Hälfte der Pflegekräfte (48 %) und Pflegedienstleiterinnen (45 %) an, dass Sterbende grundsätzlich in ein Einzelzimmer verlegt
werden. Nur eine Minderheit – 4 % der Pflegenden und 2 % der PDL – berichteten, dass die Patienten in einen anderen Raum gebracht würden. Dieser andere Raum kann das Arztzimmer ebenso sein wie der Gang vor dem Stationszim-
mer oder (im schlimmsten Fall) das berühmt-berüchtigte Bad. In der Zeit bis zur
zweiten Phase gab es diesbezüglich offensichtlich doch einige Veränderungen,
was angesichts der Entwicklungen in der sächsischen Krankenhauslandschaft

(Zusammenlegung, Umbau, Neubau von Krankenhäusern) nicht verwundert. Zwar sagen immer noch 5 % der Krankenhausärzte, dass sterbende Patienten in einen "anderen Raum" verlegt würden, aber 58 % von ihnen. verweisen auf die grundsätzliche Verlegung in ein Einzelzimmer. Verglichen mit den Aussagen des Pflegepersonals drei Jahre zuvor, ist doch eine deutliche Zunahme von Einzelzimmer zu konstatieren.

Noch weit größere Einschränkungen als bei den räumlichen Rahmenbedingungen werden mit Blick auf die personellen Voraussetzungen gemacht. (Diese Frage wurde nur den Ärzten gestellt.)

Abbildung 4: Personelle Bedingungen für die Sterbebegleitung (Angaben der Ärzte)

Frage: Wie beurteilen Sie die folgenden Bedingungen in Ihrem Bereich/Ihrer Station im Hinblick auf die Gewährleistung einer humanen und würdevollen Sterbebegleitung? (nur Antworten "sehr gut" und "gut")

Antwortmodell: 1 – sehr gut, 2 – eher gut, 3 – teils/teils, 4 – eher schlecht, 5 – sehr schlecht, 6 – kann ich nicht beurteilen

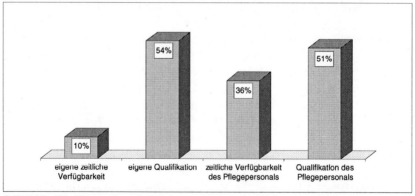

© *ZAROF* e.V. in Kooperation mit SOWIAN – J.Kaluza, sozialwissenschaftliche Analysen; 2000

Zur Verdeutlichung seien die zustimmenden Antworten an dieser Stelle noch einmal getrennt genannt 2 % der Mediziner schätzen die eigene Verfügbarkeit und 6 % die eigene Qualifikation mit Blick auf eine würdevolle Sterbebegleitung als "sehr gut" ein. Nicht besser ist auch ihre Beurteilung der Pflegenden: 6% der Pflegekräfte wird eine sehr gute Verfügbarkeit und 8% eine sehr gute Qualifikation für die Sterbebegleitung bescheinigt. Nach Einschätzung der befragten Ärzte ist also nicht einmal jede zehnte Krankenschwester bzw. jeder zehnte Krankenhausarzt fachlich sehr gut für die Begleitung Sterbender ausgebildet.

Der Mangel an Zeit ist aus Sicht der Ärzte das größte Problem im Rahmen der genannten Bedingungen für die Begleitung Sterbender. Die Mediziner beklagen die Hektik, die Belastung durch die umfangreichen Dokumentationen und die fehlenden Möglichkeiten, "längere Zeit beim sterbenden Patienten zu bleiben". Zwei Drittel der Befragten schätzen ein, dass die Aussage *Ich habe in der Regel zu wenig Zeit für die Betreuung sterbender Patienten* vollkommen bzw. mit nur geringen Einschränkungen zutrifft, und 39 % fühlen sich durch diese Situation mindestens stark belastet. Je jünger die Ärzte sind, desto kritischer beurteilen sie ihre eigene Verfügbarkeit und Qualifikation. Auch hier sind es wieder die jungen Mediziner bis ca. 35 Jahre, die die verschiedenen Rahmenbedingungen für die Begleitung Sterbender tendenziell negativer einschätzen als ihre älteren Kollegen. Insbesondere die eigene zeitliche Verfügbarkeit beurteilen sie als sehr eingeschränkt. Keiner der jüngeren Ärzte (bis 35 Jahre) schätzt die eigene zeitliche Verfügbarkeit sehr gut oder gut ein. Es verwundert daher nicht, dass sie der Aussage, es stünde viel zu wenig Zeit für die Begleitung Sterbender zur Verfügung, häufiger zustimmen als alle anderen. Jedoch fühlen sie sich durch diese Situation aber nicht mehr belastet als die Älteren.

Ärzte im Krankenhaus schätzen die Qualifikation der Pflegenden als grundlegend besser ein als das z. B. Hausärzte machen (vgl. Kapitel 4). Das liegt zweifellos im engeren Kontakt der beiden Professionen im Krankenhaus begründet und damit in einem besseren Einblick in die Tätigkeit des anderen. So unterscheidet sich die Einschätzung der Fähigkeiten der Pflegekräfte nicht von der entsprechenden Selbsteinschätzung der Mediziner (Abb. 4). Allerdings beurteilen die Ärzte ihre eigene zeitliche Verfügbarkeit weit schlechter als die des Pflegedienstes. Das hat seine Ursache wohl auch darin hat, dass Pflegende generell näher am Patienten arbeiten und tatsächlich auch häufiger in die Sterbebegleitung einbezogen sind. Aber auch für die Pflegekräfte schätzen zwei Drittel der Ärzte grundlegend ein, dass deren zeitliche Verfügbarkeit stark eingeschränkt ist. Die Hektik des Arbeitsalltags und die nicht selten anzutreffende Unterbesetzung beim Pflegedienst, so die Ärzte, schränkt die Zeit für die Sterbebegleitung ein und macht diese zum Teil sogar unmöglich. Diese Einschätzung der Mediziner deckt sich mit den Aussagen der Pflegenden selbst.

Man hetzt von einem Patienten zum anderen, arbeitet nur Anordnungen ab oder nur noch Dinge, die abrechenbar sind.
(Krankenschwester, 37 Jahre)
Manche sterben so nebenbei, weil man einfach keine Zeit hat.
(Krankenschwester/Stationsschwester, 36 Jahre)

Es fällt auf, dass es keinen Zusammenhang zwischen der Klage über das zu knapp bemessene Zeitbudget und der Zahl der Sterbefälle auf der Station gibt. Ob nun zehn oder sechzig Sterbende in einem Jahr zu betreuen sind, scheint für die Beurteilung der konkreten Bedingungen weitgehend unerheblich zu sein. Es lässt sich aber feststellen, dass zu wenig Zeit für Sterbende zu haben ein Kennzeichen für eine eher schlechte Sterbebegleitung ist (Faktor 2). Ärzte und Schwestern, die in besonderem Maße mangelnde Zeit beklagen, geben auch häufiger an, Sterbebegleitung sei kein fester Bestandteil der eigenen Arbeit, werde nicht anerkannt und die Kommunikation zwischen den verschiedenen Professionen sei unzureichend.

Die ungenügende Anerkennung der Sterbebegleitung als integraler Bestandteil der Arbeit in den Stationen und die damit offenbar verbundene unzureichende Organisation dieser Arbeit verursacht aber das beklagte Zeitproblem nicht, es verschärft dieses nur. Auch bei dem Urteil, Sterbebegleitung sei ohne Einschränkung ein fester Bestandteil ihrer Arbeit, geben 80% der Pflegenden an, die Zeit reiche nicht aus, diese Aufgabe adäquat zu bewältigen. Diese Einschätzung erhöht sich allerdings auf 89 %, wenn die Begleitung Sterbender eher kein fester Bestandteil der Arbeit ist. Sind die Betreuungspersonen in der allgemeinen Hektik des Krankenhauses nicht oder nur unzureichend auf die besonderen Bedürfnisse von Sterbenden eingestellt und erfahren sie auch zu wenig Unterstützung, dann dürfte sich das Zeitproblem noch potenzieren. Insofern ist einer Praxisanleiterin zuzustimmen, die meint, dass die Klage über zu wenig Zeit vermutlich hin und wieder nur vorgeschoben ist.

Ich kann aber nicht ganz ausschließen, ist es wirklich immer nur die Zeit oder ist es wirklich auch der Faktor, wie gehe ich mit Sterbenden um. (…) Ich denke, es ist nicht immer nur die Zeit. Man schiebt viel auf die Zeit.
(PDL, 52 Jahre)

Da jedoch gut 80 % der befragten Mediziner und Pflegenden einschätzen, sie hätten zu wenig Zeit, um sich in Ruhe einem Sterbenden widmen zu können, verweist das darauf, dass es sich hierbei um ein grundlegendes Defizit in den sächsischen Krankenhäusern handelt. Die intensive persönliche Betreuung, die Sterbende neben Pflege und medizinischer Betreuung oft benötigen, ist im System Krankenhaus eigentlich nicht vorgesehen, die dafür nötige Zeit in der Regel nicht eingeplant. Infolge der Einführung des pauschalisierten Entgeltsystems für die Leistungsabrechnung könnte für Ärzte und Pflegepersonal in Zukunft noch der Konflikt hinzukommen, mit der Sterbebegleitung eine Leistung zu erbringen, die vom betriebswirtschaftlichen Standpunkt gesehen eher unnütz ist, weil sie nicht adäquat abgerechnet werden kann.

Behandlung Sterbender

In der ersten Befragungsphase wurden die Pflegenden, Pflegedienstleitungen und Verwaltungsleitungen nach der Behandlung Sterbender detailliert befragt. Es ging dabei vor allem darum, ob mit Sterbenden anders umgegangen wird als mit anderen Patienten und inwieweit auf ihre Wünsche eingegangen wird. Im Allgemeinen bemühen sich die Pflegenden die Wünsche Sterbender zu erfüllen, die Versorgung mit Wunschkost ist dabei in den sächsischen Krankenhäusern offensichtlich kaum ein Problem. Die Mehrzahl (59 %) der befragten Krankenschwestern und -pfleger sagt, dass die sterbenden Patienten genauso wie andere Patienten behandelt würden. 30 % von ihnen sagen das ohne jede Einschränkung (Abb. 5). Genauso kann allerdings *genauso gut* wie *genauso schlecht* bedeuten. Dieses Item war zweifellos unscharf formuliert. Da aber Korrelationsberechnungen zeigen, dass Pflegende, die diese Frage zustimmend beantworten, gleichzeitig häufiger die *Gewissensfrage* bejahen, kann davon ausgegangen werden, dass es sich dabei um einen Qualitätsausweis handelt – die sterbenden Patienten also (mindestens) *genauso gut* behandelt werden wie andere Patienten auch.

Abbildung 5:　Behandlung Sterbender (Angaben der Verwaltungsdirektoren, der Pflegedienstleitungen und der Pflegekräfte)
Frage: Wie werden Sterbende in Ihrem Haus/auf Ihrer Station behandelt? (nur Antwort "trifft vollkommen zu")
Antwortmodell: 1 – trifft vollkommen zu, 2 – trifft eher zu, 3 – trifft eher nicht zu, 4 – trifft gar nicht zu

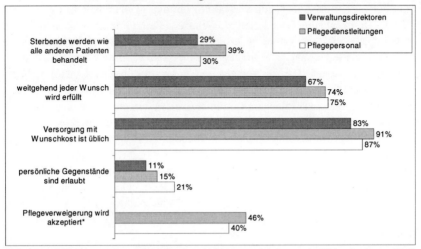

© *ZAROF* e.V. in Kooperation mit SOWIAN – J.Kaluza, sozialwissenschaftliche Analysen; 2000
* bei Verwaltungsdirektoren nicht erfragt

Die Interviews zeigten dann auch, dass sich viele Pflegende bemühen, Sterbenden noch etwas bessere Bedingungen zu schaffen, sie gewissermaßen "bevorzugt" zu behandeln. So verwahren sich Pflegende auch gegen die Einschätzung von Leitungskräften, sie würden Sterbende meiden. Allerdings konstatieren einige Pflegende in den Interviews eine gewisse Scheu, das Zimmer eines sterbenden Patienten zu betreten und meinen, Pflegende gingen mitunter *"etwas langsamer"* zu ihm. In manchen Fällen sei es dann auch üblich, das Zimmer des Sterbenden zu zweit zu betreten, gemieden werde es aber auf keinen Fall.

Es gibt viele, die setzen sich dann auch hin und halten die Hand.
(Facharbeiterin für Krankenpflege, 28 Jahre)

Die Pflegenden versuchen, soweit das in einem Krankenhaus möglich ist, Patienten und Angehörige zu unterstützen, das Krankenzimmer mit persönlichen Gegenständen ein wenig heimischer, persönlicher erscheinen zu lassen. Kaum eine Pflegekraft gibt an, man bemühe sich nicht, persönliche Wünsche des Patienten zu erfüllen. Wunschkost ist offensichtlich in den wenigsten Häusern ein Problem.

Ich hab so die Erfahrung gemacht, dass eigentlich, was ihm in irgendeiner Weise gut tut, wird versucht zu ermöglichen. was immer es auch ist.
(PDL, 38 Jahre)

Wie die Graphik zeigt, machen die Schwestern und Pfleger in dieser Hinsicht mehr möglich, als Pflegedienst- und Verwaltungsleitung glauben und als in der Routine der Krankenhäuser vorgesehen ist. Wenn jede fünfte Pflegekraft, aber nur etwa jede siebente PDL und gar nur jeder zehnte Verwaltungsleiter meint, persönliche Gegenstände seien ohne Einschränkungen im Krankenzimmer zugelassen, dann verweist das darauf, dass die Vorschriften allem Anschein nach vieles nicht erlauben, was Pflegende letztendlich doch möglich machen. In der Konsequenz bedeutet das, dass eine Pflegekraft im Interesse des sterbenden Patienten mitunter recht eigenmächtig handelt, ja handeln muss. Eine Krankenschwester, die – wie in einem Interview berichtet – einen Sterbenden im Rollstuhl in den Eingangsbereich des Krankenhauses fährt, um diesem den Abschied von seinem Haustier zu ermöglichen, verstößt damit zweifellos gegen bestehende Vorschriften. Da in den meisten Häusern der Umgang mit Sterbenden nicht geregelt ist, Standards existieren in den wenigsten Einrichtungen, also "Ausnahmen" dieser Art auch nicht vorgesehen sind, kann das zweifellos Konflikte mit sich bringen. "Abgesichert" sind die Pflegenden auf diese Weise nicht.

Umgang mit Verstorbenen
Ein anderes Merkmal, das die Rahmenbedingungen für die Sterbebegleitung kennzeichnet, ist der Umgang mit Verstorbenen. Dieser Umgang hat offensichtlich einen nicht unwesentlichen Einfluss auf die generelle Haltung zur eigenen Einrichtung: In den Interviews zeigte sich, dass ein nach Meinung der Befragten würdeloser Umgang mit Verstorbenen ein gewichtiger und unter Umständen der einzige Grund sein kann, die Frage, ob man sich vorstellen könne, im eigenen Haus zu versterben, zu verneinen.

> *Wenn ich dann tot bin, und das ist eigentlich makaber. (...) Der Weg in den Keller. Der Keller, die Kühlboxen.*
> (Facharbeiterin für Krankenpflege, 28 Jahre)
> *Aus dem einfachen Grund, weil ich dann weiß, was dann mit mir geschieht, wenn ich gestorben bin. Wenn ich da runter in diesen, eigentlich unwürdigen ... (...) Das ist eigentlich das Einzige so.*
> (Krankenschwester, 25 Jahre)

Auch die schriftliche Befragung zeigt, dass die *Gewissenfrage* tendenziell eher mit ja beantwortet wird, wenn der Befragte den Umgang mit Verstorbenen als würdevoll eingeschätzt. Zur Beschreibung des Umgangs mit Verstorbenen dienten verschiedene Items, die erfassen sollten, wo verstorbene Patienten verbleiben und ob eine Abschiednahme möglich ist.

Grundsätzlich ist es in den befragten Krankenhäusern möglich, dass Angehörige oder Freunde von einem Verstorbenen Abschied nehmen können. Je drei Viertel der Pflegedienstleiterinnen und Pflegekräfte bejahen eine entsprechende Frage. 32 % der Pflegenden und 38 % der PDL meinen darüber hinaus, dass die Abschiednahme im Allgemeinen in einem "eigens dafür eingerichteten Verabschiedungsraum" erfolge. Im Jahr 2000 gaben 54 % der befragten Verwaltungsleiter an, in ihrem Haus existiere ein Abschiedsraum für eine würdige Abschiednahme vom Verstorbenen. Drei Jahre später ergab die Befragung der Ärztlichen Direktoren exakt das gleiche Ergebnis. Zudem sagen 15 % der Verwaltungsleiter und 12 % der Ärztlichen Direktoren gaben an, dass die Einrichtung eines solchen Raumes in ihrem Haus geplant ist.

Schon bei der ersten Befragung hatte uns diese hohe Zahl überrascht, da wir während der Interviews feststellen mussten, dass Abschiedsräume nicht die Regel waren. So erfuhren wir, dass sich in einem dieser Häuser engagierte Pflegekräfte und Ärzte lange um die Einrichtung eines würdigen Verabschiedungsraums bemühten und dabei im Haus auf Unverständnis stießen. Erst nach langwierigen Bemühungen konnten die Widerstände überwunden und der Raum eingerichtet werden.

Von den Pflegenden wollten wir wissen, wie im Allgemeinen nach der Leichenschau verfahren wird: Ist es üblich, verstorbene Patienten möglichst schnell in den Kühlraum zu bringen oder verbleibt er grundsätzlich auf der Station/in einem angemessenen Raum, bis Angehörige – je nach Wunsch – eintreffen, um Abschied zu nehmen? Zwei Drittel der Pflegekräfte und drei Viertel der PDL geben an, dass Verstorbene möglichst sofort[16] in den Kühlraum gebracht werden. Demnach verbleiben Patienten nach ihrem Ableben meist nicht auf Station bzw. in einem anderen Raum, in dem eine würdevolle Abschiednahme möglich ist. Grundsätzlich ist Abschiednahme nach Angaben des Pflegedienstes in fast allen Häusern möglich.

Danach befragt, *wo* Abschiednahmen meist stattfinden, ergab sich beim Pflegedienst folgendes Bild.

Tabelle 8: Ort der Abschiednahme

	Pflegepersonal (n = 372)	PDL (n = 64)
Verabschiedungsraum	32 %	38 %
Krankenzimmer	59 %	47 %
ein anderer Raum:	9 %	15 %

© ZAROF e.V. in Kooperation mit SOWIAN – J.Kaluza, sozialwissenschaftliche Analysen; 2000

Nur etwa ein Drittel der Pflegenden gibt an, die Angehörigen nähmen in einem Abschiedsraum vom Verstorbenen Abschied, aus ihrer Sicht erfolgt eine Abschiednahme hauptsächlich auf Station, also im Krankenzimmer. Die Antworten der PDL ergeben kein anderes Bild: auch hier bestätigt sich die von Verwaltungsleitern angegebenen Anzahl Abschiedsräumen (54 %) nicht. Damit bestätigt sich auch die Erfahrung aus den Interviews und von den Diskussionen mit Pflegenden bei der Präsentation der Ergebnisse: Auch dort stieß die angegebene hohe Zahl von Verabschiedungsräumen auf Verwunderung. Aber auch die Angaben von Pflegenden und PDL relativieren sich noch, wenn man sie mit folgenden Ergebnissen in Beziehung setzt.

---

16 Sofort in den Kühlraum bringen heißt hier, nach Ablauf der zwei Stunden, die in den Einrichtungen bis zur zweiten Leichenschau vergehen müssen. Fälschlicherweise wird immer noch angenommen, dass der Verstorbenen nach diesen zwei Stunden von der Station gebracht werden müsse.

Abbildung 6: Orte der Abschiednahme (Verabschiedungsraum, Krankenzimmer, anderes Zimmer) und Verbleib des Verstorbenen (möglichst schnell Kühlraum, grundsätzlich auf Station) (Angaben des Pflegepersonals, n = 360)

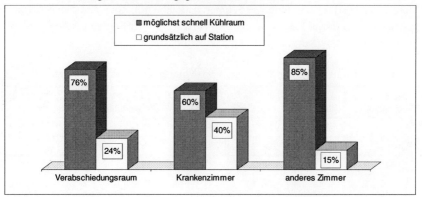

© *ZAROF* e.V. in Kooperation mit SOWIAN – J.Kaluza, sozialwissenschaftliche Analysen; 2000

Drei Viertel der Krankenschwestern, die sagen, die Abschiednahme erfolge in einem eigens eingerichteten Verabschiedungsraum, geben an, der Verstorbene würde sofort in den Kühlraum gebracht. Es ist naheliegend, dass das in einer nicht geringen Zahl der Fälle bedeutet, dass es sich bei dem Abschiedsraum um den Kühlraum bzw. die Pathologie handelt. Vermutlich hatten auch Verwaltungsleiter und Ärztlichen Direktoren genau diese Räume im Blick. Das würde den von ihnen genannten hohen Anteil von Abschiedsräumen erklären. Von Bedingungen für eine würdevolle Abschiednahme kann in diesen Räumen in den meisten Fällen wohl nicht die Rede sein.

2.3.3 Zur Schmerzbehandlung

Denn grade was die Schmerztherapie betrifft, denke ich, ist Deutschland Entwicklungsland. Da haben wir Riesenprobleme. Da krauchen wir auf dem Zahnfleisch, wenn man so will.
(Internist, Stationsarzt, 34 Jahre)

Die Schmerztherapie in Deutschland wird häufig als unzureichend eingeschätzt.[17] Ausgehend von diesem Befund ging es uns darum, die Einstellung der Befragten zur Schmerztherapie zu ermitteln. Ziel war nicht die Ermittlung und Bewertung bestimmter Therapien, Medikamente und Dosierungen. Es ging um die Schmerztherapie und die allgemeine Einschätzung ihrer Wirksamkeit.

Die praktischen Erfahrungen der befragten Ärzte in der Betreuung von Schmerzpatienten ist sehr unterschiedlich: Während jeder Zehnte kaum einen Schmerzpatienten pro Quartal zu betreuen hat, betreuen ebenso viele im gleichen Zeitraum ca. 50 bis 100 Schmerzpatienten. Ähnlich breit ist die Spanne der Erfahrungen bei der Betreuung von Schmerzpatienten mit infauster Prognose. Dabei ist die Anzahl dieser Patienten, ebenso wie die Zahl der Schmerzpatienten allgemein, je nach Fachbereich sehr unterschiedlich.

Tabelle 9: Infauste Schmerzpatienten pro Quartal (Angaben der Ärzte)

Anzahl der Patienten	Innere Medizin	Onkologie/ Hämatologie	Chirurgie	Gynäkologie/ Geburtshilfe	ITS/ Anästhesie	andere*
bis 2	21 %	14 %	36 %	31 %	20 %	55 %
3 bis 5	13 %	21 %	37 %	25 %	32 %	19 %
6 bis 15	36 %	7 %	19 %	27 %	24 %	14 %
mehr als 15	30 %	58 %	8 %	17 %	24 %	12 %

© ZAROF e.V. in Kooperation mit SOWIAN – J.Kaluza, sozialwissenschaftliche Analysen; 2000
* Pädiatrie, Palliativstation, Dermatologie, Unfallchirurgie, Neurologie, Psychotherapie/Psychosomatik, Herzchirurgie, Pneumologie, Psychologie, Orthopädie, Neurochirurgie, Radiologie/Nuklearmedizin, Geriatrie, HNO

Die Anzahl der infausten Schmerzpatienten korreliert sehr stark mit der Zahl der Schmerzpatienten generell: Je mehr Schmerzpatienten im Quartal zu betreuen sind, desto häufiger ist der Arzt auch mit der Betreuung von Patienten mit infauster Prognose und deren Ableben konfrontiert. Die größte Zahl von Schmerzpatienten mit infauster Prognose nennen die Befragten der Bereiche Onkologie, Innere Medizin und Intensivmedizin.

Die kritische Einschätzung der Schmerzbehandlung in Deutschland beziehen offensichtlich nur wenige der befragten Mediziner auf sich. Die meisten Befragten bescheinigen sich eine eher gute Schmerztherapie. Drei Viertel der Befragten stimmen ohne Einschränkungen der Aussage zu *Bei uns wird alles getan, um ein weitgehend schmerzfreies Sterben zu gewährleisten*, weitere 23 % machen in dieser Frage nur geringe Einschränkungen. Lediglich zwei Prozent aller befragten Ärzte schränken die Qualität der Schmerzbehandlung stärker ein.

---

17 "So befindet sich die Bundesrepublik im Vergleich zu den anderen europäischen Ländern in der Pro-Kopf-Verordnung von Opiaten auf Platz 15." STAHL, V. (2000), S. 1997; Pflegeheimbewohner sterben meist mit Schmerzen. www.aerztezeitung.de, 25.04.01

Man könnte diese gute Einschätzung damit erklären, dass wohl die wenigsten sich selbst ungenügende Arbeit bescheinigen, die Schmerztherapie ist schließlich ein genuin ärztliches Arbeitgebiet. Betrachtet man die Einschätzungen von Experten, wonach die Schmerzbehandlung in Deutschland häufig nicht ausreichend ist und stellt sie der Selbsteinschätzung der Ärzte gegenüber, dann muss man davon ausgehen, dass z.T. für bestehende Defizite in der Schmerzbehandlung das Problembewusstsein fehlt – denn Sachsen bildet zweifellos keine schmerztherapeutische Oase in Deutschland.

So überrascht es nicht, dass die Pflegenden die Qualität der Schmerztherapie deutlich kritischer als die Mediziner sehen:

Ich glaube, ich habe Patienten sterben sehen, die hätten ein Schmerzmittel dringend benötigt, oder Schmerzmittel in erhöhter Dosis benötigt.
(Krankenschwester/Stationsschwester 27 Jahre)
Bei verschiedenen Ärzten ist man dann wirklich hart am kämpfen. Da hat man dann so das Gefühl, die haben irgendwie, na 'ne gewisse Scheu, irgendwelche Suchtmittel hier zu verabreichen ...
(Krankenschwester, 25 Jahre)
Natürlich spricht wieder dann der Arzt und sagte, na ja, mein Kontingent ... (...) Oft ist es auch so, dass Schmerzen nicht voll akzeptiert werden.
(Krankenschwester, 26 Jahre)

Nur 42 % der Krankenschwestern stimmen in hohem Maße der Aussage zu, es werde alles für weitgehende Schmerzfreiheit getan, weitere 44 % tun das mit Einschränkungen. Die Pflegekräfte schildern die Ärzte oft als abwartend, sehr vorsichtig und mitunter auch als "unwissend" hinsichtlich moderner Schmerztherapie. Schmerzmedikamente würden "gefühlsmäßig" gegeben. Am besten klappt die Schmerzbehandlung nach Einschätzung der Pflegenden dort, wo eine enge Zusammenarbeit mit Anästhesisten besteht, wo ein Schmerztherapeut hinzugezogen werden kann und häufig auch hinzugezogen wird. Das geschehe dann im Allgemeinen recht schnell, d.h. der behandelnde Arzt auf Station versucht nicht erst selbst sein "Glück".

Nicht selten berichten Krankenschwestern, dass sie mitunter auch um eine optimale Schmerztherapie für die Patienten kämpfen müssen – "man verliert auch immer mal wieder". Fast alle Pflegekräfte versuchen, auf den behandelnden Arzt Einfluss zu nehmen, wenn sie feststellen, dass die Schmerzmedikation nicht ausreicht. Lediglich 1 % von ihnen gibt an, darauf zu verzichten, weil ein eigenes Urteil nicht möglich wäre. Damit liegen die Pflegenden in ihrer Selbsteinschätzung deutlich über den Angaben der Pflegedienstleiterinnen, von denen 12 % glauben, die Pflegekräfte würden nicht Einfluss auf die Ärzte nehmen.

Die überwiegende Mehrzahl der Mediziner geht nach eigener Angabe den diesbezüglichen Hinweisen der Pflegekräfte in jedem Fall nach, nur 3% entscheiden die Schmerzbehandlung prinzipiell allein.

Die Schwestern sind eigentlich die wichtigste Informationsquelle für mich.
(Internist, Stationsarzt 34 Jahre)
Hundertprozentig. Unbedingt wird das befolgt.
(Chirurg, 38 Jahre)

Grundsätzlich wird deutlich, dass die Schmerztherapie von den Pflegenden besonders dort als gut und ausreichend beschrieben wird, wo auch die Zusammenarbeit mit den Ärzten als gut eingeschätzt wird. So urteilen Pflegende, die sich mehr mit Ärzten über Sterben und Tod austauschen besser über die Qualität der Schmerztherapie; bei den Ärzten sieht das ähnlich aus. Besonders deutlich wird das mit Blick auf die Variable *unzureichende Schmerzlinderung*. Dort wo die Zusammenarbeit mit den Ärzten gut ist, wird auch die Schmerzbehandlung deutlich seltener als unzureichend bewertet. Der gegenseitige Austausch zwischen den Professionen ist aus Sicht der Pflegenden von großer Bedeutung für die Schmerzbehandlung des sterbenden Patienten.

Aus der Sicht der Ärzte sieht das etwas anders aus: Ärzte schildern einen stärkeren Einfluss der eigenen Profession. Vornehmlich der Austausch der Ärzte untereinander steht nach ihrem Urteil in einem positiven Zusammenhang mit einer guten Schmerzbehandlung. Der Austausch mit den Pflegenden spielt für sie geringere Rolle. Es gibt keinen Zusammenhang zwischen der Selbsteinschätzung der ärztlichen Therapie und der Einflussnahme des Pflegepersonals auf die Schmerzbehandlung. Dabei ist es völlig gleich, ob sich Ärzte nach den Vorschlägen der Pflegenden richten oder nicht. Ärzte beziehen den Erfolg und Misserfolg der Schmerztherapie offensichtlich hauptsächlich auf ihr eigenes Können. Das würde zu einem Teil die von den Pflegenden in Interviews geäußerte Beratungsresistenz von Medizinern erklären. Die Pflegenden dagegen beurteilen die Schmerztherapie grundlegend besser, wenn sie den Austausch mit den Ärzten als rege einschätzen. Der Zusammenhang ist hier hochsignifikant.

Tabelle 10: Unzureichende Schmerzlinderung (Angaben der Pflegekräfte und der Ärzte)
Frage: Wie oft kommt es vor, dass in Ihrem Bereich/Ihrer Station Patienten mit infauster Prognose die Schmerzen nur unzureichend gelindert werden können?
Antwortmodell: 1 – sehr häufig, 2 – häufig, 3 – weniger häufig, 4 – gar nicht

	Ärzte (n = 346)	Pflegekräfte (n = 370)
gar nicht	26 %	27 %
weniger häufig + gar nicht	93 %	85 %

© *ZAROF* e.V. in Kooperation mit SOWIAN – J.Kaluza, sozialwissenschaftliche Analysen; 2000

Die Frage, wie oft es vorkommt, dass Schmerzen nur unzureichend gelindert werden können, wurde deutlich differenzierter beantwortet als die Frage zum weitgehend schmerzfreien Sterben. Zunächst wenig überraschend ist die Differenz im Antwortverhalten der beiden Gruppen: Die Pflegenden sehen die Schmerztherapie auch in dieser Frage kritischer. Wie die Tabelle 21 zeigt, ist jeweils ein Viertel der Befragten der Meinung, die Schmerzlinderung sei immer ausreichend. Das steht in einem starken Kontrast zu der Aussage von 42 % (Pflegende) bzw. 75 % (Ärzte), die ohne Einschränkungen einschätzen, es werde alles für eine weitgehend ausreichende Schmerzbehandlung getan. Von den Befragten, die angeben die Schmerzfreiheit sei in ihrer Einrichtung weitgehend garantiert, sagen lediglich die Hälfte der Pflegenden und weniger als ein Drittel der Ärzte gleichzeitig, dass die Schmerzlinderung nie unzureichend ist. Genau genommen müssten die Antworten auf diese beiden Fragen weitgehend gleich sein.

An dieser Stelle sei noch einmal an die Ausführungen zum Stellenwert der Sterbebegleitung und der Charakteristik der Einrichtungen erinnert. In Häusern mit einer guten Sterbebegleitung (Faktor 1) wird auch die Schmerztherapie besser eingeschätzt als anderswo. Die gleiche Einschätzung trifft auf die Zusammenarbeit der einzelnen Professionen zu.

In diesen Krankenhäusern werden im Übrigen auch deutlich häufiger Schmerzmessungen durchgeführt. So geben Krankenschwestern aus Häusern mit guter Sterbebegleitung zu 15 % an, Schmerzmessungen seien auf ihrer Station üblich, wohingegen das nur 4 % ihrer Kolleginnen aus Häusern mit eher schlechter Sterbebegleitung (Faktor 2) sagen. Und 60 % der Ärzte aus Häusern mit guter Sterbebegleitung berichten von Schmerzmessungen; bei Häusern mit eher schlechter Sterbebegleitung sind es nur 30 %.

Nach Aussage von 12 % des Pflegepersonals sind Schmerzmessungen auf ihrer Station üblich, wohingegen 44 % der Mediziner von Schmerzmessungen berichten.

Dabei überwiegt bei der großen Mehrzahl das Gespräch mit dem Patienten. Die Nutzung von Visuellen Analogskalen (VAS) bzw. Schmerzprotokollen ist mit 47 % bzw. 38 % deutlich seltener. Bezogen auf die befragte Stichprobe unter Abzug der Verweigerungen heißt das, dass aus ihrem Bereich 30 % der Ärzte die visuelle Analogskala und 24 % Schmerzprotokolle kennen.

Auch wenn unterschiedliche Gruppen zu verschiedenen Zeiten befragt worden sind, so lassen die Ergebnisse doch eine gewisse Entwicklung hin zu mehr Schmerzmessungen vermuten. Verfahren wie VAS oder Protokolle werden allerdings nach wie vor eher selten genutzt. Als Gründe dafür nennen die Ärzte den zu hohen Aufwand, das mangelnde Verständnis bei (vor allem alten) Patienten oder die generell geringe Praktikabilität derartiger Methoden bei sterbenden Patienten. Interessanterweise berichteten Ärzte in den Interviews von Schmerzmessungen auf onkologischen oder Palliativstationen, sie meinten aber, für ihre eigene Arbeit reichten das Gespräch mit dem Patienten oder eine entsprechende Nachfrage während der Visite völlig aus.

Das Pflegepersonal berichtet, dass die Schmerzen mitunter nicht richtig erfasst würden, so z.B. weil Patienten sie nicht richtig ausdrücken könnten bzw. aus falscher Bescheidenheit auch verschweigen würden. Das korrespondiert mit Untersuchungen in einer Kölner Klinik, wo festgestellt wurde, dass 40 % der Schmerzen stationärer Patienten von Ärzten und Pflegepersonal nicht adäquat wahrgenommen werden. Die Schlussfolgerung dieser Studie ist, dass die Schmerzkurve genau so wichtig sei wie die von Temperatur und Puls: Mit einem fest integrierten Schmerzkonzept sei das Schmerzmanagement deutlich zu verbessern.[18]

Unsere Erhebungen zeigen, dass Schmerzmessungen vor allem in den Bereichen üblich sind, in denen viele Schmerzpatienten betreut werden. Im Vergleich mit anderen befragten Fachbereichen werden überdurchschnittlich (56 %) oft Messungen in der Onkologie durchgeführt: 81 % der Ärzte und 31 % der Pflegenden von onkologischen Stationen bestätigen das. Auch die in der Intensivmedizin tätigen Ärzte nennen Messungen überdurchschnittlich häufig. In diesen Stationen werden darüber hinaus Visuelle Analogskalen häufiger genutzt als anderswo. Schmerzprotokolle sind dagegen sehr häufig in gynäkologischen Bereichen üblich.

Deutlich seltener wird die Schmerzintensität in chirurgischen Stationen gemessen. Die von LEINMÜLLER zitierte Kölner Studie wurde übrigens in der Chirurgie durchgeführt, Schmerzmessungen sind also offensichtlich auch bei postoperierten Patienten sehr nützlich. Im Rahmen unserer Studie zeigt sich, dass in der Chirurgie auch bei Schmerzpatienten mit infauster Prognose eher selten Schmerzmessungen durchgeführt werden.

18   Vgl. LEINMÜLLER, R. (2003)

Die Ärzte wurden befragt, welche Darreichungsformen und welche nichtmedikamentösen Möglichkeiten der Schmerzbekämpfung sie im Allgemeinen nutzen. Auch hier differenzieren die Antworten je nach Bereich: Stationen und Bereiche, die größere Erfahrung in der Betreuung von Schmerzpatienten haben, nutzen signifikant häufiger andere Methoden der Schmerzbekämpfung. Die Tabelle 11 zeigt, welche Formen der Schmerzbehandlung wie oft zum Einsatz kommen. Die Spalte *überdurchschnittlich* nennt die Bereiche, in denen diese Methoden besonders häufig Anwendung finden.

Tabelle 11: Formen der Schmerzbekämpfung (Angaben der Ärzte)

Darreichungsform	immer (oft)	überdurchschnittlich
oral (n = 341)	12 % (67 %)	andere Stationen
rektal (n = 340)	0 % (9 %)	
transdermal (n = 342)	5 % (74 %)	Onkologie, Innere
subkutan (n = 340)	5 % (68 %)	Innere, Onkologie
intravenös (n = 344)	7 % (48 %)	Chirurgie, ITS, Innere
Schmerzpumpe (n = 340)	1 % (23 %)	ITS, Chirurgie
nichtmedikamentöse Schmerzbehandlung		
Wärmebehandlung (n = 340)	1 % (18 %)	-
Kälteanwendung (n = 340)	1 % (19 %)	Chirurgie
Massage (n = 341)	4 % (40 %)	Innere, andere
elektrische Stimulation (n = 339)	1 % (16 %)	Innere, andere, ITS
Akupunktur (n = 341)	20 % (2 %)	-
Radiologie (n = 339)	1 % (13 %)	Onkologie, Gynäkologie, andere
Chirurgie (n = 340)	1 % (19 %)	Chirurgie, ITS
Psychotherapie (n = 339)	3 % (16 %)	Gynäkologie, ITS

© *ZAROF* e.V. in Kooperation mit SOWIAN – J.Kaluza, sozialwissenschaftliche Analysen; 2000

Nur etwa die Hälfte aller befragten Mediziner hält den Einsatz von Medikamenten, die unter das Betäubungsmittelgesetz fallen, für völlig ausreichend: 47 % sagen das bezüglich des Einsatzes von BtM generell (also bei allen Patienten) und 54 % hinsichtlich des BtM-Einsatzes bei Patienten mit infauster Prognose. Je höher die berufliche Position und das Lebensalter, desto positiver fällt das diesbezügliche Urteil der Ärzte aus, d.h. desto ausreichender wird der Einsatz von Betäubungsmitteln eingeschätzt. Da 95 % aller befragten Ärzte antworten, bei sterbenden Patienten würden *häufig* BtM eingesetzt, kann dieses kritische Urteil nur bedeuten,

dass die Befragten den Umfang/die Dosierung der Verabreichung als nicht ausreichend einschätzen.

Zusammenhänge mit den in der Literatur dargestellten Defiziten in der Schmerztherapie können hier allerdings nur vermutet werden. Eine Minderheit der Befragten
bejaht den Einfluss verschiedener Faktoren auf ihre Entscheidung für oder gegen
BtM. Für 7 % wird diese Entscheidung auch vom Arzneimittelbudget beeinflusst,
17 % nennen in diesem Zusammenhang eine mögliche Abhängigkeit und 43 % ein
vorzeitiges Ableben des Patienten. Es fällt auf, dass Ärztliche Direktoren deutlich
häufiger meinen, die Einscheidung der Ärzte sei durch die Gefahr des vorzeitigen
Ablebens oder eine Abhängigkeit des Patienten beeinflusst: So antworten nur 35
% der leitenden Ärzte, vorzeitiges Ableben wirke nicht auf die Entscheidung der
Ärzte ein und 54 % meinen, dass eine mögliche Suchtabhängigkeit des Patienten
keinerlei Einfluss auf die Entscheidung der Ärzte hat.

Angesichts der Tatsache, dass 95 % der Ärzte vom Einsatz von BtM in ihrem
Bereich berichten, kann von einer "Opioidphobie"[19] unter den sächsischen Krankenhausärzten wohl nicht so einfach gesprochen werden. Da aber ein nicht geringer Teil den Einsatz als insgesamt nicht ausreichend einschätzt, die Opioide
also offensichtlich zu selten bzw. in zu geringer Dosierung eingesetzt werden, ist
der Verdacht einer "Phobie" nicht generell von der Hand zu weisen. Nach TWY-
CROSS hat eine moderne Schmerzmittelgabe nach dem Prinzip "by the clock,
by the ladder, by the mouth" zu erfolgen. Unter Schmerztherapeuten herrscht
inzwischen Einigkeit, dass vor allem bei einer Verabreichung "by the clock, by
the ladder" eine Abhängigkeit des Patienten nicht zu befürchten ist.[20] Auch hinsichtlich der Sorge eines vorzeitigen Ablebens nach Opiatgabe gibt es inzwischen
Hinweise darauf, dass es dafür keine begründeten Belege gibt.[21] In unserer Stichprobe meinen 16 % in Bezug auf Abhängigkeit und 13 % in Bezug auf vorzeitiges Ableben, dass derartige Befürchtungen unbegründet seien. Ein großer Teil
der Ärzteschaft in den sächsischen Krankenhäusern meint also, Abhängigkeit und
vorzeitiges Ableben sei bei einem BtM-Einsatz grundsätzlich zu befürchten. Einmal
ganz davon abgesehen, dass zumindest die mögliche Abhängigkeit eines Sterbenden ein untergeordnetes Problem darstellen dürfte, so weist das Befragungsergebnis
darauf hin, dass tatsächlich Wissensdefizite hinsichtlich einer modernen Schmerztherapie festzustellen sind. Interessanterweise ist das nicht wenigen Ärzten durchaus
bewusst: Fragen zur Schmerzbehandlung sterbender Patienten gehören zu den am
häufigsten gewünschten Weiterbildungsthemen.

---

19   Vgl. BLAESER-KIEL, G. (1999)
20   Vgl. ebd.; FITZGERALD, A./TOPLAK, H. (1994);
21   Vgl. GAUL, Ch. (2002)

2.4 Kooperation und Kommunikation

2.4.1 Zusammenarbeit mit anderen Einrichtungen und Berufsgruppen

Es ist unbestritten, dass eine qualitativ angemessene, würdige Begleitung Sterbender nur möglich ist, wenn alle Betreuer eng zusammenarbeiten. In der Studie zur Begleitung Sterbender in Nordrhein-Westfalen wurde 1992 festgestellt, dass von einer Vernetzung der Arbeit der einzelnen Versorgungsstufen und Berufsgruppen kaum die Rede sein kann.[22] Aus diesem Grund nahmen Fragen zu Kooperation und Kommunikation in der Sterbebegleitung in unserem Fragebogen einen großen Raum ein.

An verschiedenen Stellen wurde bereits darauf hingewiesen, welch große Bedeutung der Austausch zwischen und die Zusammenarbeit von Ärzten und Pflegepersonal für die Qualität der Sterbebegleitung hat. Wenn es um den Austausch über Fragen geht, die mit Sterben und Tod verbunden sind, dann konstatieren beide Berufsgruppen sehr differenzierte Beziehungen. Sowohl Ärzte als auch Pflegende tauschen sich vor allem mit den Angehörigen der eigenen Profession aus. Bei den Pflegekräften ist das allerdings deutlich häufiger der Fall als bei den Medizinern. Drei Viertel der Pflegenden stimmen ohne Einschränkungen der Aussage zu, man könne sich mit Kollegen gut über Fragen der Sterbebegleitung austauschen, nur zwei Prozent haben andere Erfahrungen und sagen, ein Meinungsaustausch wäre eher nicht bzw. gar nicht möglich. Dagegen urteilen nur 42 % der Ärzte gleichermaßen einschränkungslos über die Kommunikation mit ihren Berufskollegen im Krankenhaus, und jeder Zehnte meint, ein Austausch wäre eher nicht bzw. gar nicht möglich.

Jeweils ein gutes Drittel kann sich mit der anderen Profession gut über Sterben und Tod austauschen: 36 % der Pflegenden sagen das ohne Einschränkungen über die Ärzte und 38 % der Ärzte über die Krankenschwestern. Immerhin gut 20 % der befragten Pflegekräfte können eher nicht oder gar nicht mit den Ärzten über dieses Thema reden. Umgekehrt meint nur knapp jeder zehnte Mediziner, eine diesbezügliche Kommunikation mit den Krankenschwestern sei eher nicht möglich.

Die allgemeine Entwicklung des Verhältnisses zwischen beiden Professionen wurde nicht explizit erfragt. In Interviews finden sich immer wieder Hinweise darauf, dass sich das Verhältnis zwischen Krankenschwestern und Ärzten in den letzten Jahren seit der Wende zunehmend verändert hat: Die Hierarchie im Haus sei jetzt ausgeprägter, der Abstand zwischen den Professionen größer geworden. Nach HENNIG/KALUZA hat sich im Osten Deutschlands der Status von Ärzten

---

22   Vgl. REST et al.. (1992)

und Pflegekräften im System Krankenhaus nach der Wende grundlegend verändert. Die Professionen bilden jetzt in der Krankenhaushierarchie selbständig agierende Bereiche und grenzen sich stärker als früher voneinander ab. Für das Pflegepersonal war diese Veränderung in gewisser Hinsicht auch mit einem Statusverlust verbunden.[23] Für die Sterbebegleitung heißt das, dass die Betreuung des Patienten durch ein unkooperatives Verhältnis zwischen Ärzten und Pflegepersonal erschwert wird.

Der Trend geht auch weiter dahin: Sie machen ihr's, ich mache meins.
(Krankenschwester, 30 Jahre)

Dieses Problem vergrößert sich noch, je jünger die Pflegenden sind. Jüngere Befragte schätzen häufiger ein, ein Austausch mit Medizinern wäre eher nicht möglich. Nur knapp ein Viertel der Krankenschwestern bis 35 Jahre kann sich gut mit den Ärzten zu Fragen von Sterben und Tod austauschen, in der Gruppe der über 45-Jährigen betrifft das die Hälfte. Je größer die Berufserfahrung, desto besser ist in der Regel das Verhältnis zu den Ärzten. Bei den Ärzten sind es vor allem die jungen Ärzte bis 30 Jahre, die eher antworten, dass sie sich nicht so gut mit Pflegenden über Sterben und Tod austauschen könnten. Dabei handelt es sich vor allem um Assistenzärzte und Ärzte im Praktikum, wohingegen sehr junge Stationsärzte (bis 30 Jahre) eine bessere Kommunikation angeben. Da dieser Unterschied nicht primär altersabhängig ist, liegt er wohl eher in der Krankenhaushierarchie begründet: Assistenzärzte und Ärzte im Praktikum haben verglichen mit den Stationsärzten eine niedrigere Stellung in der ärztlichen Hierarchie, was auch Unsicherheiten im Umgang mit dem Pflegedienst bedingen kann. Sowohl Ärzte als auch Pflegekräfte mit eher geringer Kommunikation über Sterben und Tod äußern, dass sie sich in der Begleitung Sterbender eher unsicher und allein gelassen fühlen. Der fehlende Austausch schlägt sich auch in der Qualität der Sterbebegleitung in den betreffenden Bereichen nieder.[24] Je enger der Kontakt zwischen Ärztlichem Dienst und Pflegedienst, desto besser wird die Sterbebegleitung eingeschätzt.

Wir haben also durchaus Ärzte, die die Meinung der Pflegekräfte akzeptieren, weil sie auch für 24 Stunden am Patienten sind, und die dort auch darauf eingehen, Und da fährt man natürlich beim Patienten hervorragend.
(PDL, 52 Jahre)

---

23   Vgl. HENNIG/KALUZA (1995)

24   GEORGE stellte Ende der 80er Jahre in einer vergleichenden Studie fest, dass im Vergleich mit anderen Ländern (u.a. mit der DDR) die Krankenhausmitarbeiter in der BRD die Bedingungen für die Sterbebegleitung am schlechtesten einschätzen. So herrsche ein schlechtes Arbeitsklima und die Kommunikation der Helfer untereinander sei unzureichend. Vgl. GEORGE (1998)

Außerhalb des Krankenhauses haben die Pflegenden wenige Möglichkeiten zum Austausch über Sterben und Tod und somit auch zur Entlastung. Gut zwei Fünftel der Pflegekräfte urteilen eher schlecht über entsprechende Möglichkeiten in der Familie und fast zwei Drittel können auch nicht mit Freunden und Bekannten über dieses Thema reden. Das sieht bei den Medizinern deutlich anders aus. Die Mehrzahl von ihnen findet sowohl im Familien- als auch im Freundeskreis Partner für Gespräche über Sterben und Tod.

Im Übrigen berichten Ärzte, die den Austausch mit Kollegen und dem Pflegepersonal besser einschätzen, häufiger von einer Zusammenarbeit mit anderen Institutionen und Personen, die ebenfalls in die Sterbebegleitung einbezogen sind. Unter den Pflegekräften zeigt sich in diesem Fall tendenziell eine größere Zufriedenheit mit der Zusammenarbeit.

Tabelle 12: Zufriedenheit mit der Zusammenarbeit (Angaben Ärzte und Pflegepersonal)
Frage: Wie zufrieden sind Sie mit der Zusammenarbeit mit folgenden Einrichtungen und Berufsgruppen bei der Sterbebegleitung? (nur Antworten 1,2 und 5)
Antwortmodell: 1 – zufrieden, 2 – eher unzufrieden, 3 – eher unzufrieden, 4 – unzufrieden; 5 – kenne ich nicht/gibt es nicht

Einrichtung/Gruppe	Ärzte		Pflegepersonal	
	1 (1+2)	kenne ich nicht/ gibt es nicht	1 (1+2)	kenne ich nicht/ gibt es nicht
Pflegeheime	9 % (38 %)	34 %	2 % (23 %)	61 %
Sozialstationen	14 % (57 %)	28 %	5 % (29 %)	60 %
stationäre Hospize	24 % (43 %)	53 %	5 % (13 %)	84 %
ambulante Hospizdienste	11 % (31 %)	63 %	4 % (12 %)	86 %
Hausärzte	21 % (69 %)	15 %	3 % (24 %)	57 %
niedergelassene Fachärzte	16 % (61 %)	22 %	nicht gefragt	
Gemeindepfarrer	16 % (46 %)	50 %	10 % (51 %)	32 %
Krankenhausseelsorge	27 % (59 %)	35 %	15 % (47 %)	44 %
Fürsorge/sozialer Dienst	39 % (77 %)	19 %	15 % (45 %)	42 %
Initiativen/Selbsthilfegruppen	5 % (16 %)	77 %	1 % (10 %)	84 %
Verwandte/Freunde/Bekannte	16 % (62 %)	12 %	10 %(77 %)	13 %
Ehrenamtliche	5 % (18 %)	77 %	nicht gefragt	

© ZAROF e.V. in Kooperation mit SOWIAN – J.Kaluza, sozialwissenschaftliche Analysen; 2000

Tabelle 12 zeigt zunächst deutliche Parallelen zu der Untersuchung in NRW: Von einer Vernetzung der Arbeit in der Sterbebegleitung kann auch in Sachsen nicht die Rede sein. Das offenbaren vor allem die Spalten *kenne ich nicht/gibt es nicht*. Die Pflegenden verneinen eine Zusammenarbeit bei der Mehrzahl der potentiellen Partner bzw. sie wissen nicht, ob es eine solche überhaupt gibt. Ausnahmen bilden hier nur Fürsorge, Seelsorger, Gemeindepfarrer und die Angehörigen. Zufrieden mit der Zusammenarbeit äußern sich die Pflegenden kaum.

Die Ärzte sind zwar grundlegend zufriedener mit der Zusammenarbeit (Ausnahme: die Angehörigen), aber auch vielen von ihnen ist eine Kooperation mit einer Reihe von potentiellen Partnern nicht bekannt. So äußert sich lediglich jeder fünfte Mediziner zufrieden hinsichtlich der Zusammenarbeit mit den Hausärzten (noch schlechter ist das Urteil bei den niedergelassenen Fachärzten). Es fällt auf, dass ein Teil der befragten Ärzte von einer Zusammenarbeit mit Kollegen außerhalb des Krankenhauses nichts weiß. Die Vermutung, dass es sich bei diesen Ärzten um Assistenzärzte oder Ärzte im Praktikum handelt, die in der Krankenhaushierarchie "untergeordnete" Ärzte sind, bestätigt sich allerdings nicht. Das weist darauf hin, dass Krankenhausärzte nicht selten autark arbeiten ein Austausch im Interesse des Patienten eher nicht üblich ist. Dabei findet die Vorstellung von einer engeren Zusammenarbeit mit Hausärzten unter den Krankenhausärzten durchaus Interessenten. Sie befürworteten in den Interviews auch gemeinsame Visiten bei Patienten.

Erstens kann man, denke ich, viele Doppeluntersuchungen vermeiden. Man kann sich einfach besser absprechen. Das ist für den Patienten besser, wenn er den Hausarzt mal im Krankenhaus sieht. Es ist auch 'ne Werbung für beide, fürs Haus, fürs Krankenhaus und für den Hausarzt, ne, wenn so was gemacht wird. Und ich denke, es ist einfach vieles besser, wenn man's abspricht, weil die Nahtstelle zwischen Station und Ambulanz ist eben noch keine Nahtstelle, ist eher noch ein klaffender Spalt.
(Internist, Oberarzt 46 Jahre)

Realisiert wird dieses Interesse in der Regel jedoch nicht, und letztendlich hielten die Mediziner die Zusammenarbeit auch nicht für machbar, allein schon, weil die Hausärzte dafür keine Zeit hätten.[25] Wenn es einen Kontakt zwischen Haus- und Krankenhausärzten gibt, dann beschränkt sich dieser im Allgemeinen auf das gegenseitige Nachfragen um Informationen und die Benachrichtigung des Hausarztes, wenn der Patient aus der Klinik entlassen wird.

---

25   Bei Hausärzten trafen wir übrigens häufig auf die gleiche Auffassung.

Wenn ich lange überlege, findet man sicher auch einen Vorteil, aber im Großen und Ganzen – erstens schaffen die's gar nicht. Zweitens kommt schon mal ein Hausarzt, aber der kommt dann meistens, wenn's ein Angehöriger ist, irgendwie. Da macht er auch keine Visite mit, da gucken wir uns seine Kurve an und besprechen alles. Oder gehen auch mal zusammen hin, aber jetzt nicht im Rahmen der Visite."
(Internist/Oberarzt, 62 Jahre)

Die Angaben in Tabelle 12 beschränken sich auf die Aussagen von Pflegenden und Medizinern, weil das die beiden Berufsgruppen sind, die im Krankenhaus gewissermaßen an der Basis Sterbebegleitung leisten. Im Vergleich mit ihnen berichten die Vertreter der Leitungsebene – Ärztlicher Direktor, Pflegedienstleiter, Krankenhausverwaltung – von einer größeren Zusammenarbeit mit der Mehrzahl der Personen und Einrichtungen und sie äußern sich auch deutlich zufriedener. Vor Ort, auf den Stationen, wird die Zusammenarbeit aber offensichtlich weniger gut bewertet, und wohl auch nicht registriert.

Die bestehenden Defizite in der Vernetzung der Arbeit der einzelnen Betreuungsebenen werden besonders offensichtlich, wenn man die neuen Angebotsformen bzw. den Bereich der ehrenamtlichen Arbeit betrachtet. Die wenigen sächsischen Hospize und ambulanten Hospizdienste werden an der Krankenhausbasis noch wenig wahrgenommen, auch wenn die Antworten der Ärzte, die drei Jahre nach den Pflegenden befragt wurden, eine positive Entwicklung widerspiegeln. Ein Reservoir ehrenamtlicher Helfer steht in den sächsischen Krankenhäusern kaum zur Verfügung. Die Mehrzahl der Befragten kennt weder Selbsthilfegruppen noch andere Ehrenamtliche, die eine Unterstützung bei der Sterbebegleitung sein könnten. Die einzige Ausnahme bilden hier die konfessionell geführten Häuser, die in deutlich höherem Umfang ehrenamtliche Helfer an der Sterbebegleitung beteiligen.

2.4.2 Hospizliche Angebote – Kooperation und Wahrnehmung

Hospize sind in Sachsen nach wie vor eine neue Angebotsform für die Begleitung Sterbender, auch wenn sich die Hospizlandschaft in den letzten Jahren stark verändert hat. Daher sollte ermitteln werden, welche Einstellung die Beschäftigten etablierter Einrichtungen des Gesundheitswesens, vor allem Ärzte und Pflegepersonal, zu stationären und ambulanten Hospizeinrichtungen haben. Die Ergebnisse der beiden Befragungen widerspiegeln sehr deutlich die Entwicklung im Hospizwesen Sachsens.

Noch im Jahr 2000 waren Hospize der Mehrzahl der befragten Pflegekräfte kaum bekannt: Mehr als vier Fünftel von ihnen verneinten eine Zusammenarbeit mit Hospizeinrichtungen bzw. wussten nichts von einer solchen. Drei Jahre später

hat die Mehrzahl der befragten Krankenhausärzte keine Kenntnis von einer Zusammenarbeit mit ambulanten und stationären Hospizeinrichtungen, doch sank
deren Anteil auf 53 % (ambulante Hospizdienste) bzw. 63 % (stationäre Hospizeinrichtungen).

Die überwiegende Mehrheit derer, die von einer Kooperation berichten, äußert
sich zufrieden; vor allem mit den stationären Hospizen werden gute Erfahrungen
gemacht. Die größte Zufriedenheit hinsichtlich der Kooperation mit Hospizeinrichtungen äußern Ärzte vor allem in jenen Regionen[26], in deren Einzugsbereich sich
solche Einrichtungen befinden, und eine Zusammenarbeit möglich ist. Zwei der drei
sächsischen Hospize arbeiten in Leipzig, das dritte in Radebeul. Hinzu kommen
jeweils zwei Palliativstationen in Dresdener und Leipziger Krankenhäusern. Vier
Fünftel der befragten Mediziner aus Leipzig, Dresden und dem Landkreis Meißen
wissen von dem Hospiz in ihrer Nähe. Aus diesen Regionen kommen auch die
Befragten, die eine engere Zusammenarbeit mit stationären Hospizen angeben.

Etwas anders ist das Bild bei den ambulanten Hospizdiensten. Ein solch enger Zusammenhang zwischen der Existenz einer Einrichtung im Einzugsbereich
des Krankenhauses und der Zusammenarbeit lässt sich hier nicht feststellen. So
fällt z.B. auf, dass die beiden Leipziger Dienste offensichtlich wenig mit den
befragten Leipziger Krankenhäusern zusammenarbeiten. Das mag zum einen
Kapazitätsgründe bei der Versorgung durch Hospize haben. Aber andererseits kennen 57 % der befragten Ärzte aus Leipzig diese Hospizdienste nicht. Damit liegt
der Bekanntheitsgrad der örtlichen Hospizdienste bei den Leipziger Befragten weit
unter dem Durchschnitt. In der gesamten Stichprobe wissen "nur" 43 % der Ärzte
nicht, ob sich ein ambulanter Hospizdienst in ihrer Nähe befindet.

Zusammenarbeit mit Hospizeinrichtungen

stationär		ambulant	
Dresden	67 %	Chemnitz	47 %
Meißen	63 %	Dresden	46 %
Leipziger Land	60 %	Meißen	37 %
Leipzig	60 %	Leipziger Land	30 %
Chemnitz	53 %	Leipzig	27 %

Die Erfahrungen in der Zusammenarbeit mit ambulanten Hospizdiensten haben
kaum Einfluss auf die Einstellung zu diesen Einrichtungen. Allein in Bezug auf
die stationären Hospize lassen sich hochsignifikante Zusammenhänge konstatieren:
Je mehr Erfahrungen die befragten Ärzte mit stationären Hospizangeboten haben

26 Die Regionen und die Existenz von "Hospizeinrichtungen in der Nähe" wurden nur in der
    zweiten Befragungsphase erfasst.

und je zufriedener sie in dieser Hinsicht sind, desto häufiger sind sie der Meinung, dass Hospize notwendige Einrichtungen sind und Krankenhäuser mit ihnen zusammenarbeiten sollten.

Abbildung 7: Einstellungen zu Hospizen bei Ärzten und Pflegepersonal
Frage: Wie beurteilen Sie folgende Aussagen? (nur Antworten 1 und 2)
Antwortmodell: 1 – stimme vollkommen zu, 2 – stimme eher zu, 3 – stimme eher nicht zu, 4 – stimme gar nicht zu

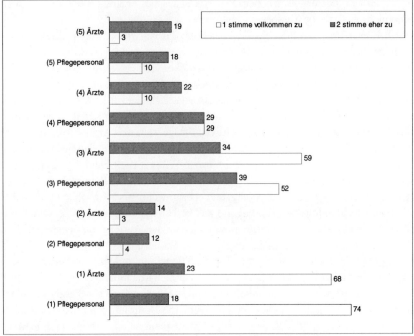

© *ZAROF* e.V. in Kooperation mit SOWIAN – J.Kaluza, sozialwissenschaftliche Analysen; 2000

Vorgabe:

(1) Die Angebote der Hospizdienste sind dringend notwendig und sollten weiter ausgebaut werden.
(2) Hospizdienste führen zu einer "Gettoisierung" des Sterbens und damit zu einer weiteren Verdrängung von Sterben und Tod aus dem öffentlichen Bewusstsein.
(3) Krankenhäuser sollten stärker mit Hospizdiensten zusammenarbeiten.
(4) Es wäre besser, die materiellen und personellen Bedingungen in Krankenhäusern zu verbessern, als eine zusätzliche Versorgungsstruktur zu fördern.
(5) Ich halte die Arbeit von Hospizhelfern in meinem Bereich/meiner Station nicht für notwendig, denn die Begleitung Sterbender bewältigen wir genauso gut.

Grundsätzlich kann festgestellt werden, dass Ärzte und Pflegepersonal der sächsischen Krankenhäuser den Hospizeinrichtungen offen gegenüber stehen, unabhängig davon, ob sie persönlich bereits Erfahrungen mit Hospizangeboten gemacht haben. Die überwiegende Mehrzahl schätzt Hospizeinrichtungen ohne Einschränkungen als notwendig ein und plädiert auch für eine Kooperation seitens der Krankenhäuser. Gegenteilige Auffassungen vertritt nicht einmal jeder zehnte Befragte. Zudem vertritt nur eine Minderheit die Meinung, dass eine Zusammenarbeit im eigenen Bereich nicht notwendig sei und mit den Hospizeinrichtungen die Gefahr für ein "Abschieben" Sterbender bestehe. Ein Drittel der Ärzte und mehr als 50 % der Pflegenden sprechen sich andererseits in hohem Maße dafür aus, besser Krankenhäuser zu fördern und nicht zusätzliche Versorgungsangebote zu schaffen.

Besonders bei den Pflegekräften erscheint das Antwortverhalten widersprüchlich: 58% von ihnen vertreten die Auffassung, es wäre besser, die Krankenhäuser verstärkt zu fördern. Von diesen 190 Krankenschwestern und -pflegern meint allerdings gut die Hälfte auch, Hospizangebote sollten ausgebaut werden. Bezogen auf alle befragten Pflegekräfte heißt das also, dass fast jede dritte Krankenschwester für den Ausbau der Hospizangebote *und* die Förderung der Krankenhäuser plädiert. Betrachtet man die Defizite, die die Pflegenden und Ärzte hinsichtlich der Qualität der Sterbebegleitung in ihren Einrichtungen benennen, dann wird deutlich, dass es sich hierbei nur scheinbar um einen Widerspruch handelt. Ein Großteil der Krankenhausmitarbeiter sieht die Hospizeinrichtungen offensichtlich nicht als Konkurrenz zur eigenen Einrichtung, und ebenso wenig als Möglichkeit, sich selbst von der Sterbebgleitung grundlegend zu "befreien". Wobei diese Meinung von den Pflegenden deutlicher vertreten wird als von den Ärzten, von denen nur 25 % für die Förderung beider Betreuungsformen plädieren.

Etwas überraschend ist, dass jede fünfte Pflegekraft und jeder sechste Arzt dem Ausbau der Hospize zustimmt, aber eine Zusammenarbeit im eigenen Bereich nicht für notwendig hält. Es wird deutlich, dass die Hospizangebote auf Station vor allem dann für erforderlich gehalten werden, wenn die Bedingungen für die Sterbebegleitung eher schlecht (Faktor 2) sind, wenn also zu viele lebenserhaltende Maßnahmen durchgeführt werden, die Schmerzbehandlung als unzureichend eingeschätzt wird und zu wenig Zeit für die Sterbebegleitung bleibt. Erstaunlicherweise zeigen sich Zusammenhänge dahingehend, dass Pflegende, die sich bei der Begleitung Sterbender eher hilflos fühlen oder diese nicht als ihre Aufgabe ansehen, meinen, Hospizangebote würden eine Gettoisierung des Sterbens befördern. Mit anderen Worten, sie beurteilen hospizliche Angebote eher negativ. Möglicherweise sehen diese Pflegepersonen die Hospizeinrichtungen als mögliche Konkurrenz an und fürchten um ihren Arbeitsplatz.

Interessant ist, dass Befragte aus Häusern in konfessioneller und frei gemeinnütziger Trägerschaft deutlich häufiger als andere von einer Beteiligung von

Hospizhelfern an der Sterbebegleitung berichten. Eine grundlegend bessere Zusammenarbeit mit ambulanten Hospizdiensten ist allerdings für diese Einrichtungen nicht nachzuweisen. Ärzte aus kirchlichen Krankenhäusern verweisen dafür häufiger auf eine engere Zusammenarbeit mit stationären Hospizeinrichtungen, was darauf schließen lässt, dass sie häufiger Patienten in diese Einrichtungen überweisen. Ähnlich antworten auch die Ärzte aus vom Bund geführten Häusern.

Es muss dabei bedacht werden, dass die befragten Pflegekräfte in ihrer absoluten Mehrzahl keine Kooperationserfahrung mit Hospizeinrichtungen haben und diese daher noch stärker als die Ärzte lediglich vom Hörensagen einschätzen. Die Mediziner kennen die Hospizangebote zwar besser als die Pflegekräfte, aber selbst dort wo es Hospizeinrichtungen gibt, ist das Wissen über sie teilweise eher gering, wie das Beispiel Leipzig und Umgebung zeigt. Hier ist also von den Hospizeinrichtungen, vornehmlich von den ambulanten, noch viel Arbeit zu leisten. Diese *"müssten das vielleicht ein bisschen mehr publik machen"*, wie eine Allgemeinmedizinerin sagte.

Abschließend noch einige Bemerkungen zu den Vertretern der Leitungsebene. Ärztliche Direktoren stehen Hospizen noch etwas zustimmender gegenüber als ihre Ärzte. Sie lehnen auch häufiger die Auffassung ab, Hospizangebote führten zu einer Gettoisierung des Sterbens. Sie haben öfter als die Ärzte Kooperationserfahrungen mit ambulanten Hospizen und zeigen sich auch deutlich zufriedener mit dieser Zusammenarbeit. Andererseits plädieren sie häufiger für eine Förderung der Krankenhäuser und halten Hospizhelfer in ihrem Krankenhaus eher für nicht notwendig.

Pflegedienstleitung und Krankenhausverwaltung befürworten in geringerem Maße als das Pflegepersonal einen Ausbau der Hospizeinrichtungen und eine Kooperation mit diesen. Die PDL wünschen sich tendenziell eine stärkere Förderung der Krankenhäuser. Sowohl Verwaltung als auch Pflegedienstleitung berichten von einer stärkeren Zusammenarbeit mit Hospizeinrichtungen und zeigen sich diesbezüglich auch deutlich zufriedener.

2.4.3 Zusammenarbeit mit den Angehörigen

Die Anwesenheit von vertrauten Personen und die Geborgenheit im Familienkreis gehören zu den wichtigsten Begründungen der Pflegenden für den Wunsch, zu Hause zu versterben.[27] Das Krankenhaus als auf Effizienz ausgerichtete Organisation scheint eher nicht in der Lage zu sein, diese Geborgenheit zu vermitteln. Diese Meinung äußern auch nicht wenige Krankenhausmitarbeiter. Wie also geht man im System Krankenhaus mit den Angehörigen der sterbenden Patienten um,

---

27 Vgl. oben Ausführungen zur Gewissensfrage

die genaugenommen im System keine Funktion haben und unter Umständen als störend empfunden werden können.

In der Mehrzahl der Krankenhäuser ist man bemüht, den Angehörigen den Kontakt zum Sterbenden zu erleichtern. So ist in 96 % der Einrichtungen die Besuchszeit für die Angehörigen Sterbender tagsüber nicht begrenzt. Die größten Einschränkungen gibt es hier auf Intensivstationen, wo lediglich 85 % der Befragten angeben, eine uneingeschränkte Besuchszeit für Angehörige sei gegeben. Wenn die Angehörigen das möchten, dann ist ihnen in den meisten Häusern auch eine Nachtwache beim Sterbenden erlaubt. Darüber hinaus ist es in vielen Kliniken auch möglich, dass Angehörige mit verpflegt werden und im Haus/auf der Station eine Übernachtungsmöglichkeit gefunden wird.[28] Auch in diesem Zusammenhang zeigt sich, dass das Personal in den Krankenhäusern vieles möglich macht, was nicht immer ganz den Vorschriften entspricht. So berichtet ein Arzt, die Verwandten könnten *"eigentlich nicht, uneigentlich ja"* auf Station übernachten, und Pflegekräfte räumen ein, dass es eigentlich nicht erlaubt sei, dass Angehörige auf der Station mitessen oder beim "Betten" des Patienten helfen könnten. Sie bieten diese Möglichkeiten aber trotzdem an.

Die gleichen Möglichkeiten wie für die Verwandten des Sterbenden gelten auch für seine Freunde und Bekannten, wenn auch auf niedrigerem Niveau. Grundsätzlich fällt auf, dass die Ärzte und Ärztlichen Direktoren im Vergleich mit dem Pflegedienst und der Verwaltung seltener meinen, dass die oben genannten Möglichkeiten für Angehörige gelten. Das mag darin begründet sein, dass zumindest der Pflegedienst tatsächlich engeren Kontakt zu den Angehörigen der Patienten hat und auch nachts auf Station anwesend ist und somit die Möglichkeiten der Angehörigen auch besser beurteilen kann.

Im Großen und Ganzen wird von Ärzten und Pflegepersonal das Verhältnis zu den Angehörigen sehr unterschiedlich, aber doch als gut eingeschätzt. Es reicht *"von sehr gut bis Nicht-Wahrhaben-Wollen und Vorwürfe, dass es ihm so schlecht geht"*. Konflikte entstehen nach Aussage der befragten Pflegekräfte vornehmlich aufgrund der Unsicherheit der Verwandten von Sterbenden. Angehörige kommen oft mit dem Sterben nicht zu recht, sind hilflos und reagieren aggressiv. Ärzte und Pflegende führen ein solches Verhalten grundsätzlich auf die Überforderung der Angehörigen zurück.

Die Äußerungen der Ärzte zur Ursache der Konflikte beziehen sich zu 40 % allein auf diesen Bereich. Hinzu kommen 30 %, die angeben, dass die Angehö-

---

28   Der Bericht einer hinterbliebenen Angehörigen macht deutlich, dass man auf Übernachtungsmöglichkeiten und Nachtwachen noch nicht überall eingestellt ist. Diese Angehörige berichtet, dass das Krankenhaus für sie und ihre Tochter nur einen Hocker zur Verfügung stellte. Die Tochter legte sich zwischenzeitlich in der Nacht zum Ausruhen auf den Fußboden des Krankenzimmers. (Interview 2004)

rigen auch mit Unverständnis auf rein palliative Behandlung reagieren und vom Personal Höchsteinsatz bis zuletzt erwarten.

Anfänglich oft Unverständnis der Angehörigen wegen "Aufgeben" der Patienten; Arzt soll "ständig etwas tun"; Angehörige können nicht akzeptieren, dass man sich auf Hygiene, Ernährung und Schmerzfreiheit beschränkt.
(Anästhesist, Fragebogen 192)

Die Mehrzahl der Befragten gibt an, Konflikte mit Verwandten von sterbenden Patienten zu haben; allerdings berichten gerade einmal jeweils zwei Prozent von häufigen Konflikten. Andererseits sagen lediglich 25 % der Ärzte und 40 % der Pflegekräfte, sie hätten praktisch nie Konflikte mit Angehörigen Sterbender.

Die wenigsten Konflikte haben Ärzte und Krankenschwestern, die häufiger einschätzen, Sterbebegleitung sei ein fester Bestandteil der Arbeit bzw. werde von den Kollegen anerkannt und es werde alles für ein würdevolles Sterben getan. Zudem geben diese Befragten seltener an, die Schmerzlinderung sei unzureichend. Pflegende klagen darüber hinaus in geringerem Maße über ein zu geringes Zeitbudget. Auseinandersetzungen mit Angehörigen von sterbenden Patienten entstehen demnach nicht nur infolge der Überforderung der Angehörigen, sondern stehen auch in Zusammenhang mit den Bedingungen im Haus. Ärzte thematisieren das vor allem hinsichtlich des allgemeinen Umgangs, der Offenheit auch den Angehörigen gegenüber.

Je ehrlicher man ist und je offener man damit umgeht, umso mehr schlägt Ihnen das Vertrauen zurück und um so mehr findet man mit denen gemeinsam 'ne Basis.
(Chirurg, 38 Jahre)

Mitunter, so Aussagen in den Interviews, übersteige der Betreuungsaufwand für die Angehörigen fast den für den Sterbenden. Oft sehen sich die Ärzte und auch die Pflegenden zu wenig in der Lage, dieser Aufgabe gerecht zu werden.

So gut sind wir auch nicht in der Lage, mit den Angehörigen dann entsprechend reden zu können. Da müsste man eben auch mal 'ne ordentliche Schulung haben, wie sage ich denen das, wie bringe ich denen das bei. Ich meine, sicher versucht jeder sein Bestes zu geben, aber ob das immer das Richtige ist ...
(Ärztin, ITS)

Viele Befragte wünschen sich mehr Anleitung und Unterstützung, um den Umgang mit Angehörigen zu meistern, diese besser zu betreuen und an das Sterben heranzuführen.

Ein Weg, den Angehörigen die Angst zu nehmen ist ihre Einbeziehung in die Pflege. Lediglich vier Prozent der befragten Pflegekräfte sind an einer solchen Einbeziehung nicht interessiert, weil das ihres Erachtens nur die Arbeit behindert. Die absolute Mehrzahl dagegen gibt an, Angehörigen und Freunde des Sterbenden auch in die Pflege einbezogen werden können. Allerdings warten viele Pflegekräfte ab, bis Angehörige auf sie zukommen und ihre Hilfe anbieten. Offensichtlich besteht Unsicherheit, die Angehörigen selbst anzusprechen; man möchte keine schroffe Absage riskieren. Der Vorschlag von Angehörigen, bestimmte Aufgaben zu übernehmen – Betten, Essen reichen – wird von den Pflegenden aber gern angenommen, nicht nur, weil es eine Entlastung bietet, sondern auch im Interesse des Angehörigen. Rückschlüsse auf die tatsächliche Einbeziehung von Angehörigen können anhand der vorliegenden Befragungsergebnissen allerdings nicht gezogen werden.

In der Regel setzt eine solche Einbeziehung aber voraus, dass Pflegende die Angehörigen anleiten, also viel Zeit und Geduld aufbringen müssen. Ein Arzt berichtet davon, dass Angehörige auf Station auch in die Pflege unterwiesen werden. Allerdings ist er auf einer geriatrisch ausgerichteten Station tätig, und die Anleitung der Angehörigen dient auch dem Ziel, schwer Pflegebedürftige in die häusliche Pflege zu entlassen.

Dann werden die bei uns in die Stationsroutine eingetaktet mit ihrem Angehörigen und lernen das. (…) Das wird erstaunlicherweise auch angenommen.
(Internist, Stationsarzt, 34 Jahre)

Auch eine Pflegende gibt an, dass dergleichen auf ihrer Station üblich sei, wenn man Patienten nach Hause entlässt. Das sei bei Sterbenden aber kaum der Fall. Mit Blick auf das gesundheitspolitische Ziel *ambulant vor stationär* ist es zweifellos ein erfolgversprechendes Konzept, die Angehörigen frühzeitig auf die häusliche Pflege vorzubereiten und somit die Entlassung aus der Klinik zu beschleunigen. Das ist auch mit Blick auf die Fallpauschalen zu begrüßen. Allerdings handelt es sich bei diesen Anleitungen eher um Einzelfälle, und im System der G-DRG ist die Zeit für eine solche Tätigkeit gleich gar nicht vorgesehen.

Interessanterweise wird von der Einbeziehung der Angehörigen meist abgesehen, wenn es um das "Zurechtmachen" des Verstorbenen geht. Nur etwa ein Drittel der befragten Pflegekräfte gibt an, dass sie Angehörige dahingehend ansprechen würden. In den Interviews ist uns allerdings keine Pflegekraft begegnet, die diese Frage bejahte. Es wurde im Gegenteil meist darauf hingewiesen, dass man den Angehörigen das nicht zumuten könne.

Da würde ich nie wollen, dass Angehörige das unbedingt miterleben. Ich glau-be, da würden wir den Schmerz nur intensivieren.
(Krankenschwester, Stationsschwester, 33 Jahre)

Aus dem gleichen Grund sprechen sich Pflegende auch gegen ein Abschiednehmen von dem Verstorbenen aus.

Die Aussagen zur Abschiednahme sind sehr differenziert. Prinzipiell haben Angehörige in den meisten Häusern die Möglichkeit, von ihrem Verstorbenen Abschied zu nehmen. Nur vier Prozent der Schwestern sagen, dass eine Abschied-nahme nur in Ausnahmefällen oder gar nicht möglich ist, wohingegen 77 % sa-gen, in dieser Hinsicht gebe es keine Einschränkungen. Die einzige Vorausset-zung ist in den meisten Fällen, dass Angehörige und Bekannte relativ schnell nach dem Versterben des Patienten ins Krankenhaus kommen können. Allerdings wird das Angebot offensichtlich sehr unterschiedlich angenommen: Von Seiten der Pflegenden gibt es sowohl Einschätzungen, dass die Mehrzahl der Angehörigen nicht Abschied nehmen wolle, als auch solche, wonach die meisten diese Mög-lichkeit wahrnehmen.

Die Entscheidung der Angehörigen ist offensichtlich nicht allein ein Ausdruck für deren Unsicherheit im Umgang mit Sterben und Tod, wie die Krankenschwe-stern meist vermuten, sondern in nicht geringem Maße auch von der Haltung der Pflegenden abhängig. Pflegende, die einschätzen, die Sterbebegleitung sei eigent-lich nicht ihre Aufgabe (Faktor 3), schränken auch die Möglichkeiten für eine Abschiednahme durch Angehörige deutlich stärker ein als andere. Und werden die Bedingungen für die Sterbebegleitung eher schlecht bewertet[29] (Faktor 3), dann bietet das Pflegepersonal den Verwandten auffallend seltener an, sich an der Versorgung des Verstorbenen zu beteiligen. An dieser Stelle muss noch einmal betont werden, dass generell lediglich ein Drittel der Pflegekräfte den Angehö-rigen auch ein solches Angebot macht.

Das macht sich immer ganz leicht an dieser Frage (fest), wollen Sie den noch mal sehen. Da steckt schon so viel (...), aber es ist besser, Sie tun es nicht. Oder es wird auch direkt gesagt, lassen Sie es lieber und behalten Sie ihn lieber so in Erinnerung (...) Wir wissen schon, was für Sie gut ist.
(PDL, 38 Jahre)

Die hier zitierte Pflegedienstleiterin vertritt die Auffassung, eine Krankenschwester sollte nie fragen, *ob* der Angehörige den Verstorbenen noch einmal sehen will, sondern *wann* er das will. Aber während die Zusammenarbeit bei der Betreuung

---

29   Vgl. Abschnitt 2.2.1.

Sterbender gesucht wird, gehen die Pflegenden den Angehörigen nicht selten aus dem Weg, nachdem der Patient verstorben ist. Der Grund hierfür ist in der Unsicherheit des Pflegepersonals zu suchen, das in Regel weiß, wie Sterbende richtig zu pflegen sind, aber bei Sterbenden und Angehörigen häufig nicht die richtigen Worte findet.

> *Da ergreifen alle die Flucht, keiner will mit den Angehörigen mehr reden. Viele Schwestern sagen auch (...) 'wir wissen nicht, was wir sagen sollen. Das ist alles wie so 'ne Phrase und ich schäme mich so, ich weiß nicht, wie ich dem begegnen soll.'*
> (PDL, 38 Jahre)

2.5 Persönlicher Umgang mit Fragen von Sterben und Tod

Ein Drittel der befragten Ärzte und Pflegekräfte begleitet selbst häufig sterbende Patienten, jeweils ca. 50 % tun das gelegentlich. Im Folgenden gilt es zu prüfen, wie die Befragten ausgewählte Anforderungen bewältigen, mit denen sie bei der Sterbebegleitung immer wieder konfrontiert werden. Wie entscheiden die Befragten in Grenzsituationen wie Therapieabbruch oder Pflegeverweigerung, und durch welche Faktoren werden ihre Entscheidungen beeinflusst? Die Befragungsinstrumentarien waren bei diesem Themenkomplex sehr unterschiedlich, die Ärzte sind hierzu sehr viel umfassender befragt worden als die Krankenschwestern und Krankenpfleger. Ein Vergleich des Antwortverhaltens der beiden Gruppen ist daher nur in Ausnahmefällen möglich.

Zunächst zu einem nach wie vor kontrovers diskutierten Thema – der "Wahrheit am Krankenbett". Untersuchungen zeigen häufig ein geradezu paradoxes Ergebnis: Die Ärzte als die Gruppe, der die Aufgabe obliegt, Patienten über ihre (infauste) Prognose zu informieren, wünschen eine solche Information für sich selbst am wenigsten. Häufiger als andere Beschäftigte im Gesundheitswesen möchten sie selbst im Falle einer eigenen Erkrankung nichts von der infausten Prognose erfahren.[30] Hier ist also zu fragen, ob Ärzte dazu neigen, einer Aufklärung ihrer Patienten aus dem Wege zu gehen?

Pflegende wünschen sich häufiger als Ärzte eine Aufklärung und plädieren in den Interviews in der Mehrzahl für eine Aufklärung des Patienten. Sie meinen aber, man solle sehr individuell auf den Patienten eingehen. Sind Patienten nicht über ihre Prognose aufgeklärt, dann erweist sich das als großes Problem für die

---

30   Vgl. KRAUSE, TH. (1994); HELLER, F. (1989)

Pflegekräfte. Da sie selbst die Prognose nicht mitteilen dürfen, verweisen Pflegende an den Arzt bzw. sehen sich veranlasst, den Patienten zu belügen.

Da gibt es sicher eine Diskrepanz zwischen dem, was die Schwestern gerne möchten und was die Ärzte manchmal tun. (...) Was man nicht leugnen kann, wird zugegeben.
(PDL, 38 Jahre)

Pflegekräfte wünschen sich, dass die Ärzte die Patienten über ihre Prognose ehrlich informieren, weil das die eigene Arbeit leichter macht und die selbst offener mit Patienten umgehen können. Ein großer Teil des Pflegepersonals (60 %) äußert aber selbst Unsicherheit im Umgang mit Sterbenden und findet es schwierig, mit ihnen zu kommunizieren. Darüber hinaus wird in den Interviews deutlich, dass ein offener Umgang mit Sterben und Tod auf den Stationen nicht die Regel ist. Die Pflegenden vermeiden es häufig nicht nur, sich auf ein Gespräch über den Tod mit sterbenden Patienten einzulassen, auch Mitpatienten von Sterbenden werden von diesem Thema abgelenkt und z.t. belogen (*"Der Patient wurde auf eine andere Station verlegt."*). Selbst wenn Pflegende äußern, dass sie ein solches Verhalten dem Mitpatienten gegenüber nicht gut fänden, weil die häufig sowieso Bescheid wüssten, wird meist an dieser Praxis festgehalten.

Dann versucht man dann doch zu eiern ...
(Krankenschwester, Stationsschwester 38 Jahre)
Manchmal wissen wir ja auch nicht, wenn es gerade so jüngere Frauen sind oder so. Manchmal hat man dann auch irgendwie Angst, dass man was Verkehrtes sagt. Wir wissen, wir sind ja in dieser Hinsicht überhaupt nicht bissel geschult.
(Krankenschwester, 54 Jahre)

Bei den Ärzten gehen die Meinungen über die Offenheit gegenüber dem Patienten weit auseinander: Sie reichen von *"Ich bin der Meinung, dass der Patient das Recht hat zu wissen, was los ist"* (Internist) bis *"Ich möchte es auch nicht wissen"* (Internist). In der Regel wägen die Ärzte bei der Information des Patienten ab, was sie ihm zumuten können bzw. sie bemühen sich, ihm nicht alle Hoffnung zu nehmen.[31]

---

31 Diesen Standpunkt vertritt auch die Bundesärztekammer, wenn Sie in ihren Richtlinien formuliert: "Die Unterrichtung des Sterbenden über seinen Zustand und mögliche Maßnahmen muss wahrheitsgemäß sein, sie soll sich aber an der Situation des Sterbenden orientieren und vorhandenen Ängsten Rechnung tragen." Grundsätze der Bundesärztekammer zur ärztlichen Sterbebegleitung (2004)

Eine schonungslose Aufklärung, muss ich sagen, passiert aber auch nicht. Man muss immer gucken, wie weit will es der Patient hören und wissen, und nicht dass man ihn überrumpelt.
(Chirurg, Stationsarzt, 46 Jahre)
Relativ knallhart. Manche Leute wollen das nicht hören, das wird akzeptiert. Derjenige Arzt mit der stärksten Beziehung zum Patienten klärt auf. In der Regel am besten gleich zusammen mit Angehörigen. Doch auch da gibt es Unterschiede. Es gibt völlig panische Angehörige. Da muss man den Ablauf modifizieren.
(Onkologe, 44 Jahre)

Im Allgemeinen übernimmt der behandelnde Arzt bzw. der Stationsarzt die Information des Patienten. Ärzte, die Patienten prinzipiell aufklären, haben die Erfahrung gemacht, dass diese eine Information über ihre Prognose wünschen, und dann auch häufig wieder das Gespräch mit dem Arzt suchen, der die Information gegeben hat. Ihre Kollegen, die eine Aufklärung des sterbenden Patienten möglichst vermeiden, *glauben* in der Regel, dass der Patient das nicht möchte. In diesen Fällen sind die eher vagen Formulierungen der Ärzte auffällig.

Die Mehrzahl der befragten Ärzte gibt an, Patienten mit infauster Prognose prinzipiell aufzuklären: Ein Fünftel stimmt dieser Aussagen vollkommen zu, 55% mit geringen Einschränkungen. Lediglich 1% der Ärzte lehnt diese Aussage vollkommen ab. Ein Vergleich der Mittelwerte macht deutlich, dass Ärzte der Option den Vorzug geben, dem Patienten nur mitzuteilen, was er wissen möchte bzw. was man ihm mitteilen kann, ohne ihn zu verängstigen. Dagegen lehnen sie es eher ab, dem Patienten möglichst keine Informationen zu geben.

Tabelle 13: Aufklärung des Patienten
Antwortmodell: 1 – Stimme vollkommen zu … 6 – stimme überhaupt nicht zu

	Mittelwert
Ich sage dem sterbenden Patienten nur soviel, wie er selbst wissen will. (n = 347)	2,36
Ich kläre sterbende Patienten möglichst in jedem Fall über ihre Prognose auf. (n = 346)	2,65
Ich gebe dem Patienten nur soviel Aufklärung, dass er nicht verängstigt ist. (n = 346)	2,89
Ich halte die Wahrheit möglichst lange zurück, um dem Sterbenden die letzten Tage angenehmer zu gestalten. (n = 346)	4,48
Ich kläre sterbende Patienten möglichst nie über ihre Prognose auf, um ihnen die Hoffnung zu erhalten. (n = 346)	5,21

© *ZAROF* e.V. in Kooperation mit SOWIAN – J.Kaluza, sozialwissenschaftliche Analysen; 2000

Jeweils etwa die Hälfte der Befragten klärt die Patienten möglichst immer bzw. sehr zurückhaltend auf, um sie nicht zu verängstigen. Immerhin zwei Drittel stimmen der Aussage zu, dass sie dem Patienten nur soviel mitteilen, wie er wissen möchte. Diese Aussagen korrelieren negativ miteinander: Ärzte, die ihre Patienten möglichst immer aufklären, lehnen eine Einschränkung der Information überdurchschnittlich häufig ab. Das heißt, Mediziner die ihre Patienten über ihre Prognose möglichst immer informieren, sind bestrebt das auch weitgehend umfassend zu machen. Wer aber seine Patienten nur soweit aufklärt, wie der das möchte, tut das erklärtermaßen, um sie nicht zu verängstigen. Und wer seine Patienten nicht verängstigen möchte, neigt auch häufiger dazu, sie möglichst gar nicht aufzuklären.

Für einen Arzt ist es zweifellos ein Balanceakt zu entscheiden, wie viel er einem Patienten zumuten kann, um ihn mit der Diagnose nicht in Angst und Schrecken zu versetzen und ihm jeglichen Lebensmut zu nehmen. Dazu ist großes psychologisches Geschick erforderlich, über das Ärzte nicht immer verfügen dürften[32]. Doch in Anbetracht der Tatsache, dass ein Teil der Ärzte selbst über eine infauste Prognose nicht informiert werden möchte, scheint das Argument, den Patienten nur zu seinem Schutz nicht aufzuklären, eher vorgeschoben. Es drängt sich der Eindruck auf, dass die Zurückhaltung bei der Aufklärung der Patienten weniger dem Schutz des Patienten als vielmehr dem des Arztes dient. Die Auffassung, dem Patienten möglichst nur soviel mitzuteilen, wie er wissen möchte, wird auf Inneren und Chirurgischen Stationen besonders häufig vertreten, und es handelt sich dabei vor allem um Intensivmediziner/Anästhesisten, Gynäkologen und Chirurgen.

Wenn Ärzte dieses Antwortverhalten zeigen, dann schreiben sie ihrem Krankenhaus auch keine guten Bedingungen für die Sterbebegleitung (Faktor 2) zu. Das heißt, in diesen Häusern ist die Begleitung sterbender Patienten eher kein fester Bestandteil der Arbeit und wird von Kollegen auch nur wenig anerkannt. Es besteht somit auch keine wirkliche "Verpflichtung" für eine gute Sterbebegleitung und sich der eher unangenehmen Aufgabe wirklich zu stellen, den Patienten über seine infauste Prognose zu informieren.

Die Praxis, Patienten möglichst immer über ihre infauste Prognose aufzuklären, ist dagegen ein Zeichen für einen hohen Stellenwert der Sterbebegleitung (Faktor 1). In diesem Fall bevorzugen die Ärzte es auch, Patienten und Angehörige gemeinsam über die infauste Prognose zu informieren. Im Allgemeinen befürworten Ärzte die gemeinsame Aufklärung von Patienten und Angehörigen, wobei die Mehrzahl angibt, den Angehörigen nur in das Gespräch einzubeziehen, wenn der Patient das möchte. Ärzte, die Patienten nur zurückhaltend aufklären, um sie nicht zu verängstigen, stimmen mit 28% überdurchschnittlich der Aussage zu, sie würden

---

32 Vgl. Abschnitt 2.6

lieber die Angehörigen aufklären. Gut ein Drittel dieser Ärzte richtet sich dabei ausdrücklich nicht nach den Wünschen des Patienten.

Abbildung 8: Aufklärung von Patienten und Angehörigen (Angaben der Ärzte)

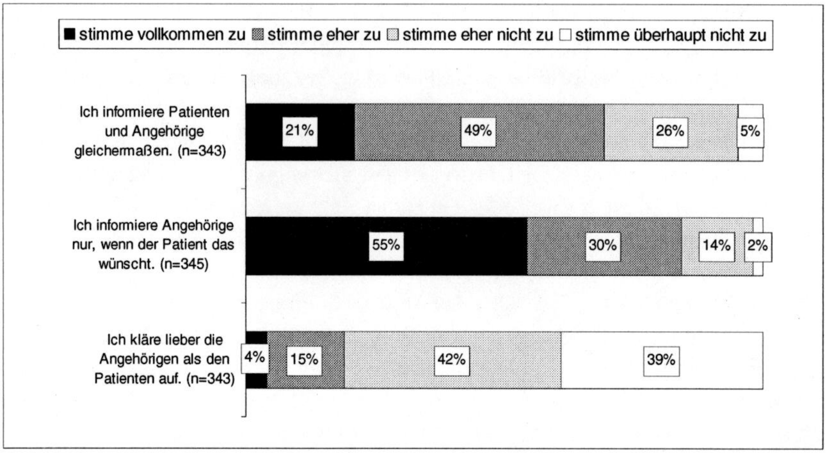

© *ZAROF* e.V. in Kooperation mit SOWIAN – J.Kaluza, sozialwissenschaftliche Analysen; 2000

Fast ein Fünftel der befragten Mediziner vermeidet es, die Patienten aufzuklären. Damit beschränken sie nicht nur das Selbstbestimmungsrecht des Patienten, sie nehmen ihm auch die Möglichkeit, seine letzten Angelegenheiten selbst zu regeln. Neben der Unsicherheit der Ärzte, spielt hier wohl auch der althergebrachte ärztliche Paternalismus dem Patienten gegenüber eine Rolle.

Aber es wird häufig so immer wieder gehandhabt, dass Ärzte wie auch Schwestern glauben zu wissen, was gut ist für ihn, und sie machen dann schon das alles richtig. Der Patient wird nicht gefragt.
(PDL, 38 Jahre)

Das kann auch dazu führen, dass Patientenwille und Entscheidung der Betreuungspersonen (Arzt/Pflegende) in Konflikt geraten. Im Pflegebereich stellt die Verweigerung von Pflegemaßnahmen einen solchen Grenzfall dar, in dem die Pflegekraft zwischen den Anforderungen der eigenen Profession und der Autonomie des Patienten entscheiden muss. Vier Fünftel der Pflegenden akzeptieren Pflegeverweigerungen, die Hälfte davon allerdings nur mit Einschränkungen. Das bedeutet, dass nicht mehr als 40 % des befragten Pflegepersonals ohne Wenn und Aber eine Verweigerung von Pflegemaßnahmen akzeptieren. Unter den Pflegedienstleiterinnen sind immerhin 46 % der Meinung, dass die Krankenschwestern eine

Pflegeverweigerung einschränkungslos akzeptieren. Zweifellos spielen bei dieser Handlungsweise auch rechtliche Fragen eine Rolle; der Vorwurf der Vernachlässigung in der Pflege ist schnell erhoben. Im Interview sagte eine Pflegedienstleiterin, dass zwar in einem solchen Fall immer konkret geprüft werden müsse, was toleriert werden kann, aber in der Krankenpflege gäbe *"es eben immer noch Rituale"*.[33]

Ich denke, in den meisten (Fällen) wird dann, werden dann alle Maßnahmen noch gemacht.

(PDL, 52 Jahre)

Auf der anderen Seite (so diese PDL) würden Krankenschwestern vor allem in der Intensivmedizin fragen, warum bestimmte Maßnahmen am Patienten noch durchgeführt werden. Die Ablehnung lebensverlängernder Maßnahmen ist unter dem Pflegepersonal einhelliger als in anderen Berufsgruppen im Gesundheitswesen.[33] 78 % der Pflegenden sind absolut bzw. mit leichten Einschränkungen der Auffassung, es würden zu viele lebenserhaltende Maßnahmen durchgeführt, ohne Einschränkungen sagen das 26 %. Ärzte und Ärztliche Direktoren äußern diese Meinung nur zu 52 % bzw. 58%, davon jeweils jeder Zehnte ohne Einschränkungen.

Dann hat man selbst manchmal als Schwester diesen Gewissenskonflikt und sagt, 'Mann, was mit manchen alten Leuten noch an Großeingriffen gemacht wird.' Dort hat man manchmal schon seine Probleme.

(Krankenschwester, Stationsschwester, 36 Jahre)

Wir konnten feststellen, dass die Angst vor einer Lebenserhaltung um jeden Preis ein Grund sein kann, sich gegen das Krankenhaus als möglichen Sterbeort auszusprechen. In der Öffentlichkeit dürfte der Vorwurf, Patienten nicht sterben zu lassen, der Hauptgrund für den eher schlechten Ruf sein, den die Krankenhäuser in diesem Zusammenhang genießen.[34] Wohl vor allem auch aus diesem Grund sind in den letzten Jahren Patientenverfügungen und Vorsorgevollmachten immer mehr in den Mittelpunkt der Diskussion gerückt.

Im Jahr 2000, zur Zeit der ersten Befragungsphase, waren Patientenverfügungen in den sächsischen Krankenhäusern noch die absolute Ausnahme. Drei Jahre später war das schon deutlich anders. Lediglich ein Fünftel der befragten Mediziner hatte noch keine Erfahrung mit solchen Dokumenten. 70% der Ärzte war in den letzten zwölf Monaten von Patienten bis zu zehnmal eine Verfügung vorgelegt worden. Mit Vorsorgevollmachten waren 56% der Ärzte bis zu zehnmal konfrontiert

---

33 Vgl. SPUCK, W. (2003), S. 30.
34 Vgl. LAU, E. (1975), vgl. auch Fußnote 14.

worden. Und nach Meinung der Ärzte nimmt die Zahl der Verfügungen und Vollmachten zu. Inwieweit Ärzte diese Verfügungen auch akzeptieren und den Willen des Patienten respektieren, darüber gehen die Meinungen weit auseinander. WETTRECK zitiert einen Chefarzt der Inneren Medizin mit den Worten: *"Sie werden einen Arzt nicht zwingen können, die Beatmung abzustellen. Sie können doch den Arzt nicht zum Handlanger des Patienten machen".*[35]

In unserer Stichprobe überwiegt die Auffassung der Ärzteschaft, dass Verfügungen und Vollmachten hilfreich sein können, eine Ablehnung ist die Ausnahme. Probleme werden vor allem hinsichtlich der Aktualität und der Konkretheit der Verfügungen geäußert. Zudem bestehe auch nicht wirklich Rechtssicherheit. Zumal Verfügungen nicht selten, wie ein Arzt meint, erst dann gefunden würden, wenn eine Therapie bereits eingeleitet wurde.

Wir wissen aber alle, dass das Patiententestament uns rechtlich überhaupt keine Berechtigung gibt. Dass wir nach wie vor unserer Sorgfalts- und Obhutspflicht nachkommen müssen und die volle Therapie erst einmal machen ..."
(Anästhesist, Oberarzt, 51 Jahre)

Nimmt man nur die absoluten Zustimmungen und Ablehnungen, dann ergibt sich hinsichtlich der Einstellung von Krankenhausärzten zu Patientenverfügungen und Vorsorgevollmachten folgendes Bild:

Tabelle 14: Einstellung zu Patientenverfügungen und Vorsorgevollmachten.
    Frage: Bitte bewerten Sie folgende Haltungen.
    Antwortmodell: 1 – stimme vollkommen zu ... 6 – stimme überhaupt nicht zu

	Ärzte		Ärztliche Direktoren	
	Zustimmung	Ablehnung	Zustimmung	Ablehnung
Patientenverfügungen und Vorsorgevollmachten sind in Grenzsituation hilfreich für eine ärztliche Entscheidung	66%	1%	85%	0%
Patientenverfügungen und Vorsorgevollmachten erschweren ärztliches Handeln, weil notwendige Therapien dadurch behindern werden können	4%	49%	4%	69%
Ärzte sollten Ihren Patienten empfehlen, Patientenverfügungen und Vorsorgevollmachten aufzusetzen	54%	5%	62%	0%

© *ZAROF* e.V. in Kooperation mit SOWIAN – J.Kaluza, sozialwissenschaftliche Analysen; 2000

Schon die extremen Antwortpositionen machen deutlich, dass die Mehrzahl der Mediziner diese Patiententestamente (Verfügungen und Vollmachten) begrüßt; die Ärztlichen Direktoren noch stärker als die Ärzte. Die Verfügungen werden vor allem als Entscheidungshilfe für und wider einen Therapieverzicht bei einem infausten Krankheitsverlauf genutzt. Für die Hälfte der Befragten haben Patientenverfügungen einen sehr großen Einfluss auf diese Entscheidung, ein weiteres Drittel schreibt ihnen einen eher großen Einfluss zu. Eine größere Bedeutung für die Entscheidung des Arztes, auf eine Therapie zu verzichten (nicht sie abzubrechen) hat nur der aktuelle Wunsch des Patienten. Eher unwichtig ist in diesem Zusammenhang der Wunsch der Angehörigen. Jeder zehnte Arzt schreibt dem Wunsch immer zu helfen sehr große Bedeutung zu. Immerhin gut die Hälfte von ihnen stimmt diesem Item zu, wenn auch meist mit größeren Einschränkungen.

Abbildung 9: Gründe für einen Therapieverzicht
           Antwortmodell: 1 – sehr großer Einfluss … 6 – gar kein Einfluss

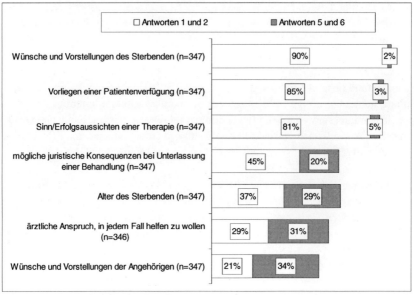

© *ZAROF* e.V. in Kooperation mit SOWIAN – J.Kaluza, sozialwissenschaftliche Analysen; 2000

35   WETTRECK (1999), S. 125

Die Gründe für den Therapieverzicht sind in der Ärzteschaft relativ homogen und strukturieren die Stichprobe insgesamt nur wenig.

- Der *Wunsch des Patienten* ist vor allem für solche Befragte von Bedeutung, die die *Gewissensfrage* mit "ja" beantwortet haben.
- Mit zunehmendem Alter des Befragten verliert der *Wunsch der Angehörigen* als Entscheidungshilfe an Bedeutung. Größeres Gewicht hat dieser aber tendenziell bei Befragten, die in der Sterbebegleitung eher unsicher sind, und solchen, die sich bei dieser Aufgabe allein gelassen fühlen.
- Bei den Entscheidungen dieser Mediziner spielt auch das *Alter des Patienten* eine größere Rolle. Das ist auch bei jenen der Fall, denen es schwerer fällt, mit Sterbenden zu kommunizieren. Der Einfluss des Alters des Patienten nimmt mit zunehmendem Alter des Befragten ab.
- Mögliche *juristische Konsequenzen* spielen eine größere Rolle bei Ärzten, die bei der Begleitung sterbender Patienten eher hilflos sind bzw. die sich allein gelassen fühlen. Auch Ärzte, die selbst seltener Sterbende begleiten, lassen sich stärker von rechtlichen Fragen beeinflussen als andere.
- Mediziner, bei denen der *Wunsch immer zu helfen* einen großen Einfluss auf den Therapieverzicht hat, berichten tendenziell von einer größeren Belastung durch die Sterbebegleitung.

Abschließend noch einige Ausführungen zu einem Thema, dass eigentlich nicht Gegenstand unserer Studie war: die *Sterbehilfe*. In der zweiten Untersuchungsphase haben wir einige Indikatoren zur Sterbehilfe aufgenommen.

In den Interviews mit den Pflegekräften erfuhren wir, dass diese hin und wieder mit dem Wunsch nach Sterbehilfe konfrontiert werden. Die meisten Pflegekräfte lehnen aktive Sterbehilfe ab, aus Prinzip oder aus rechtlichen Gründen.

Wenn man sich das so richtig überlegt, ist es ja sicher keine schlechte Sache. Wenn man manchmal dann sieht, wie die Patienten dahinsiechen, wär das schon angebracht. Aber wer soll, wer soll mit diesem Gewissen dann leben. Das ist irgendwie 'ne komische Situation: Also ich könnte es nicht, obwohl ich es nicht ganz verneine. So muss ich es sagen.
(Krankenschwester, 54 Jahre)

Die Mehrzahl der Befragten wertet den diesbezüglichen Wunsch von Patienten als Ausdruck von Einsamkeit und Bitte um Zuwendung.

Nur ein kleiner Teil der Mediziner (4 %) wird oft mit dem Wunsch nach aktiver Sterbehilfe konfrontiert, 68 % geben an, das dies manchmal vorkommt. Eine offene Frage zu Gründen für und Reaktionen auf diesen Wunsch wurde von 204 Ärzten, also 59 %, beantwortet. Die hohe Antwortquote spricht für das Interesse der Befragten an diesem Thema. Der Klammerausdruck in der Klammer gibt den prozentualen Anteil an den Antworten der offenen Frage an.

Schmerzen/Leiden (86%)
- starke Schmerzen und Angst vor Schmerzen; Patient will nicht mehr leiden

psychische Faktoren (47%)
- Depression; Angst

Bewahrung der Würde (15%)
- eingeschränkte Lebensqualität; Hilflosigkeit

Krankheitsverlauf/Prognose (14%)
- Patient hat sich mit seiner Krankheit abgefunden; Wunsch nach Leidensverkürzung

Patient möchte anderen nicht zur Last fallen (11%)

Lebensumstände (5%)
- Einsamkeit; eine Betreuung zu Hause ist nicht möglich

Ein Fünftel der Antwortenden lehnt den Wunsch nach aktiver Sterbehilfe kategorisch ab und begründen das mit den in Deutschland gültigen Gesetzen. Wobei zumindest in einem (!) Fall auch Bedauern über die gesetzlichen Beschränkungen anklingt. In der Mehrzahl der Meinungsäußerungen wird aber, ebenso wie in den Interviews, die Ablehnung eines solchen Ansinnens unterstrichen.

Aber die Beendigung des Lebens ist nicht meine Aufgabe.
(Internist, Stationsarzt 34 Jahre)
Dann sage ich immer, dass ich Arzt bin und dass ich dazu da bin, die Leute eigentlich am Leben zu erhalten. Ich sage, 'Sie können mit mir soweit gehen, dass wir nichts mehr machen, was die Situation verlängert. Aber ich sage, ich bitte Sie zu akzeptieren, dass ich nicht dazu da bin, Ihr Leben zu beenden'. Und das wird eigentlich akzeptiert.
(Chirurg, 38 Jahre)

Einige Ärzte berichten, dass sie hilflos reagieren und versuchen, den Patienten abzulenken, indem sie *"Lichtblicke für den verbleibenden Lebenszeitraum aufzeigen"*. Die Mehrzahl versucht aber die Ursachen des Wunsches nach Sterbehilfe zu beseitigen: Vor allen Dingen bemühen sie sich, die Schmerztherapie für den Patienten zu optimieren. Darüber hinaus versuchen sie, den sterbenden Patienten mehr Zuwendung zu geben. Eine große Rolle spielt dabei für die Ärzte auch, die Angehörigen des Sterbenden stärker in die Sterbebegleitung einzubinden.

2.6 Belastungssituationen

Manche Tage ist das wirklich schlimm. Da geht man hier die Treppen runter und denkt, morgen früh kommst du nicht hierher.
(Krankenschwester, Stationsschwester 43 Jahre)
Am Anfang habe ich den Tod eines Patienten immer als Niederlage empfunden. Jetzt schreckt mich das nicht mehr."
(Onkologe, 44 Jahre)

HERSCHBACH konstatiert Probleme im Umgang mit Patienten als die stärksten Belastung, denen Ärzte im Krankenhaus ausgesetzt sind: Zu diesen Problemen gehören "die eigene Betroffenheit über den Krankheitsverlauf von Patienten, Aufklärungssituationen, Tod und Sterben und damit verbundene Selbstzweifel und Verunsicherungen über die ärztlichen Möglichkeiten".[36] HOH stellt bei ihrer Studie zum Umgang mit Sterben und Tod beim Pflegepersonal im Krankenhaus vor allem Hilflosigkeit, Probleme in der Kommunikation mit Patienten und Angehörigen und den Umgang mit dem sterbenden Patienten als Belastungen fest. Die Pflegenden haben Angst davor, mit dem Patienten allein zu sein, schildern aber interessanterweise Gespräche mit Angehörigen nach dem Versterben des Patienten als belastender als solche mit dem sterbenden Patienten. Ähnliches konnte in unserer Studie festgestellt werden: In Interviews wurde über eine regelrechte Flucht der Krankenschwestern vor den Angehörigen verstorbener Patienten berichtet, über die Unfähigkeit, ihnen offen entgegenzutreten und mit ihnen zu kommunizieren.

Um bisherige Befunde zur Belastungssituation im Zusammenhang mit Sterbenden zu vertiefen, haben wir Belastungsindikatoren aufgestellt, die für das Geschehen im Sterbeprozess typisch sind (Abbildung 10).

Die große Mehrzahl der Ärztlichen Direktoren schätzt ein, dass die Ärzte ihres Krankenhauses die psychischen Belastungen durch die Sterbebegleitung *überwiegend gut* bewältigen. Auch 72% der Pflegedienstleiterinnen beurteilen das Pflegepersonal in dieser Weise. Abbildung 10 zeigt, dass die beiden Professionen gleichermaßen belastet sind, wobei die Ärzte im Allgemeinen eine tendenziell geringere Belastung durch die Sterbebegleitung angeben. Die Rangfolge der ausgewählten Belastungssituationen ist aber bei Ärzten und Pflegepersonal die gleiche: Das Sterben von Patienten belastet am stärksten, wohingegen sich Mediziner und Krankenschwestern bei der Sterbebegleitung eher nicht allein gelassen fühlen. Die größten Unterschiede in der Selbsteinschätzung bestehen hinsichtlich der Items *Hilflosigkeit* und *Sprachlosigkeit*. Ein Drittel der Pflegenden fühlt sich in Gegenwart eines Sterbenden hilflos, unter den Ärzten betrifft das knapp ein

---

36   Vgl. BADURA, B./FEUERSTEIN, G./SCHOTT, TH. /Hrsg. (1993), S. 128.

Viertel der Befragten. Und *Angst, nicht die richtigen Worte zu finden* empfinden 60% der Pflegekräfte und "nur" 33% der Ärzte. Es überrascht, dass sich Ärzte in der Mehrzahl als recht sicher in der Kommunikation mit sterbenden Patienten einschätzen, denn sie wünschen sich Weiterbildungsveranstaltungen vor allem zu Fragen der Gesprächsführung mit Patienten und Angehörigen und meinen auch, dass dieses Thema viel zu wenig behandelt wird.[37]

Abbildung 10: Belastungsanzeigen des Pflegepersonals und der Ärzte im Krankenhaus beim Umgang mit Sterbenden
nur Antworten 1 und 2
Antwortmodell: 1 – trifft vollkommen zu, 2 – trifft eher zu, 3 – trifft eher nicht zu, 4 – trifft gar nicht zu

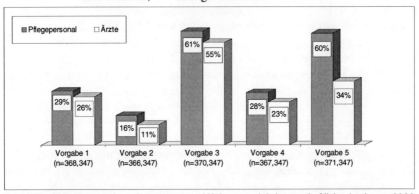

© *ZAROF* e.V. in Kooperation mit SOWIAN – J.Kaluza, sozialwissenschaftliche Analysen; 2000
Vorgabe:
(1) Ich fühle mich unsicher, wenn ich mit Sterbenden zu tun habe.
(2) Ich fühle mich stets allein gelassen, wenn ich Sterbende betreue.
(3) Es belastet mich stark, wenn Patienten sterben.
(4) In Gegenwart eines im Sterben liegenden Patienten fühle ich mich hilflos.
(5) Ich habe oft Angst, nicht die "richtigen Worte" bei einem sterbenden Patienten zu finden.

Sowohl bei den Ärzten als auch bei den Pflegenden zeigt sich, dass die allgemeinen Belastungsanzeigen der Befragten von den Bedingungen in den Krankenhäusern abhängig sind. Wird der Stellenwert der Sterbebegleitung im eigenen Haus als hoch bewertet, dann fühlen sich die Pflegekräfte signifikant weniger unsicher und allein gelassen. Ärzte äußern in diesem Fall, sie seien weniger sprachlos, unsicher und fühlten sich auch in geringerem Maße allein gelassen. Die geringste Belastung durch den Tod eines Patienten wird von Ärzten berichtet, die in Be-

---

37   Vgl. auch Abschnitt 2.2.9.

reichen mit der größten Zahl an Sterbefällen beschäftigt sind: aus der Intensivmedizin und Inneren Medizin, aber auch aus der Onkologie. Die Beschäftigten
von Stationen der Inneren und Intensivmedizin bescheinigen ihren Bereich eher
schlechte Bedingungen für die Begleitung Sterbender.

Bei den Pflegekräften lässt sich eine starke Altersabhängigkeit im Antwortverhalten feststellen. Die jüngeren Befragten bis 35 Jahre stimmen fast allen Items
am stärksten zu, die Unterschiede zu den älteren Krankenschwestern sind hochsignifikant. Die einzige Ausnahme bildet das Item *Belastung, wenn ein Patient
verstirbt*, dem die höchste Altersgruppe (über 46 Jahre) noch weit deutlicher zustimmt. Diese Gruppe fühlt sich aber andererseits am wenigsten unsicher. Von der
Belastung abgesehen, schreibt sich die mittlere Altersgruppe der 36- bis 45-Jährigen
die geringsten Probleme bei der Sterbebegleitung zu.

Bei den Ärzten lässt sich ein Zusammenhang zum Alter der Befragten nicht
feststellen, hier wird das Antwortverhalten eher von der Berufserfahrung bestimmt.
Unerfahrenere Ärzte nennen die größten Kommunikationsprobleme, die Ärzte mit
bis zu zehn Berufsjahren unterscheiden sich in dieser Frage höchst signifikant von
ihren älteren Kollegen. Besonders Berufseinsteiger (Berufsalter bis zu fünf Jahre)
schätzen sich selbst in stärkerem Maße als unsicher ein. Überraschenderweise
fühlen sich die eher unerfahreneren Ärzte beim Sterben eines Patienten aber
weniger belastet; die *stärkste Belastung* wird dagegen von den Medizinern mit
mehr als zwanzig Jahren Berufserfahrung angegeben.

Die *stärkere Belastung* der berufserfahrenen Ärzte ist mit den vorliegenden
Daten schwer zu erklären. Beim Pflegepersonal lässt sich jedoch ein ähnlicher
Zusammenhang beobachten: Dort sind es die älteren Krankenschwestern, die sich
am stärksten belastet fühlen. Das lässt den Schluss zu, dass mit zunehmendem
Lebensalter bzw. mit zunehmender Berufserfahrung nicht einfach davon ausgegangen werden kann, dass damit auch die psychische Belastung, die beim Sterben eines Patienten entsteht, besser verarbeitet wird. Die in Interviews geäußerte
Auffassung, dass wohl vor allem jüngere, unerfahrene Ärzte und Pflegende durch
die Aufgabe der Sterbebegleitung besonders belastet sind, entspricht so offenbar
nicht der Realität. Möglicherweise werden die Probleme mit zunehmender Erfahrung nach Außen hin nur besser "überspielt".

Ein Gefühl hat man da eigentlich gar nicht, das ist nur schlimm alles.
(Internist, Oberarzt, 62 Jahre)
Also, vielleicht, man lässt's nicht an sich ran oder man stumpft etwas ab ...
(Internist, Oberarzt, 39 Jahre)
Man wird immer dünnhäutiger statt dickfelliger eigentlich, würde ich sagen.
(Krankenschwester, 46 Jahre)

Wenn ein Patient verstirbt, dann haben Ärzte vor allem Mitgefühl (Abbildung 11). Das macht auch ein Mittelwertvergleich der Antworten auf eine Frage zu den Gefühlen beim Versterben eines Patienten deutlich. Von Ekelgefühlen sind die Ärzte dabei am wenigsten betroffen, auch wenn Befragte im Interview darauf hinwiesen, *"dass Sterben an sich nicht schön aussieht"*.

Abbildung 11: Auftretende Gefühle beim Versterben von Patienten
(Angaben der Krankenhausärzte, nur Antworten 4 bis 6 zusammen)
Antwortmodell: 1 – spielt gar keine Rolle ... 6 – spielt eine große Rolle

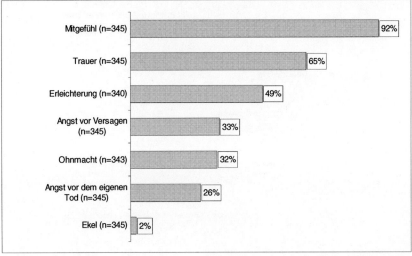

© *ZAROF* e.V. in Kooperation mit SOWIAN – J.Kaluza, sozialwissenschaftliche Analysen; 2003

Auch hier unterscheiden sich die Berufseinsteiger (bis 5 Jahre Berufserfahrungen) von den älteren Ärzten: Sie äußern in überdurchschnittlichem Maße Angst, bei der Betreuung Sterbender zu versagen (Mittelwert: 3,78). Hinsichtlich anderer Gefühle zeigen sie ein durchschnittliches Antwortverhalten. Die größere Unsicherheit der Berufeinsteiger, d.h., ihre Angst vor Versagen ist offensichtlich auf ihre geringere Berufserfahrung zurückzuführen.

Die stärkste Belastung äußern Ärzte generell aufgrund der besonderen medizinischen und kommunikativen Anforderungen, die sie bei der Begleitung Sterbender meistern müssen und aufgrund ihres Zeitbudgets. Dabei erweist sich das begrenzte Zeitbudget auch in diesem Zusammenhang als das Hauptproblem für die Ärzte. Mediziner fühlen sie sich am stärksten belastet, weil sie nicht genügend Zeit für sterbende Patienten haben (Abbildung 12). Deutlich geringere

Belastung äußern sie infolge Problemen bei der Kommunikation und Kooperation mit anderen (z.B. Hausärzten) oder durch eigene Wissensdefizite.

Abbildung 12: Belastung der Ärzte durch ausgewählte Situationen in der Sterbebegleitung
Antwortmodell für *"Situation trifft zu"*: 1 – trifft vollkommen zu … 6 – trifft überhaupt nicht zu
Antwortmodell für *"Belastung vorhanden"*: 1 – das belastet mich überhaupt nicht … 6 – das belastet mich sehr stark, 7 – das trifft nicht zu

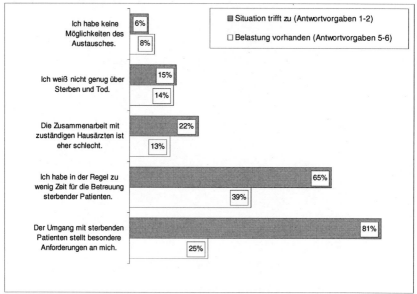

© *ZAROF* e.V. in Kooperation mit SOWIAN – J.Kaluza, sozialwissenschaftliche Analysen; 2000

Es besteht kein Zusammenhang zwischen der Einschätzung, dass insgesamt zu wenig Zeit für die Begleitung Sterbender zur Verfügung steht und der Einschätzung der Belastung durch diese Situation. Auch wenn ein Befragter vollkommen einschätzt, es sei zu wenig Zeit für die Begleitung Sterbender, dann heißt das nicht, dass er sich auch stärker deswegen belastet fühlt. So klagen jüngere Ärzte stärker als ihre Kollegen über das geringe Zeitbudget, äußern aber keine größere Belastung.

Ein deutlich anderes Bild ergibt sich mit Blick auf die Kenntnisse der Befragten. Eine größere Belastung durch ein geringes Zeitbudget konstatieren auch die Ärzte, die einschätzen, dass sie zu wenig über Sterbebegleitung wissen und insbesondere diejenigen, die sich durch diese Situation stärker belastet fühlen. Damit korrespondiert auch die Tatsache, dass Mediziner über eine geringere zeitliche Belastung klagen, wenn sie einschätzen, dass das Weiterbildungs- und Betreuungsangebot zu Fragen der Sterbebegleitung ausreichend ist.

2.7 Aus- und Weiterbildung – Rahmenbedingungen und Bedarf

In der Literatur zur Sterbebegleitung wird immer wieder darauf hingewiesen, welche Bedeutung in diesem Zusammenhang die Aus- und Weiterbildung der Betreuungspersonen (Ärzte und Pflegende) hat.[38] In unserer Untersuchung bestätigt sich das. So schätzen zum Beispiel die Pflegedienstleiterinnen ein, dass das Pflegepersonal die Belastungen der Sterbebegleitung psychisch gut bewältigt, wenn es an Weiterbildungsveranstaltungen zum Thema Sterben und Tod teilnimmt. Zudem werden auch die Ärzte nach dem Urteil der Ärztlichen Direktoren den Anforderungen in der Betreuung Sterbender besser gerecht, wenn sie entsprechende Fort- und Weiterbildungsangebote nutzen. Es ist also zu fragen, ob die Effekte von Weiterbildungsmaßnahmen, die von PDL und Ärztlichem Direktor gesehen werden, bei den Akteuren in der Sterbebegleitung, den Ärzten und Pflegenden, ebenfalls nachzuweisen sind.

Generell stellen sowohl Ärzte als auch Pflegekräfte fest, dass ihnen Wissen fehlt, um Sterbende adäquat betreuen und begleiten zu können. In den Interviews fällt auf, dass Pflegende kaum diesbezügliche Themen in ihrer Ausbildung benennen können, selbst Berufsanfänger oder Schüler erinnern sich nur vage an entsprechende Ausbildungsabschnitte. Jüngere wie ältere Probanden schätzen ein, dass in der Ausbildung Sterben vornehmlich unter medizinischen Aspekten behandelt worden ist, von Sterbebegleitung sei eher nicht die Rede gewesen.

Also in der Theorie sicher, in der Praxis nicht.
(Krankenschwester, 36 Jahre)
Ich glaube, das war überhaupt nicht Gegenstand. (…) Wie so vieles nicht.
(Internist, Oberarzt, 39 Jahre)

Dabei wird grundsätzlich als Problem angesehen, dass Sterbebegleitung schwer als "Trockenübung" zu erlernen ist. Das Fazit lautet jedoch bei der absoluten Mehrzahl der Befragten, durch die Ausbildung nicht ausreichend auf diese Aufgabe vorbereitet worden zu sein.

---

38 Vgl. Sterben und Sterbebegleitung (1996); STUDENT, J.-CHR. (1991); SCHOBER, CHR. (1997), HOH, R. (2002)

Qualifizierungsangebote zu Fragen von Sterben und Tod, das kann grundlegend festgestellt werden, beeinflussen das Antwortverhalten der Pflegenden: Die Einschätzung der PDL hinsichtlich der Effekte von Weiterbildung kann also generell bestätigt werden. Veranstaltungen zur Fort- und Weiterbildung sind die häufigsten Angebote für Pflegende in den befragten Krankenhäusern: 56 % der Pflegenden geben an, in ihrer Einrichtung gäbe es solche Angebote. Supervisionen finden nach Aussage von 6 % statt und von Gesprächskreisen berichten 14 % der Befragten. Nach Aussagen der Pflegedienstleiterinnen finden Qualifizierungsveranstaltungen allerdings deutlich häufiger statt als das die Pflegenden angeben: So berichten 24 % der PDL von Gesprächskreisen, 10 % von Supervisionen und 79 % von Fort- und Weiterbildungen. Offensichtlich werden die Möglichkeiten zur Qualifikation und Betreuung, die von den Häusern geboten werden, vom Pflegepersonal nicht ausreichend angenommen, was Pflegedienstleiterinnen in Interviews auch beklagen.

Wie eine PDL ausführt, findet die Mehrzahl der Veranstaltungen zu Fragen von Sterben, Sterbebegleitung und Tod in der Freizeit der Beschäftigten statt und kann also fakultativ genutzt werden. Es ist u.E. aber eher unrealistisch zu erwarten, dass eine Pflegekraft, die zum Beispiel an drei Wochenenden im Monat arbeitet, am vierten Wochenende Weiterbildungsveranstaltungen besucht. Die Folge ist, dass auch stark belastete Pflegende, z.B. aus Bereichen mit zahlreichen Sterbefällen, kaum Qualifizierungsveranstaltungen zu diesem Thema wahrnehmen.

Im Übrigen ist kein Zusammenhang festzustellen zwischen der Fähigkeit der Pflegenden die psychischen Anforderungen der Sterbebegleitung zu bewältigen und der Häufigkeit oder Regelmäßigkeit von Veranstaltungen. Pflegedienstleiterinnen schätzen die psychische Bewältigung der Sterbebegleitung durch die Pflegekräfte nur dann als besser ein, wenn Gesprächskreise, Supervisionen und Weiterbildungsveranstaltungen Pflicht sind, die Pflegenden also daran teilnehmen müssen. Im Antwortverhalten der Pflegenden lassen sich aufgrund der geringen Belegungszahlen keine so deutlichen Zusammenhänge konstatieren. Man kann aber feststellen, dass Pflegekräfte weniger unsicher sind, wenn sie das Qualifizierungsangebot als ausreichend bezeichnen: So äußern sie in diesem Fall z.B. deutlich seltener, bei der Begleitung Sterbender nicht die richtigen Worte zu finden bzw. sich allein gelassen zu fühlen.

Die Urteile der Ärzte zu ihrer Ausbildung zeigen gleiche Tendenzen. Lediglich 7 % der befragten Mediziner fühlen sich durch ihr Studium sehr gut auf den beruflichen Umgang mit Sterben und Tod vorbereitet, weitere 18 % schätzen ihre Vorbereitung als gut ein. Ein Drittel bewertet die Ausbildung zu diesem Thema als schlecht und sehr schlecht. Darüber hinaus urteilen knapp zwei Fünftel, dass sie auch in der Gegenwart nicht genug über Sterben und Tod wüssten. Lediglich 21 % der Ärzte lehnen eine solche Einschätzung vollständig ab, vertreten also die Auffassung, genug über Sterben und Tod zu wissen.

Obwohl die überwiegende Mehrzahl der Krankenhausärzte (79 %) einschätzt, mehr oder weniger Defizite bezüglich des Wissens über Sterben und Tod zu haben, eine wirkliche Belastung stellt diese Situation nur für 28 % von ihnen dar. Selbst ein Drittel der Ärzte, die sehr stark und stark der Aussage zustimmen, sie hätten zu wenig Wissen zu Sterben und Tod, äußert, gar nicht oder eher nicht durch diese Defizite belastet zu sein. Dieser Widerspruch löst sich bei näherer Betrachtung auf. Vor allem berufsunerfahrenere Ärzte sehen ihr Wissen und ihre berufliche Vorbereitung hinsichtlich des Umgangs mit Sterben und Tod sehr kritisch. Mit Zunahme von Lebensalter und Berufserfahrung sinkt die Zustimmung zu den Aussagen über unzureichende berufliche Ausbildung und ungenügendes Wissen. Interessanterweise fühlen sich ältere und berufserfahrene Ärzte durch fehlendes Wissen über Sterben und Tod eher belastet. Das weist abermals darauf hin, dass zunehmende Berufserfahrung nicht unbedingt dazu führt, dass die besonderen Anforderungen, die die Begleitung Sterbender an die Ärzte stellen, leichter verarbeitet werden. An dieser Stelle sei noch einmal darauf hingewiesen, dass dieser Zusammenhang nur in Bezug auf das Berufsalter der Ärzte, nicht aber auf das Lebensalter besteht.

So gesehen kann es nicht überraschen, dass altersbedingte Unterschiede in Bezug auf Wünsche nach Qualifizierung nicht festzustellen sind; auch hinsichtlich der gewünschten Themen unterschieden sich die verschiedenen Altersgruppen nicht.

Tabelle 15: Qualifizierungsmaßnahmen zum Thema Sterben und Tod für Ärzte

	Angebot	Teilnahme
Gesprächskreise/Arbeitsgruppen/Qualitätszirkel	12%	15%
Supervision	10%	6%
Fort- und Weiterbildung	37%	35%
Ethikzirkel/Falldiskussion	23%	22%

© ZAROF e.V. in Kooperation mit SOWIAN – J.Kaluza, sozialwissenschaftliche Analysen; 2000

Die Tabelle 15 zeigt, dass es in einer Minderheit der Häuser Betreuungs- und Qualifizierungsangebote für Ärzte gibt. Am häufigsten sind noch Fort- und Weiterbildungen vertreten, die von gut einem Drittel der Häuser angeboten werden; Supervisionen oder auch Gesprächskreise zu Fragen von Sterben und Tod gibt es nur in einem Zehntel der befragten Einrichtungen. Eine Prüfung statistischer Zusammenhänge ergibt, dass ein Teil der Ärzte auch Angebote von außerhalb nutzt; 21 % bzw. 36 % der Teilnehmer an Gesprächskreisen bzw. Supervisionen nutzten ein externes Angebot. Bei Fort- und Weiterbildungen bzw. Ethikzirkeln sind 13 % bzw. 5 % Teilnehmer an Fremdveranstaltungen zu konstatieren. Interessant ist, dass lediglich zwei Fünftel der Ärzte die in ihrem Haus angebotene Supervision zum Thema Sterben und Tod nutzen und sich immerhin ein Drittel ein Angebot außerhalb sucht, anstatt das Angebot in der eigenen Einrichtung zu nutzen. Das deutet darauf hin, dass nicht nur Pflegende, sondern auch Ärzte eine Scheu vor Supervisionen im eigenen Haus haben.[39]

Nicht einmal ein Drittel (31 %) der befragten Mediziner hält das Angebot an Qualifizierungsmaßnahmen an der eigenen Einrichtung für ausreichend. Ebenso wie bei den Pflegenden lassen sich deutliche Unterschiede im Antwortverhalten feststellen. Ärzte, die das diesbezügliche Angebot als nicht ausreichend bezeichnen,

- sind unsicherer im Umgang mit Sterbenden und haben eher Angst vor Versagen,
- fühlen sie durch die Anforderungen bei der Sterbebegleitung stärker belastet,
- klagen in besonderem Maße über zu wenig Zeit,
- haben ein zu geringes Wissen zum Thema Sterben und
- schätzen die Bedingungen für die Sterbebegleitung eher schlecht ein.

Das Angebot an Qualifizierungsangeboten bezeichnen Mediziner dann häufiger als ausreichend, wenn sie die Bedingungen für die Sterbebegleitung als gut einschätzen. In diesem Fall wird auch die *Gewissensfrage* überdurchschnittlich oft mit "ja" beantwortet. Das verweist darauf, dass ein gutes Angebot an Qualifizierungs- und Betreuungsmaßnahmen nicht allein positive Wirkungen auf die Qualität der Sterbebegleitung hat, sondern auch ein Ausdruck für ein Klima ist, das die Begleitung sterbender Patienten als wichtige Aufgabe ansieht. Mit anderen Worten: Krankenhäuser mit guten Bedingungen für die Sterbebegleitung zeichnen sich auch dadurch aus, dass die Betreuer besser betreut werden.

Auf die Frage, welche Themen in der Weiterbildung besonders wichtig wären, antworteten 166 der 348 Ärzte. Die Antworten bezogen sich auf folgende Themen Mehrfachnennungen waren möglich:

· Gesprächsführung (63 Nennungen)
  Offenheit/Umgang mit Patienten – Angehörigen
  (Anästhesistin, Fragebogen 95)
  Gespräch auf Station mit Ärzten und Pflegepersonal über den konkreten Fall.
  (Chirurg, Fragebogen 145)
  Phasen des Sterbens/Vorwürfe von Angehörigen
  (Anästhesistin, Fragebogen 50)

---

39   In den Interviews äußerten Krankenschwestern, dass sie an einer Supervision nicht interessiert seien, da sie nicht wüssten, ob das Gesagte nicht den Vorgesetzten zugetragen werde. Zum anderen sahen sie es nicht als erstrebenswert an, sich in Anwesenheit von Kollegen so sehr zu öffnen.

Psychotherapie
(Internist, Fragebogen 53)

- Sterbebegleitung (45 Nennungen)
  Umgang mit Sterbenden
  (Internist, Fragebogen 14)
  Einbindung des Sterbenden in Familie und Umfeld
  (Anästhesist, Fragebogen 41)
  Betreuungs- und Argumentationskonzepte
  (Orthopädin, Fragebogen 112)
  Beispiele im Umgang mit Sterbenden (z.B. Patch Adams)
  (männlich, Fragebogen 123)

- Schmerztherapie/medizinische Fragen (34 Nennungen)
  Verlauf körperlicher/psychischer Zustand
  (Internist, Fragebogen 29)
  gerade fachliche Dinge – Schmerzbehandlung – Palliativmedizin
  (Gynäkologin, Fragebogen 34)
  differenzierte Abhandlungen der gesamten Problematik
  (Gynäkologe, Fragebogen 52)
  medikamentöse Symptomkontrolle
  (Internistin, Fragebogen 87)

- allgemeine ethische Fragen (29 Nennungen)
  Achtung vor dem Menschen
  (Chirurg, Fragebogen 4)
  Demut
  (Anästhesist, Fragebogen 12)
  ethische, religiöse Hintergründe
  (Internist, Fragebogen 24)
  humane Sterbebegleitung, ohne gegen Gesetz/Berufsethos zu verstoßen
  (Anästhesist, Fragebogen 75)

- Grenzsituationen (18 Nennungen)
  Intensivtherapie bei chronisch Schwerkranken/Multimorbidität
  (Anästhesist, Fragebogen 8)
  Mut zu Therapieabbruch
  (Internistin, Fragebogen 9)

Sterben und Tod insgesamt und lebenserhaltende Maßnahmen (z.B. PEG,
Infusionstherapie)
(Internist, Fragebogen 45)
Therapiebegrenzung bei infaustem Leiden
(Chirurg, Fragebogen 115)

· Weiterbildung allgemein (11 Nennungen)
  Gesprächskreise etc., Supervision, Fort- und Weiterbildung
  (Urologe, Fragebogen 33)
  alles
  (weiblich, Fragebogen 40)
  Austausch, eigene Verarbeitung
  (Internist, Fragebogen 105)

· juristische Fragen (9 Nennungen)
  rechtliche Aspekte
  (Urologe, Fragebogen 102)
  Patientenverfügung
  (Internistin, Fragebogen 84)
  Selbstbestimmung des Patienten
  (Internist, Fragebogen 151)

· Sonstiges (32 Nennungen)
  Sterben ist Teil des Lebens
  (Internist, Fragebogen 5)
  Leben nach dem Tode
  (männlich, Fragebogen 76)
  Sterbephasen, Sterberiten (multikulturell), Trauerbewältigung
  (Anästhesist, Fragebogen 96)

In die gleiche Richtung weisen auch die Aussagen der Ärzte über die Weiterbildungsthemen, die ihres Erachtens nicht ausreichend behandelt werden. Diese
Offene Frage wurde von 129 Befragten beantwortet (Mehrfachnennungen möglich), hinsichtlich der genannten Themen ergibt sich diese Rangfolge:
- Gesprächsführung (56 Nennungen)
- medizinische Fragen (26 Nennungen)
- ethische Fragen (23 Nennungen)
- Weiterbildung allgemein (19 Nennungen)
- juristische Fragen (12 Nennungen)
- Supervision (11 Nennungen)

- Kooperation bei der Sterbebegleitung (9 Nennungen)
- Sonstiges (20 Nennungen)

MUTHNY führte 1999 aus, dass sich in einer Studie die befragten Ärzte eine Fortbildung zu den Themen Sterben und Tod, Organspende, Trösten der Angehörigen, Gesprächsführung, Trauerprozess sowie zu Möglichkeiten der eigenen emotionalen Entlastung wünschten.[40] Das deckt sich fast völlig mit unseren Ergebnissen. Die von den Ärzten gewünschten Inhalte für die Weiterbildung erweisen sich als Reflex auf Anforderungen bei der Begleitung sterbender Patienten. Letztendlich erhoffen sie sich vor allem Unterstützung und Anleitung für die Kommunikation mit Patienten und Angehörigen, die Entscheidung in Grenzsituationen – vor allem auch bei der Abwägung juristischer Konsequenzen dieser Entscheidung, sowie der adäquaten medizinischen und palliativen Betreuung Sterbender. In diesen Bereichen vor allem konstatieren sie selbst Defizite.

---

40   Vgl. MUTHNY (1999), S. 174.

Abschnitt III
Sterbebegleitung in Pflegeheimen

Stationäre Pflegeeinrichtungen werden perspektivisch in noch größerem Umfang zu Sterbeorten werden. Mit Zunahme der Lebenserwartung ist bereits jetzt das Sterben zu einer Erscheinung des hohen Alters geworden. Mit den hohen Lebenserwartungen der Menschen wächst auch die Wahrscheinlichkeit von Pflegebedarf, der häufig in einer stationären Unterbringung gedeckt werden kann.[1] Unabhängig davon liegt es in der Natur des Versorgungsbausteins "Pflegeheim", dass deren Nutzer in der Regel mit der Heimübersiedlung ihre letzte Wohnstätte beziehen. Gerade im Heimbereich ist der plötzliche und unerwartete Tod – so wie er in früheren Epochen und Generationen geläufig war – einem erwartbaren Tod gewichen; alte Menschen über 80 Jahre, die mittlerweile das Gros der Heimbewohnerschaft stellen[2], sind häufig multimorbid.[3] Manche Bewohner sehnen ihren Tod sogar herbei:[4]

> *Weißt Du, das nimmt kein Ende. Ich habe die Schnauze voll. Jeden Tag denke ich, dass es alle wird. Das Leben ist beschissen, das kann man wirklich sagen. Man hat niemand mit dem man reden kann. Ich will sterben und es geht nicht los. Ich warte jeden Tag.*
> (Heimbewohnerin, 94 Jahre)

Was für das Sterbegeschehen im Krankenhaus gilt, trifft selbstverständlich auch für das Heim zu: "Sterben ist ... ein sozialer Vorgang, der in vielfältiger Weise von den in der Gesellschaft vorherrschenden Normen und Wertsystemen mitbestimmt und von sozialen Institutionen kontrolliert und organisiert wird."[5] In der

---

1 Vgl. REITINGER, E. u.a. (2004), S. 11.

2 Im Jahr 2003 waren 403.000 der 594.000 stationär versorgten Pflegebedürftigen über 80 Jahre alt, das entspricht einem Anteil von 68 %. Vgl.: STATISTISCHES BUNDESAMT/ZwSt Bonn (2004), S. 13.

3 PRAHL, H.-W./SCHROETER, K. R. (1996), S. 209.

4 Zitat aus Bewohnerbefragung im Januar 2005 in einem sächsischen Pflegeheim; Interviews mit Heimbewohnern im Rahmen des Qualitätsmanagements von Pflegeheimen im Regierungsbezirk Leipzig, SOWIAN – sozialwissenschaftliche Analysen, J. Kaluza, unveröffentlichte, interne Betriebsberichte, 2005.

5 WEBER, H.-J. (1994), S. 49.

aktuellen Diskussion stehen deshalb eine Vielzahl von Themen und Anforderungen, die mit dem Sterben im Heim in Verbindung stehen. Dazu gehören u.a. Überlegungen zu einem Sterben in Würde, gerade auch für die vielen dementen Heimbewohner; die Verbesserung der diagnostischen Kompetenz, die interne und externe Vernetzung, die Einbeziehung der Angehörigen oder auch die Integration einer Palliativversorgung.[6]

Zu den originären Aufgaben der Hospizbewegung gehört die Implementierung des Hospizgedankens in stationäre Pflegeeinrichtungen, wobei es in erster Linie darum geht, Impulse in die Häuser zu vermitteln, damit Leitung und Pflegepersonal selbst aktiv werden und Sterbebegleitung thematisieren und gestalten.[7]

Auch in der Landeshospizkonzeption Sachsens ist die "Verbesserung und Weiterentwicklung der Sterbebegleitung in … Pflegeheimen" als Handlungsfeld der Hospizarbeit zumindest benannt, wenn auch inhaltlich nicht weiter unterlegt.[8]

Es existieren Handbücher und Arbeitshilfen[9] zum Umgang mit Sterben und Tod in Heimen. Das Kuratorium Deutsche Altershilfe hat zum Beispiel im Qualitätshandbuch "Wohnen im Heim" einen umfangreichen Fragenkatalog zum Thema Sterben und Tod entwickelt, der als Instrument zur internen Qualitätsentwicklung genutzt werden kann. In ethnologischen Studien[10] und in empirischen Untersuchungen[11] wurde Sterben und Tod in der stationären Altenhilfe bearbeitet. Trotz all dieser Entwicklungen kann die Gesamtsituation in den Heimen nicht zufrieden stimmen. In einem neueren Forschungsprojekt des IFF (von der deutschen Hospizstiftung in Auftrag gegeben), welches sich mit Menschen in Altenpflegeheimen und ihrer Sichtweise auf Würde im Leben, Sterben und Tod auseinandersetzt, kommen die Autoren zu dem Fazit: "Beim Umgang mit Sterben und Tod handelt es sich um weitgehend 'unorganisierte' Prozesse in den Einrichtungen. Das heißt, das Gelingen einer würdevollen Sterbebegleitung bleibt somit auch weitgehend dem Zufall überlassen."[12] In Fachkreisen besteht Konsens über die Notwendigkeit, "das Thema Tod und Sterben nicht nur als eine demographische und gesundheitspolitisch unumgängliche Aufgabe, sondern als einen für die Altenpflege geradezu prädestinierten Kompetenzbereich darzustellen und

---

6   Vgl. REITINGER, E. u.a.
7   Vgl. KITTELBERGER, F. (2002).
8   SÄCHSISCHES STAATSMINISTERIUM FÜR SOZIALES; JUGEND UND FAMILIE (2001)., S. 29.
9   Vgl. KOTTNIK/R., MAYER C. /Hrsg.
10   Vgl. z.B. SALIS GROSS, C. (2001).
11   Vgl. REST, F. u.a.. (1992).
12   PLESCHBERGER, S. u.a. (2003), S. 11.

auszubauen."[13] In der zitierten Arbeit von WILKENING/KUNZ wird mit Praxis-
beispielen und Sollbeschreibungen das "Netzwerk Abschiedskultur" im Pflegeheim
ausführlich entwickelt und beschrieben. Die Pflegekräfte und deren Leitung werden
dort – neben vielen möglichen anderen Akteuren – als die "tragenden Säulen",
auf denen die "Hauptgestaltungsarbeit" im Sterbeort Pflegeheim lastet, definiert.

3.1 Untersuchungspopulation und Sterbesituation

3.1.1 Untersuchungspopulation

Im Frühjahr 2000 wurden in einer Totalerhebung alle 351 sächsischen Altenpflegeeinrichtungen mit insgesamt ca. 32.500 vollstationären Dauerpflegeplätzen[14]
angeschrieben. Im Rücklauf wurde überprüft, inwieweit die Stichprobe die Gesamtheit der Einrichtungen repräsentiert. Als erstes diente dazu ein *Vergleich der
Trägerschaft.* Anhand der Aussagen der Heimleitungen und Pflegedienstleitungen verteilt sich die Stichprobe nach der Trägerschaft der Heime wie folgt (Tabelle 1):

Tabelle 1: Vergleich Trägerschaft der Stichprobe 2000 (Angaben der Heimleitungen und Pflegedienstleitungen) mit der Pflegestatistik von Sachsen 1999

Trägerschaft	Heimleitung (n=195) Frühjahr 2000		Pflegedienstleitung (n=218) Frühjahr 2000		Pflegestatistik 1999[15] (N=357) Stand: 15.12.1999
Öffentliche	20 %		19 %		14 %
Konfessionelle*	23 %	65 %	27 %	66 %	63 %
Freigemeinnützige*	42 %		39 %		
Private	15 %		15 %		23 %

© *ZAROF* e.V. in Kooperation mit SOWIAN – J.Kaluza, sozialwissenschaftliche Analysen; 2000
* In der amtlichen Statistik werden die konfessionellen Pflegeheime – den freigemeinnützigen
Einrichtungen selbstverständlich zugehörend – nicht separat ausgewiesen. Durch eine Trennung
in den verwendeten Fragebögen für dieses Forschungsprojekt ist es jedoch möglich, eine Differenzierung innerhalb der freigemeinnützigen Träger vorzunehmen, wie es in weiteren Ergebnisdarstellungen auch erfolgt.

13   WILKENING, K./KUNZ, R. (2003), S. 51.
14   STATISTISCHES BUNDESAMT/ZwSt Bonn (2002), S. 7.
15   Ebd., S. 6.

19 % der befragten Pflegekräfte kommen aus dem kommunalen, 65 % aus dem freigemeinnützigen (inklusive konfessionellen) und 16 % aus dem privatwirtschaftlichen Bereich. Im Vergleich mit der Grundgesamtheit wird deutlich, dass die öffentlichen (kommunalen) Pflegeheime in der Stichprobe etwas über- und die privaten Heime etwas unterrepräsentiert sind.

Tabelle 2: Vergleich der Heimgrößen der Stichprobe 2000 (Angaben der Heimleitungen und Pflegedienstleitungen) mit der Pflegestatistik von Sachsen 2001

	Heimleitungen (n = 195) Frühjahr 2000	Pflegedienstleitungen (n = 218) Frühjahr 2000	Pflegestatistik 2001[16] (N = 404*) Stand: 15.12.2001
bis 50 Plätze	21 %	24 %	25 %
51 bis 80 Plätze	39 %	37 %	37 %
über 80 Plätze	40 %	39 %	38 %

© ZAROF e.V. in Kooperation mit SOWIAN – J.Kaluza, sozialwissenschaftliche Analysen; 2000
* nur Heime mit Dauerpflegeplätzen

Bezüglich der Heimgrößen gibt es fast eine Übereinstimmung der Stichprobe und den in Sachsen vorhandenen Pflegeheimen.

Die kommunal geführten Pflegeheime sind im Landesdurchschnitt größer als die Einrichtungen anderer Träger. Es folgen im Größendurchschnitt die freigemeinnützigen und privaten Häuser. Die konfessionellen Träger betreiben eher kleine Einrichtungen mit maximal 50 Betten.

Über die Heimleitungen und Pflegedienstleitungen wurden weitere Daten zu den Einrichtungen erhoben, die zur Beschreibung der Stichproben und als Vergleichsvariable dienen können. Die Heimleiter der in die Untersuchung einbezogenen Einrichtungen kommen zu 74 % aus Alten*pflege*heimen, die übrigen arbeiten in Mischformen von Altenheimen und Altenpflegeheimen bzw. in "reinen" Altenheimen.

Die Gruppe der Pflegenden setzt sich nach den Angaben der Heim- und Pflegedienstleitungen wie folgt zusammen:

---

16   Vgl. STATISTISCHES LANDESAMT DES FREISTAATES SACHSEN (2002a).

Tabelle 3: Anzahl der Pflegekräfte in den Einrichtungen (Angaben der Heimleitungen und Pflegedienstleitungen)

	Angaben der Heimleitungen (n = 190) Frühjahr 2000	Angaben der Pflegedienstleitungen (n = 209) Frühjahr 2000
bis 20 Pflegekräfte	30 %	34 %
21 bis 30 Pflegekräfte	35 %	29 %
mehr als 30 Pflegekräfte	35 %	37 %

© ZAROF e.V. in Kooperation mit SOWIAN – J.Kaluza, sozialwissenschaftliche Analysen; 2000

Die befragten Pflegekräfte in den Pflegeheimen machten Angaben zum beschäftigten Pflegepersonal und den Betten jeweils bezogen auf den Wohnbereich, in dem sie meistens tätig sind (Tabelle 4.1 und 4.2).

Tabelle 4.1: Anzahl der Pflegekräfte* (Angaben der Pflegekräfte)

Pflegepersonal im Wohnbereich	Pflegekräfte (n = 1.039) Frühjahr 2000
bis 10 Pflegekräfte	42 %
11 bis 15 Pflegekräfte	36 %
mehr als 15 Pflegekräfte	22 %

© ZAROF e.V. in Kooperation mit SOWIAN – J.Kaluza, sozialwissenschaftliche Analysen; 2000
* auch Zivildienstleistende, ABM-Kräfte, Praktikanten, aber nicht Reinigungs- und andere Servicekräfte

Tabelle 4.2: Betten im Wohnbereich (Angaben der Pflegekräfte)

Betten im Wohnbereich	Pflegekräfte (n = 1.072) Frühjahr 2000
bis 25 Betten	28 %
26 bis 30 Betten	23 %
31 bis 40 Betten	23 %
über 40 Betten	26 %

© ZAROF e.V. in Kooperation mit SOWIAN – J.Kaluza, sozialwissenschaftliche Analysen; 2000

Die Mehrheit der in die Befragung einbezogenen Pflegekräfte arbeitet vorrangig in Wohnbereichen, in denen maximal 15 Pflegepersonen beschäftigt sind. Der Durchschnittswert in der Untersuchungspopulation liegt bei 12,51 Pflegepersonen pro Wohnbereich. Die Durchschnittsbettenanzahl pro Wohnbereich beträgt 36 Betten. Die kommunal geführten Pflegeheime sind nach Bettenanzahl im Landesdurchschnitt nicht nur größer als die anderen, sie haben im Allgemeinen auch die größeren Wohnbereiche. Gleiches trifft auf die freigemeinnützigen Einrichtungen zu. Die konfessionellen Betreiber dagegen verfügen nicht nur über die kleineren Häuser, dort sind auch die kleineren Wohnbereiche mit nur bis zu 25 Betten am häufigsten vertreten (43 %). Bei allen anderen schwankt der Anteil dieser kleinsten Wohnbereichsgruppe zwischen 19 % und 24 %

Die Heimleitungen und Pflegedienstleitungen gaben des Weiteren darüber Auskunft, zu welchem baulichen Typ ihre Einrichtung gehört.

Tabelle 5: Baulicher Typ der Pflegeeinrichtungen (Angaben der Heimleitungen und Pflegedienstleitungen)

	Angaben Heimleitungen (n = 195) Frühjahr 2000	Angaben Pflegedienstleitungen (n = 218) Frühjahr 2000
Neubau (DDR)	13 %	13 %
Neubau (nach der Wende 1989)	38 %	32 %
Altbau (unsaniert)	11 %	14 %
Altbau (saniert/teilsaniert)	27 %	26 %
Mischform (aus Alt- und Neubau)	11 %	15 %

© *ZAROF* e.V. in Kooperation mit SOWIAN – J.Kaluza, sozialwissenschaftliche Analysen; 2000

Auffallende Unterschiede gibt es im Vergleich der Trägerschaften und den dort dominierenden Bautypen. Während die kommunalen Pflegeheime unter den DDR-Neubauten mit 34 % am meisten vertreten sind, haben die konfessionellen und freigemeinnützigen Betreiber wesentlich mehr Häuser, die nach 1989 gebaut wurden (47 % und 46 %). In konfessioneller Trägerschaft befanden sich nur wenige Neubauten, die vor 1989 entstanden. (Tabelle 6)
Wie in Tabelle 5 ersichtlich, liegt der Anteil der Neubauten und sanierten Altbauten über 50 %. Das spiegelt die Entwicklung des baulichen Bestandes im Heimbereich Sachsens wider, wo sich nach 1989 gravierende Veränderungen vollzogen haben.[17]

Tabelle 6: Baulicher Typ der Pflegeeinrichtungen nach Trägerschaft (Angaben der Heimleitungen)

	Neubau (DDR)	Neubau (nach 1989)	Altbau (unsaniert)	Altbau (saniert/ teilsaniert)	Mischform (aus Alt- und Neubau)
Öffentliche	33 %	13 %	10 %	28 %	15 %
Konfessionelle	2 %	46 %	16 %	20 %	16 %
Freigemeinnützige	10 %	46 %	10 %	28 %	6 %
Private	7 %	35 %	10 %	34 %	14 %

© *ZAROF* e.V. in Kooperation mit SOWIAN – J.Kaluza, sozialwissenschaftliche Analysen; 2000

Beschreibung der Stichprobe Pflegedienstleitungen
Die Pflegedienstleiterinnen und Pflegedienstleiter, die sich zu 64 % an der Befragung beteiligt haben, vertreten mehrheitlich die mittleren Altersgruppen von 36 bis 50 Jahren. Sie verfügen insgesamt über durchschnittlich sechs Jahre in dieser Leitungsfunktion. (Tabelle 7)

Tabelle 7: Lebensalter und Berufsjahre als Pflegedienstleiter/in (Angaben der Pflegedienstleitungen)

Lebensalter	Pflegedienstleitungen (n = 210) Frühjahr 2000
bis 35 Jahre	12 %
36 bis 50 Jahre	66 %
über 50 Jahre	22 %
Berufsjahre als Pflegedienstleiterin/er	(n = 203)
bis 1 Jahr	21 %
1,5 bis 3 Jahre	21 %
4 bis 6 Jahre	23 %
6 bis 10 Jahre	19 %
über 10 Jahre	16 %

© *ZAROF* e.V. in Kooperation mit SOWIAN – J.Kaluza, sozialwissenschaftliche Analysen; 2000

17 1990 wiesen nur 10 % der Sächsischen Heime einen ausreichenden Standard gemäß Heimmindestbauverordnung auf. Von 1991 bis 1996 wurden für die Sanierung, Rekonstruktion und den Neubau im Altenpflegebereich 543,4 Millionen DM des Landes und des Bundes aufgewendet. Hinzu kamen 86,1 Millionen DM aus der kommunalen Investitionspauschale

Allerdings waren 42 % dieser Befragtengruppe noch nicht länger als drei Jahre als Pflegedienstleiterin/er tätig. Nur 16 % verfügen über Leitungserfahrung von über 10 Jahren.

Beschreibung der Stichprobe Pflegepersonal
Der Fokus der Untersuchung zur Sterbebegleitung im Pflegeheim lag auf dem Pflegepersonal. Bei dieser Gruppe ist auch ein Vergleich mit der amtlichen Statistik möglich, der folgende Verteilung zeigt:

Tabelle 8: Vergleich der Qualifikationsstruktur der Stichprobe 2000 (Angaben der Pflegekräfte) mit der Pflegestatistik von Sachsen 2001

	Pflegekräfte (n = 1.093) Frühjahr 2000	Pflegekräfte nach Pflegestatistik 2001[18] (N = 10.968*) Stand: 15.12.2001
examiniertes Altenpflegepersonal	43 %	28 %
Altenpflegerhelfer/-innen	10 %	4 %
andere Abschlüsse	41 %	
darunter examiniertes Krankenpflegepersonal, Krankenpflegehelfer, Kinderkrankenpflegepersonal	37 %**	47 %
Ungelernte	6 %	21 %

© *ZAROF* e.V. in Kooperation mit SOWIAN – J.Kaluza, sozialwissenschaftliche Analysen; 2000

* Als Problem erweist sich hier die Gruppe der Ungelernten, da in dieser nicht nur die ungelernten Pflegekräfte erfasst sind, sondern auch ungelernte Beschäftigte in anderen Tätigkeitsbereichen (z.B. Hauswirtschaftlerinnen)

** Bezogen auf alle 1.093 Pflegekräfte.

des Jahres 1991 für Einrichtungen der Altenhilfe.17 Nach Artikel 52 Pflegeversicherungsgesetz stellte der Bund Finanzhilfen für Investitionen in Pflegeeinrichtungen in den neuen Bundesländern von 1995 bis 2002 zur Verfügung. Für Sachsen waren das fast 1,9 Milliarden DM.17 Pflegeheime, die den gesetzlichen Standards noch nicht entsprachen, hatten bis dahin Bestandsschutz. Die Befragung in den Heimen schloss sich also einer Dekade sehr intensiver Neubau- und Sanierungsaktivitäten in diesem Sektor an, die mit dem Jahr 2002 auch einen relativen Abschluss fand.

18 STATISTISCHES LANDESAMT DES FREISTAATES SACHSEN (2002b), S. 25.

Es wird ersichtlich, dass besonders der Anteil der examinierten *Alten*pflege-kräfte in der Stichprobe stark überrepräsentiert ist. Eine Zusammenfassung der examinierten Altenpflegekräfte (43 %) und der examinierten Krankenpflegekräfte (37 %) ergibt einen Pflegefachkräfteanteil von 80 % in der Stichrobe. Unser Befragungsergebnis macht deutlich, dass vor allem examinierte Pflegekräfte ster-bebegleitend tätig sind (siehe Abbildung 3). Hinsichtlich der Zusammensetzung der Stichprobe heißt das, dass die Fragebögen in den Einrichtungen vor allem an solche Pflegepersonen gegeben wurden, für die das Projekt auch relevant ist. Die Fachkräfte in der Pflege tragen den Hauptanteil bei der Sterbebegleitung in den Heimen und sind in der Stichprobe deshalb auch überrepräsentiert.

Nach dem Lebensalter und den bisherigen Berufsjahre ist die Stichprobe vornehmlich geprägt von Personen mittlerer und älterer Jahrgänge sowie von Personen mit langjähriger Berufserfahrung (Tabelle 9):

Tabelle 9: Lebensalter und Berufsjahre (Angaben der Pflegekräfte)

Lebensalter	Pflegepersonal (n = 1.076)
bis 25 Jahre	4 %
26 bis 35 Jahre	24 %
36 bis 45 Jahre	39 %
46 bis 55 Jahre	26 %
über 55 Jahre	7 %
Berufsjahre	Pflegepersonal (n = 1.066)
weniger als 5 Jahre	17 %
5 bis 10 Jahre	33 %
11 bis 20 Jahre	29 %
mehr als 20 Jahre	21 %

© *ZAROF* e.V. in Kooperation mit SOWIAN – J.Kaluza, sozialwissenschaftliche Analysen; 2000

Die Mehrheit der befragten Pflegekräfte (73 %) ist älter als 35 Jahre. Hinsicht-lich der Berufsjahre ist die Untersuchungsgruppe geteilt. Die Hälfte der Pflegenden ist bis zu zehn Jahren in der Pflege beschäftigt, wohingegen die andere über mehr als 10 Jahre Berufserfahrung verfügt. Jede fünfte Pflegekraft blickt auf über 20 Jahre Beschäftigung in der Pflege zurück.

Hinsichtlich des Geschlechtes und des Familienstandes gibt es unter den befragten Pflegekräften deutliche Gewichtungen (Tabelle 10). Die klare Domi-nanz von Frauen in den Pflegeberufen findet sich in der Stichprobe wieder. Die absolute Mehrheit der Befragten ist verheiratet.

Tabelle 10: Geschlecht und Familienstand (Angaben der Pflegekräfte)

		Pflegepersonal (n = 1.074)	Pflegestatistik 2003[19] (N = 10.968) Stand: 15.12.2003
Geschlecht	weiblich	92 %	89 %
	männlich	8 %	11 %
		(n = 1.071)	
Familienstand	ledig	12 %	nicht erfasst
	verheiratet	71 %	nicht erfasst
	Lebensgemeinschaft	7 %	nicht erfasst
	geschieden/getrennt lebend	8 %	nicht erfasst
	verwitwet	2 %	nicht erfasst

© *ZAROF* e.V. in Kooperation mit SOWIAN – J.Kaluza, sozialwissenschaftliche Analysen; 2000

Unsere Stichprobe *Pflegepersonal im Pflegeheim* ist geprägt von weiblichen examinierten Pflegekräften mittlerer und älterer Altersjahrgänge, die über viele Jahre Berufserfahrung verfügen und mehrheitlich verheiratet sind.

3.1.2 Sterbesituation im Pflegeheim und personelle Absicherung

Zunächst war zu erfragen, wie viele Sterbefälle es in den Heimen durchschnittlich in einem Jahr gibt, um festzustellen in welchem Umfang das Personal – auch im Vergleich mit anderen Berufsgruppen in der Versorgungsstruktur – mit sterbenden Menschen zu tun hat. Nach Angaben der Heimleitungen ergibt sich ein Mittelwert von ca. 25 Sterbefällen pro Jahr in den Pflegeheimen.[20] Der Vergleich mit den anderen Orten des Sterbens zeigt deutliche Unterschiede: Pflegepersonal in den Krankenhäusern haben nach Angaben der dort verantwortlichen Pflegedienstleitungen im Durchschnitt 257 Sterbefälle jährlich zu versorgen. Im häuslichen Bereich sind es dagegen deutlich weniger, nämlich durchschnittlich 13 Sterbefälle im Jahr nach Angaben der dort zuständigen PDL. Für die sächsi-

---

19 STATISTISCHES LANDESAMT DES FREISTAATES SACHSEN (2002b), S. 25.

20 Bei diesem Wert ist zu berücksichtigen, dass in Bezug auf eine Sterbebegleitung, welche den Tod einschließt, dieser Wert real etwas niedriger liegen dürfte, weil natürlich nicht alle Heimbewohner auch im Heim versterben, sondern zum Sterben ins Krankenhaus gebracht werden.

schen Hausärzte ergibt sich ein Jahresdurchschnitt von ca. 17 Fällen pro Hausarzt (siehe auch Abschnitt II und IV).

Die Anzahl der Sterbefälle pro Kalenderjahr variiert zwischen den Heimen erheblich. (Abbildung 1)

Abbildung 1: Durchschnittliche Anzahl der Sterbefälle in einem Jahr (Angaben Heimleitungen)

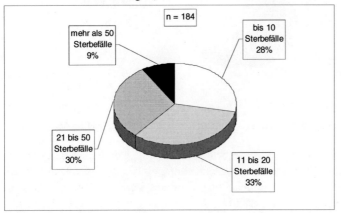

© *ZAROF* e.V. in Kooperation mit SOWIAN – J.Kaluza, sozialwissenschaftliche Analysen; 2000

Bei einem knappen Drittel gibt es jährlich nur bis zu 10 Sterbefälle. Bei einem weiteren Drittel der Heime verdoppelt sich die Anzahl und steigt letztendlich auf mehr als 50 Sterbefälle pro Jahr. Je nach Größe und Trägerschaft der Einrichtung gibt es entsprechend Unterschiede in der Anzahl der Sterbefälle. In der Untersuchungspopulation befindet sich beispielsweise kein konfessionelles Haus, dass mehr als 50 Sterbefälle im Jahr hat (Angaben Heimleitungen). Mehr als die Hälfte der Häuser mit über 50 Sterbefällen befinden sich in kommunaler Trägerschaft. Bei den Häusern mit bis zu 10 Sterbefällen im Jahr wiederum sind die freigemeinnützigen und konfessionellen Träger am stärksten vertreten.

In den Pflegeheimen sind zumeist annähernd alle Mitarbeiter im Wohnbereich in die Sterbebegleitung einbezogen. Immerhin ruht jedoch nach Auskunft eines knappen Drittels des Pflegepersonals die Sterbebegleitung in der Verantwortung nur einiger weniger Mitarbeiter. (Abbildung 2)

Abbildung 2: Wie viele Mitarbeiter sind sterbebegleitend tätig? (Angaben des Pflegepersonals)

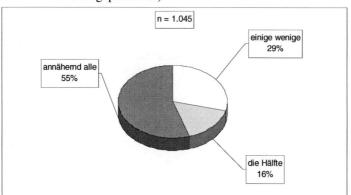

© *ZAROF* e.V. in Kooperation mit SOWIAN – J.Kaluza, sozialwissenschaftliche Analysen; 2000

Die Pflegekräfte sind alle selbst sterbebegleitend tätig, womit die für das Thema bezogene relevante Gruppe in die Untersuchung einbezogen war. Unterschiedlich ist die Häufigkeit der Auseinandersetzung mit Sterben und Tod im beruflichen Alltag. 33 % geben an, sie sind häufig in eine Sterbebegleitung einbezogen, für 56 % trifft das manchmal zu und ca. jeder zehnte Befragte hat fast nie damit Berührung.

Bei der personellen Absicherung der Sterbebegleitung durch die Pflegekräfte gibt es eigentlich kaum Alternativen. Bei zwei zuständigen Pflegenden für einen Wohnbereich in der Spätschicht kann man kaum wählen, ob man einen Sterbenden aufsucht oder nicht. Da ein Sterbeprozess oft auch ein belastender Vorgang für das betreuende Personal ist (siehe Kapitel 3.4), ist es in den Heimen üblich, sich untereinander zu helfen.

Unser Problem ist eigentlich, dass wir, dann mal nicht hingehen, weil wir sagen, wir sind selber psychisch momentan nicht ... Oder, wenn ich jetzt fünf Tage das gemacht habe und es ist wirklich so problematisch, dass es dann selber an die Substanz geht, da sagen wir, heute gehst du mal bitte. Dann geht jemand anders. Da sind die Mitarbeiter auch so weit, dass sie sagen, ich kann heut nicht. ... Aber generell, dass man jetzt sagt, nee, die kann ich nicht leiden und da gehe nicht hin – nee, das ist nicht. Das geht nicht, das können wir einfach auch nicht, weil durch die unterschiedlichen Dienste – im Nachmittagsdienst sind nur zwei Kollegen und die müssen es ja durchaus zu zweit auch durchführen.
(Krankenschwester, Wohnbereichsleiterin, 36 Jahre, Interview 2000)

Sehr aufschlussreich ist das Befragungsergebnis der Pflegekräfte bezüglich ihrer Wahrnehmung, wie verschiedene Berufs- und Personengruppen in das Sterbegeschehen in den Wohnbereichen involviert sind. Eindeutig liegt die Hauptbeteiligung in der Sterbebegleitung beim Pflegepersonal. (Abbildung 3)

Abbildung 3: Beteiligung in der Sterbebegleitung nach Berufs- und Personengruppen (Angaben des Pflegepersonals)
Frage: In welchem Umfang sind folgende Personen sterbebegleitend tätig?

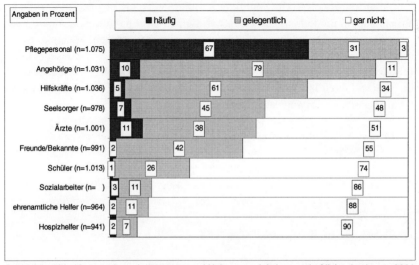

© *ZAROF* e.V. in Kooperation mit SOWIAN – J.Kaluza, sozialwissenschaftliche Analysen; 2000

Das Pflegepersonal im Pflegheim ist genau betrachtet in der Sterbebegleitung weitestgehend auf sich allein gestellt. Andere Berufsgruppen sind dagegen eher selten beteiligt.

Bevor Reserven in einer integrativen und vernetzten Versorgung für Sterbende erschlossen werden, müssen die vorhandenen personellen Potenziale in und außerhalb der Pflegeheime genutzt werden. Vergleicht man nur die Prozentanteile "gar nicht" dann rangieren beispielsweise die Ärzte aus der Perspektive des Pflegepersonals noch hinter den Seelsorgern und Hilfskräften an fünfter Stelle.

Angesichts der Bedeutung der Ärzte im Zusammenhang mit palliativmedizinischer Betreuung im Sterbeprozess ist dieses Ergebnis sehr bedenklich. Auch in den Interviews teilen Befragte mit, dass sich Ärzte schnell zurückziehen bzw. ihre Besuchsfrequenz eher verringern als erhöhen, wenn deutlich wird, dass der Heimbewohner verstirbt.

Ich weiß auch nicht, was sich die Ärzte so denken. Die haben mit dem Sterbepro-
zess nicht viel zu tun, die kommen, wenn sie gerufen werden und geben Erlaubnis,
eine Schlechtmeldung rauszugeben, das war's dann schon. Ob sich der Sterbende
artikulieren kann, noch verbal oder ob Mimik und Gestik, das erfahren eigentlich
nur wir. Weil wir den ja von früher von der Pflege her schon kennen.
(Krankenschwester, Wohnbereichsleiterin, 52 Jahre)

Geistliche und Seelsorger spielen in den meisten sächsischen Pflegeheimen generell und somit auch in der Sterbebegleitung eine eher untergeordnete Rolle. Es
gibt allerdings auch in den nichtkonfessionellen Häusern Gottesdienste oder
Bibelstunden, die jedoch nur von einer kleinen Gruppe von Bewohnern auch
besucht werden. Die Mehrheit der Bewohnerschaft (vorrangig in den konfessi-
onsungebundenen Pflegeheimen – ca. ¾ der Heime in Sachsen) wünscht keinen
religiösen Sterbebeistand. Insofern ist die Aussage einer Wohnbereichsleiterin,
die seit 15 Jahren in einem freigemeinnützigen (nicht konfessionellen) Pflegeheim arbeitet, keineswegs außergewöhnlich.

Das gab es eigentlich noch nicht, dass jemand einen Pfarrer verlangt hätte. Das
war selbst bei solchen Bewohnern nicht der Fall, von denen ich wusste, dass sie
kirchlich sind (…) Bewohner sagen selbst oft, dass sie mit dem lieben Gott nichts
am Hut hätten (…) ich finde das nicht so schlecht, weil ich selbst nicht religiös
bin und mich in der Materie nicht so gut auskenne und mich eigentlich auch
nicht auskennen möchte.
(Krankenschwester, Wohnbereichsleiterin, 33 Jahre)

Hospizhelfer sind sehr selten in der Sterbebegleitung tätig, womit der eingangs
beschriebene Stand der Verbreitung von Hospizangeboten in Sachsen aus der Praxis
widergespiegelt wird. Betrachtet man die Anteile der Gruppen, die nach Einschätzung "gar nicht" sterbebegleitend sind, als eine Gesamtheit, so wird ein großes
Hilfs- und Unterstützungspotenzial sichtbar. So stellen fast 80 % der Pflegekräfte
fest, dass Angehörige nur "gelegentlich" in der Sterbebegleitung einbezogen sind.
    Hinsichtlich der Trägerschaft der Häuser gibt es in diesem Zusammenhang nur
wenige Unterschiede. In den konfessionellen Häusern sind ehrenamtliche Helfer
und Seelsorger etwas häufiger bei der Sterbebegleitung beteiligt, als in anderen
Einrichtungen. Ehrenamtliche sind in privaten Häusern unterdurchschnittlich einbezogen. Ärzte werden dagegen von Pflegekräften häufiger in kommunalen seltener
in konfessionellen Pflegeheimen in der Sterbebegleitung wahrgenommen.
    Vor dem Hintergrund einer immer wieder geforderten Interdisziplinarität bei
der Sterbebegleitung besteht für die Einbeziehung fachlicher Verantwortung anderer
Gruppen in den sächsischen Heimen erheblicher Handlungsbedarf.

3.2 Zur Praxis der Sterbebegleitung im Pflegeheim

3.2.1 Stellenwert der Sterbebegleitung in der alltäglichen Arbeit

Nach Erfassung der personellen Absicherung der Sterbebegleitung besteht eine zentrale Frage des Projektes nach dem Stellenwert der Sterbebegleitung im Kontext der alltäglichen Arbeit. Der Stellenwert einer beruflichen Aufgabe wird hier über verschiedene Bedingungen und Faktoren festgehalten. Dazu gehören der dafür nötige Zeitfaktor, der Aspekt der Schmerzbehandlung, die Nachvollziehbarkeit ärztlicher Tätigkeiten oder die Stellung von Sterbebegleitung im beruflichen Selbstverständnis der Pflegekräfte allgemein. Mit dem Stellenwert kann auch eine Aussage getroffen werden, in welchem Grad sich stationäre Pflegekräfte in den Pflegeheimen mit Sterbebegleitung als beruflicher Aufgabe identifizieren, den Umgang mit Sterben und Tod als dem Heim innewohnende Gegebenheit reflektieren. Das Ergebnisbild ist in seiner Aussagerichtung relativ eindeutig. (Abbildung 4)

In fast allen Antwortvorgaben gibt es eine deutliche Zustimmung bei den Pflegekräften. Für die überwiegende Mehrzahl der Befragten (85 %) ist die Sterbebegleitung ein fester und anerkannter Bestandteil ihrer Arbeit und nahezu ebenso viele (83 %) schätzen ein, dass in ihrem Pflegeheim alle Voraussetzungen für ein würdevolles Sterben gegeben sind. Im Vergleich dazu sind das bei den Pflegekräften in den sächsischen Krankenhäusern "nur" 57 %. Unterstellt man, dass zu notwendigen Kriterien, um *alle* Voraussetzungen für ein würdevolles Sterben zu gewährleisten, auch die zeitliche Verfügbarkeit des vorhandenen Personals gehört, so ist der entsprechende Wert zu relativieren. 74 % schätzen ein, ihnen stehe zu wenig Zeit zur Verfügung, um sich – gewissermaßen zusätzlich zu den "alltäglichen Arbeiten" – mit dem Sterbenden zu beschäftigen, mit ihm zu kommunizieren, sich ihm zuzuwenden. Nun wird in der Literatur angeregt, dass gerade die psychosozialen Begleitungs- und Betreuungsaufgaben (auch mit Angehörigen) sowie spirituellen Anfragen vielmehr auch durch andere Berufsgruppen abgesichert werden sollen. Pflegekräfte sollten sich diesbezüglich nicht sämtliche Aufgaben "aufbürden … lassen"[21]. Diese berechtigte Handlungsperspektive ist selbstverständlich in ihrer Umsetzung konfliktbeladen. Zum einen lassen sich andere Berufsgruppen (z.B. Sozialarbeiter, Seelsorger) nicht ohne weiteres einfordern, zum anderen fehlt es schlicht an ihnen. Welcher Konflikt für die Pflegenden selbst entstehen kann, wird an dem sehr hohen Anteil derjenigen deutlich, die in der "seelischen Begleitung" Sterbender eine originäre berufliche Aufgabe sehen deutlich.

---

21 WILKENING, K./KUNZ, R. (2003), S. 110.

Abbildung 4: Stellenwert der Sterbebegleitung (Angaben der Pflegekräfte)
Antwortmodell: 1 – trifft vollkommen zu, 2 – trifft eher zu, 3 – trifft
eher nicht zu, 4 – trifft gar nicht zu

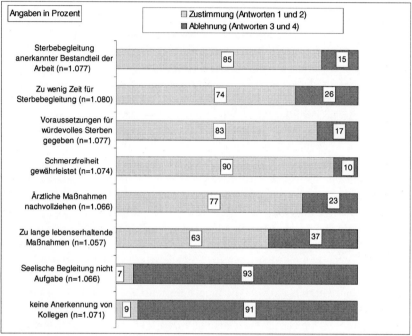

© *ZAROF* e.V. in Kooperation mit SOWIAN – J.Kaluza, sozialwissenschaftliche Analysen; 2000

Vorgabe:

- Die Betreuung Sterbender ist bei uns fester und anerkannter Bestandteil der Arbeit.
- Die alltägliche Arbeit lässt zu wenig Zeit, um sich in Ruhe zu einem Sterbenden setzen zu können.
- Bei uns existieren alle Voraussetzungen, damit der Bewohner würdevoll sterben kann.
- Bei uns wird alles getan, um ein weitgehend schmerzfreies Sterben zu gewährleisten.
- Ich kann ärztliche Maßnahmen bei Sterbenden nachvollziehen, da die Ärzte diese in der Regel erläutern und begründen.
- Es kommt immer wieder vor, dass man Sterbende nicht sterben lässt, sondern zu lange lebenserhaltende Maßnahmen durchführt.
- Es ist eigentlich nicht Aufgabe einer examinierten Pflegekraft, sich umfassend um die seelische Begleitung Sterbender zu kümmern. Dafür sind andere da.
- Die Begleitung Sterbender wird von den Kolleginnen und Kollegen wenig anerkannt, weil man da nur "rumsitzt und nicht richtig arbeitet".

Sterbebegleitung muss nicht belastend sein, im Gegenteil (...) ich hatte eben ein tolles Gefühl. Ich dachte, nee also ... Sie ist wirklich eingeschlafen, sie hatte ein Lächeln auf den Lippen, und du konntest da sein. So wie du es erstens versprochen hast, na und zweitens ist es der Job. Nicht, weil es der Job ist, sondern weil es unser Beruf ist. Ich bin ja nicht Krankenschwester oder Altenpflegerin, nur um eben halt 'ne Windel zu wechseln und Fieber zu messen und 'ne Tablette zu verabreichen. Was in der heutigen Zeit sowieso sehr, sehr vergessen wird, ist die Psyche. (...) In meiner Ausbildung ging es nur im die medizinischen Aspekte von Sterben und Tod.
(Krankenschwester, Wohnbereichsleiterin, 33 Jahre)

Nur 7 % der Befragten sind der Meinung, für die Sterbebegleitung seien andere Personen zuständig. Korrespondierend dazu erfährt nur einer Minderheit (9 %) eine Nichtanerkennung durch die Kollegen bei der seelischen Begleitung Sterbender im Heim. Das eindeutige Dilemma der Pflegenden, welches sich übrigens auch im Krankenhaus und in der ambulanten Betreuung zeigt, besteht darin, einerseits eine Sterbebegleitung in einem umfänglichen Verständnis – also auch für die psycho-soziale und spirituelle Seite – für sich selbst als Aufgabe in Anspruch nehmen zu wollen und andererseits dafür nicht genügend Zeit zur Verfügung zu haben.

Fast jede vierte Pflegekraft (23 %) kann ärztliche Maßnahmen bei sterbenden Bewohnern eher nicht oder gar nicht nachvollziehen. Fast zwei Drittel (63 %) haben den Eindruck, dass man Sterbende nicht sterben lässt, sondern zu lange lebenserhaltende Maßnahmen durchführt. Diese Einschätzung teilen sie mit den pflegerischen Kolleginnen und Kollegen in den Krankenhäusern (77 %) und in der ambulanten Versorgung (72 %).

Meist kommen Bewohner ins Krankenhaus oder sie essen nichts mehr. Der Betreuer entscheidet, was getan wird. Der Arzt fragt dann, ob sie wollen, dass der Angehörige verhungert und dann antworten viele aus schlechtem Gewissen mit nein und stimmen einer Sonde zu. Da liegen die hier noch ewig.
(PDL, 56 Jahre)
Man sollte Sterbende einfach in Ruhe lassen, es ist furchtbar, wie schwer Leute mit Herzschrittmachern sterben. So was ist belastend. Ernährungssonden sind nicht gut, wenn der Bewohner nicht mehr essen kann und will – das ist nun einmal der Lauf der Dinge. Die hängen ewig an der Sonde. Man muss abwägen, was ist noch sinnvoll. ... Wenn hier einer 97 ist und der isst drei Tage nicht und die nehmen den ins Krankenhaus und legen dem 'ne Magensonde, dann frage ich mich ganz besorgt, was das wohl soll.
(Krankenschwester, Wohnbereichsleiterin, 52 Jahre)

In der Tendenz sind die Pflegekräfte, die ärztliche Maßnahmen nicht nachvollziehen können, auch stärker in der Gruppe vertreten, die ein Nicht-Sterben-Lassen empfinden. Was ist daraus für die Pflegepraxis zu schlussfolgern? Wie können pflegerische Maßnahmen oder pflegerisches Verhalten in einer ganzheitlichen Betreuung konform wirken, wenn ein Teil der Pflegekräfte die medizinische Seite im Prozess des Sterbens nicht nachvollziehen kann, weil diese nicht erläutert oder begründet wird? Pflegekräfte, die solche Erfahrungen sammeln, geraten in ihrer Rolle als zentrale, erreichbare Ansprechpartner für Bewohner und deren Angehörige in erhebliche Konflikte, sie wirken unsicher. Hier bestehen deutliche Defizite im Kommunikationszusammenhang Pflegekräfte – Mediziner. Das wird noch offensichtlicher, wenn man den Zusammenhang zwischen der Bewertung der Zusammenarbeit mit Hausärzten und dem Nachvollziehen ärztlicher Maßnahmen betrachtet. Pflegende, welche eine gute Zusammenarbeit mit Hausärzten in ihren Häusern einschätzen, können deutlich besser ärztliche Maßnahmen beim sterbenden Bewohner nachvollziehen. Dasselbe Ergebnis folgt aus einem Mittelwertevergleich mit der Variablen "Ich kann mich mit Ärzten gut über Sterben und Tod austauschen." Je stärker dieser Aussage zugestimmt wird, umso besser können Pflegekräfte ärztliche Maßnahmen nachvollziehen.

Eine Überprüfung ausgewählter Items zum Stellenwert der Sterbebegleitung ergibt mit Blick auf das Alter der Befragten nach ANOVA-Mittelwertevergleich folgendes Bild. (Tabelle 11)

Tabelle 11: Stellenwert der Sterbebegleitung nach Altersgruppen Antwortmodell zu den Items: 1 – trifft vollkommen zu, 2 – trifft eher zu, 3 – trifft eher nicht zu, 4 – trifft gar nicht zu

Item	bis 35 Jahre	36 – 45 Jahre	über 46 Jahre
Die alltägliche Arbeit lässt zu wenig Zeit, um sich zum Sterbenden zu setzen.	*1,91*	2,02	2,18
Bei uns existieren alle Voraussetzungen, damit der Bewohner würdevoll sterben kann.	1,87	1,73	*1,66*
Bei uns wird alles getan, um ein weitgehend schmerzfreies Sterben zu gewährleisten.	1,74	1,62	*1,54*
Ich kann ärztliche Maßnahmen bei Sterbenden nachvollziehen.	2,02	1,88	*1,79*

© *ZAROF* e.V. in Kooperation mit SOWIAN – J.Kaluza, sozialwissenschaftliche Analysen; 2000

Dass in der alltäglichen Arbeit zu wenig Zeit vorhanden ist, um sich auch einmal zu einem Sterbenden zu setzen, stellen in der Tendenz eher die jüngeren als die älteren Befragten fest. Hinsichtlich der Voraussetzungen für eine würdevolle Sterbebegleitung, der Schmerzfreiheit und dem Nachvollziehen ärztlicher Maßnehmen beim Sterbenden sind es wiederum die älteren Pflegekräfte, die dem stärker zustimmen. Die jüngste Gruppe der Schwestern und Pfleger (bis 35 Jahre) sieht die Situation am negativsten, die älteste Gruppe der über 46-Jährigen in der Tendenz am positivsten. Eine Erklärung dafür kann sein, dass die Älteren auf Grund ihrer Erfahrung, die Versorgungssituation Sterbender besser einordnen können. Sie sind es nämlich auch, die am häufigsten angeben, dass man sich mit den Ärzten gut über Sterben und Tod austauschen kann. Andererseits könnte vermutet werden, dass in der jüngsten Gruppe eine erhöhte Sensibilität und ein geringeres Kompensationsvermögen gegenüber dem Erleben von Sterben und Tod besteht. Altersgruppenspezifische Unterschiede beim Belastungsempfinden (siehe Abschnitt 3.5) geben zumindest Anlass zu dieser Vermutung.

Bezüglich der Trägerschaft gibt es bei den Indikatoren für den Stellenwert der Sterbebegleitung nur in einer Antwortmöglichkeit Unterschiede. Bei den konfessionellen Häusern ist die Zustimmung für die Vorgabe "Voraussetzungen für würdevolles Sterben gegeben" etwas höher, als bei den anderen Trägerformen. In dieser Vorgabe gibt es auch einen Zusammenhang zur Größe des Wohnbereiches. Je größer der Wohnbereich, also die Bettenkapazität ist, desto geringer fällt die Zustimmung aus.

Insgesamt wird von den Pflegenden dem Umgang mit Sterbenden über die beschriebenen Kriterien ein hoher Stellenwert zugewiesen. Das kann nicht gleichgesetzt werden mit den realen Umsetzungsmöglichkeiten in den Heimen, wie durch Pflegekräfte immer wieder betont wurde.

Es gibt eine bevorzugte Behandlung von Sterbenden, soweit das machbar ist. Es geht häufiger jemand rein, spricht ihnen Mut zu, streichelt sie. Die Zeit nimmt man sich, die knapst man bei anderen ab.
(Altenpflegehelferin, 29 Jahre)
Es kann nicht garantiert werden, dass immer jemand da sitzt. Wenn Angehörige nicht da sein können oder wollen, dann geht aller 30 bis 45 Minuten jemand ins Zimmer. Also hinsetzen ist nicht möglich. ... Sterbende werden bevorzugt behandelt, behutsamer. Es wird trotzdem mehr Zeit aufgebracht – zum Betten, Pflegen, auch für ein Gespräch. Zuhören und seien es nur 2 oder 3 Minuten.
(Krankenschwester, Wohnbereichsleiterin, 52 Jahre)
Schlechter werden Sterbende auf keinen Fall behandeln, am besten ist es bei optimaler Besetzung. Auf jeden Fall muss man Zeit bei anderen abknapsen. Es gibt eigentlich keine Zeit für die Sterbebegleitung, man kann die Sterbebegleitung auch nicht in den Dienstplan oder in die Pflegeplanung aufnehmen, das wird

alles nicht berücksichtigt. Das sind so'ne Dinge, wer bezahlt denn das? Wir
sind nun einmal heute nicht mehr in der DDR, wir sind eben hier im Kapitalis-
mus, wir sind im Westen.
(Altenpflegerin, Wohnbereichsleiterin, 58 Jahre)

Als ein wichtiger Indikator für die Bewertung des Stellenwertes der Sterbebegleitung in der alltäglichen Arbeit kann das Vorhandensein eines Pflegestandards angesehen werden. In Diskussionen mit Pflegekräften zeigte sich wiederholt deren
Vorbehalte bzw. ihre Unsicherheit gegenüber einer "standardisierten" Sterbebegleitung. Mit dem Argument, dass Sterben eines Menschen sei einmalig und
entzöge sich somit einem genormten, einheitlichen Vorgehen seitens der Pflegekräfte, wird das Nichtvorhanden- oder Nichtnötigsein eines Standards begründet.

Na wir haben so eine Art Standard dafür schon, aber noch nicht ganz fest, ganz
fertig. Weil, da sind noch so viele Punkte, die wir vielleicht doch noch mal überle-
gen sollten oder nachgucken sollten. Ob das überhaupt … also aus meiner Sicht
dafür einen Standard geben sollte, weiß ich nicht. Einen Grundstandard schon,
aber so dann direkt alles standardgemäß, nee es ist doch alles individuell. Das
kann man eigentlich in der Phase, würde ich meinen, nicht so standardisieren.
(Krankenschwester, Wohnbereichsleiterin, 36 Jahre)
Es gibt möglicherweise einen Standard für Behandlung Verstorbener, aber den
kenne ich nicht … für die Sterbebegleitung gibt es nichts, da ist mir nichts be-
kannt, das war schon immer individuell (…) Leitfaden finde ich blöd, dann hält
sich wieder jeder an irgendwelche Vorgaben, obwohl es auch auf einer gewis-
sen Weise wichtig ist, weil viele eben halt damit Probleme haben. Ich würde mir
wünschen, dass man sich sicher sein kann, dass der nächste Dienst versucht, es
genauso gut zu machen.
(Altenpflegerin, 41 Jahre)

Der mit einem *Standard* generell verbundene Ansatz trifft auch für die Sterbebegleitung zu. Entscheidend ist doch, ob sich ein Pflegedienst intern, in welcher Form
auch immer, mit dem Thema Sterben und Tod explizit auseinandergesetzt hat. Das
bedeutet nicht allein, eine unterschriebene Dienstanweisung zu einer Hygienevorschrift oder zu Formalia des Umgangs mit Ärzten und Bestattungsinstituten
umzusetzen, sondern die fachlich-pflegerische Aufarbeitung dieses Themas im
Praxisbetrieb.
    Ein Katalog möglicher Fragen, sortiert nach den zu gestaltenden Zeiträumen
Heimeinzug, Heimalltag und im Sterben bzw. vor dem Tod, im eigentlichen Sterbeprozess und nach dem Tod, findet sich ebenfalls in den Ausführungen zur Abschiedskultur im Pflegeheim von WILKENING/KUNZ.[22] Ein sich im Heim ent-

wickelnder Standard – ob er nun Leitfaden, Orientierungshilfe oder anders benannt wird, ist dabei nebensächlich – kann allgemeine Grundsätze im Umgang mit Sterbenden ebenso enthalten wie konkrete praktische Hinweise. Die Themenbereiche sind dabei, wie der gesamte Sterbeprozess auch, breit gefächert. Fragen der speziellen Krankenpflege bei Sterbenden, der Schmerzbeobachtung und -behandlung, des Verhaltens in akuten Notfallsituationen, des seelischen Beistandes sollten dabei ebenso eine Rolle spielen, wie der mögliche Einbezug von Angehörigen oder anderer Aspekte einer gelebten Abschiedskultur im Haus. Es geht dabei nicht um einen normierten Standard, der auf jeden sterbenden Heimbewohner anzuwenden ist, sondern um ein gemeinsames Grundverständnis, um einen pflegerisch-fachlichen Konsens über den man sich in einem Haus oder bei einem Betreiber verständigt hat.

Ein selbst erarbeiteter Standard dazu wäre so gesehen nur das Resultat eines vorangegangenen Meinungsbildungsprozesses, in dem für eine Einrichtung zunächst grundlegende Fragen aufzuarbeiten wären, wie zum Beispiel:

- Wie erfolgt bei uns im Haus die Auseinandersetzung mit Sterben und Tod? Ist das nur ein Thema am Rand oder eine berufliche Herausforderung, die uns alle angeht?
- Wie organisieren wir die Pflege und Betreuung beim Sterbenden?
- Inwieweit verfügen wir bei uns in der Pflege über Palliative-Care-Kompetenz? Gibt es Bedarf und Interesse nach Fortbildung auf diesem Gebiet?
- Wo liegen unseren hausinternen Ressourcen und externen Möglichkeiten zur Verbesserung der Praxis der Sterbebegleitung?

Was praktizieren wir für eine Abschiedskultur? Wie fremd- und selbstbestimmt sind wir dabei? Welche Rolle spielen Angehörige im Sterbeprozess und danach?

Ein so verstandener Standard ist offen für Veränderungen und für Neues. Der Beliebigkeit des informellen Austausches unter den Pflegekräften – der natürlich fortbesteht – wird damit eine fachlich-professionelle Grundlage hinzugefügt.

Einen Pflegestandard gibt es erst seit kurzem; ... jetzt wurden Aufgaben schriftlich festgelegt, das ist gar nicht einfach in eine Form zu bringen. Wir hatten zunächst gedacht, dass das kein Problem ist, weil sie das schon immer machen – das Selbstverständliche wurde einfach einmal aufgeschrieben.
(PDL, 49 Jahre)

In thematischen Qualitätszirkeln oder anderen geeigneten Formen kann der Standard weiterentwickelt werden. Insbesondere für junge und neue Mitarbeiter kann er nötige Orientierung und Halt geben. Eine strikte Ablehnung jeglicher Verbind-

22 WILKENING, K./KUNZ, R. (2003), S. 120ff.

lichkeiten und fachlicher Übereinkünfte delegiert das gesamte Lösungsspektrum zu den Fragen von Sterben und Tod in den informellen, von Traditionen geprägten Bereich der Ablauforganisation eines Pflegeheimes. Es obliegt der Pflegekraft, mehr oder weniger so zu verfahren oder sich so zu verhalten, wie es in der Einrichtung bisher "üblich" war, wenn ein Bewohner stirbt. Hier wird nichts hinterfragt und der vorhandene Status unreflektiert fortgeschrieben. Aus diesem Verständnis heraus kann sich kein professioneller Umgang mit Sterbenden und ihren Angehörigen in der stationären Altenpflege entwickeln.

Nach Angaben der Pflegedienstleitungen in Sachsen verfügen im Jahr 2000 bereits 61 % der Pflegeheime über einen Pflegestandard zur Sterbebegleitung. Im Vergleich mit den Pflegebereichen im Krankenhaus und den ambulanten Pflegediensten sind Standards zur Pflege von Sterbenden im Heimbereich in Sachsen am meisten verbreitet. 49 % der ambulanten Pflegedienste/Sozialstationen (Jahr 2003) und nur 26 % der Pflegedienste im Krankenhaus (Jahr 2000) hatten einen einschlägigen Standard. Damit wurde die nominelle Verbreitung dieser Standards für Sachsen ermittelt. Zur Nutzung oder zur Qualität dieser Standards können keine Aussagen getroffen werden. Im Kontakt mit befragten Einrichtungen und Interviewten konnte jedoch festgestellt werden, dass die vorliegenden Unterlagen in Quantität und Qualität sehr differieren. Des Weiteren kann der beste Standard nur wirksam werden, wenn die betroffenen Pflegekräfte ihn auch nutzen, mit ihm arbeiten. Von den Qualitätsbeauftragten der Geschäftsführung in die Häuser gestellte Sammelordner mit unzähligen Pflegestandards gehören dabei zu einer ineffizienten Praxis, die auch in Sachsen anzutreffen ist.

Die Größe der Heime und deren Trägerschaft stehen nicht im Zusammenhang damit, ob ein Pflegestandard vorhanden ist oder nicht.

Über die Heimleitungen wurde erfragt, ob das Haus über eine interne Verwaltungsrichtlinie verfügt, in welcher der Umgang mit den verstorbenen Bewohnern verbindlich festgelegt ist. In einer solchen Richtlinie ist im Sinne einer Dienstanweisung festgelegt, wie mit Verstorbenen umzugehen ist, durch wen Arzt und Bestattungsinstitut zu informieren ist, welche Hygienevorschriften beachtet werden müssen und dergleichen mehr. 72 % der Heime haben diesbezügliche Verwaltungsrichtlinien.

Mit der bloßen Existenz eines Standards ist es nicht getan, er muss als praktikable Form der Verständigung über die Sterbebegleitung Ausgangspunkt für die alltägliche Gestaltung der Arbeit werden. In vielen sächsischen Pflegeheimen muss dieser Prozess noch in Gang gesetzt werden.

Zu den in diesem Kapitel bearbeiteten Variablen gehörte auch "Es kommt immer wieder vor, dass man Sterbende nicht sterben lässt, sondern zu lange lebenserhaltende Maßnahmen durchführt". Die Möglichkeit eines anderen Umganges mit Sterbenden im Spannungsfeld von Selbstbestimmung und Patientenautonomie einerseits und Fürsorgepflicht und gesetzlichen Rahmenbedingungen andererseits eröffnen sich mit Patientenverfügungen und Vorsorgevollmachten. Zu deren Verbindlichkeit und Geltungsbereich wird gegenwärtig nicht nur in Deutschland intensiv zwischen verschiedenen gesellschaftlichen Gruppierungen diskutiert. Unlängst hat die von der Bundesregierung eingesetzte interdisziplinäre Arbeitsgruppe "Patientenautonomie am Lebensende" ihren Bericht vorgelegt, in dem die aktuellen ethischen, rechtlichen und medizinischen Aspekte von Patientenverfügungen in Thesen zusammengefasst worden sind.[23] Mit gutem Grund, wenn man sich allein das Befragungsergebnis der professionellen Pflegenden in den Pflegeheimen dazu anschaut. 63 % der Pflegekräfte erleben eine Heimpraxis, wonach es immer wieder vorkommt, dass man Sterbende nicht sterben lässt, sondern zu lange lebenserhaltende Maßnahmen durchführt. Patientenverfügungen und Vorsorgvollmachten können helfen, das Geschehen um und mit dem Sterbenden für alle Beteiligten zu erleichtern. Welche Rolle spielen Patientenverfügungen mittlerweile in den sächsischen Pflegeheimen? Könnte man von dem folgenden Zitat bereits Rückschlüsse auf die Gesamtsituation ziehen?

Wir haben hier im Wohnbereich gar keine Patientenverfügungen, wir haben auch noch nie mit einer Patientenverfügung gearbeitet, das ist mehr so Sache im Krankenhaus, das dort mit gearbeitet wird. (...) die neuen Bewohner, die jetzt her kommen, sind in höchstem Grad pflegebedürftig, die können solche Dinge gar nicht mehr entscheiden, das müssten auch die Betreuer übernehmen. (...) Ich will sagen, das ist noch nicht die Generation. Die sind da noch nicht reingewachsen. Wir können das dann später machen, für unsere Angehörigen. Wir fragen nach Verfügungen, bei der Aufnahme fragen wir das. Wir haben ja diese Erfassungsbögen, wo wir verschiedenes notieren, Vorlieben, Hobbys, was sie vorher alles gemacht haben, was sie selbst können, was sie nicht selbst können, die Diagnosen und wir versuchen auch so ein bisschen wie eine Biografie zu erfragen. Aber die meisten Leute sind nach wie vor der Meinung, die gehen ins Altenheim, die brauchen doch nichts mehr.
(Krankenschwester, Wohnbereichsleiterin, 48 Jahre)

Im Rahmen der schriftlichen Befragungen sollte für den Heimbereich geklärt werden, in welchem Umfang Patientenverfügungen und -vollmachten existieren.

Auch wenn zum Zeitpunkt der Befragung im Jahr 2000 in den meisten Pflegeheimen (70 %) entsprechende Verfügungen nur vereinzelt existierten, so konnte dennoch positiv überraschen, dass in ca. jedem zehnten Haus bei drei Viertel der Bewohner eine schriftliche Fixierung zum Thema vorliegt.(Tabelle 12)

---

23   Vgl. Patientenautonomie am Lebensende (2004).

Tabelle 12: Existenz von Patientenverfügungen in sächsischen Pflegeheimen/
Heimleitungen und Pflegedienstleitungen

	nur vereinzelt	ca. ein Viertel	ca. die Hälfte	ca. drei Viertel
Heimleitungen (n = 195)	70 %	9 %	9 %	12 %
Pflegedienstleitungen (n = 218)	74 %	7 %	11 %	8 %

© *ZAROF* e.V. in Kooperation mit SOWIAN – J.Kaluza, sozialwissenschaftliche Analysen; 2000

Manchmal sind das nur kleine Zettel, dass lebensverlängernde Maßnahmen,
Ernährungssonde oder Krankenhauseinweisung nicht mehr gewünscht sind,
meistens werden Testamente erst nach der Heimeinweisung erstellt.
(PDL, 49 Jahre)

Ob diese Verfügungen nun nach geltendem Recht entsprechend verfasst und somit
überhaupt anwendbar sind, kann hier nicht festgestellt werden. Fakt ist, Patientenverfügungen sind keine Randerscheinungen (mehr), in über 70 % der Einrichtungen werden diese – nach Aussage der Heimleitungen und Pflegedienstleitungen
– unmittelbar bei der Heimaufnahme erfasst. Des Weiteren geben 31 % der Pflegedienstleitungen an, ihr Pflegepersonal instruiert zu haben, auch Nottestamente
aufzunehmen. D.h., gerade unter dem Eindruck der derzeitigen Unsicherheiten
im Umgang mit schriftlichen Verfügungen, benötigen auch Pflegekräfte Kenntnis
und Rechtssicherheit auf diesem Gebiet.

In den Interviews wurde auch ersichtlich, dass im Zusammenhang mit Vorsorge immer erst Bestattungsvorsorge gemeint ist. Man möchte wissen, welches
Bestattungsinstitut man informieren muss und darf. Die Pflegedienstleiterin eines privat geführten Hauses, die meinte, bei ihnen beginne die Sterbebegleitung
mit der Aufnahme, da ja gefragt wird, wie der Betroffene bei Ableben versorgt
werden möchte, geht mit ihrem Team gewissermaßen die Angelegenheit vom Ende
betrachtet an. Neubewohner und Angehörige werden mit Heimbeitritt unvermittelt
mit dem Vorgang *nach* dem Tod konfrontiert. Entsprechende Reaktionen bleiben
bei einer so praktizierten "Sterbebegleitung" natürlich nicht aus:

Es geht bei der Aufnahme los, weil mit Angehörigen über die Bestattung gespro-
chen werden muss. Angehörige können damit nicht umgehen. Wir hatten da den
Fall eines Ehepaares, sie 87, er 89 Jahre alt. Als ich den Mann ansprach wegen
der Vorsorge, ist der gleich in Panik geraten, ob mit seiner Frau etwas sei. Er

hat eine Vorsorge für sich selbst, aber bei seiner Frau war ihm das noch nicht in den Sinn gekommen.
(Krankenschwester, Wohnbereichsleiterin, 43 Jahre)

3.2.2 Behandlung von Sterbenden und Umgang mit Verstorbenen

Bei der Behandlung Sterbender lag das Augenmerk der Untersuchung darauf, inwieweit Pflegekräfte auf die besondere Situation sterbender Bewohner eingehen. Dazu gehört die allgemeine Beurteilung, ob Sterbende im Wesentlichen wie alle anderen behandelt werden, ob es möglich ist, weitgehend jeden Wunsch zu erfüllen. Zu den Wünschen zählt beispielsweise – sofern der Betreffende dazu auch noch in der Lage ist – die Versorgung mit Wunschkost, die von der regulären Verpflegung abweicht und die schwer handhabbare Pflegeverweigerung durch den Sterbenden. Dabei geht es um jene Situationen, in der Sterbende Tätigkeiten der pflegerischen Grundversorgung ablehnen, um Schmerzen zu vermeiden oder um einfach ihre Ruhe zu haben. Bei den Fragen zur Behandlung Sterbender wurden alle drei Befragungsgruppen in den Pflegeheimen einbezogen. (Abbildung 5)

Abbildung 5: Behandlung Sterbender (Angaben Pflegekräfte, PDL, Heimleitung)
Frage: Wie werden Sterbende bei Ihnen behandelt?
Antwortmodell: 1 – trifft vollkommen zu, 2 – trifft eher zu, 3 – trifft eher nicht zu, 4 – trifft gar nicht zu)

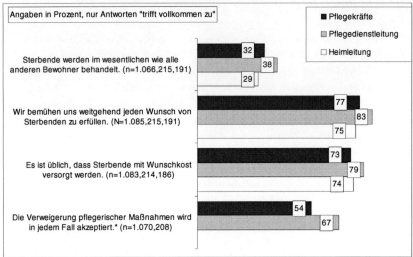

© *ZAROF* e.V. in Kooperation mit SOWIAN – J.Kaluza, sozialwissenschaftliche Analysen; 2000
* bei Heimleitung nicht erfasst

Das Antwortverhalten zu diesen Fragen ist in allen Gruppen weitgehend ähnlich. In den sächsischen Pflegeheimen ist nach Auskunft der Leitung und der Pflegekräfte ein großes Bemühen verbreitet, Wünsche von Sterbenden zu erfüllen, insbesondere was die Versorgung mit Wunschkost anbelangt. Die Interviews zeigen, dass sich die Wünsche Sterbender in einem eher eingeschränkten inhaltlichen Spektrum bewegen. Problematisch kann für das Pflegepersonal Wunsch Sterbender sein, noch einmal bestimmte Angehörige zu sehen. Zu den nicht erfüllbaren, aber selten vorkommenden Wünschen zählen Pflegekräfte die direkte Aufforderung nach aktiver Sterbehilfe. Wie reagieren Schwestern und Pfleger auf solche Anfragen?

Ja man versucht geschickt, das zu umgehen und in irgendeiner Form, dass man da sich ein bissel windet. Das ist unterschiedlich.
(Krankenschwester, Wohnbereichsleiterin, 36 Jahre)
Ich habe solchen Wunsch von Sterbenden noch nicht erlebt, solche Wünsche kommen von anderen Bewohnern. Wenn ein solcher Wunsch käme, würde ich mich mit dem Arzt oder dem betreffenden Bewohner unterhalten, ob an der Medikation was geändert werden muss, dass er jetzt Schmerzen hat oder dass er das nicht mehr erträgt.
(Altenpflegerin, 41 Jahre)

Neben dem klaren Hinweis allein aus strafrechtlichen Gründen einen solchen Wunsch abzulehnen, wird auch versucht, die eigene Unsicherheit mit diesem Thema zu überspielen.

Manche Bewohner sagen schon, sie wollen jetzt sterben. Ich sage dann manchmal einfach – da ist noch kein Bett frei für Sie, Sie müssen schon noch ein bisschen hier bleiben. Solche Bemerkungen von Bewohnern sind meist aus einer Laune heraus oder weil sie nicht klar kommen. Ich reagiere eigentlich immer auf lustige Weise. Es ist noch nicht so weit, es sind noch so viele, die auch das Wehwehchen haben, da müssen Sie sich mal Mühe geben.
(Altenpflegerin, 42 Jahre)
Ein kleiner Teil kann damit umgehen und dann ein ordentliches Gespräch führen und versuchen, dann zu sagen warum, weshalb, wieso. Ein großer Teil des Pflegepersonals neigt natürlich dazu, das zu bagatellisieren … Das ist ein großer Teil, weil damit natürlich auch persönliche Probleme einhergehen beim Pflegepersonal. Das ist sehr, sehr schwer.
(PDL, 56 Jahre)

Auch dieses Thema könnte Gegenstand eines fachlichen Austausches im Pflegedienst sein und eventuell Eingang in einen Pflegestandard finden.

In vielen Interviews wiesen Leitungs- und Pflegekräften darauf hin, dass sie Sterbenden anders begegnen (vergleiche Kapitel 3.2.1 Stellenwert) und dass sie trotz aller Probleme bei der Sterbebegleitung versuchen, diese Bewohner, bevorzugt zu behandeln.

Wenn wir einschätzen, dass es nicht gut aussieht, wird der Arzt gerufen. Der ent-scheidet, ob eine Schlechtmeldung an die Angehörige gemacht wird. Im Rahmen der Möglichkeiten kümmert man sich so viel wie möglich, geht öfter rein. Das ist aber nicht einfach, bei zahlreichen Bewohnern, die gepflegt werden müssen. Man versucht immer, sich die Zeit zu nehmen und reinzuschauen, lagern, Getränke reichen, erfrischen. Es ist nicht vorgeschrieben, was wir machen müssen, das bleibt jeder Schwester überlassen. Meist passiert das in der Nachtschicht.
(Altenpflegerin, Wohnbereichsleiterin, 58 Jahre)

In vielen anderen Interviews gibt es ähnliche Äußerungen. Die Rahmenbedingun-gen sind ungünstig, doch man versucht sein Bestes. Ein sehr häufig genannter Punkt ist dabei das Bemühen, den Sterbenden nicht allein zu lassen. Viele PDL sehen darin ein wesentliches Kriterium im Betreuungsprozess (siehe auch Kapitel 3.6, Abschnitt "Eigene Erfahrungen mit der Sterbebegleitung").

In den Interviews wurden die Pflegekräfte auch darauf angesprochen, ob es Unterschiede in der Betreuung Sterbender auf Grund ihrer sozialen Stellung gibt. Das konnte niemand aus seiner Erfahrung feststellen. Nicht immer unproblematisch sei eine Gleichbehandlung wenn es um "schwierige" Bewohner geht (siehe dazu auch Kapitel 3.4 Belastungen), also Bewohner, die sich während ihres Heimauf-enthaltes oft abweisend oder aggressiv gegenüber dem Personal verhalten haben. Viele Befragte räumen auch ein, dass es natürlich ein Unterschied ist, ob man einen Heimbewohner lange gekannt hat und ein sehr persönliches Verhältnis hatte oder ob der Bewohner erst kurze Zeit im Haus lebte, man mit ihm wenig Berührung hatte und nicht viel von ihm wusste. Unter das Stichwort "Behandlung Sterbender" fällt auch die Meinung einer Pflegekraft, die ihre Vorstellung hinsichtlich der Behandlung Sterbender beschreibt.

Es gibt Unterschiede. Es gibt Leute, die merken es halt nicht mehr und es gibt Leute, die merken es doch. Da sollte man dann doch noch die letzte Liebe bei den Leuten reinstecken, die das wirklich noch mitbekommen. Für die Leute ist es halt schwer, wenn man denen keine Zuneigung mehr gibt.
(Altenpflegehelferin, 44 Jahre)

Eine solche Auffassung sollte u.E. in jedem Fall Anlass zur Diskussion sein. Welches Verständnis besteht im Pflegedienst darüber, wann einer noch was "merkt"

und wann nicht. In wessen Ermessen liegt eine Unterscheidung? Welche Merkmale rechtfertigen diese und zu welchem Zeitpunkt ist ein Sterbender nicht mehr
kommunikationsfähig? Gibt es zu solchen Fragen einen fachlich basierten Konsens
unter Schwestern und Pflegern? Worauf gründen sich persönliche Philosophien
bei der Betreuung Sterbender? Als weiterer fachlicher Anknüpfungspunkt könnte
sich das Pflegepersonal darüber austauschen, wann in Ihrem Verständnis ein
Mensch eigentlich sterbend ist. Wenn man sich darüber verständigen kann (z.B.
in einer Arbeitsgruppe), ist im Weiteren abzuleiten, was das für das eigenen Handeln
und Verhalten gegenüber Sterbenden bedeuten muss. Die zitierte Aussage der
Altenpflegerin widerspiegelt jedoch ein Verhalten, das es bei professionellen
Helfern zu überwinden gilt: den routinierten Hang zur Beliebigkeit und die vor-
rangige Orientierung am eigenen Gefühl beim Umgang mit Sterbenden. Diese
beiden Dilemmas finden sich auch in anderen Interviews, bei unterschiedlichsten
thematischen Bezügen (z.B. Notwendigkeit eines Pflegestandards, Umgang mit
Angehörigen).

Einer näheren Betrachtung bei dem Thema "Behandlung Sterbender" bedarf
das Untersuchungsergebnis zur Pflegeverweigerung. Zunächst fällt der doch etwas
deutlichere Unterschied bei der Beantwortung durch das leitende und unterstellte
Pflegepersonal auf. Insgesamt finden sich hier deutlich mehr einschränkende
Verneinungen. Bei den Pflegekräften sind weitere 32 % der Meinung, es *treffe
eher* zu, dass bei ihnen eine Pflegverweigerung akzeptiert wird. 14 %, also mehr
als jeder zehnte Befragte, wählen die Antwortmöglichkeit "trifft eher nicht zu"
und "trifft überhaupt nicht zu". D.h. ein nicht unerheblicher Teil des Pflegepersonals in den Pflegeheimen geht nach eigenem Bekunden eher nicht auf den
Wunsch auf Verweigerung der Pflegehandlung ein und führt die ihm aufgetragenen
Arbeiten aus.

Im Vergleich dazu liegt der Anteil der Ablehnung von Pflegeverweigerungen
beim Pflegepersonal im Krankenhaus bei 20 %. Dort akzeptiert jede fünfte Pflegende nicht den Wunsch auf Verzicht von Pflegemaßnahmen.

Es stellt sich die Frage, was hinsichtlich der den Pflegenden übertragenen
Verantwortung und Fürsorge für den Pflegebedürftigen richtig und vertretbar ist?
Was kann Sterbenden an Pflege "zugemutet" werden? Wo liegen die Grenzen und
wer definiert diese? Allein zu diesen Fragen gibt es Diskussions- und Klärungsbedarf in den Pflegeheimen, wie das Befragungsergebnis zeigt. Hier eröffnet sich
gleichzeitig ein Feld für vertiefende empirische Untersuchungen.

Abschließend wurde in diesem Zusammenhang erfragt, wie die räumliche
Unterbringung sterbender Mitbewohner organisiert ist (Tabelle 13) und wie mit
den Verstorbenen diesbezüglich verfahren wird.

Tabelle 13: Aufenthaltsort sterbender Bewohner (Angaben der Pflegedienstleitungen und des Pflegepersonals)

	Pflegedienstleitung (n = 217)	Pflegepersonal (n = 1.084)
Der sterbende Bewohner verbleibt in seinem Zimmer, auch wenn es sich um ein Mehrbettzimmer handelt.	97 %	94 %
Der sterbende Bewohner wird grundsätzlich in ein Einzelzimmer verlegt.	3 %	5 %
Der sterbende Bewohner wird in einen anderweitig genutzten, aber nicht benötigten Raum verlegt.	-	1 %

© ZAROF e.V. in Kooperation mit SOWIAN – J.Kaluza, sozialwissenschaftliche Analysen; 2000

Die Gewohnheit, den sterbenden Bewohner auf seinem Zimmer zu belassen, auch wenn es sich um ein Mehrbettzimmer handelt, ist die absolut vorherrschende Umgangsweise.

Sterbende bleiben in ihrem Zimmer; im Doppelzimmer wird eine spanische Wand aufgestellt. Eher wird der andere Bewohner verlegt.
(Altenpflegerin, Wohnbereichsleiterin, 58 Jahre)

Die deutliche Zunahme von Einzelzimmern in den Pflegeheimen wird diese Entwicklung ebenso beschleunigt haben, wie die nun allgemein verbreitete Erkenntnis, dass sterbende Bewohner nicht in separate Räume gehören, wie auch eine Altenpflegerin die dritte Antwortvorgabe im Fragebogen treffend kommentierte: *"Das ist Isolation, kein menschenwürdiges Sterben!!!"* Sicher gibt es auch für diese Frage keine generelle Lösung, so ist es beispielsweise auch Praxis, den Mitbewohner, der nicht sterbend ist, einstweilig zu verlegen, wenn er damit einverstanden ist. Umgekehrt kann eine Verlegung in ein anderes Einzelzimmer unumgänglich sein, wenn es einem Mitbewohner absolut nicht zugemutet werden kann bzw. wenn er das auch völlig ablehnt, dass ein Sterbender bei ihm in der Zimmergemeinschaft bis zum Schluss verbleibt. Dabei wird es sich in der Regel um Ausnahmen handeln, doch auch hierfür sollte es Absprachen und Überlegungen im Pflegedienst geben. Das grundlegende Behandlungsmuster für sterbende Bewohner wird der Verbleib auf dem eigenen Zimmer sein.

Immer wieder begegnet man in der Literatur, journalistischen Publikationen und anderen Meinungsäußerungen Beschreibungen, wonach Sterbende in Institutionen räumlich in irgendwelche "Abstellkammern" und dergleichen separiert werden. WIERMANN schildert 1992 auf einer Tagung des Bundesministeriums für Familie, Senioren, Frauen und Jugend aus seiner Praxis in der stationären Altenpflege, "dass die Ordnungsbehörden (…) Wert darauf legen, dass sogenannte Absonderungsräume geschaffen werden. In diese Absonderungsräume werden dann die finalen Bewohner (…) verbracht. Die Sterbebegleitung sieht dann häufig so aus, dass in mehr oder weniger regelmäßigen Abständen Mitarbeiter aus dem Bereich der Pflege danach schauen, ob Herr X oder Frau Y noch lebt."[24] Leider muss auch acht Jahre später durch die vorliegende Befragung festgestellt werden, dass es vereinzelt, wenn auch sehr marginal, in Sachsen noch Fälle gibt, wo sterbende Heimbewohner in *"Krankenzimmer"*, in ein *"Ausweich- oder Besucherzimmer"*, in ein *"Bad"* oder in ein *"Isolierzimmer"* gebracht werden, wie einige wenige Befragungsteilnehmer bei der dritten Antwortmöglichkeit erklärend dazu notierten. Hier ist zu hoffen, dass diese Ausnahmen bald der Vergangenheit angehören werden.

Zum Niveau des Umgangs mit Sterben und Tod im Pflegeheim gehört neben einer angemessenen Behandlung des Sterbenden in seinem Zimmer auch die Art und Weise, wie mit dem Verstorbenen nach dem Ableben verfahren wird. In der Untersuchung galt es zu klären, wie schnell und wohin man in der Institution Pflegeheim im Jahr 2000 die Verstorbenen bringt. NORBERT ELIAS meinte bereits 1982 in diesem Kontext: "Niemals zuvor in der Geschichte der Menschheit wurden Sterbende so hygienisch aus der Sicht der Lebenden hinter die Kulissen des gesellschaftlichen Lebens fortgeschafft; niemals zuvor wurden menschliche Leichen so geruchlos und mit solcher technischen Perfektion aus dem Sterbezimmer ins Grab expediert.[25]"

Da sich eine Untersuchung zur Sterbebegleitung nicht in Details zur Vielfalt der Versorgung Verstorbenen verlieren kann, beschränkte sich die Befragung auf die grundsätzliche Vorgehensweise in den sächsischen Pflegeheimen. Alle drei Gruppen wurden gefragt, wohin die Verstorbenen gebracht werden (Tabelle 14).

In der absoluten Mehrheit der Heime verbleiben die Verstorbenen offensichtlich grundsätzlich im Wohnbereich". Dagegen gibt jeweils jeder vierte Befragte an, dass die Verstorbenen "möglichst rasch" in den Kühlraum gebracht werden, was die Möglichkeit einer Abschiednahme durch die Angehörigen im vertrauten Zimmer einschränkt. Deutliche Unterschiede gibt es zwischen den unterschiedlichen Trägerschaften. Nach Angaben der Pflegedienstleitungen ist die "Kühlraumvariante" in 45 % der kommunal geführten Häuser üblich, aber nur bei 12 % der konfessionellen Einrichtungen. Da die kommunal geführten Heime häufig auch größer sind als andere, überrascht es nicht, dass mit zunehmender Bettenzahl die Bedeutung der Option "Kühlraum" steigt.

24   Vgl. WIERMANN, J. (1996)
25   ELIAS, N. (1982), S. 38

Tabelle 14: Aufenthaltsort verstorbener Bewohner (Angaben der Heimleitungen, Pflegedienstleitungen und des Pflegepersonals)

	Heimleitung (n = 188)	Pflegedienst-leitung (n = 214)	Pflegepersonal (n = 1.038)
Verstorbene werden in der Regel möglichst schnell (sobald es die gesetzlichen Bestimmungen erlauben) in den Kühlraum gebracht.	23 %	27 %	29 %
Verstorbene verbleiben *grundsätzlich* im Wohnbereich bis Angehörige, Bekannte und Freunde – sofern diese das wünschen – eintreffen, um Abschied zu nehmen.	77 %	73 %	71 %

© ZAROF e.V. in Kooperation mit SOWIAN – J.Kaluza, sozialwissenschaftliche Analysen; 2000

In vielen Häusern ähnelt sich die Prozedur nach dem Ableben eines Bewohners und je nach Wunsch der Angehörigen wird entsprechend verfahren.

Nach dem Versterben gibt es ein festes Reglement, zuerst den Arzt informieren, dass der Bewohner keine Lebenszeichen von sich gibt. Ich darf nicht sagen, er ist tot, dazu bin ich nicht berechtigt. Der Arzt muss innerhalb von zwei Stunden da sein. Wenn die Angehörige jederzeit benachrichtigt werden wollen, können sie angerufen werden. Manche Angehörige wollen erst früh ab 7.00 Uhr angerufen werden, bei Betreuern ist das meist auch so. Manche Angehörige wollen den Bewohner nicht mehr sehen, er wird dann in Abschiedsraum gebracht. Wenn Angehörige sie sehen wollen, dann bleiben sie meist im Zimmer; die meisten versterben spät abends oder nachts.
(Altenpflegerin, Wohnbereichsleiterin, 58 Jahre)

Eine Abschiednahme durch Angehörige, Bekannte und Freunde ist nach Angaben der PDL in 91 % der Heime grundsätzlich möglich. 9 % teilen mit, dass das nur mit Einschränkungen möglich ist. Auf die Bedeutung der Abschiednahme für Angehörige muss an dieser Stelle nicht explizit eingegangen werden. Dass Pflegende und auch Mitbewohner hier einbezogen werden können, ist noch lange nicht überall üblich. WILKENING/KUNZ stellen deshalb die Frage: Wie viel Sterben vertragen Mitbewohner? Zu den enttäuschenden Vorkommnissen für die Mitbewohner in unseren Pflegeheimen gehört, dass es häufig keine "sichtbaren" Todesfälle gibt, keine Angebote zur gezielten Verabschiedung.[26]

26 WILKENING, K./KUNZ, R. (2003), S. 129

*Neulich war eine Mitbewohnerin verstorben, das hat man gar nicht mitbekom-
men. Plötzlich war sie weg. Ich hätte sie gern noch einmal gesehen.*
(Bewohnerin, 82 Jahre[27])

Auch in der Studie von PLESCHBERGER u.a. wird in Interviews mit Heimbewohnern dieses Problem herausgearbeitet. Heimbewohner wünschen sich nähere
Informationen darüber, wie in der Einrichtung gestorben wird. "In die Versorgungssituation am Ende des Lebens haben sie kaum Einblick. Dies nährt Spekulatio-
nen und Unsicherheit."[28] Die Autoren verweisen in diesem Zusammenhang auf
die Abhängigkeit der Bewohner von der Kommunikationsbereitschaft der Mitarbeiter, die in der Hinsicht als "sehr zurückhaltend" erlebt wird. Insofern kann
folgende Erfahrung einer Pflegerin nicht verwundern:

*Ein Sterbefall wird von den Mitbewohnern aufgenommen, wie eine Neuigkeit in
der BILD-Zeitung.*
(Altenpflegehelferin, 36 Jahre)
*Die Mitbewohner bekommen das kaum mit, mittags ist Gedenkminute, aber dass
die noch mal Abschied nehmen, das machen wir nicht.*
(Altenpflegehelferin, 56 Jahre)
*Mitbewohner haben eigentlich nicht die Möglichkeit, Abschied zu nehmen. Viel-
leicht ist es möglich, wenn einer will, aber das ist noch nicht vorgefallen. Mittags
wird das Versterben des Bewohners im Saal verkündet, das wird nicht geheim
gehalten. Die kriegen das ja auch mit, wenn der Sarg abtransportiert wird etc.*
(Altenpfleger, 25 Jahre, selbes Heim vorheriges Zitat)

In Interviews wird von Pflegekräften wiederholt geschildert, dass Mitbewohner
Angebote zur Abschiednahme kaum annehmen. Sie ziehen sich eher zurück. Es
wäre hier im Weiteren sicher wichtig nachzufragen, wie dieser Vorgang vermittelt wird, wo sich Verabschiedungsräume befinden oder wie "öffentlich" das Thema
im Heim überhaupt behandelt wird. Und offensichtlich wird die Abschiednahme
durch Bewohner differenziert betrachtet, wie auch das folgende Zitat verdeutlicht:

*Langjährige Heimbewohner nehmen von Bekannten Abschied, das ist jetzt eher
seltener geworden. Die Bewohner, die klar denken können, wollen meist damit
nichts zu tun haben und die anderen bekommen es nicht mehr mit. Es ist jetzt ein*

---

27   Zitat aus einer Bewohnerbefragung im Januar 2005 in einem sächsischen Pflegeheim, a.a.O.
28   PLESCHBERGER, S. u.a. (2003), S. 9f.

*Kommen und Gehen bei den Bewohnern, da bauen sich kaum noch Beziehungen
auf, meistens sind die auch noch untereinander böse.*
(Altenpflegerin, 32 Jahre)

Gefragt danach, *wo* die Abschiedsnahme *vorwiegend* geschieht, gibt es folgende Antwortverteilung bei den Pflegedienstleitungen. (Abbildung 6)

Abbildung 6: Verabschiedungsorte (Angaben der Pflegedienstleitungen)
           *Frage: Wo finden Verabschiedung von einem Verstorbenen über-
           wiegend statt?*

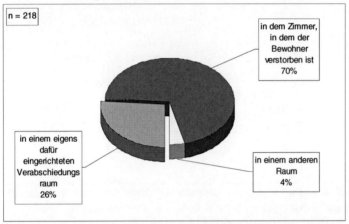

© *ZAROF* e.V. in Kooperation mit SOWIAN – J.Kaluza, sozialwissenschaftliche Analysen; 2000

Mehr als ein Viertel der PDL geben an, dass Verabschiedungen überwiegend in einen Verabschiedungsraum stattfinden. Die Verabschiedungsräume zeichnen sich durch unterschiedliche Ausstattung und Qualität aus. Verabschiedungsräume sind oftmals dem Kühlraum unmittelbar räumlich angeschlossen und befinden sich vorzugsweise im Kellergeschoss. Die durch die Projektbearbeiter in den letzten Jahren zufällig aufgesuchten Verabschiedungsräume in sächsischen Pflegeheimen zeichneten sich eher durch Kargheit und einen gewissen Minimalismus aus, sowohl was Fußboden- und Wandgestaltung anbelangt, als auch das gesamte Interieur. Zwei an den Kopfenden der Aufbahrungsstätte aufgestellte Kerzenständer und ein Kunstblumenbukett wirken mitunter mehr oberflächlich drapiert, als wirklich gewollt und konzeptionell getragen.[29]

---

29   Nach Aussagen der Heimleitungen verfügt übrigens knapp die Hälfte der Häuser über einen eigenen Verabschiedungsraum.

Auch Heime, wo es üblich ist, die Verstorbenen grundsätzlich bis zur Abschiednahme auf ihrem Zimmer zu belassen (73 der befragten Heime), verfügen nicht selten ebenfalls über einen Verabschiedungsraum. Bei den Einrichtungen, in denen eine möglichst schnelle Überführung des Verstorbenen in den Kühlraum vorgesehen ist (27 % der befragten Heime), ist der Kühlraum in fast der Hälfte der Häuser (47 %) gleichzeitig auch der Verabschiedungsraum (Tabelle 15).

Tabelle 15: Zusammenhang von Umgang mit Bewohnern nach dem Versterben und überwiegender Ort der Möglichkeit zur Abschiednahme (Angaben Pflegedienstleitungen, n = 214)

		Ort der überwiegenden Abschiednahme*	
		eigens dafür eingerichteter Abschiedsraum	Zimmer, wo der Bewohner verstorben ist
Verfahrens weise mit Verstorbenen	Verstorbene verbleiben grundsätzlich im Wohnbereich	17 %	80 %
	Verstorbene werden möglichst schnell in den Kühlraum gebracht	47 %	47 %

© *ZAROF* e.V. in Kooperation mit SOWIAN – J.Kaluza, sozialwissenschaftliche Analysen; 2000
* Fehlende Prozent: "andere Räume" wurden in der Tabelle nicht berücksichtigt.

Die Leute werden noch ca. 2 Stunden liegengelassen, der Arzt stellt den Totenschein aus, danach wird das gewählte Beerdigungsinstitut informiert. Der Bewohner wird mit einem Etikett versehen, wird fertig gemacht, gewaschen ... Der Verstorbene kommt in den Abschiedsraum. Aber dieser Raum ist kein Abschiedsraum. Dieser Raum ist ein Aufbewahrungsort bis der Transport kommt und die Leiche abgeholt wird. Der Raum ist nicht würdig, ein ganz schmaler Raum, rechts und links eine gemauerte Pritsche, das ist zum Abschiednehmen nicht geeignet. Der Vorteil ist, der Raum geht nach draußen auf ...
(Krankenschwester, Wohnbereichsleiterin, 52 Jahre)

Offensichtlich gehen die Konzeptionen der Heime – sofern solche explizit dahinter stehen – in dieser Frage in unterschiedliche Richtungen. Spürbar ist auf jeden Fall der Veränderungswille in diesem Bereich, denn knapp jedes zehnte Heim hat einen solchen Raum in der Planung.

Es gibt weder einen Träger, der sich bei dieser Frage in einer Richtung von anderen unterscheidet, noch spielt die Größe der Häuser eine Rolle. Jedoch erweist sich der Bautyp des Heimes als Kriterium. 60 % der Heime, die in der DDR neugebaut wurden, verfügen über einen Verabschiedungsraum und in weiteren 9 % ist die Einrichtung eines solchen Raums geplant. Auch in den nach 1989 gebauten Heimen sind Verabschiedungsräume überdurchschnittlich häufig zu finden (55 %). Dort werden aber kaum neue Räume geplant. Pflegeheime, die noch unsaniert oder (teil-)saniert waren, weisen den geringsten Ausstattungsgrad mit Verabschiedungsräumen aus, dort wird aber auch am meisten in dieser Richtung geplant.

Die räumliche Komponente stellt sich als gestalt- und planbare Größenordnung in den Pflegeheimen dar, die im Rahmen der Entwicklung der Strukturqualität durch verschiedene Häuser in Angriff genommen wurde und wird. Wie die Thematisierung pflegerelevanter Fragen der Sterbebegleitung im Engeren, so müssen auch Überlegungen zu räumlichen Lösungen und zur Nutzung und Gestaltung von Abschiedsräumen Eingang in die Leitlinien eines Pflegeheimes finden.

3.2.3 Thema Schmerzen

HUSEBÖ bilanziert für Deutschland und Norwegen eine unzureichende Schmerztherapie und palliativmedizinische Versorgung alter Menschen in Pflegeheimen: "Sie sterben mit Schmerzen, Lungenödem und Erstickungsgefühl. Sie sterben alleine und ohne die Anwesenheit eines Arztes. Viele sterben auf dem Weg ins oder im Krankenhaus nach unnötigen Einweisungen."[30] In welcher Situation befinden sich dabei die Pflegekräfte? Was können und müssen sie tun im Spannungsfeld von Durchführungsverantwortung (Durchführung angeordneter Maßnahmen beim Bewohner) einerseits und dem Bedürfnis des Sterbenden nach Schmerzfreiheit und ihren eigenen Beobachtungen andererseits? Bei der Schmerzbeobachtung und -erfassung unterliegen die Pflegekräfte im Pflegeheim einer stärkeren Eigenverantwortung als ihre Kolleginnen und Kollegen in den Krankenhäusern. In den Pflegeheimen sind es *allein* die Pflegenden, die tagtäglich über viele Stunden verteilt den unmittelbaren Kontakt mit den Bewohnern haben. Nur sie können durch gezielte Beobachtungen Informationen weitergeben und entsprechende Maßnahmen einfordern.

Im Kontext der vielen Themen der Untersuchung konnten zum Aspekt Schmerzen nur einige wenige Fragen gestellt werden. Allein hier wären umfängliche separate empirische Erhebungen im Pflegeheim erforderlich.

Die Pflegekräfte wurden mit der Frage konfrontiert, wie oft es vorkommt, dass bei Sterbenden Schmerzen nur unzureichend gelindert werden können (Ab-

30   Pflegeheimbewohner sterben meist mit Schmerzen. www.aerztezeitung.de, 25.04.01

bildung 7). Für die schriftliche Untersuchung ging es letztendlich ein Spektrum an Erfahrungen mit dem Schmerzgeschehen in den Heimen zu erfassen. Die Mehrheit der befragten Pflegekräfte (62 %) urteilt, dass eine unzureichende Schmerzlinderung "weniger häufig" vorkommt.

Abbildung 7: Unzureichende Linderung von Schmerzen bei Sterbenden (Angaben der Pflegekräfte)

Frage: Häufig leiden Sterbende unter starken Schmerzen. Wie oft kommt es vor, dass in Ihrem Bereich sterbenden Bewohnern die Schmerzen nur unzureichend gelindert werden können?

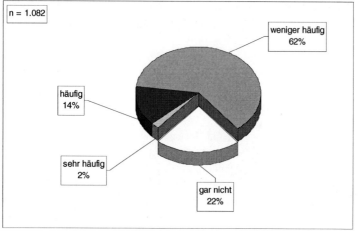

© *ZAROF* e.V. in Kooperation mit SOWIAN – J.Kaluza, sozialwissenschaftliche Analysen; 2000

16 % der Schwestern und Pfleger in den sächsischen Pflegeheimen haben das Empfinden, in ihrem Haus kommt es "sehr häufig" bzw. "häufig" vor, dass Schmerzen bei Sterbenden unzureichend gelindert werden. Auffällig ist, dass nur ein Fünftel der befragten Pflegekräfte ausschließen kann, dass Schmerzen sterbender Bewohner ungenügend bekämpft werden

Die absolute Mehrheit der Pflegenden in den Heimen macht also in dieser Frage mehr oder weniger deutlich Abstriche. Das weist darauf hin, dass die Schmerzlinderung bei sterbenden Bewohnern in den sächsischen Pflegeheimen unzureichend ist.

Im Abschnittes 3.2.1 stellen die Pflegekräfte in absoluter Mehrheit fest (vgl. Abb. 4), dass in Ihren Heimen "alles getan wird, um ein weitgehend schmerzfreies Sterben zu gewährleisten". 49 % meinen, dies trifft *vollkommen* zu. Jedoch nur 22 % können eine unzureichende Schmerzlinderung weitestgehend ausschließen. (Abbildung 8)

Abbildung 8: Gegenüberstellung von drei Fragen zum Thema Schmerzen (Angaben der Pflegekräfte)

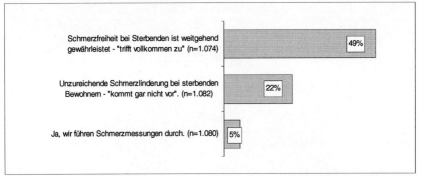

Schmerzfreiheit bei Sterbenden ist weitgehend gewährleistet - "trifft vollkommen zu" (n=1.074) — 49%

Unzureichende Schmerzlinderung bei sterbenden Bewohnern - "kommt gar nicht vor". (n=1.082) — 22%

Ja, wir führen Schmerzmessungen durch. (n=1.080) — 5%

© *ZAROF* e.V. in Kooperation mit SOWIAN – J.Kaluza, sozialwissenschaftliche Analysen; 2000

In der Gegenüberstellung beider Fragen (Alles wird für schmerzfreies Sterben getan – Unzureichende Schmerzlinderung bei Sterbenden) wird deutlich, dass das zunächst positiv erscheinende Bild doch näherer Betrachtung und auch weiterer Untersuchung bedarf. Verstärkt wird die Problematik dadurch, dass nur 5 % der Pflegekräfte irgendeine Art von Schmerzmessungen durchführt. Nun sind Schmerzmessungen nicht der alleinige Weg, um eine optimale Schmerztherapie zu initiieren. Diese Art der Schmerzbeobachtung und -erfassung und die damit verbundenen Interventionen sind auch nur für einen bestimmten Teil von Betroffenen praktikabel. Im Heimbereich sind diese Optionen durch den hohen Anteil demenziell Erkrankter bzw. Bewohner mit erheblichen Kommunikationsproblemen noch stärker eingeschränkt als im Krankenhaus. Dort haben nur 12 % der Pflegekräfte praktische Erfahrungen mit Schmerzmessungen. Das eigentliche Problem ist jedoch, dass 54 % der Pflegekräfte Schmerzmessungen als mögliche Methode in diesem Kontext gar *nicht kennen*. Hier würde sich die Frage anschließen, woher die Pflegenden in so deutlicher Mehrheit die Haltung beziehen können, bei ihnen wird eine weitgehende Schmerzfreiheit bei Sterbenden gewährleistet?

Die Abweichungen in der Frage zur Schmerzlinderung in Bezug auf die unterschiedliche Trägerschaft sind gering. Die Antwortvorgabe, es komme "gar nicht" vor, dass Bewohner von unzureichender Schmerzlinderung betroffen sind, wird bei den Freigemeinnützigen mit 26 % am häufigsten, bei den privaten Betreibern mit 17 % am seltensten gewählt. Des Weiteren konnte bei den Pflegekräften, aus den eher großen Wohnbereichen mit über 40 Betten ein niedrigerer Wert bei der Antwortvorgabe "gar nicht" festgestellt werden. Von eigentlich ausschlaggebender Bedeutung für die Beantwortung dieser Frage war jedoch das Lebensalter der Befragten. (Tabelle 16)

Tabelle 16: Zusammenhang zwischen Beurteilung *"Unzureichende Schmerzlin-*
derung bei sterbenden Heimbewohnern" und Lebensalter der Befragten (Angaben Pflegekräfte, n = 1.061)

		Lebensalter der Pflegekräfte		
		bis 35 Jahre	36 bis 45 Jahre	über 45 Jahre
unzureichende Schmerzlinderung bei sterbenden Bewohnern	sehr häufig Ø 2 %	1 %	1 %	2 %
	häufig Ø 14 %	20 %	12 %	12 %
	weniger häufig Ø 62 %	63 %	68 %	56 %
	gar nicht Ø 22 %	16 %	19 %	30 %

© *ZAROF* e.V. in Kooperation mit SOWIAN – J.Kaluza, sozialwissenschaftliche Analysen; 2000

Unteren den jüngeren Befragten (bis 35 Jahre) ist der Anteil derjenigen, die meinen,
die Schmerzlinderung sei häufig unzureichend (20 %), höher als bei den älteren
Pflegekräften. Die älteste Befragungsgruppe der über 40jährigen wiederum vertritt
am häufigsten von allen Altersgruppen die Antwortmöglichkeit das komme "gar
nicht" vor. Das Ergebnis korrespondiert mit der entsprechenden Schmerzfrage im
Zusammenhang mit dem Stellenwert (siehe Abschnitt 3.2.1) der Sterbebegleitung.
Zu beiden Aussagen ("Bei uns wird alles getan, um ein schmerzfreies Sterben zu
gewährleisten" und "Häufigkeit unzureichender Schmerzlinderung bei Sterbenden") haben die Altersgruppen signifikante Wahrnehmungsunterschiede.

Eine der Grundvoraussetzungen für das Gelingen einer Schmerztherapie sind
ungestörte, von Ressentiments freie Kommunikationswege zwischen pflegerischem
Dienst und Hausärzten, die letztendlich medizinische Schritte veranlassen müssen.
Deshalb war in der Untersuchung zu klären, ob Pflegekräfte von ihrer Leitung
angehalten werden, auf die Ärzte hinsichtlich einer Schmerztherapie Einfluss zu
nehmen und inwieweit sie diesen Einfluss auch ausüben. Das Ergebnis dazu ist
eindeutig. 98 % der Pflegedienstleitungen hält die im Pflegedienst unterstellten
Personen dazu an, bei Bedarf dem Arzt gegenüber auf eine dem Wohlbefinden
des Bewohners angemessene Schmerztherapie Einfluss zu nehmen. Nur eine sehr
kleine Minderheit (2 %) der pflegerischen Leitung in den sächsischen Pflegeheimen
tut dies nicht.

Die Ärzte lassen sich nichts sagen bzw. es besteht keine Handlungsmöglichkeit
(für uns Pflegende – d. V.) *ohne ärztliche Anordnung.*
(FRAGEBOGEN 101)

Das Recht auf eine Einflussnahme durch die Pflegenden leiten die meisten Leitungskräfte aus der Pflegephilosophie oder dem Pflegeleitbild ihrer Einrichtung ab. Dem Bewohner, insbesondere dem Sterbenden, ein Wohlbefinden bis zum Tod zu gewährleisten, ist ein ethischer Anspruch, der sich in beruflicher Verpflichtung äußert. Die Befragten betonen die Wichtigkeit einer weitestgehenden Schmerzfreiheit im Sterbeprozess. Sie erleben Bewohner, bei denen unter einer optimalen Schmerztherapie ein spürbarer Abbau von Ängsten beobachtet werden kann. Schmerzfreiheit schafft Erleichterung und ermöglicht eine bessere Kommunikation. Schmerzfreiheit ist aus der Sicht der Pflegedienstleiter nicht nur ein vorrangiges Bedürfnis sterbender Heimbewohner, sondern auch deren Recht. Den Pflegekräften kommt hier eine besondere Verantwortung zu. Die am häufigsten genannte Begründung, warum es legitim ist, auf die Hausärzte bezüglich der Schmerzbehandlung Einfluss zu nehmen, ist die besondere Stellung des Pflegepersonals. Schwestern und Pfleger haben den engeren, intensivieren Kontakt zum Bewohner. Sie erleben den Sterbenden kontinuierlich über längere Zeiträume, oft haben sie ein enges, persönliches Verhältnis zu einzelnen Bewohnern. Durch eine gezielte Schmerzerfassung werden die pflegenden Personen zu den wichtigsten Informanten für die Ärzte, besonders wenn die gewohnte (verbale) Kommunikation nur sehr eingeschränkt möglich ist.

Da der Heimbewohner oft selbst nicht in der Lage ist, sich zu äußern (z.B. Alz-
heimer, Demenz), ist der Arzt auf eine gute Beobachtung des Pflegepersonals
angewiesen, um eine angemessene Schmerztherapie zum Wohle des Heimbe-
wohners durchzuführen.
(FRAGEBOGEN 60)
In der Regel sind die betroffenen Ärzte daran interessiert, neben ihren sachli-
chen Eindrücken bei der vergleichbar kurzen Visite, die Erfahrungen des Pfle-
gepersonals bei der ganztägigen Krankenbeobachtung bei ärztlichen Anord-
nungen einfließen zu lassen.
(FRAGEBOGEN 78)

Etliche Pflegedienstleiterinnen teilen mit, dass bei ihnen die Zusammenarbeit gut sei, dass Absprachen zwischen Hausärzten und Pflegekräften erfolgen und dass es so gelingt, eine Schmerzlinderung oder Schmerzfreiheit zu erzielen.

Es besteht oft ein enger Kontakt zu unseren Bewohnern seitens des Pflegeperso-
nals. Wir können Aussagen zum Wohlbefinden der Bewohner treffen, da wir die
Bewohner umfassender betreuen als ein Arzt, der oft nur Momentaufnahmen
machen kann. Die Zusammenarbeit mit einem multitherapeutischen Team ist
gut. Die Ärzte akzeptieren Hinweise vom Pflegepersonal und schätzen unsere
Fachkompetenzen. Einige Pflegefachkräfte haben Weiterbildungen zur Schmerz-
therapie besucht und möchten ihr erworbenes Wissen auch anwenden, um den
Sterbenden, so gut es möglich ist, ein humanes Sterben zu ermöglichen. Wir
mussten aber auch die Erfahrung machen, dass einige Hausärzte in der Anwen-
dung einer Schmerztherapie überfordert sind.
(FRAGEBOGEN 37)

Einige Leitungs- und Pflegekräfte kritisieren jedoch die Ärzte hinsichtlich des
Einsatzes von Schmerzmitteln deutlicher.

Weil das subjektive Wohlbefinden des Bewohners oberste Priorität hat. Leider
ignorieren viele Hausärzte die Möglichkeiten moderner Schmerztherapie.
(FRAGEBOGEN 104)

Ärzte sind sehr zögerlich bei der Anordnung einer effektiven Schmerztherapie,
häufig geschieht dies nur auf gezielte Nachfrage durch die Pflegemitarbeiter.
(FRAGEBOGEN 181)

Man hat bei den Ärzten immer so das Gefühl, dass die Heimbewohner alle ein
bisschen unterdosiert werden, dass die mit Schmerzpräparaten alle ein bisschen
vorsichtig umgehen: Da müssen wir dann als Pflegepersonal stets und ständig
dahinter stehen und sagen, das reicht nicht aus, sie möchten doch noch mal die
Tropfen oder die Medikamente oder Spritzen erhöhen, da sind die meisten Ärzte
sehr vorsichtig mit (...) Ich denke, die sind, vorsichtig ausgedrückt, nicht aus-
reichend kompetent. Ich denke schon, dass die da in der Sache sich doch ein
bisschen weiterbilden müssten.
(Krankenschwester, Wohnbereichsleiterin, 46 Jahre)

Die Pflegekräfte wurde nicht gefragt, ob sie der Anweisung der PDL Folge leisten oder nicht, sondern ihnen wurde die Frage gestellt: "Ein sterbender Bewohner
hat starke Schmerzen und Sie meinen, dass ihm mehr oder stärkere Schmerzmittel
verabreicht werden müssten. Versuchen Sie in einem solchem Fall, auf den behandelnden Arzt Einfluss zu nehmen, um die Schmerzen des Bewohners zu lindern?" 93 % der Pflegenden bejahen diese Frage. Nur eine absolute Minderheit
antwortet mit "nein", sei es weil geglaubt wird, sich hier kein Urteil erlauben zu
können oder "weil der Arzt das auch nicht akzeptieren würde".

Auch in den Interviews spielt die ungenügende Schmerztherapie eine Rolle. Pflegedienstleitungen bestätigen, dass Pflegekräfte diesbezüglich angewiesen werden, bemängeln aber auch gleichzeitig mangelnde Schmerztherapie durch die Ärzte:

> *Wenn ich das merke, werden die Ärzte getriezt. Die Therapie ist weniger gut. Ich finde es schlimm, dass ich Allgemeinmediziner darauf hinweisen muss, dass es auch Morphiumpflaster gibt, die wesentlich freundlicher als Spritzen sind. Daraufhin gab es schon Vorwürfe der Ärztin, sie wollen auch gleich das Teuerste. Es werden immer mehr Krebspatienten im Finalstadium ins Pflegeheim kommen, weil man die zu Hause nicht versorgen kann, und da muss man sich auch als Arzt etwas einfallen lassen. Die Ärzte wissen zu wenig Bescheid und haben Angst, Morphium zu verschreiben. Die Schmerztherapie ist nicht ausreichend.*
> (Altenpflegerin, PDL, 46 Jahre)

Es wird aber auch von anderen Erfahrungen berichtet, die verdeutlichen, wie einfach ein Kommunikationskontext zwischen Ärzten und Pflegenden zur Schmerzproblematik hergestellt werden kann.

> *Es gibt natürlich auch Schwierigkeiten diesbezüglich. Aber ich bin da ein bisschen hartnäckig, wenn ich sehe, dass der Bewohner während der Grundpflege, wo man ja wirklich am meisten bewegt, starke Schmerzen hat, da versuche ich, Einfluss* (auf die Ärzte – d. V.) *zu nehmen und ganz schön energisch vor allem ... ist es dann schon so gewesen, dass der Doktor ... zum Verbandswechsel gekommen ist, zur Grundpflege mitgekommen ist, dass wir es nachmittags mal gemacht haben. Dass er auch sieht, wie ist die Schmerzreaktion überhaupt, wenn wir drehen, wenden, heben. Doch das hat er schon ein paar Mal mitgemacht.*
> (Krankenschwester, Wohnbereichsleiterin, 36 Jahre)

Wenn sich generell ein Verständnis durchsetzt, dass Schmerz das ist, was der Betreffende als Schmerz empfindet, sollte die folgende Aussage der Vergangenheit angehören:

> *Wenn ich so starke Schmerzen habe, kommen sie* (die Schwestern – d. V.) *rein und da heißt es barsch, hier wird nicht geweint.*
> (Bewohnerin, 75 Jahre[31])

---

31   Zitat aus einer Bewohnerbefragung im Oktober/November 2003 in einem sächsischen Pflegeheim; Interviews mit Heimbewohnern im Rahmen des Qualitätsmanagements von Pflegeheimen im Regierungsbezirk Leipzig, SOWIAN – sozialwissenschaftliche Analysen, J.Kaluza, unveröffentlichter, interner Betriebsbericht, 2003.

Bei einem weiter gefassten Verständnis der Schmerzproblematik im Sinne von totalem Schmerz ("total pain"[32] nach CICELY SAUNDERS), das sich nicht auf das physische Symptom Schmerz und die pharmakologische Schmerztherapie beschränkt, öffnet sich erst das umfassendere Anforderungsschema für die Pflegenden in der stationären Altenhilfe. Das beginnt damit, Schmerzäußerungen ernst zu nehmen und zu würdigen, wie das im vorstehenden Zitat leider nicht der Fall war, wo das Symptom als Problem angesehen wurde. Das Verständnis von Schmerz als *totalem Schmerz* integriert auch die Notwendigkeit der Erhebung einer Schmerzanamnese, die Sammlung von Informationen über die Familiensituation und zum Beispiel auch die Anwendung komplementärer Verfahren zur Schmerzlinderung durch die Pflegekräfte.

3.3 Kooperations- und Kommunikationsbeziehungen

3.3.1 Zusammenarbeit mit anderen Einrichtungen und Berufsgruppen

Bereits bei der Frage, wer aus der Sicht der Pflegenden sterbebegleitend tätig ist (vgl. Abb. 3), wurde ersichtlich, dass das Pflegepersonal in den Heimen die Hauptverantwortung trägt. In einem weiteren Schritt ging es nun um die Erfassung der Zusammenarbeit und deren Qualität aus der Sicht der Pflegedienstleitungen. (Abbildung 9)

Mit Stand März 1998 gab es in Sachsen zehn Hospizinitiativen, ein Tageshospiz, vier ambulante Hospizdienste und zwei stationäre Hospize (Radebeul und Leipzig).[33] Als zwei Jahre später die Befragung in den Heimen durchgeführt wurde, konnte auch eine bis dahin gewachsene Anzahl von Angeboten noch keine Wirkung zeigen. Viele Pflegedienstleitungen kennen kein hospizliches Angebot und können sich demzufolge auch nicht dazu äußern.

Kritisch zu betrachten sind jedoch die Daten zu den Krankenhäusern und Sozialstationen. In beiden Versorgungsformen wäre eine Kooperation mit den Pflegekräften möglich. Worin besteht bei einem Sterbenden eine solche Kooperation? Oftmals werden Heimbewohner vorher ambulant versorgt, bis eine häusli-

---

32 Der Begriff des totalen Schmerzes erfasst die Mehrdimensionalität des Schmerzes. Hinter dem Symptom des Schmerzes als Alarmsignal des Körpers können viele andere Botschaften verborgen sein. Wie es physische, psychische, soziale und spirituelle Bedürfnisse Sterbender gibt, so gibt es auch adäquat vier Schmerzebenen.

33 SÄCHSISCHES STAATSMINISTERIUM FÜR SOZIALES; JUGEND UND FAMILIE (2001), S. 30.

che Betreuung nicht mehr verantwortbar ist. Mit Übersiedlung in ein Heim endet der Versorgungsauftrag für den ambulanten Dienst und beginnt der Verantwortungsbereich des Heimbetreibers. Mit diesen Übergängen wird äußerlich versorgungstechnisch auf einen Krankheitsverlauf reagiert, der für den Betroffenen – von außen mehr oder weniger unbemerkt – bereits eine andere Qualität angenommen haben kann: Der Bewohner befindet sich bereits im Sterbeprozess. Doch offensichtlich werden in dieser Frage bei einer Mehrheit der sächsischen Pflegeheime keine kooperativen Brücken zwischen ambulanter und stationärer Versorgung gebaut. 62 % der befragten Pflegedienstleitungen ist eine Zusammenarbeit, die in einem fachlich-pflegerischen oder anderem Zusammenhang zur Sterbebegleitung steht, nicht bekannt.

Abbildung 9: Zusammenarbeit mit Institutionen und Personen (Angaben der Pflegedienstleitungen, alle Angaben in Prozent)
Antwortmodell: 1 – sehr zufrieden, 2 – eher zufrieden, 3 – eher unzufrieden, 4 – sehr unzufrieden, 5 – kenne ich nicht/gibt es nicht

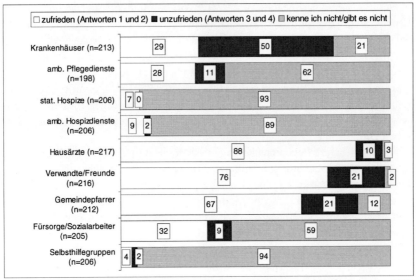

© ZAROF e.V. in Kooperation mit SOWIAN – J.Kaluza, sozialwissenschaftliche Analysen; 2000

Besonders problematisch sind die Ergebnisse hinsichtlich der Zusammenarbeit mit den Krankenhäusern zu bewerten. Es wurde oben bereits darauf hingewiesen, dass nicht wenige Heimbewohner in Krankenhäusern versterben. Andererseits werden Pflegebedürftige nach einem Krankenhausaufenthalt nicht mehr nach Hause entlassen, sondern direkt in Pflegeheime überwiesen.

Die Bewohner kommen teilweise aus dem häuslichen Bereich, verstärkt auch aus Krankenhäusern. Dabei sind oftmals solche Fälle, die dann keine 3 Tage mehr hier im Heim waren. Da waren wir mit der Aufnahme noch gar nicht ganz fertig, da mussten wir sie schon wieder abmelden. Die sind in einem ganz miesen Zustand aus dem Krankenhaus gekommen und man hätte es eigentlich absehen können, dass das nicht mehr lange dauert, aber die wurden eben dann noch verlegt.

(Heimleiterin, 59 Jahre)

Dieser Situation geschuldet, gibt es zwangsläufig mehr Kontakte zwischen den Pflegediensten im Krankenhaus und in den Pflegeheimen, auch was Sterbende anbelangt. Auffallend ist, dass nur 29 % mit einer Zusammenarbeit zufrieden sind. Die Zusammenarbeit kann sich auf fachliche Konsultationen zwischen den beiden stationären Pflegediensten beziehen, auf auskunftsreiche und hilfreiche Übergabeberichte und dergleichen mehr. Bei der im obigen Zitat beschriebenen Praxis in der Abfolge von Verweilorten Sterbender ist eine patientenzentrierte Sterbebegleitung – Stichwort Sterberuhe – von vornherein überhaupt nicht möglich. Umgekehrt gilt das für Krankenhauseinweisungen von sterbenden Heimbewohnern bei einer akuten Verschlechterung des Gesundheitszustandes. Wenn Sterbende aus häufig rein betriebswirtschaftlichen Motivationen heraus in der Institutionenstruktur des Gesundheits- und Sozialwesens hin- und her überwiesen werden, ist es fragwürdig über Maßnahmen zur Humanisierung der Sterbebegleitung zu diskutieren. Die Bemühungen der Beschäftigten in den Einrichtungen für eine Verbesserung der Situation Sterbender werden bei dem bestehenden gesundheitspolitischen Hintergrund fortlaufend untergraben.

Die Hälfte der Pflegedienstleitungen aus den Heimen schätzt die Zusammenarbeit bei der Sterbebegleitung mit den Krankenhäusern als eher schlecht ein. In Interviews beziehen sich einige Gesprächspartner dabei noch nicht einmal auf die spezielle Situation bei Sterbenden, die zweifelsohne eine noch höhere Qualität der Zusammenarbeit erfordern würde. Die Schwestern und Pfleger beklagen die ohnehin schlechte Zusammenarbeit mit den Kliniken.

Die Beziehungen zum Krankenhaus sind nicht gut; die Bewohner kommen oft freitags aus dem Krankenhaus, dann wird immer vergessen, Medizin mitzugeben, die bis Montag, Dienstag reicht. Freitag erwischt man keinen Hausarzt mehr ... Es gibt über bestimmte Dinge keine Auskunft, die Information wäre aber für die Pflege wichtig, es klappt nur in Ausnahmefällen gut. Die Bewohner sind hier zu Hause und eigentlich sind wir oft die Familie. Wir versuchen bei jedem Fall Besuche im Krankenhaus zu machen ... Verschiebebahnhof ist nicht mehr; die vorige Stationsschwester, die im Hospiz Verein arbeitet, hat gezeigt,

wie man es machen kann. ... Ich denke mal, es ist schön, wenn die hier bleiben können. (...) die merken das auch. Für die ist das nicht schön, wenn die weg kommen. Es dauert auch lange, bis der Bewohner wieder im alten Zustand ist, im Krankenhaus ist die Aktivierung ganz anders, die liegen dort nur im Bett, dort ist es gar nicht möglich, sie anzuziehen, sie raus- oder mit anderen zusammenzubringen. Es ist auch nicht sehr wohnlich eingerichtet. Hier im Heim sind auch nicht die tollsten Möbel, aber es ist wohnlicher, und wenn es nur ein Bild an der Wand ist, das sie kennen.
(Altenpflegerin, 41 Jahre)

Die Zusammenarbeit mit dem Krankenhaus D. ist furchtbar; früher hätte meine Oberschwester im Krankenhaus mich fortgejagt, wenn jemand einen Dekubitus gehabt hätte, so was ist immer Verschulden der Pflege. Wir haben Heimbewohner ohne Marken ins Krankenhaus geschickt, nach 14 Tagen – offene Hacken, schwarz, offene Pos. Jetzt wird fotografiert, wann und wie die Leute aus dem Krankenhaus gekommen sind; das wird gemacht, um bei Beschwerden oder Prozessen von Angehörigen Beweise zu haben. In einem Fall haben wir zwei Monate gebraucht, um den Bewohner wiederherzustellen.
(Krankenschwester, Wohnbereichsleiterin, 43 Jahre)

Ein nicht zu unterschätzendes Problem in diesem Zusammenhang ist der unterschiedliche gesellschaftliche Status von Krankenhaus- und Pflegeheimmitarbeitern und die damit verbundenen klischeehaften, aber zählebigen Fremd- und Selbstbilder.

In Bezug auf Sterbebegleitung gibt es keine Zusammenarbeit mit dem Krankenhaus. Es ist ja eigentlich für uns immer sehr unschön. Wir werden immer dargestellt als die blöden Schwestern im Pflegeheim. Und das bringt so eine Kluft. Und dann, muss ich sagen, werden die meisten Heimbewohner vom Krankenhaus wieder ins Heim zurückgeschickt zum Sterben. Also, da macht kein Krankenhaus mehr Ausnahmen. Wenn die merken, dass es also kritisch wird oder dass der Zustand sich langsam verschlechtert und das in den nächsten Tagen eintreten könnte, dann werden sie gebracht. Die wollen die Verantwortung abschieben.
(Krankenschwester, Wohnbereichsleiterin, 52 Jahre)

Wie soll in einem solchem Klima und bei einer solchen gegenseitigen Wahrnehmung zwischen unterschiedlichen Organisationen im Versorgungssystem eine Kooperation eingeübt werden, die eigentlich die Bedürfnisse des Sterbenden im Fokus haben soll? Unterschiedliche Versorgungsaufträge, unterschiedliche Finanzierungsquellen, unterschiedliche Verortung im Versorgungssystem und unter-

schiedliche gesellschaftliche Erwartungen erweisen sich als objektive Barrieren
mit subjektiven Ausprägungen. Hier liegen die wirklichen Hemmnisse integrativer Versorgungsmodelle für Sterbende. Heimmitarbeiter sehen sich dabei offensichtlich als die Verlierer.

*Engere Beziehung zu Krankenhäusern gibt es nicht, es gibt Verständigung über
medizinische Dinge, wenn ein Bewohner aus dem Krankenhaus kommt oder
dorthin geht, ansonsten gibt es keinerlei Berührungspunkte, das ist sehr bedau-
erlich. Es gibt aber jetzt in Leipzig – das ist relativ neu – Bestrebungen, in
größeren Abständen das leitende Pflegepersonal aller Pflegeheime und Krankenhäuser an einen Tisch zu bringen.³⁴ Finde ich sehr gut, ist eine feine Sache,
weil jeder Träger kocht doch sein Süppchen für sich und es ist auch nicht so
erwünscht, dass man sich untereinander mal trifft (...) es geht um Übermittlung
von Daten und pflegerische Belange. Ärzte und Schwestern im Krankenhaus
haben zum großen Teil noch nicht begriffen, dass es hier keinen Heimarzt gibt,
sondern dass jeder Bewohner seinen Arzt hat. Dass die Schwestern hier keinen
Arzt zur Verfügung haben, der jeder Zeit eingreifen kann und irgendwas verordnen kann. Es kommen grundsätzlich Arztbriefe aus den Krankenhäusern an den
Heimarzt. (...) In aller Regel werden Auskünfte im Krankenhaus verweigert,
man kann natürlich auf kollegialer Basis sagen, bei uns war die Bewohnerin
inkontinent, ist das geblieben, so ganz grob. Dann wird ja oder nein gesagt.
Mitunter gibt es auch Informationen, wenn jemand nett und freundlich ist. Normalerweise eigentlich nicht. Das erschwert die Arbeit. Das geht schon los bei
Verlegungen ins Krankenhaus. Wir geben zwar einen pflegerischen Verlegungs-
bericht mit, aber sind nicht berechtigt, Diagnosen und Medikation mitzuteilen.
Das ist Sache des Hausarztes, der das entweder extra niederlegen muss oder in
den Bogen eintragen muss. Da gibt es schon Probleme: Warum machen Sie das
nicht? Das kann ich doch nicht auch noch machen! Dann macht es eben die
Schwester halt, das geht aber über ihre Kompetenz.*
(PDL, 56 Jahre)
*Wir rufen auch an im Krankenhaus, wie es dem Bewohner geht. Und je nach-
dem, die müssen mir überhaupt nichts erzählen. Ich habe nicht das Recht, was
zu erfahren.*
(PDL, 54 Jahre)

REST u.a. sind 1992 in ihrer NRW-Studie, bei der in verschiedenen Vorsorgungs-
instanzen die Zufriedenheit mit der Kooperation bei sterbebegleitenden Maßnah-

---

34 Diese Initiative des Sächsischen Pflegerates, bei der es tatsächlich mehrere Treffen in
    Leipzig gab, ist inzwischen wieder eingestellt worden.

men untersucht wurde, zu der Schlussfolgerung gelangt, dass die Alten(pflege)-heime "ein gewisses Inseldasein (zu führen) scheinen, die nahezu weder untereinander noch innerhalb des Versorgungsnetzes kooperieren bzw. als Kooperationspartner gesehen werden."[35]

Die Perspektive der anderen Befragungsgruppen auf eine vorhandene Kooperation zu den Pflegeheimen scheint die damalige Feststellung in der Tendenz zu bestätigen. (Tabelle 17)

Tabelle 17: Verschiedene Befragungsgruppen zur Kooperation mit Pflegeheimen bei der Betreuung Sterbender

		es gibt keine Zusammenarbeit/ich kenne keine Zusammenarbeit/das kann ich nicht beurteilen
Krankenhaus	PDL (n=67)	33 %
	Pflegekräfte (n=372)	61 %
	Ärzte (n=347)	56 %
ambulante Versorgung (ambulante Pflegedienste/ Sozialstationen; Hausärzte)	PDL (n=165)	72 %
	Pflegekräfte (n=783)	68 %
	Hausärzte (n=677)	11 %

© ZAROF e.V. in Kooperation mit SOWIAN – J.Kaluza, sozialwissenschaftliche Analysen; 2000

In beiden Bereichen – sowohl im stationären als auch im ambulanten Bereich – gibt es unter Medizinern und Pflegenden jeweils eine große Gruppe, der *keine* Form der Kooperation mit Pflegeheimen in Bezug auf die Versorgung und Betreuung Sterbender bekannt ist. Das betrifft beispielsweise über die Hälfte der Krankenhausärzte. Hier bestehen für das gesamte Bundesland erhebliche Defizite, die es abzubauen gilt.

Die wichtigsten "Verbündeten" bei der Gestaltung einer guten Sterbebegleitung sind für die Pflegenden die Hausärzte. Im Zusammenhang mit der personellen Absicherung der Sterbesituation im Pflegeheim (vgl. Abb. 3) attestierten die Pflegekräfte den Ärzten generell eine ungenügende Zusammenarbeit. 51 % von ihnen gaben an, die Ärzte sind "gar nicht" bei der Sterbebegleitung beteiligt. Das Ergebnis spiegelt sich in diesem Umfang bei den Pflegedienstleitungen nicht wider, von denen 88 % mit der Zusammenarbeit mit den Hausärzten zufrieden sind.

35 REST, F. u.a. (1992), S. 160

Immerhin 6 % der Pflegedienstleitungen geben jedoch an, dass Hausärzte in der Regel nicht bereit sind, Besuche bei sterbenden Bewohnern zu machen. Bei den Heimleitungen sind das sogar 11 %.

Die Verfahrensweise mit den Hausärzten in den Heimen ist unterschiedlich. Einige Bewohner behalten ihre Hausärzte und werden von diesen weiterbetreut, bei anderen wird die medizinische Betreuung von einem neuen Arzt übernommen, der bereits schon andere Fälle im Haus hat. Das ist insbesondere dann der Fall, wenn der neue Bewohner aus einer anderen Region stammt. Nach Aussagen der Pflegedienstleitungen arbeiten 55 % der Heime überwiegend mit *einem* Arzt zusammen, bei den restlichen 45 % ist das nicht der Fall.

In den Interviews gab es Aussagen, wonach es sowohl von Vor- als auch von Nachteil sein kann, mit mehreren Ärzten zusammen zu arbeiten.

Unser Heim arbeitet mit 30 Ärzten zusammen und das ist also mehr als belastend. Das geht bei Medikamentenbestellung los. Die Ärzte stellen sich dumm, behandeln das Heim, als wäre es ein Krankenhaus, das Medikamente etc. hat und jede Behandlungspflege macht.
(Altenpflegerin, PDL, 46 Jahre)
Wir haben sehr viele Hausärzte, jeder Bewohner hat seinen. Manche Ärzte betreuen mehrere Bewohner (...), mit denen, die viele Bewohner betreuen, ist der Kontakt enger, man redet öfter mit ihnen.
(Krankenschwester, PDL, 49 Jahre)

Es wurde deshalb überprüft, ob möglicherweise die Zusammenarbeit mit einem Arzt, der das Haus insgesamt auch häufiger frequentiert, wo ein engerer Kontakt besteht, eine Auswirkung auf die Zusammenarbeit in der Sterbebleitung im Heim hat. Das ist nicht der Fall, wie die Korrelation der Variablen "Qualität der Zusammenarbeit" und "Besuchsbereitschaft" ergibt. Die Güte der Zusammenarbeit mit den Ärzten und deren Bereitschaft, Besuche beim Sterbenden zu machen, ist also nicht davon abhängig, ob ein Pflegeheim mit einem oder mehreren Ärzten zusammenarbeitet.

Doch nicht nur die Kooperationsbeziehungen zwischen verschiedenen Institutionen und Berufsgruppen sind, wie oben beschrieben, defizitär, sondern auch die Möglichkeiten der Kommunikation in den Berufsgruppen selbst, wie eine Altenpflegerin schildert.

Es wird nicht besonders über Sterben und Tod gesprochen, in der Übergabe wird erwähnt, wie es dem Bewohner geht, wenn eine neue Verordnung da ist, worauf man achten muss. Man spricht ausführlicher über denjenigen, aber Gesprächskreise gibt es im Wohnbereich nicht, man redet darüber, aber das hilft

auf keinen Fall, weil man über persönliche Gefühle … es ist nicht üblich, dass man darüber spricht. Ich hab das auch bis jetzt ganz selten erlebt, dass mal jemand sagt, ach und … Es geht dann meist um das Sachliche, na, was er noch braucht, was er benötigt und was da eben an Veränderung eingetreten ist. Aber jetzt persönliche Dinge … wär schon nicht schlecht, ja, würde ich denken, dass es so was (Gesprächskreise – d. V.) *geben sollte.*
(Altenpflegerin, 41 Jahre)

Wie abgestuft die Austauschmöglichkeiten zu diesem Themenbereich sind, zeigt die folgende Abbildung.

Abbildung 10: Kommunikationsmöglichkeiten der Pflegekräfte.
Man kann sich mit folgenden Personen gut über Sterben und Tod austauschen. (nur Antworten 1 und 2)
Antwortmodell: 1 – trifft vollkommen zu, 2 – trifft eher zu, 3 – trifft eher nicht zu, 4 – trifft gar nicht zu

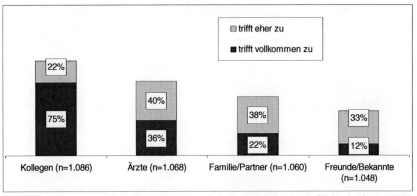

© *ZAROF* e.V. in Kooperation mit SOWIAN – J.Kaluza, sozialwissenschaftliche Analysen; 2000

Bei der Kommunikation über das Thema Sterben und Tod wird die eigene Berufsgruppe bevorzugt (97 %). Die Ärzte erreichen mit einer Zustimmung von 76 % einen hohen Wert, wenn man bedenkt, dass aus der Sicht von 51 % der Pflegenden die Ärzte in der Sterbebegleitung faktisch nicht präsent sind. Das heißt, wenn Ärzte aus der Sicht der Pflegenden bei Sterbebegleitungen nicht anwesend sind, schließt das nicht aus, dass Ärzte gute Gesprächspartner diesbezüglich sein können. In der Tendenz stimmen natürlich eher diejenigen Pflegepersonen einem Austausch mit Ärzten zu, die angeben, dass Ärzte "häufig" oder "gelegentlich" an Sterbebegleitungen beteiligt sind. Nur noch 60 % der Befragten finden in der Familie oder dem Partner einen guten Gesprächspartner, um das Erlebte bei Sterbenden besser zu verarbeiten. Bei den verheirateten Befragten, die knapp Drei Viertel der Befragungsgruppe ausmachen, können sich 38 % eher nicht oder gar nicht mit ihrer Familie, ihrem Partner darüber austauschen, bei den in Lebensgemeinschaft Lebenden sind das 40 %.

Meinen Schwiegervater, den wir in unserer Einrichtung gepflegt haben, habe ich bis zum Schluss begleitet. Es waren noch zwei Familienangehörige zu Besuch, aber außer meinem Mann blieb keiner bis zum Schluss, mit einer Begründung, die mich sehr verletzt hat, "Du bist Krankenschwester, du kannst das ertragen." Tage später brach ich zusammen. Ich habe mir Hilfe bei einem Psychologen geholt, da keiner bereit war, mit mir über meine Gefühle und Ängste zu reden.
(Krankenschwester, PDL, Altersgruppe 36 bis 50, FRAGEBOGEN 037)

Freunde spielen in diesem Zusammenhang eine noch geringere Rolle. Das Ergebnis zu den Kommunikationsmöglichkeiten der Pflegenden in den Heimen kann selbstverständlich keine Schlussfolgerungen zu irgendwelchen Interventionen begründen. Es spiegelt unsere gesellschaftliche Situation zu diesem Thema wider und verdeutlicht, dass Pflegekräfte im Zusammenhang mit Sterben und Tod weitgehend auf sich allein gestellt sind.

Das macht eigentlich jeder mit sich so aus.
(Altenpfleger, 25 Jahre)

3.3.2 Kooperation und Wahrnehmung hospizlicher Angebote

Im folgenden Abschnitt sollen noch einmal die Zusammenarbeit und die Vorstellungen über hospizliche Angebote aus der Sicht der sogenannten Versorgungsdienstleiter betrachtet werden. Wie an verschiedenen Stellen bereits erwähnt, befindet sich die Hospizstruktur im weiteren Aufbau. Die mit der Hospizbewegung in Sachsen verbundenen Initiativen, Vereine und Personen werden bekannter. Von der Hospiz Stiftung in Auftrag gegebene Bevölkerungsumfragen 1996, 1998 und 2001 ergaben einen deutlich gewachsenen Bekanntheitsgrad des Begriffes Hospiz. Waren es 1996 nur 9 % der Deutschen, die wussten, was ein Hospiz ist, stieg der Anteil bis zum Jahr 2001 auf 32 %.[36] In der Abbildung 2 der Einleitung wurde der reale Versorgungsgrad hospizlicher Angebote in Deutschland dargelegt. Demnach waren im Jahr 2002 bei ca. 6 % der Sterbefälle hospizliche/pal-

---

36 Meinungen zum Sterben.(2001), S. 4.

liativmedizinische Leistungen involviert. Wie der Bekanntheitsgrad dieser Angebote, so stieg auch die tatsächliche Versorgungsquote in den letzten Jahren, wenn auch auf relativ niedrigem Niveau. Dieser Versorgungsgrad spiegelt sich selbstverständlich in den Einschätzungen zur Zusammenarbeit mit Institutionen und Personen bei den Befragten wider (vgl. Abbildung 10, Kapitel 3.3.1).

Hospizliche Angebote müssen sich untereinander vernetzen, um im Versorgungsspektrum wirksamer werden zu können. In Leipzig gibt es mittlerweile ein Hospiz-Netzwerk[37], das zwei Palliativstationen Leipziger Krankenhäuser, die zwei stationären Hospize und die zwei ambulante Hospizdienste der Stadt umfasst. Neben einer Bündelung von hospizlichen Betreuungsangeboten unter einem Dach ist es unablässig, dass hospizliches Denken in den etablierten Institutionen verbreitet wird und Fuß fasst. Als ein Hauptfeld der Aktivitäten der Hospizbewegung kann die Implementierung des Hospizgedankens in die stationäre Altenpflege angesehen werden, wo es noch viel zu tun gibt. Überlegungen, wie Aspekte der Hospizarbeit in Einrichtungen der Altenhilfe verwirklicht werden können, wurden durch ZECH und GROND in einem 14-Punkte-Programm[38] vorgestellt. Hier wird noch einmal betont, dass Hospizarbeit in der stationären Altenhilfe von ehrenamtlicher Arbeit abhängt und dass die Sterbebegleitung im Heim nicht nur die Aufgabe einer Profession sein darf. Das heißt, Pflegekräfte werden in diesem Zusammenhang mit anderen Personen, neuen Personen konfrontiert, auf die sich einzustellen gilt. In der Untersuchung ging es darum, herauszufinden, wie die sogenannten etablierten Berufsgruppen auf die relativ neuen Versorgungsangebote reagieren, welche Einstellungen sie ihnen gegenüber haben und ob es möglicherweise auch Ängste und Vorbehalte gibt. Das folgende Zitat veranschaulicht sehr deutlich, welche Unsicherheit, Skepsis und auch direkte Ablehnung unter Pflegekräften diesbezüglich noch bestehen können.

Zum Hospiz-Verein gibt es Kontakte, Frau R. hält Vorträge zur Sterbebegleitung, die macht das auch sehr schön, sehr anschaulich, das geht wirklich unter die Haut ... Das ist eben, muss ich sagen, das ist Theorie und das andere ist die Praxis. In der Praxis es gibt keine Helfer, die Sterbebegleitung machen, das habe ich noch nirgends erlebt. Ich arbeite seit 10 Jahren als Stationsschwester und habe in der Zeit noch nicht einmal eine Sterbebegleitung von einem Fremden erlebt. Bis zu einem gewissen Grad wäre die Zusammenarbeit mit einem Hospiz für das Heim von Vorteil. Aber, 'ne Sterbebegleitung, denke ich mal, kann am besten derjenige machen, der den Menschen schon vornweg betreut hat. Da ist ein Vertrauensverhältnis da. Jemanden kommen zu lassen, ist viel-

---

37   Siehe www.hospiz-leipzig.de.

38   Vgl. ZECH D./GROND S. (1993).

leicht nur in den wenigsten Fällen hilfreich, man weiß nicht, wie viel der Bewohner noch mitbekommt.
(Krankenschwester, Wohnbereichsleiterin, 52 Jahre)
Die kommen einmal in der Woche für eine halbe Stunde, das bringt nichts, man bräuchte im Grunde fast rund um die Uhr jemanden.
(Altenpflegerin, Wohnbereichsleiterin, 58 Jahre)
In Darstellungen (gemeint sind Bücher, Internet usw. – d. V.) *dreht sich alles ums Hospiz, da wird nicht beachtet, dass die einen ganz anderen Personalschlüssel haben, da gibt es auch viele Ehrenamtliche. Die sind direkt darauf spezialisiert. Im Heim geht es manchmal leider nebenbei, mit Sterbebegleitung läuft ja hier im Haus ja überhaupt nichts. Das ist eigentlich kein Thema hier (…) Mir würde es nicht gefallen, wenn ehrenamtliche Hospizhelfer ins Heim kommen* (Interviewte hat einen Film darüber in ihrer Ausbildung gesehen), *gerade bei Heimbewohnern, die man jahrelang kennt und schickt dann Fremde hin. Die haben zwar die Erfahrung und das Wissen. Da muss der Bewohner ja denken, jetzt geht's mir nicht mehr gut, jetzt kommt sie nicht mehr zu mir und schickt jemand anderes. Schöner wäre es natürlich, wenn wir das Personal selber hätten und nicht andere dafür einsetzen müssten. (…) Es wäre schön, wenn es im Pflegeheim eine Palliativstation gäbe, wo Bewohner auf Wunsch hin könnten oder auch Leute von außen.*
(Altenpflegerin, 32 Jahre)

In einer Antwortbatterie wurden alle drei Befragungsgruppen im Heim (Heimleitung, Pflegedienstleitung und Pflegekräfte) mit verschiedenen Aussagen zu Hospizangeboten konfrontiert. (Abbildung 11)

Hier ist natürlich zu beachten, dass die meisten Befragten zum Zeitpunkt der Befragung noch keine Erfahrung mit hospizlicher Arbeit gesammelt hatten. Bei der Überlegung, ob die Arbeit von Hospizhelfern im Wohnbereich notwendig ist, oder ob das Pflegepersonal das genauso gut bewältigen kann, ging es also bei vielen Befragten um die *Annahme* eines solchen Sachverhaltes.

Zunächst fällt auf, dass das Antwortverhalten in den verschiedenen Gruppen relativ homogen ist. Lediglich die Zustimmung der Heimleitungen liegt in den Aussagen 1, 3 und 4 etwas unter denen der PDL und dem Pflegepersonal. Insgesamt betrachtet, stimmen den Vorgaben jeweils deutliche Mehrheiten bzw. Minderheiten zu. Grundsätzlich wird eine hohe Zustimmung zu den Hospizdiensten deutlich, auch wenn diese nicht ohne Widersprüche ist. Hospizhelfer erscheinen für sie möglicherweise auch als Konkurrenten und Bedrohung für den eigenen Arbeitsplatz und werden daher auch abgelehnt. Die Unsicherheit wird insbesondere bei der Vorgabe 4 sichtbar, absolute Mehrheiten in allen drei Gruppen plädieren bei einer Alternativkonstruktion letztendlich für eine Verbesserung der materiellen und personellen Bedingungen der etablierten Strukturen (Heime und Kliniken).

Abbildung 11: Einstellungen zu hospizlichen Angeboten (Angaben Pflegekräfte, PDL, Heimleitungen) nur Antworten 1 und 2
Antwortmodell: 1 – trifft vollkommen zu, 2 – trifft eher zu, 3 – trifft eher nicht zu, 4 – trifft gar nicht zu

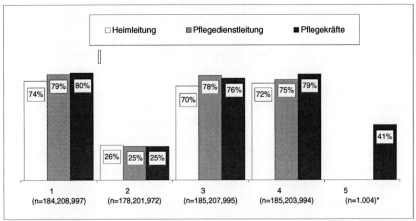

© ZAROF e.V. in Kooperation mit SOWIAN – J.Kaluza, sozialwissenschaftliche Analysen; 2000

* Die Vorgabe 5 wurde nur an Pflegekräfte gerichtet.

Vorgabe:

(1) Die Angebote der Hospizdienste sind dringend notwendig und sollten weiter ausgebaut werden.

(2) Hospizdienste führen zu einer „Gettoisierung" des Sterbens und damit zu einer weiteren Verdrängung von Sterben und Tod aus dem öffentlichen Bewusstsein.

(3) Alteneinrichtungen sollten stärker mit Hospizdiensten zusammenarbeiten.

(4) Es wäre besser, die materiellen und personellen Bedingungen in Alteneinrichtungen zu verbessern, als eine zusätzliche Versorgungsstruktur zu fördern.

(5) Ich halte die Arbeit von Hospizhelfern im Wohnbereich nicht für notwendig, denn die Begleitung Sterbender bewältigen wir genauso gut. *(nur Pflegekräfte gefragt)*

Ich finde für meine Person, ich würde sagen, das muss man nicht noch zusätzlich bauen, sondern das kann man schon im Heim, im Pflegeheim aufbauen ...
Ich muss nicht noch extra Einrichtungen dafür bringen.
(PDL, 54 Jahre)

Die Vermutung eines Konkurrenzdenkens bei den Befragten lässt sich nicht völlig verifizieren, da die Hintergründe der Einstellungen zu den Hospizen nicht erfragt wurden, aber in diese Richtung weisen. Die relativ hohe Zustimmung zu der Antwortmöglichkeit "Die Arbeit von Hospizhelfern ist nicht notwendig" offenbart ein geradezu paradoxes Ergebnis. Engagierte Pflegekräfte, für die die Sterbebegleitung eine wichtige Aufgabe ist und die auch deutlich weniger unsicher und hilflos bei der Bewältigung dieser Aufgabe sind, finden sich gleichermaßen unter den Hospizbefürwortern wie unter den Hospizgegnern. Das heißt, ein Teil der "natürlichen Verbündeten" der Hospizhelfer betrachtet diese offensichtlich weniger als Helfer, sondern eher als Eindringlinge und Konkurrenten. Eine nicht zu unterschätzende Gruppe von 41 % ist der Meinung, Hospizhelfer werden im Wohnbereich nicht benötigt, man bewältige die Begleitung Sterbender genauso gut. Es gibt einen deutlichen Zusammenhang zwischen dieser Zustimmung und der Vorgabe, man habe auch Zeit für die Sterbebegleitung. Von diesen 41 % geben 67 % an, sie haben in der alltäglichen Arbeit keine Zeit für Sterbende. Was bedeutet dieses widersprüchlich erscheinende Befragungsergebnis? Pflegekräfte geben teilweise ein ambivalentes Meinungsbild zu Hospizen wieder. Von ihrem Potenzial her glauben viele, Hospizhelfer sind nicht nötig, die Pflegenden können das eigentlich auch ganz gut. Andererseits müssen sie eingestehen, dass sie, gerade was die psychische, soziale und spirituellen Seite der Sterbegleitung anbelangt – und darum geht es bei der Frage nach dem Zeitfaktor vor allem – faktisch keine Zeit dafür haben.

Die Unentschlossenheit und Unsicherheit nicht weniger Pflegekräfte gegenüber den Hospizen erschwert natürlich auch die Arbeit der Hospizhelfer. Während des 1. Sächsischen Hospiztages im September 2001 in Dresden sagte eine ehrenamtliche Hospizmitarbeiterin in einer Gesprächsrunde, es sei schwierig, mit Pflegekräften ins Gespräch zu kommen und bei ihnen Akzeptanz für die eigene Arbeit zu finden. Vor den Hospizmitarbeitern steht die Aufgabe, Vorbehalte und Unkenntnis gegenüber ihrer Arbeit abzubauen. Dabei ist es von immenser Bedeutung, klar herauszustellen, worin die zu übernehmenden Aufgaben von Hospizhelfern im Pflegeheim eigentlich bestehen und worin nicht. Es wird nie darum gehen können, dass ehrenamtliche Hospizhelfer die Arbeit der festangestellten Pflegenden ersetzen oder "wegnehmen" sollen oder wollen. Es kann sich nur um ein ergänzendes Angebot im Spektrum der gesamten Gestaltung des Themas handeln. Besteht darüber Klarheit, steht einer guten Zusammenarbeit nichts im Wege.

Unsere Schwester B. ist im Hospiz-Verein, sie hat Frau R. in unseren Arbeitskreis Sterbebegleitung eingeladen und die hat eine Weiterbildung zu Sterbebegleitung mit uns gemacht. Wenn ein Bewohner keine Angehörigen mehr hat und keinen Besuch bekommt, dann wird beim Hospiz-Verein angerufen, dann kommt Frau R., spricht mit dem Bewohner und sucht einen geeigneten Helfer und der kommt dann. Das ist ein sehr gutes Verhältnis, ein sehr guter Kontakt zum Verein. Die Bewohner haben auch alle Vertrauen zu Hospizhelfern, sie äußern auch ihre Wünsche, was sie uns Schwestern gegenüber manchmal nicht so machen. Die Betreuung durch Hospizhelfer setzt nicht erst in der Sterbephase ein.
(Krankenschwester, Wohnbereichsleiterin, 46 Jahre)

In einer weiteren Berechnung wurde untersucht, ob es in dieser Frage signifikante Unterschiede zwischen den Heimen unterschiedlicher Trägerschaft gibt. In der Tendenz sind die Zustimmungen gegenüber hospizlichen Angeboten bei den konfessionellen und freigemeinnützigen Heimen höher als bei den privaten und kommunal geführten Häusern. (Tabelle 18)

Tabelle 18: Einstellungen zu hospizlichen Angeboten nach Trägerschaft
(nur Antworten 1 und 2 zusammen)
Antwortmodell: 1 – trifft vollkommen zu, 2 – trifft eher zu, 3 – trifft eher nicht zu, 4 – trifft gar nicht zu (Angaben Pflegedienstleitungen)

	Trägerschaft				Zustimmung insgesamt
	kommunal	konfessionell	freigemeinnützig	privatwirtschaftlich	
a (n=206)	65 %	95 %	80 %	70 %	79 %
b (n=199)	38 %	11 %	21 %	40 %	25 %
c (n=205)	62 %	95 %	77 %	74 %	78 %

© ZAROF e.V. in Kooperation mit SOWIAN – J.Kaluza, sozialwissenschaftliche Analysen; 2000
Vorgabe:
a) Die Angebote der Hospizdienste sind dringend notwendig und sollten weiter ausgebaut werden.
b) Hospizdienste führen zu einer „Gettoisierung" des Sterbens und damit zu einer weiteren Verdrängung von Sterben und Tod aus dem öffentlichen Bewusstsein.
c) Alteneinrichtungen und Krankenhäuser sollten stärker mit Hospizdiensten zusammenarbeiten.

Bei den Pflegekräften, die in den unterschiedlichen Trägerschaften arbeiten, gibt es die gleiche Tendenz. Offensichtlich ist die Zustimmung gegenüber dem Wirken der Hospizangebote in den konfessionellen und freigemeinnützigen Heimen am stärksten verbreitet.[39] Die Ablehnung bei den kommunalen und privatwirtschaftlichen Trägern dagegen am häufigsten vorzufinden. So stimmen 38 bzw. 40 % der Pflegedienstleitungen dieser Einrichtungen der Aussage zu, dass hospizliche Angebote zu einer "Gettoisierung" des Sterbens und somit zu einer weiteren Verdrängung führen. Interessant ist dabei, dass es zwischen den unterschiedlichen Einrichtungen kein nennenswertes Mehr oder Weniger an Zusammenarbeit mit ambulanten Hospizdiensten und stationären Hospizen gibt, womit man das Befragungsergebnis hätte erklären können. Für die sächsische Hospizbewegung wird

---

39 Die größere Akzeptanz in den konfessionellen Einrichtungen kann sicherlich auch aus der Tatsache heraus erklärt werden, dass viele Hospizeinrichtung aus christlichen Initiativen hervorgegangen sind und deren Arbeit unter konfessionell Gebundenen bekannter ist.

ersichtlich, in welchen Bereichen ein verstärkteres Engagement erfolgen muss, zumal zu beachten ist, dass die kommunalen Einrichtungen im Allgemeinen die größeren Heime sind und die meisten Sterbefälle haben (vgl. Abschnitt 3.1).

Als letztes Kriterium wurde geprüft, ob das Alter der Pflegekräfte hinsichtlich der Einstellung zu den Hospizangeboten eine Rolle spielt. Hier ist es die Altersgruppe der bis 35-Jährigen, die in der Regel höhere Zustimmungen hat als die Älteren. Die Älteren tendieren eher dazu, die Angebote als nicht notwendig zu erachten und plädieren stärker dafür, die bestehenden etablierten Einrichtungen zu fördern. An verschiedenen Punkten der vorherigen Abschnitte (Stellenwert, Schmerzen) wurde ersichtlich, dass eher die jüngeren Pflegekräfte mit dem Thema Sterben und Tod Probleme und Unsicherheiten verbinden. Ihr Antwortverhalten bezüglich der Hospizangebote korrespondiert mit diesen Befunden. Jüngere Befragte verbinden mit einer hospizlichen Unterstützung offenbar häufiger die Hoffnung auf eine Entlastung bei dieser Arbeitsaufgabe.

Bei aller Widersprüchlichkeit und Unsicherheit von Seiten der Pflegenden und der Leitungen in den Häusern kann man aus dem Ergebnis zweierlei ablesen. Hospizangebote werden, wenn oftmals auch noch nicht aus eigener Anschauung, als notwendig bei der Begleitung Sterbender erachtet und eine Zusammenarbeit wird ebenfalls mehrheitlich befürwortet. Bestehenden Unsicherheiten, Vorbehalten und möglichem Konkurrenzdenken muss mit Aufklärung und Transparenz offensiv begegnet werden.

3.3.3 Zusammenarbeit mit den Angehörigen

Einen besonderen Stellenwert in der Sterbebegleitung und auch nach dem Tod des Bewohners nimmt die Zusammenarbeit mit den Angehörigen ein. Für FÄSSLER-WEIBEL "(gelten) als Angehörige im Sinne von zum Patienten gehörend" all jene, die in irgendeiner Form eine bedeutende oder entscheidende Rolle oder Funktion im Leben des Patienten ausübten ..."[40] Erst dieser umfassendere soziale Kontext schafft Zugang zur Problematik "Angehörige im Sterbeprozess". Dabei muss beachtet werden, dass Angehörige "den Sterbeprozess eher erschweren als erleichtern" können. "Unbereinigte familiäre Verhältnisse führen zu kritischen Begegnungen, die oft das Unbereinigte unantastbar machen. Tabus, Relikte aus konflikthaften Zeiten, werden gefestigt und nicht gelöst."[41] Zum persönlichen Netz der Beziehungen gehören somit auch außerfamiliäre Beziehungen, wie die zu Freunden, ehemaligen Kollegen, Nachbarn und anderen Personen.

---

40   FÄSSLER-WEIBEL, P. (2001), S. 45.
41   Ebd., S. 43.

Pflegekräfte und Ärzte sind weitere Akteure in diesem Beziehungskreis, die durch Krankheit und Pflegebedürftigkeit des Betroffenen zwangsläufig in Beziehung zu den anderen Angehörigen treten. Auf Seiten der Institution und der sogenannten professionellen sterbebegleitenden Personen kommt es nun darauf an, in betrieblichen Abläufen eine Sterbebegleitung zu organisieren, in der auch Angehörige Möglichkeiten und im wahrsten Sinne des Wortes Platz haben, sich einzubringen.

Deshalb wurde unter den Befragungsgruppen erfasst, welche zeitlichen, räumlichen und versorgungstechnischen Bedingungen für die Angehörigen im Heim bestehen, wenn der Bewohner sterbend ist. Gefragt danach, ob es Angehörigen *zeitlich unbegrenzt* gestattet ist, den Sterbenden zu besuchen, gibt es nahezu hundertprozentige Zustimmung (PDL und Pflegekräfte haben nur je 1 % mit "nein" geantwortet). Eine Pflegeperson (von 1.091) begründet ihre Verneinung mit "Ungestörtsein bei der Grundpflege". Dass das Heim auch Schutzraum ist, wird ersichtlich, wenn einige Befragte darauf hinweisen, dass Einschränkungen auch einmal erfolgen können, weil der Bewohner den Besuch nicht wünscht.

Ebenfall sehr hoch ist die Zustimmung zu der Frage, ob es Möglichkeiten zur Verpflegung der Angehörigen gibt (Heimleitung: 97 %, Pflegedienstleitung: 98 %, Pflegekräfte: 96 %). Die sehr wenigen gegenteiligen Antworten werden durch die Befragten wie folgt begründet:
- keine Imbiss- oder Serviceeinrichtung vorhanden (z.B. Cafeteria oder dergleichen)
- Steuergesetzgebung, bei Fremdverpflegung müsste Mehrwertsteuer erfasst und abgeführt werden) "Das Angebot an Gästeessen müsste versteuert werden und dies treibt die Kosten in die Höhe, so dass wir dies nicht dürfen (laut Verwaltung), das Essen müsste durch eine Fremdfirma geliefert werden." (PDL)
- Portionen der Fremdküche werden abgezählt geliefert, es bleibt nichts übrig.

Doch auch hier versucht man Wege zu finden, wie in der offenen Antwortmöglichkeit durch Pflegedienstleiterinnen mitgeteilt wurde:

Da sie auch nicht übernachten, haben sie keine volle Mahlzeit; jedoch Kaffee und Brot ist durchaus auf Wunsch möglich.
(FRAGEBOGEN 101)
Offiziell darf aus steuerrechtlichen Gründen keine Verpflegung erfolgen, inoffiziell wird anders gehandelt.
(FRAGEBOGEN 163)

Tagsüber sind die Pflegeheime sowohl in zeitlicher Verfügbarkeit als auch versorgungstechnisch gut auf Angehörige sterbender Bewohner eingestellt. Erhebliche Einschränkungen müssen bei den Übernachtungsmöglichkeiten festgestellt werden.

Bei der Mehrheit der Heime (Heimleitungen: 64 %, Pflegekräfte: 65 %, Pflegedienstleitungen: 68 %) ist das ohne weiteres möglich, es sind entsprechende
Räumlichkeiten und Bettenkapazitäten vorhanden. Die Option ist abhängig von
der Größe der Häuser. Je mehr Betten ein Pflegeheim hat, desto mehr verbreitet
sind dort auch separate Gästezimmer.

Bei den Heimen, die keine Möglichkeiten zur Übernachtung Angehöriger haben
(vorrangig betrifft Altbauten), dominiert die Begründung, dass Gästezimmer fehlen
bzw. dass alle Betten belegt sind. Aber auch, dass das Heim generell zu klein sei
oder dass man sich gerade in der Umbauphase befindet, wurden als Gründe angeführt. Einige Befragte beschreiben die Praxis, dass den Angehörigen eine na-
hegelegene Übernachtungsmöglichkeit (Hotel, Pension, Ferienzimmer o.a.)
empfohlen wird. Zu dem Drittel der Nein-Antworten gehören auch einige, wo es
noch keine diesbezügliche Nachfrage gab.

*Angehörige sind meines Wissens nach noch nicht mit dieser Bitte an uns heran-
getreten. Wenn Bedarf besteht, würde sicher eine Möglichkeit geschaffen werden.*
(Pflegepersonal, FRAGEBOGEN 187)
*Wir haben keine Übernachtungsmöglichkeit. Eine Sitzwache wäre für Angehö-
rige möglich – beides wurde noch nie gewünscht.*
(Pflegepersonal, FRAGEBOGEN 497)

Konzeptionelle und bedarfsseitige Einwände werden durch Heimleiter und Pflegedienstleitungen vorgebracht:

*Übernachtungsmöglichkeiten für Angehörige werden beim Neubau nicht mit
berücksichtigt und gefördert. Ich würde es aber sehr begrüßen.*
(Heimleitung, FRAGEBOGEN 036)
*Das war im Konzept nicht vorgesehen, es gab keine Bedarfsmeldung, aber eine
Pension in unmittelbarer Nähe ist vorhanden.*
(Heimleitung, FRAGEBOGEN 025)
*Das Gästezimmer wird seit 2 Jahren nicht mehr angeboten, da die Auslastung
bei maximal 25 Tagen pro Jahr lag.*
(Heimleitung, FRAGEBOGEN 096)
*Es sind im Rahmen der Rekonstruktionsmaßnahme 1994/95 diese Möglichkei-
ten nicht bedacht worden.*
(Heimleitung, FRAGEBOGEN 126)
*Öffentlich geförderte Bauten sehen Übernachtungsmöglichkeiten für Angehöri-
ge nicht vor. Wir sind aber bei der Vermittlung von Übernachtungen sehr gern
behilflich.*
(Heimleitung, FRAGEBOGEN 174)

Das Gästezimmer musste zeitweilig als Bewohnerzimmer umfunktioniert werden.
(Heimleitung, FRAGEBOGEN 188)
Das vorgesehene Besucherzimmer muss auf Grund der starken Nachfrage an Heimplätzen als Bewohnerzimmer genutzt werden.
(Pflegedienstleitung, FRAGEBOGEN 208)

Andere Heimleiter wiederum verweisen darauf, dass es mit Fertigstellung ihres Neu- oder Erweiterungsbaues ein Gästezimmer geben wird.

Insgesamt sind die Pflegeheime in der Frage der Übernachtungsmöglichkeiten für Angehörigen, ob nun mehr objektiv oder subjektiv verursacht, nicht durchgehend gut ausgestattet. Eine als Besucherzimmer extra vorgehaltene Räumlichkeit kann durchaus als Kriterium der Strukturqualität eines Pflegeheimes betrachtet werden.

Es ist empirisch belegt, dass viele Angehörige mit dem Übertritt ihrer pflegebedürftigen Mutter oder ihres pflegebedürftigen Vaters in ein Heim erhebliche Probleme haben. In einer Schweizer Pilotstudie beispielsweise führen NIEDERBERGER-BURGHERR aus, dass Töchter mit einem Heimeintritt ihrer Mütter eine komplexe Anforderungskrise erleben, der sie mit Abwehrmechanismen zu begegnen versuchen.[42] Nicht-Loslassen zu können und gleichzeitig eine befriedigende Neuorganisation des künftigen Lebens zu meistern, kann sich als besonders konfliktreich erweisen, wenn mit dem Heimeintritt auch der Sterbeprozess begonnen hat (vergleiche dazu auch Abschnitt "Konflikte mit Angehörigen").

Die Angehörigen bräuchten eigentlich die meiste Hilfe. Wir haben bei sehr, sehr alten Menschen die Angehörigen, die einfach nicht loslassen können, die einfach nicht merken können – jetzt stirbt mein Vater.
(Krankenschwester, Wohnbereichsleiterin, 48 Jahre)

Andererseits kann die fachliche Diskussion um das Thema "Angehörige in der Sterbebegleitung" nicht ausschließlich davon dominiert sein, dass Angehörige, weil sie die Angehörigen sind, gewissermaßen per se fürsorglich, engagiert, besorgt, empathisch oder überhaupt am Heimbewohner als Mensch interessiert sind.

Die ziehen sich auch raus, natürlich. Das ist sehr unterschiedlich. Es kommt sicherlich auch auf die Familienbeziehungen drauf an, wie das früher war, wie sie zusammen waren. Hatten sie bloß so Kontakt, war das ein enger Kontakt.
(Krankenschwester, Wohnbereichsleiterin, 36 Jahre)

42 NIEDERBERGER-BURGHERR, J. (1994), S. 208.

Die wenigsten Angehörigen bitten darum, dabei sein zu dürfen, wenn es soweit ist, um selbst Sterbebegleitung zu machen.
(Krankenschwester, Wohnbereichsleiterin, 48 Jahre)

Angehörige, die mit einer Heimeinweisung das "Problem" gelöst sehen, selten zu Besuch kommen und auch ansonsten an der neuen Lebenswelt des pflegebedürftigen Menschen keinerlei Interesse zeigen, sind keineswegs Ausnahmen in den sächsischen Pflegeheimen. Dass viele Menschen – auch im Heim – vor ihrem physischen Tod, einen sozialen Tod erleiden, darf in diesem Zusammenhang nicht verschwiegen werden. Man sollte bei der Betrachtung des Themas "Angehörige in der Sterbebegleitung" nicht der bequemen Annahme folgen, wonach die Angehörigen durchweg rührend und aufopferungsvoll um ihren Heimbewohner in der Sterbestunde bemüht sind. Der schlichte Verweis, in der Sterbephase doch intensiver mit den Angehörigen zusammenzuarbeiten, diese stärker einzubeziehen, ist sicherlich oft angebracht. In vielen anderen Fällen – und das sollte nicht vergessen werden – zielt er einfach ins Leere. In etlichen Interviews berichten Pflegekräfte von Angehörigen, die bei Verschlechterung des Zustandes keineswegs benachrichtigt werden wollen und bei Todesfall erst am nächsten Morgen. Warum das so ist, sei an dieser Stelle dahingestellt, Fakt ist jedoch, das insbesondere bei diesen Fällen Institutionen und Berufsgruppen die Betreuungsfunktion mehr oder weniger vollständig übernehmen. In Interviews berichten Pflegekräfte, dass sie manchmal in der unmittelbaren Sterbephase in die Rolle von Enkeln und Kindern schlüpfen, weil diese den Sterbenden nicht besuchen. Solche Situationen können für Pflegende konfliktbeladen sein, vor allem wenn gerade diese uninteressierte Angehörigen überzogene Forderungen an das Pflegepersonal stellen und diese nicht als Partner akzeptieren wollen.

Im Abschnitt 3.1 (Personelle Absicherung der Sterbebegleitung, vgl. Abb. 3) wurde aufgezeigt, wie die Pflegenden die Beteiligung von Angehörigen einschätzen. Nach dem Urteil der Pflegekräfte rangieren die Angehörigen dort an zweiter Stelle. Nur 11 % der Befragten geben an, Angehörige sind in der Regel gar nicht in die Sterbebegleitung involviert. Im Abschnitt 3.3.1 wurde die Qualität der Zusammenarbeit mit Angehörigen bewertet. Neben der Einschätzung der Pflegedienstleitungen (vgl. Abb. 10: 76 % zufrieden, 21 % unzufrieden) sind die Zufriedenheitswerte bei den Pflegekräften ähnlich hoch: 83 % sind zufrieden, 17 % sind unzufrieden. 96 % der Pflegenden sind dazu bereit, Angehörige in die Pflege und Betreuung Sterbender einzubeziehen, sofern sie das möchten. Nur sehr wenige lehnen das ab (4 %), sie sind der Meinung, das behindere die Arbeit.

Zu einem völlig anderen Ergebnis führt die gleiche Frage bezogen auf verstorbene Heimbewohner. Über ein Viertel (26 %) lehnt die Einbeziehung Angehöriger – so sie das wünschen – beim sogenannten Zurechtmachen des Verstorbenen ab, "weil das nur die Arbeit behindern würde", wie es in der zur Auswahl stehenden Antwortvorgabe stand. Für einen nicht geringen Teil der Pflegekräfte hört die Kooperationsbereitschaft mit den Angehörigen offenbar spätestens an dieser Stelle auf. Die jahrzehntelange Gewohnheit der Versorgung Verstorbener in Institutionen hat sich in einer Haltung niedergeschlagen, wonach Angehörige zum "Zurechtmachen" Verstorbener möglichst nicht hinzugezogen werden und die "Nicht-Im-Betrieb-Arbeitenden" dabei nur hinderlich wären. Einfluss haben dabei sicherlich auch pflegefachliche Aspekte, bei der es der Pflegefachkraft obliegt, PEG-Sonden, Trachialkanülen, Katheder o.a. zu entfernen. Eine nicht unwesentliche Rolle dürfte hier allerdings auch der Standpunkt vieler Pflegenden spielen, dass der Anblick des Verstorbenen für Angehörige zu schockierend sei und die Pflegenden für die Angehörigen entscheiden, sie sollten den Verstorbenen so in Erinnerung behalten, wie sie ihn als Lebenden kannten. Zum anderen, darauf weisen auch die Interviews hin, wollen Pflegende auch Ablehnungen von Angehörigen aus dem Wege gehen.

Dass auf der "Gegenseite" viele Angehörige bei der Versorgung des Leichnams gar nicht einbezogen werden wollen, dass sie diese in den alleinigen Händen des Pflegepersonals im Sinne einer Rollenzuschreibung für selbstverständlich erachten, korrespondiert damit. Allein die Idee, in die Versorgung einbezogen zu sein, dürfte vielen Angehörigen Angst machen. Hier haben sich über einen langen historischen Zeitraum auch Rituale manifestiert, die bestimmte Verhaltensweisen und Meinungen hervorgebracht haben und die man nicht ohne weiteres, womöglich per Maßnahme abschaffen kann. Gerade deshalb ist es ermutigend, dass ja die Mehrheit der Pflegenden den Angehörigen die Beteiligung einräumt. Ob man Gebrauch davon macht und diese Form der Abschiednahme für sich annehmen kann, sei dahin gestellt.

Interessante Aufschlüsse ergeben Korrelationen dieser Vorgabe (Einbeziehung beim "Zurechtmachen") mit Variablen, die sich auf die Versorgung und Betreuung der *sterbenden* Bewohner beziehen. Die Zustimmung zur Einbeziehung von Angehörigen beim "Zurechtmachen" Verstorbener ist unter denjenigen Pflegekräften höher, die auch folgenden Aussagen in stärkerem Maße zustimmen:
- Angehörige sind in der Sterbebegleitung einbezogen
- die Übernachtung Angehöriger ist möglich
- die Sterbebegleitung hat einen hohen Stellenwert

Umgekehrt kann für die Variablen zum Stellenwert der Sterbebegleitung Folgendes festgestellt werden: Pflegekräfte, bei denen die Sterbebegleitung in der Tendenz kein fester und anerkannter Bestandteil der Arbeit ist und wo Pflegekräfte eher der Meinung sind, es existieren nicht alle Vorraussetzungen für ein würdevolles Sterben, lehnen die Einbeziehung von Angehörigen stärker ab.

An diesen Zusammenhängen wird noch einmal offensichtlich, wie die Behandlung des Themas in einem Pflegeheim als ganzheitliches und durchgängiges Handlungskonzept betrachtet werden muss. Verschiedene günstige Faktoren und Bedingungen der Begleitung Sterbender schaffen insgesamt ein Klima, in dem Möglichkeiten von Mitwirkung ausgelotet werden können, so auch bei der Versorgung der Verstorbenen.

Darüber hinaus konnte festgestellt werden, dass die höchste Zustimmung zu dieser Frage (Einbeziehung Angehöriger beim "Zurechtmachen") aus den konfessionell geführten Häusern kommt und die stärkste Ablehnung aus den kommunalen Heimen.

Auftretende Konflikte zwischen Pflegekräften und Angehörigen bleiben im gemeinsamen Kontakt mit dem Sterbenden nicht aus. 40% der Pflegekräfte berichten, dass solche Konflikte mit den Angehörigen sterbender Patienten manchmal vorkommen, einige wenige erleben diese sogar oft (1%).

Die Beantwortung dieser Frage erweist sich als altersabhängig. Es sind insbesondere die Altersgruppen bis 45 Jahre, die eher Konflikte mit Angehörigen erleben als Ältere.

Es konnte festgestellt werden, dass Konflikte mit Angehörigen dort weniger auftreten, wo der Stellenwert der Sterbebegleitung höher ist und wo eine höhere Zustimmung zu folgenden Aussagen erfolgt:
- die Schmerzfreiheit ist gewährleistet
- die Vorrausetzung für ein würdevolles Sterben sind gegeben
- ich kann ärztliche Maßnahmen nachvollziehen
- die Betreuung Sterbender ist fester Bestandteil der Arbeit
- die Sterbebegleitung wird durch Kollegen gewürdigt
- die Weiterbildungsangebote zur Sterbebegleitung sind ausreichend
- die Schmerzlinderung ist seltener unzureichend
- die Belastung durch alltägliche Arbeit ist geringer
- Pflegende fühlen sich in der Sterbebegleitung weniger alleingelassen.

Am Beispiel der Vorgabe "Ich kann ärztliche Maßnahmen bei Sterbenden nachvollziehen, da die Ärzte diese in der Regeln erläutern und begründen." wird der Zusammenhang von günstigen Bedingungen für die Sterbebegleitung und Konfliktminimierung besonders auffällig. Pflegekräfte, die angaben, es trifft vollkommen zu, dass sie ärztliche Maßnahmen nachvollziehen können, haben zu 66 % nie Konflikte mit Angehörigen. Von den Pflegenden, die dagegen ärztliche Maßnahmen gar nicht nachvollziehen können, sind es nur 43 %, die nie Konflikte mit Angehörigen haben. D.h., das Konfliktpotenzial mit Angehörigen nimmt ab, wenn auch insgesamt die Kommunikations- und Kooperationsbeziehungen zufriedenstellender ablaufen. Weniger Konflikte erleben die älteren Pflegekräfte, sie können ärztliche Maßnahmen häufiger nachvollziehen und sie nennen Ärzte auch häufiger als gute Austauschpartner.

Es gehört zu den festen Bestandteilen der Aus- und Weiterbildung, das Personal in Gesprächsführung und Konfliktmanagement zu schulen. WILLKENING/ KUNZ verweisen in diesem Zusammenhang auf den oftmals hohen Anspruch der Pflegekräfte. Diese neigen auch dazu die mitunter komplizierten "neurotischen Familiensysteme", die ins Heim einziehen, zu unterschätzen. Die Autoren regen an, besonders an diesem Punkt des Qualitätsmanagements zu überlegen, ob man psychosoziale Aspekte der Betreuung (Angehöriger) nicht stärker in andere Hände legen sollte.[43] Nichtsdestotrotz wird es eine reine Arbeitsteilung nie geben und sie kann auch nicht gewollt sein. Bereits vor 25 Jahren formulierte die Deutsche Gesellschaft für Gerontologie die Forderung: "Die Berufsspezialisierung sollte nicht so weit getrieben werden, dass es Spezialisten für den Umgang mit Sterbenden gibt."[44] Die Pflegekräfte werden auch in dieser Lebensphase des Bewohners in Beziehung zu deren Angehörigen treten müssen.

Worin bestehen die Konflikte zwischen Pflegenden und Angehörigen? 258 befragte Pflegkräfte (das sind 59 % der zustimmenden Antworten) beantworten eine offene Frage zu den Ursachen von Konflikten. Als der am häufigsten genannte Grund für Konflikte wurden seelische Belastungen der Angehörigen angeführt (64 % der Nennungen). Diese Belastung äußert sich in Uneinsichtigkeit, Hilflosigkeit, Unsicherheit gegenüber der Sterbesituation, die sich auch in Angst und Rückzug manifestieren kann. Typische Beschreibungen dazu sind:
- Angehörige wollen den Tod nicht akzeptieren
- Angehörige können schlecht mit Sterben und Tod umgehen
- Angehörige sind oft überfordert.

Damit eng verbunden sind Konflikte, die daher rühren, dass Angehörige zum Beispiel lebensverlängernde Maßnahmen fordern und deshalb pflegerisches Tun anzweifeln (34 % der Nennungen). Das Drängen auf eine Krankenhauseinweisung kann zum Konflikt führen, wenn dem Pflegepersonal offensichtlich wird, dass der Bewohner stirbt und eine Krankenhauseinweisung ihres Erachtens unverantwortlich ist.

Die Angehörigen trauen sich nicht, Sterbebegleitung zu machen, manche wollen den Sterbenden gar nicht erst sehen; sie können einfach nicht damit umgehen.
(FRAGEBOGEN 034)

---

43 WILKENING, K./KUNZ, R. (2003); S. 142

44 Resolutionen der Deutschen Gesellschaft für Gerontologie auf einem Symposium über Sterbebegleitung 1979, S. 32

Angehörige verstehen verschiedene Maßnahmen nicht, z.B. warum man oft nur noch Lippe und Zunge befeuchten kann.
(FRAGEBOGEN 092)
Die Angehörigen distanzieren sich von Sterbenden, beschuldigen oft das Pflegepersonal, haben eigene Schuldgefühle.
(FRAGEBOGEN 112)
Die Angehörigen wollen den nahenden Tod nicht akzeptieren und wünschen die Einweisung in eine Klinik oder wünschen Mobilisierung um jeden Preis. Sie haben Berührungsängste.
(FRAGEBOGEN 129)
Angehörige reagieren egoistisch, sie können nicht mit der Situation umgehen und nehmen die Pflegekraft nicht ernst.
(FRAGEBOGEN 181)

Ein weiteres, wenn auch untergeordnetes Konfliktpotenzial entsteht aus der Erwartungshaltung des Pflegpersonals, die sich darüber beklagen, dass Angehörige nur unzureichend Sterbebegleitung leisten:

- Angehörige beteiligen sich selten bzw. nachlässig an der Sterbebegleitung
- Angehörige ziehen sich schnell zurück, wenn der Heimbewohner nicht mehr ansprechbar ist
- Die Angehörigen sind psychisch überfordert und geben an, den Bewohner gesund in Erinnerung behalten zu wollen.
- Die Angehörigen haben sich schon vor Eintritt der Sterbephase wenig um den Bewohner gekümmert.

Das folgende Zitat spiegelt wider, wie heterogen die Angehörigen in diesen Fragen sind und wie schwer es ist, ihr Verhalten richtig zu interpretieren und angemessen zu reagieren:

Der überwiegende Teil, sage ich mal, zieht sich immer noch geschickt aus der Affäre. Sie kommen zwar, aber so richtig toll intensiv mitarbeiten, teils/teils. Sie sind unsicher. Weil sie dann auch sicherlich nicht die Kraft haben. …. Wir hatten Angehörige, die sind die ganze Nacht da geblieben, haben am Bett gesessen und wirklich die Hände gehalten. Wir haben Angehörige gehabt, die versucht haben, das Essen zu reichen, die auch die ganzen Dinge mit den Ärzten versucht haben zu regeln und doch noch mal Gespräche zu führen, ob doch noch was anderes ist, so auch uns unterstützend, ob noch was machbar ist. Wir haben aber auch Angehörige gehabt, die, wenn sie so eine Information bekommen, dass der Gesundheitszustand sich gravierend verschlechtert hat, auch nicht kommen. Das haben wir also auch.
(Krankenschwester, Wohnbereichsleiterin, 36 Jahre)

Ich wünsche mir offene Gespräche auch mit Bewohnern und deren Angehörigen führen zu können. Dieses Thema wird von allen Angehörigen und rüstigen Bewohnern abgelehnt. Wir bekommen Gewissenskonflikte, weil wir oft nicht wissen, ob der Sterbende einen Pfarrer, Angehörige oder Freunde sehen möchte. Welche Kleidung sollen wir bereitlegen? Welche Wünsche hat er in den letzten Stunden?

(PDL, FRAGEBOGEN 37)

Das Pflegepersonal, welches oft eine enge Beziehung zum Bewohner aufgebaut hat, steht vor schwierigen Entscheidungs- und Verhaltensoptionen. Was kann man von Angehörigen fordern, was ist zu persönlich und überschreitet womöglich die professionelle Distanz? Besonders schwierig ist das auch bei sterbenden Heimbewohnern, die dement sind. In einem Interview wird von einem 25-jährigen Altenpfleger die Vermutung geäußert, dass sich Angehörige aus der unmittelbaren Sterbebegleitung kurz vor dem Tod deshalb herausnehmen, weil sie bereits früher Abschied genommen haben, weil der Sterbende sie ohnehin schon länger nicht mehr erkennt. Dem liegt natürlich das fatale Verständnis zu Grunde, dass die Betroffenen *wegen* ihres Zustandes faktisch keine Sterbebegleitung benötigen, weil das ja keinen *Zweck* hätte. Hier sollte die professionelle Vermittlung durch qualifizierte Pflegekräfte ansetzen, die Kenntnisse haben über die Sterbesituation demenziell erkrankter Menschen.

Die Beziehung zwischen Angehörigen und den Pflegepersonen wird immer eine schwierige Gratwanderung bleiben. Gesellschaftliche Entwicklungen, Haltungen und Vorstellungen in der Bevölkerung beeinflussen diese Prozesse deutlich mit. Nicht nur von den Pflegekräften in den Heimen, auch aus den anderen Befragungsgruppen wurde darüber berichtet, dass mit der Entwicklung von Medizin und Technik, mit der medialen Verbreitung ständig neuer Heilverfahren in der Bevölkerung eine Reflexion erzeugt wird, dass man in jedem Fall noch etwas "unternehmen" sollte.[45] Bei dem Wunsch, zu Hause[46], am besten "schnell und in vertrauter Umgebung" zu sterben, zumindest nicht im Krankenhaus "würdelos an Schläuchen zu hängen", wie das durch die Medien permanent transportiert wird, steht sich die Bevölkerung manchmal selbst im Weg.

---

45   Im Übrigen wird das Sterben als natürlicher Vorgang im Alter auch von der bundesamtlichen Statistik ausgeblendet, wo Todesursachen nur über Krankheiten definiert werden und das Sterben aus Alterschwäche nicht vorkommt. Vgl. TODESURSACHENSTATISTIK IN DEUTSCHLAND.

46   In der Studie "Sterben in Thüringen" wurde in einer Bevölkerungsbefragung ermittelt, dass 77 %, wenn sie sich das aussuchen könnten, am liebsten in der eigenen Wohnung sterben würden. Vgl. DRESSEL, G. et al.,(2001), S. 37.

Und nicht zu vergessen: Krankenhauseinweisungen aus den Pflegeheimen vollziehen sich doch auch und in zunehmenden Maße vor der haftungsrechtlichen (Droh-)Kulisse, mögliche Rettungsversuche unterlassen zu haben und Vorwürfen ausgesetzt zu sein.

Es gibt schon noch Situationen, wo Bewohner unnötig ins Krankenhaus einge-wiesen werden, aus Angst vor Vorwürfen der Angehörigen, man habe nichts getan: z.b. wenn der Zucker höher ist als normal, wird der Hausbesuch gerufen, obwohl man weiß, dass bei diesem Bewohner der Zucker immer so schwankt. Und der Hausbesuch will sich auch absichern und überweist ins Krankenhaus.
(Altenpflegerin, 41 Jahre)
Konflikte gibt es, Angehörige beschweren sich, sie meinen, es sei nicht genug getan worden. In einem Fall gab es eine Klage, die war allerdings erfolglos. Wir haben ja alles dokumentiert. Diese Angehörigen waren selbst nur einmal in der Woche da, auch während des Sterbens waren sie nicht da, die einzige Reak-tion war die Klage. Das ärgert mich. Eine Schwester wurde einmal gefragt, ob der Bewohner eines natürlichen Todes gestorben sei, das war schockierend, so etwas passiert meistens bei Leuten, die sich nicht besonders kümmern.
(Altenpflegehelferin, 29 Jahre)
Es gibt Konflikte mit Angehörigen. Meist sind Angehörige der Meinung, wir hätten irgendetwas vernachlässigt, wir hätten irgendetwas falsch gemacht, wenn Bewohner sterben. Es gibt den Vorwurf, der Arzt wird zu selten gerufen. Oder das Problem bei Dekubitus: selbst wenn ein Bewohner so aus dem Krankenhaus kommt, es wird nicht auf"s Krankenhaus geschimpft, Schuld trägt immer das Heim. Oder es will jemand nichts mehr essen und trinken. Dann heißt es, das geht doch nicht, sie können ihn doch nicht vertrocknen lassen.
(Krankenschwester, Wohnbereichsleiterin, 48 Jahre)

Aus den genannten Gründen wäre es vermessen zu glauben, dass die Pflegeper-sonen im Pflegeheim die Komplexität der Situation um das Sterben im Heim im Zusammenwirken mit den Angehörigen allein bewältigen können. Angehörigen-arbeit bleibt für den Pflegedienst trotzdem ein wichtiges Thema und oftmals liegt die Lösung in den einfachen Details:

Sie war schön angezogen, gewaschen, ganz fein gekämmt. Mit Blumen und Ker-zen daneben, das haben sie wirklich ganz toll gemacht, muss man sagen, sehr würdevoll."
(Hinterbliebene Angehörige, 46 Jahre)

3.4 Belastungssituation

Die physische und psychische Gesundheit des Personals in den Pflegeeinrichtungen gehört seit längerem zu den bevorzugten Untersuchungsgegenständen verschiedener Forschungsdisziplinen, wie zum Beispiel der Arbeitswissenschaft. Die Belastungssituation und die Gesundheitsrisiken in den Berufsgruppen der Kranken- und Altenpflege sind hinlänglich bekannt[47]. Waren Arbeitsbelastungen und Beanspruchungsreaktionen dort schon seit längerer Zeit auffällig, so trug insbesondere die Einführung der Pflegeversicherung 1996 "zu einem raschen und gravierenden Wandel berufsbezogener Belastungen bei (zunehmender Zeitdruck, leistungsbezogene Dokumentation, erhöhte Anzahl multimorbider und schwerpflegebedürftiger Patienten)[48]. Im BGW-DAK Gesundheitsreport zur stationären Altenpflege von 2001 musste festgestellt werden, dass der psychische Gesundheitszustand der Pflegepersonen in der Altenpflege um 12 % schlechter als der Vergleichswert der berufstätigen Bevölkerung der Bundesrepublik ist. Bei den psychosomatischen Beschwerden liegen sie mit 44 % über dem Durchschnitt gegenüber der Vergleichsbevölkerung.[49] Entsprechende Screening-Verfahren und Erhebungsinstrumente zur psychischen Belastung und Beanspruchung sowohl für die ambulante und stationäre Kranken- und Altenpflege als auch für die ambulante Pflege wurden durch die verantwortliche Berufsgenossenschaft entwickelt und befinden sich im Einsatz.[50]

In der Reihe erlebter Arbeitsbelastungen kristallisierten sich – für die ambulante und stationäre Altenpflege ähnlich stark – vier Hauptbelastungen heraus:
- Arbeiten unter hohem Zeitdruck
- mangelnde gesellschaftliche Anerkennung
- Aussichtslosigkeit auf Besserung bei den Patienten
- Konfrontation mit Sterben und Tod.[51]

Die Konfrontation mit Sterben und Tod nimmt im Rahmen verschiedener Arbeitsbelastungen eine hohe Bedeutung ein und verursacht an sich schon Stress. In einer von OCHSMANN durchgeführten Studie zeigen die befragten Pflegekräfte in der

---

47 Vgl. u.a. HACKER, W. et al. (1997); ALBRECHT, A. (1998); ZIMBER, A./WEYERER, S. /Hrsg. (1998); HENNIG, A./KALUZA, J. (1995).

48 SATTEL, H. /Hrsg. (o. J.), S. 3.

49 Vgl. BGW-DAK Gesundheitsreport 2001, S. 7.

50 Vgl. BGW Gefährdungsermittlung und -beurteilung. (o. J.).

51 BERUFSGENOSSENSCHAFT FÜR GESUNDHEITSDIENST UND WOHLFAHRTSPFLEGE (BGW)/Hrsg. (2002), S. 8.

Mehrzahl höhere Angstwerte vor dem eigenen Sterben und dem eigenen Tod als die Normalbevölkerung.[52]

Diese Ausgangsbedingungen gehen einher mit einer abnehmenden psychosozialen Begleitung der Bewohner zugunsten der Grund- und Behandlungspflege in der stationären Altenpflege, wie empirisch belegt werden konnte.[53] Pflegekräfte in den Heimen erleben diese Veränderungen mit wachsender Anzahl von Überstunden, häufiger werdenden krankheitsbedingten Ausfällen und gleichzeitig steigenden Ansprüchen der Bewohner und Angehörigen, wie das Pflege-Thermometer 2003 zur Lage und Entwicklung des Pflegepersonalwesens in der stationären Altenhilfe in Deutschland nachwies.[54] Unter diesen Voraussetzungen und den finanziellen Rahmenbedingungen hat u.E. die folgende Schlussfolgerung für die ambulante Pflege auch für die stationäre Altenpflege Gültigkeit: "Der Umgang mit Tod und Sterben und die Versorgung von chronisch schwerkranken, häufig multimorbiden alten Patienten ist ein charakteristisches Problemfeld der ambulanten Pflege. Die oftmals unausweichliche Verschlechterung des Zustandes der Patienten wird als nicht zu unterschätzende Belastung von den Pflegekräften erlebt. Häufig entsteht dabei ein Gefühl der Hilflosigkeit bei den Pflegenden, zumal das Problem, zu wenig Zeit für den emotionalen Beistand der Patienten zu haben, ebenfalls gehäuft auftritt."[55]

Sterbebegleitung ist für mich Schwerstarbeit, vor allem in der psychischen Bewältigung und Verarbeitung.
(Pflegedienstleiterin, FRAGEBOGEN 60)

Im Zusammenhang mit dieser Belastungssituation muss auch eindrücklich auf die Vielfalt des Sterbegeschehens hingewiesen werden. Es gibt in der Regel nicht den idealen Fall des sterbenden alten Menschen, der reflektierend über seinen bevorstehenden Tod von Familie und Freunden Abschied nimmt. In Heimen versterben nicht wenige Bewohner allein und unbemerkt in der Nacht. Andere werden wegen gesundheitlichen Komplikationen noch im allerletzten Moment ins Krankenhaus gebracht und versterben dort oder auf dem Weg dorthin. Sterbefälle in Pflegeheimen können auch von dramatischen Vorgeschichten geprägt sein, wie folgendes Beispiel zeigt:

---

52 Vgl. FEITH, G./OCHSMANN, R. et al. (1999).

53 ZIMBER, A. et al. (2000), S. 47.

54 WEIDNER, F. (2003), S. 13ff.

55 BERUFSGENOSSENSCHAFT FÜR GESUNDHEITSDIENST UND WOHLFAHRTS-PFLEGE (BGW)/Hrsg. (2002), S. 4.

Wir hatten jetzt hier vor 14 Tagen einen fürchterlichen Sterbefall, hier auf dieser Station. Wir hatten einen 64-jährigen Mann hier. Der war von Grund auf richtiggehend asozial – Alkoholiker, verwahrlost, schmutzig, der hat uns nach Strich und Faden beschimpft. Er hat nie gearbeitet, dann durch einen Zufall hier reingekommen. Wir haben versucht, ihn regelrecht loszukriegen, wir haben ihn nicht losgekriegt. Wenn ihm das Essen nicht gepasst hat, hat er auch mit dem Teller nach uns geworfen und wenn ihm irgendetwas anderes nicht gepasst hat, kriegten wir den Stock hintergeworfen. Besonders schlimm war es in den Entzugsphasen. Wenn er kein Geld mehr hatte und kein Alkohol, dann war er extrem schlimm. Wenn er seinen Pegel hatte, konnte man manchmal zu ihm sagen, gehen sie doch mal in die Badewanne. ... Sein Zimmer war völlig verwahrlost. Wir haben uns geschämt dafür und wir konnten nix tun. Der ist tagsüber noch rumgelaufen, dann saß er auf dem Fußboden, da haben wir ihn auf einen Stuhl gehoben. Da hat er gesagt: Ihr Verbrecher, macht euch raus! Da sind wir rausgegangen und nachts um drei lag er nackt und mit Kot beschmiert tot in seinem Zimmer. Einfach so. Und obwohl er für uns so was wie ein Albtraum war, die Art und Weise, wie er in dem Zimmer lag, wie er dort wirklich in dem Zimmer eingegangen ist, das hat uns alle doch unheimlich berührt. Er ist ja im Prinzip in der Gemeinschaft wirklich richtiggehend verreckt. Er hat nicht nach Hilfe gerufen. Der Nachtdienst hat seine Rundgänge gemacht und ihn tot aufgefunden. Er ist im Prinzip inmitten von Menschen eingegangen, ohne das irgendeiner was tun konnte. Den Tag war's uns allen sehr schlecht.
(Krankenschwester, Wohnbereichsleiterin, 48 Jahre)

Berufsbedingte Belastungen durch das häufige Erleben von Sterben und Tod (die zu traumatischen und posttraumatischen Stressreaktionen führen können) können nicht verhindert werden, man kann nur versuchen, deren Wirkungen abzuschwächen. In einem Seminarbericht von OCHSMANN werden Punkte zur konstruktiven Verarbeitung zusammengefasst. Dazu gehören u.a.:
- Betreuer benötigen besonders nach schlechten Erfahrungen "Schontage für ihre Seele",
- Betreuer brauchen eine unterstützende Umgebung, in denen Tod und Sterben offen unter Helfern diskutiert werden können,
- an Kliniken und Heimen sollten stressmildernde Programme eingerichtet werden,
- Betreuern mit einer sehr engen Beziehung zum Verstorbenen sollte die Möglichkeit zur Teilnahme an der Beerdigung eingeräumt werden.[56]

---

56   Vgl. OCHSMANN, R. (2001).

Anknüpfend an die oben genannten Befunde bestand nun in der vorliegenden Untersuchung die Möglichkeit, die spezielle Belastungssituation zum Thema Sterben und Tod weiter empirisch zu untersetzen. Die Pflegekräfte sollten eine Reihe von Items bewerten. (Abbildung 12) Die allgemeine Belastungsanzeige zum Thema Sterben und Tod im Pflegeheim ist mit 46 % hoch und bestätigt den hohen Stellenwert Sterbebegleitung im Rahmen verschiedener Arbeitsbelastungen in der eingangs zitierten BGW-Studie.

Abbildung 12: Belastungsanzeigen des Pflegepersonals beim Umgang mit Sterbenden nur Antworten 1 und 2
Antwortmodell: 1 – trifft vollkommen zu, 2 – trifft eher zu, 3 – trifft eher nicht zu, 4 – trifft gar nicht zu

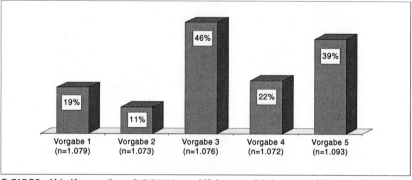

© *ZAROF* e.V. in Kooperation mit SOWIAN – J.Kaluza, sozialwissenschaftliche Analysen; 2000

Vorgabe:

(1) Ich fühle mich unsicher, wenn ich mit Sterbenden zu tun habe.
(2) Ich fühle mich stets allein gelassen, wenn ich Sterbende betreue.
(3) Es belastet mich stark, wenn Bewohner sterben.
(4) In Gegenwart eines im Sterben liegenden Bewohners fühle ich mich hilflos.
(5) Ich habe oft Angst, nicht die „richtigen Worte" bei einem sterbenden Bewohner zu finden.

Eine Überprüfung verschiedener Faktoren kommt zu dem Ergebnis, dass es erhebliche Unterschiede in den Belastungssituationen hinsichtlich der Trägerschaft der Häuser, des Alters und hinsichtlich des Stellenwertes der Sterbebegleitung in der Einrichtung gibt. Bezüglich der Trägerschaft wird bei jeder Vorgabe das gleiche Ergebnisbild erkennbar. Die stärksten Belastungen in allen fünf Variablen geben die Pflegekräfte privatwirtschaftlich geführter Häuser an, es folgen mit wechselnder Position in den jeweiligen Vorgaben die konfessionellen bzw. freigemeinnützigen Heime. Die niedrigsten Belastungsanzeigen kommen aus den kommunalen Pflegeheimen, ungeachtet dessen, dass dort in der Tendenz mit den größeren Häusern die meisten Sterbefälle in einem Jahr vorliegen.

Wie auch bei den Fragen, die sich auf die Schmerzlinderung und Schmerzfreiheit bezogen (vgl. Kapitel 3.2.3) sind es auch die jüngeren Pflegekräfte, die vom Durchschnitt abweichen und höhere Belastungen anzeigen; ausgenommen bei der Vorgabe "Es belastet mich stark, wenn Bewohner sterben". Bei dieser Vorgabe gibt es keine Unterschiede zwischen den Altersgruppen.

Der Stellenwert der Sterbebegleitung in einem Pflegeheim hat ebenfalls Einfluss auf die damit verbundenen Belastungsaspekte. Je höher der Stellenwert, umso weniger Befragte fühlen sich unsicher, allein gelassen, hilflos oder sprachlos. Ein hoher Stellenwert und günstige Faktoren lassen das Pflegepersonal sicherer im Umgang mit Sterbenden werden. Eine Ausnahme in beiden Fällen bildet die allgemeine Aussage "Es belastet mich stark, wenn Bewohner hier sterben." Dieser Aussage stimmen 46 % der befragten Pflegkräfte zu. Signifikante Unterschiede nach Alter oder Stellenwert der Sterbebegleitung sind nicht feststellbar.

Die mit Sterbenden verbundenen konkreteren Belastungssituationen – Unsicherheit, Gefühl alleingelassen zu sein, Hilflosigkeit, Kommunikationsprobleme – haben eine unterschiedliche Ausprägung. Fast jede fünfte Pflegekraft in den Heimen fühlt sich unsicher, wenn sie mit einem Sterbenden zu tun hat.

Manchmal fühle ich mich hilflos, meist, wenn man den Bewohner zu wenig kennt, diese Fassungslosigkeit, wenn man nicht weiß, was der Bewohner noch mitbekommt (...) und auch, weil man zu wenig Zeit hat, sich dann auch schämt. Also mir fehlen manchmal die Worte, um jemandem dann wirklich Trost zu geben. Was könnte helfen? Bei manchem reicht es, wenn man da ist, bei einer Bewohnerin liefen die Tränen, als ich ihr über die Wange streichelte. Also entweder gehe ich raus, weil ich's nicht aushalte oder ich heule gleich mit. ... Es ist einfach nur noch schlimm, ne. Diese Bewohnerin wollte nur noch sterben, was soll man dann noch sagen, das interessiert sie nicht mehr. Sie wollte nur noch einschlafen. Ich sage dann meistens nichts, gar nichts. Man möchte ausreißen, man möchte wirklich ausreißen, weil man wirklich nicht weiß, was ist jetzt richtig, was ist richtig und was ist falsch.
(Krankenschwester, Wohnbereichsleiterin, 33 Jahre)
Es ist nicht schön, wenn keine Konversation möglich ist. Man hat im Kopf, hoffentlich ist jetzt nichts, wenn ich jetzt reingehe.
(Pflegeschülerin, 18, Jahre)

Zwei Aspekte spielen unter der Perspektive der Belastungseinschätzung eine große Rolle, wie in den Interviews mehrfach erkennbar war. Zum einen wird das persönliche Belastungsempfinden stark beeinflusst von der persönlichen Beziehung, die man selbst zum Sterbenden hat und zum anderen von der "Verträglichkeit" des Bewohners in seiner Pflegebedürftigkeit.

Es ist einigermaßen noch zu verkraften, ja. Es kommt immer drauf an, je nachdem, was man auch für 'ne Beziehung hatte zu den Bewohnern. Man hat ja doch ein bissel unterschiedliche Beziehungen. Den einen mag man mehr und den anderen nicht, das ist ja ganz einfach menschlich. Und je nachdem, wie lange man den auch noch begleitet hat oder wie lange sich dieser ganze Prozess hinzieht, dann leidet man eigentlich auch ganz schön mit. Also mir geht es zumindest so, dass ich bei dem einen oder anderen dann doch schon manchmal mich überwinden muss, die Pflege durchzuführen, die dann unter Umständen sehr schmerzhaft ist, dass man die so gut wie möglich schmerzfrei durchführt.

(Krankenschwester, Wohnbereichsleiterin, 36 Jahre)

Die Bewohner werden nicht nach sozialen Kriterien behandelt, aber es gibt natürlich immer Sympathie und Antipathie, das ist bei Sterbenden nicht anders. Es gibt soziale Unterschiede, aber das wirkt sich nicht auf die Behandlung aus. Es ist aber nicht immer einfach für die Schwestern, wenn ein Bewohner bösartig ist, immer schreit etc., pausenlos klingelt.

(Krankenschwester, PDL, 49 Jahre)

Es kommt immer auf das Verhältnis zum Bewohner an, manche sind in Pflege sehr aufwendig oder man hat sie schon lange und kennt sie gut, das geht einem schon nahe. Man hat dann mehr Einfühlungsvermögen für ihn als für einen, der nur kurze Zeit da war. Zu neueren Bewohnern hat man keine Bindung, keine Beziehung, man kann nicht mit ihm reden, weil man aus der Vergangenheit nichts weiß ... ich fühle mich hilflos, besonders bei Leuten, die psychisch sehr schwierig waren, ihr Alter nicht akzeptieren konnten, sehr bösartig waren im Alter, vermutlich waren sie das schon in jüngeren Jahren, die sind also wahnsinnig schwer zu pflegen. Denen kann man nichts recht machen, es ist schwer und aufwendig, zu ergründen, wie man es ihnen angenehm machen kann. Die Zuwendung, die man diesen Bewohnern zu geben versucht, fehlt den anderen, den Ruhigen und Bescheidenen.

(Krankenschwester, Wohnbereichsleiterin, 52 Jahre)

Belastend kann es sein, wenn man eine Beziehung aufgebaut hat.

(Schülerin, 18 Jahre)

Der oben dargestellte Fall eines Alkoholikers zeigt, dass auch bei absolutem Mangel an Sympathie und persönlicher Bindung an einen Heimbewohner, bei dessen Tod tiefe Betroffenheit ausgelöst werden kann. Ob nun Sympathien vorhanden sind oder nicht, die mit Sterbefällen häufig verbundenen sozialpsychologischen Konflikte zwischen Bewohner und Pflegekraft sind kurzfristig nicht "abschaltbar". Auch hier ist es nur möglich, kontinuierlich, in einem Berufsleben wachsend, eine Form der pflegerische Professionalität und Kompetenz zu entwickeln, die im Umgang mit Sterben und Tod persönlich entlasten können. Wie oben erläutert, sind bei den älteren Pflegenden die verschiedenen Belastungsanzeigen in der Tendenz nicht so häufig, wie bei den Jüngeren. Ältere Pflegekräfte haben in Folge ihrer längeren Berufserfahrung offensichtlich "handwerkliche" Fähigkeiten entwickelt, die es ihnen ermöglichen, Sterbende professioneller zu betreuen. Sie sind weniger unsicher, können besser mit Sterbenden kommunizieren und fühlen sich auch seltener bei dieser Arbeit allein gelassen. Das bedeutet andererseits aber nicht, dass sie das Sterben von Patienten besser verarbeiten können. Ältere Pflegekräfte fühlen sich grundlegend ebenso stark belastet wie ihre jüngeren Kollegen, wenn ein Bewohner verstirbt.

In den Interviews wird deutlich, dass Pflegende nicht selten bemüht sind, einen Schutzmechanismus aufzubauen, um die Belastungen durch den Umgang mit Sterben und Tod zu verringern.

Meine Position ist die: Ich kann nicht mit jedem mitsterben. Auch ich hab ein Leben, ich hab eine Familie und das ist nun mal so, das müssen sie alle, und ich kann auch nicht zwingend den Angehörigen die Trauerarbeit abnehmen: Ich kann versuchen, sie so gut als möglich zu trösten, zu unterstützen, aber ich muss nicht mit jedem mitsterben. Sicher ist mir mancher Bewohner mehr ans Herz gewachsen.
(Altenpflegerin, Wohnbereichsleiterin, 58 Jahre)

Es ist schwierig, eine Grenze zu bestimmen, wo ein professioneller Umgang so professionell wird, dass Außenstehenden negativ auffällt.

Mit den Kolleginnen rede ich nur sehr oberflächlich über die Sterbefälle, da äußert man weniger Gefühle, es geht dann nur über Krankheiten. Wenn man z.B. bei einem Dekubitus sagt, dass man das schlimm fand, so wie das jetzt bei einem Sterbefall war, dann kommt sofort eine Steigerung von den Schwestern. Ich denke, für die ist es Routine, sie können meine Probleme nicht mehr nachvollziehen, die sind abgebrüht.
(Zivildienstleistender, 19 Jahre)

Das Gefühl beim Sterbenden *stets allein gelassen zu sein*, korrespondiert mit den dargestellten Defiziten (siehe Kapitel 3.3.1) bei der Zusammenarbeit mit anderen Personen. Als ein bedenkliches Ergebnis muss angesehen werden, das ein Fünftel der Befragten sich in Gegenwart eines sterbenden Bewohners *hilflos* fühlt. Wie können Pflegekräfte zwischen Ärzten, Angehörigen und dem Sterbenden vermitteln, wie können sie die Bedürfnisse Sterbender differenziert erfassen und darauf angemessen reagieren, wie können sie im Rahmen eines betrieblichen Ablaufes im Wohnbereich eine halbwegs angemessene Form der Sterbebegleitung "managen" und realisieren, wenn sie sich in Gegenwart eines sterbenden Heimbewohners *hilflos* fühlen?

Ebenfalls als problematisch ist das Befragungsergebnis zu dem Item "Ich habe oft Angst, nicht die 'richtigen Worte' bei einem sterbenden Bewohner zu finden" zu interpretieren. Fast 40 % des Pflegepersonals stimmt dieser Vorgabe eher zu, 7 % sogar mit "trifft vollkommen zu". Angesichts der Entwicklung, dass der Umfang der psychosoziale Betreuung in der stationären Altenpflege abnimmt[57], erscheint es besonders bedenklich, dass Pflegende die (zeitlich eingeschränkten) Möglichkeiten zur Kommunikation mit den sterbenden Bewohnern auf Grund ihrer mangelnden Befähigung zu dieser Kommunikation nicht adäquat nutzen können.

Es sind weniger die pflegerischen Fähigkeiten im Sinne des manuellen Tuns, die den Pflegenden Probleme bereiten, sondern das Vermögen auf psychosozial-kommunikativer Ebene den Sterbeprozess zu begleiten. So gut und gewollt arbeitsteilige Lösungen mit Hospizhelfern oder anderen Kräften auch sind, diese Bemühungen haben ihre Grenzen. Die Personen, die dem sterbenden Bewohner über lange Zeit körperlich und oft auch emotional sehr nahe stehen – und das sind die Pflegenden zweifelsohne –, sind in dem sehr intimen und individuellen Prozess des Sterbens wichtige Vertraute für den Sterbenden. Vertraute, bei denen die Sterbenden Halt und Orientierung suchen, Vertraute, an die sie Fragen haben und Vertraute, von denen sie sich Trost und Zuspruch erhoffen. Fähigkeiten in der Gesprächsführung und Konfliktlösung sowie Kenntnisse zu den psychischen, sozialen und, nicht zu vergessen, spirituellen Bedürfnissen müssen unabdingbar im beruflichen Profil der Altenpflege Bestand haben. Ohne dieses Profil bleiben alle Bemühungen um eine Verbesserung der Sterbebegleitung in den Pflegeheimen Stückwerk. Insofern signalisiert dieses Ergebnis deutlichen Handlungsbedarf für die zukünftige Aus- und Weiterbildung in der Altenpflege, auch wenn dort Fortschritte feststellbar sind.

Das macht man vieles eigentlich durch die Streicheleinheiten, das sagt mehr wie Worte. Ich habe die Erfahrung gemacht, dass viele Ältere gar nicht wollen, dass man viel redet, ein Streicheln oder ein Drücken ist viel wertvoller.
(Altenpflegerin, 52 Jahre)

---

57   Vgl. ZIMBER, A. et al. (2000), S. 47.

3.5 Aus- und Weiterbildung – Rahmenbedingungen und Bedarf

Die Auseinandersetzung mit dem Thema Sterben, Sterbebegleitung und Tod hat seit längerem Einzug gehalten in die Ausbildung von Pflegekräften und in berufsbegleitende Weiterbildungskurse auch in der Altenpflege, wie in Kursen für leitende Pflegekräfte oder Praxisanleiter. Zum Thema sind eine Reihe von Curricula[58], Leitfäden[59] oder Lehrbüchern[60] für die Pflege erschienen. Allerdings scheinen nicht alle Veranstaltungen zur Aus- und Weiterbildung den Bedürfnissen der Pflegenden nach einem fundierten und praxisorientierten Wissenserwerb zur Sterbebegleitung zu genügen.

Also wir sind in der Ausbildung mit den verschiedenen Sterbephasen[61] konfrontiert worden. ... Ich habe von den Sterbephasen nie besonders viel gehalten, ich habe mich da immer ein bissel geärgert, habe dann aber eingesehen, dass sie wichtig sind, dass man sie kennt, dass man zuordnen kann, um bestimmtes Verhalten einschätzen zu können – also, dass Aggressionen nicht gegen mich gehen. Aber ansonsten, man stirbt ja nicht nach den Phasen. ... In der Theorie kam es so ein bissel rüber, als müsste man auf die Phase warten, das fand ich ein bissel schrecklich.

(Altenpflegerin, 41 Jahre)

Ich würde mir wünschen, dass die Ausbildung zu Sterbebegleitung qualifizierter ist. (...) Es reicht nicht, wenn ich hier Kübler-Ross zitiere und die Sterbephasen ... Das interessiert mich überhaupt nicht, in welcher Phase der Mensch sich da befindet.

(PDL, 46 Jahre)

Im Kontext der vorliegenden Untersuchung ging es darum, den Gedanken der Betreuung der Pflegenden weiter zu fassen. Es wurde erfragt, ob die Pflegekräfte an Fort- und Weiterbildungsmaßnahmen zur Begleitung Sterbender teilgenommen haben und ob es in den Pflegeheimen irgendeine Kommunikationsplattform des fachlichen Austausches zur Begleitung Sterbender gibt. Das kann ein Gesprächskreis, eine Arbeitsgruppe oder auch ein Qualitätszirkel zur Sterbebegleitung

---

58 Vgl. SÄCHSISCHES STAATSMINISTERIUM FÜR KULTUS (2004).

59 MÖTZING, G./WURLITZER, G. (2000), S. 650.

60 STANJEK, K. /Hrsg. (2001), S. 255.

61 Gemeint sind hier die Sterbephasen nach Kübler-Ross, die – das machen vor allem die Interviews deutlich – offensichtlich zu den am weitesten verbreiteten Themen in der Aus- und Weiterbildung gehören. Zu einer Kritik den Sterbephasen von Kübler-Ross vgl.: FISSINI, H.-J. (1980), S. 100.

sein. Des Weiteren wurde nach "Supervision zur Sterbebegleitung" gefragt. Mit diesen Fragen sollte der Zusammenhang zwischen Betreuung der Pflegenden und deren Belastungssituation im Umgang mit Sterben und Tod näher erschlossen werden. Die Nutzung verschiedener Möglichkeiten zur Auseinandersetzung mit dem Thema ist sehr unterschiedlich. (Abbildung 13)

Abbildung 13: Angebote zur Weiterbildung und Betreuung
　　　　　　(Angaben der Heimleitungen, der PDL, der Pflegekräfte)
　　　　　　nur Antwort 1
　　　　　　Antwortmodell: 1 – ja, 2 – nein, 3 – das trifft nicht zu

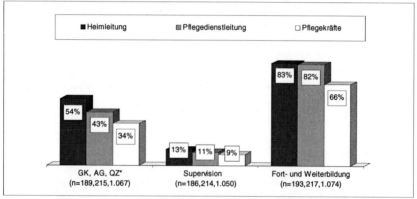

© ZAROF e.V. in Kooperation mit SOWIAN – J.Kaluza, sozialwissenschaftliche Analysen; 2000
* GK = Gesprächskreis, AG = Arbeitsgruppe, QZ = Qualitätszirkel

Bezüglich interner Kommunikationskontexte gibt es in den sächsischen Pflegeheimen ein zweigeteiltes Bild. In vielen Heimen gibt es hauseigene Gremien wie Gesprächskreise, Arbeitsgruppen oder Qualitätszirkel, in denen regelmäßig das Thema auf der Tagesordnung steht. Die Angaben der Heimleitungen und Pflegedienstleitungen schwanken zwischen 54 % und 43 %. Ein Drittel der befragten Pflegekräfte nahm selbst an solchen Veranstaltungen teil. In ca. der Hälfte der Pflegeeinrichtungen gab es allerdings bis zum Zeitpunkt der Befragung solche Angebote noch nicht. Weder hinsichtlich der Trägerschaft noch der Größe der Häuser (Bettenanzahl) gibt es nennenswerte Unterschiede. So ist es auch bei den Vorgaben "Supervision" und "Fort- und Weiterbildung". Die Supervision als gängige Form der psychischen Entlastung in helfenden Berufen wird nur von einem geringen Teil der Heime genutzt.

　　Anders bei der Fort- und Weiterbildung, hier haben bereits 66 % der Pflegekräfte ein diesbezügliches Angebot wahrgenommen. Nach Angaben von 49 % der Pflegedienstleitungen sind Gesprächskreise, Arbeitsgruppen und Qualitätszirkel teilnahmepflichtig. Hinsichtlich von Supervisionen bzw. Fort- und Weiterbildungen sagen das 38 % bzw. 61 %. Alle drei Angebotsformen finden mehrheitlich (97 %, 100 % und 85 %) während der Arbeitszeit statt. Bezogen auf alle befragten Heime gibt es in Sachsen teilnahmepflichtige Gesprächskreise, Arbeitsgruppen und Qualitätszirkel mit dem Thema Sterbebegleitung in 22 % der Häuser, Supervision in 4 % und Fort- und Weiterbildung in der Hälfte der Heime.

Supervision gibt es nicht, das kostet sehr viel Geld. Es wurde zu einem anderen Thema schon einmal Supervision gemacht, das ist aber gescheitert, die Leute waren auch nicht dazu bereit. Unter Kolleginnen tauscht man sich aus, da unterhält man sich oft. Und zur Weiterbildung, aufgrund Ihres Fragebogens werde ich das in Zukunft auch als Pflichtweiterbildung machen. Das ist ein wichtiges Thema und viele drücken sich.

(PDL, 49 Jahre)

Eine neue Mitarbeiterin hat noch niemanden sterben sehen, in ihrem Nachtdienst ist jemand gestorben, da hat sie geweint, weil sie es nicht verkraftet hat. Eine andere hat zu ihr gesagt: sie sollte sich nicht so haben, es würden noch genug sterben. So geht das nicht. Es gab mal eine Zeit lang einen Psychologen im Haus, mit dem man sich darüber unterhalten konnte, aber der ist leider nicht mehr da. Das war so teuer und es wurde eben von Mitarbeitern sehr wenig genutzt. Manche hatten auch Angst, dass der Arbeitgeber davon etwas erfahren könnte. Es gibt keine Betreuung der Mitarbeiter und die Weiterbildung könnte besser sein. Unser Arbeitskreis Sterbebegleitung ist eingeschlafen ...

(Krankenschwester, Wohnbereichsleiterin, 46 Jahre)

Nicht allein finanzieller Spielraum ist für das Anbieten solcher Betreuungsformen wichtig. Wenn das allgemeine betriebliche Klima nicht stimmt, kann auch eine Supervision nicht dauerhaft installiert werden. Es kommt häufig vor, dass Pflegekräfte Supervisionen prinzipiell ablehnen.

Es gab einmal Supervision im Haus, aber wir sind alle einheitlich nicht dafür. Von der Sache her ist das gut, aber hier war es schlecht. Das Vertrauen gegenüber anderen Wohnbereichen und der Leitung ist nicht da, man kann nicht sicher sein, das das Gesagtes auch in dem Raum bleibt (...) die Zusammenarbeit mit dem Arbeitgeber ist nicht die beste. Der Arbeitgeber arbeitet nicht mit Verständnis, sondern mit Druck, das geht schon mit der PDL los. (...) das liegt an der Art und Weise, wie sie mit dem Personal umgeht – nur noch mit Macht und nicht mehr mit Verständnis wie früher (...) Man verliert die Lust, wenn die PDL schon sagt, dass sie lieber heute als morgen in Rente gehen würde.

(Krankenschwester, Wohnbereichsleiterin, 33 Jahre)

Letztendlich wurde zu diesem Thema erfragt, wie häufig entsprechende Angebote oder Veranstaltungen stattfinden. (Tabelle 19)

Tabelle 19: Häufigkeit von Angeboten und Veranstaltungen zur Sterbebegleitung
(Angaben Pflegedienstleitungen, n = 218)

	monatlich	quartalsmäßig	halbjährlich	jährlich
GK/AG/QZ*	30 %	24 %	29 %	17 %
Supervision	-	20 %	33 %	47 %
Fort- u. Weiterbildung	3 %	9 %	18 %	70 %

© ZAROF e.V. in Kooperation mit SOWIAN – J.Kaluza, sozialwissenschaftliche Analysen; 2000
* GK = Gesprächskreis, AG = Arbeitsgruppe, QZ = Qualitätszirkel

Supervisionen sowie Fort- und Weiterbildungen gibt es seltener als Gesprächskreise, Arbeitsgruppen und Qualitätszirkel. Gesprächskreise u.ä. finden in 43 % der Häuser statt (Angaben der Pflegedienstleitungen), in den meisten Heimen mindestens ein Mal im halben Jahr.

In diesem Zusammenhang wurden die Pflegedienstleitungen um eine Einschätzung der ihnen unterstellten Pflegekräfte gebeten. Sie sollten beurteilen, wie hoch die Zahl der Schwestern und Pfleger ist, die der Aufgabe der Sterbebegleitung im Großen und Ganzen gerecht werden (Abbildung 14).

Deutlich mehr als die Hälfte (62 %) der Pflegedienstleitungen ist der Meinung, dass die meisten Pflegekräfte dieser Aufgabe im Großen und Ganzen gut gerecht werden, 11 % nehmen das sogar für den gesamten Pflegedienst an. Aber es gibt auch 17 % unter den Pflegedienstleitungen, die diese Einschätzung nur für die Hälfte des Pflegepersonals treffen können. In der Tendenz fällt die Beurteilung der Leitungen eher positiv aus.

Die Einschätzung relativiert sich etwas, wenn man den Bedarf bzw. die Beurteilung des vorhandenen Angebotes an Fort-, Weiterbildung und Betreuung von Seiten der Pflegekräfte analysiert. 55 % der Pflegekräfte erachten das bestehende Angebot (Gesprächskreise/Arbeitsgruppen/Qualitätszirkel; Supervisionen; Fort- und Weiterbildungen) als nicht ausreichend. Es kann festgestellt werden, dass vor allem Pflegende, die bisher an keiner der genannten Veranstaltungsformen teilnahmen, die diesbezüglichen Angebote als unzureichend bezeichnen. Aber auch Pflegekräfte mit Erfahrungen aus Veranstaltungen empfinden teilweise die Angebote als nicht ausreichend.

Abbildung 14: Beurteilung der Pflegedienstleitungen zu den Pflegekräften.
Frage: Wie viele Pflegekräfte werden der Aufgabe der Sterbebe-
gleitung im Großen und Ganzen gut gerecht?

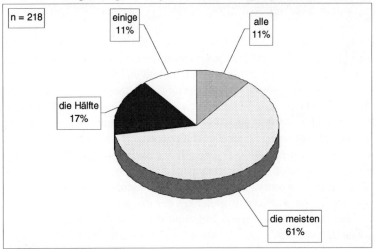

© *ZAROF* e.V. in Kooperation mit SOWIAN – J.Kaluza, sozialwissenschaftliche Analysen; 2000

Wie bei den Angebotsformen selbst gibt es auch in dieser Frage keine Unterschiede hinsichtlich der Trägerschaft der Einrichtungen, jedoch bezüglich der Größe der Wohnbereiche und des Alters der Pflegekräfte. Beim Alter der Befragten gibt es wieder die Polarisierung zwischen den bis zu 35-Jährigen und den über 45-Jährigen. Die jüngere Gruppe der Pflegekräfte (bis 35 Jahre) verneint die Frage nach ausreichenden Angeboten deutlich stärker als die Gruppe der Älteren.

Es gibt aber auch Pflegekräfte, die entsprechende Kenntnisvermittlung zwar nicht ablehnen, aber für sich als überflüssig erachten, weil man ja gewissermaßen als Mensch handelt, wie eine Umschülerin zur Altenpflege erläutert:

Bloß um so was (Sterbebegleitung – d. V.), da brauche ich, ich persönlich, ei-
gentlich keine Schule, das mache ich einfach so, wie ich das denke. (...) Prinzi-
piell muss das Thema immer wieder ins Gedächtnis gerufen werden. So ein The-
ma Sterbebegleitung in der Weiterbildung würde ich jederzeit für wichtig emp-
finden (...) In der Theorie ist doch alles ganz anders. Wenn man dann wirklich
jemand betreut. Mir persönlich fehlt das nicht (Weiterbildung zur Sterbebeglei-
tung – d. V.), das klingt vielleicht ein bisschen überheblich. Ich mache da viel
aus dem Bauch raus und ich denke, dass ich damit bisher gut gefahren bin. Ich
lasse dann in solchen Momenten meine Gefühle spielen. Für mich ist dann die

Theorie – bis auf die pflegerische Sache, die ich sowie einhalten muss und auch
will – ... ansonsten mache ich das sehr aus dem Bauch raus und meinem Gefühl
nach. Und da denke ich, dass das bisher immer richtig war.
(Altenpflegerin, 54 Jahre)

So richtig es ist, einfach menschlich zu sein, aus berufsethischer und fachlicher
Perspektive kann man sich mit einer unbedarften Haltung sicher nicht zufrieden
geben, zumal die Interviewte an einer anderen Stelle bekannte, nicht zu wissen,
was die Sterbenden noch empfinden. Hier sind die Leitungskräfte in der Pflege
gefragt, um zu vermitteln, wozu Kenntnisse zum Thema Sterben und Tod eigentlich
dienen: Dass es dabei weniger um Theorie geht, sondern um die Unterstützung
bewussten Handelns in unterschiedlichen Situationen mit den unterschiedlichsten
Menschen. Umfassende Kenntnisse zu den Bedürfnissen Sterbender, über Kommunikationsmöglichkeiten mit Sterbenden und Fähigkeiten, komplizierte Situationen zu managen, müssen neben den rein pflegerischen Fertigkeiten bei der
Versorgung Sterbender zu Kernkompetenzen der Pflegedienste in den Heimen
gehören und als zusammengehörend vermittelt und verstanden werden.

Insgesamt betrachtet, gibt es in diesem Bereich noch erhebliche Reserven. Die
Unterschiede zwischen den Einrichtungen sind groß. Neben den Heimen, die regelmäßig und relativ häufig entsprechende Veranstaltungen organisieren, gibt es
auch Häuser, wo diesbezüglich nichts unternommen wird. Bedenklich wird diese
Situation, wenn man die Effekte einer ausreichenden Weiterbildung und Betreuung
betrachtet. Pflegekräfte, die angeben, entsprechende Angebote bereits genutzt zu
haben, sind auch diejenigen, die der Sterbebegleitung in ihrem Haus einen eher
hohen Stellenwert attestieren. Dort, wo Pflegende eher wenig betreut werden,
schätzen diese den Stellenwert der Sterbebegleitung als niedrig ein.

Und noch ein anderer Effekt wird klar erkennbar. Mit der Nutzung verschiedener Angebote bzw. mit dem Vorhandensein von ausreichenden Angeboten sinken
die Belastungsanzeigen im Zusammenhang mit der Sterbebegleitung deutlich
(Abbildung 15).

Die Abbildung zeigt sehr deutlich, wie sich Belastungen unter Nutzung vorhandener Möglichkeiten anders darstellen. Von den Pflegekräften, die Angebote zur Betreuung und Fortbildung als ausreichend bezeichnen, fühlen sich 52 %
"gar nicht unsicher" in der Sterbegleitung. Bei einem nicht ausreichenden Angebot
dagegen, bescheinigt sich lediglich ein Drittel (35 %) eine große Sicherheit bei
der Begleitung Sterbender. Mit anderen Worten, die unterschiedlichen Belastungsanzeigen sind jeweils geringer ausgeprägt, je mehr Angebote genutzt werden und
als ausreichend angesehen werden können.

Abbildung 15:Zusammenhang zwischen Belastungsanzeigen und Angeboten an Betreuung und Fortbildung (Angaben der Pflegekräfte)

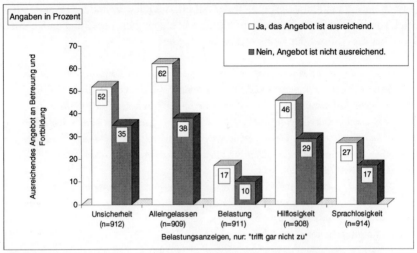

© *ZAROF* e.V. in Kooperation mit SOWIAN – J.Kaluza, sozialwissenschaftliche Analysen; 2000

Legende:

Unsicherheit: Ich fühle mich unsicher, wenn ich mit Sterbenden zu tun habe.

Alleingelassen: Ich fühle mich stets allein gelassen, wenn ich Sterbende betreue.

Belastung: Es belastet mich stark, wenn Bewohner sterben.

Hilflosigkeit: In Gegenwart eines im Sterben liegenden Bewohners fühle ich mich hilflos.

Sprachlosigkeit: Ich habe oft Angst, nicht die "richtigen Worte" bei einem sterbenden Bewohner zu finden.

3.6 Gewissensfrage und Veränderungswünsche

Diesem Kapitel sei ein Zitat von REST vorangestellt: "Der eigene Wert eines Sterbebeistandes aber ist vor allem in Begegnungen mit seiner eigenen Sterblichkeit begründet: je unbewältigter die eigene Sterblichkeit des Helfers, desto oberflächlicher sein Beistand."[62]

Die Beschäftigten in den sächsischen Pflegeheimen wurden wie alle Befragten im Projekt mit der sogenannten *Gewissensfrage* konfrontiert: "Sie kennen Ihr Heim selbst am besten. Wenn sie die Bedingungen überschauen, würden Sie in Ihrem Heim sterben wollen?" Die Reaktion auf diese Frage fordert dazu auf, alle Erfahrungen, die man zu diesem Thema im Heim gesammelt hat, zu bündeln. Diese

---

62 REST, F. (1993), S. 60.

Erfahrungen werden mit persönlichen Vorstellungen und Erwartungen vom eigenen Sterben in Beziehung gebracht. Die Sterbebegleitung ist in dieser Fragekonstellation nicht ein Bestandteil der Arbeit, die man für andere Personen leistet, sondern die Sterbebegleitung steht nun in einem ganz persönlichen Kontext, welcher die Mühsal der Selbstreflexion erfordert.

Abschied und Tod sind immer eine harte emotionale Herausforderung und Belastung für das Pflegepersonal, oftmals fehlen uns die Kraft und die Zeit, sich mit dem Tod auseinander zu setzen. Der alte Mensch als Spiegelbild unseres Selbst macht uns vielleicht auch Angst. Wir erkennen uns darin wieder. Wir selbst haben Angst vor dem Gedanken, auch einmal so alt zu werden, Abschied nehmen zu müssen oder sich abhängig pflegen zu lassen.
(PDL, FRAGEBOGEN 201)
Sterben an sich ist nichts Schlimmes. Ich sage mir immer, wenn ich gewusst hätte, ich werde geboren, hätte ich wahrscheinlich auch Angst davor. Ich habe keine Angst vor dem Tod.
(Altenpflegehelferin, 36 Jahre)
Ich muss allerdings auch sagen, dass auch wir uns das Sterben nicht bewusst machen. Wir reden zwar sehr viel im Team über das Sterben, doch gehen wir ganz schnell zur "Tagesordnung" zurück. Wir haben auch Angst über das Thema offen mit unseren Bewohnern zu sprechen. Wir fühlen uns oft hilflos, wie begleite ich richtig?
(PDL, FRAGEBOGEN 37)

Pflegedienstleitungen und Pflegepersonal bringen mit ihrer Antwort ein Stück Identifikation und Vertrauen in die eigene Arbeitsstelle zum Ausdruck. Für die Befragten galt es also abzuwägen, ob sie sich unter den gegenwärtigen Bedingungen in die Hände der Organisation Pflegeheim begeben würden, und zwar nicht allgemein, sondern konkret in ihre eigene, vertraute Institution.

Zum Vergleich wurden die Ergebnisse der Befragung aus den sächsischen Krankenhäusern zugeordnet. (Abbildung 16)

Die Abbildung zeigt interessante Zusammenhänge. Die Zustimmung zu dieser Frage steigt von den Pflegekräften über die Pflegedienstleitung zu den Heimleitungen bzw. Verwaltungsleitungen stetig an. Zudem gibt es in allen drei Gruppen die niedrigste Zustimmung im Krankenhaus. Je weniger die Befragten mit dem direkten Sterbegeschehen in den Wohnbereichen bzw. Stationen im Krankenhaus konfrontiert sind, umso stärker stimmen sie der *Gewissensfrage* zu. Während Dreiviertel der Heimleiterinnen und Heimleiter ihrem eigenen Haus genug Vertrauen entgegenbringen, so dass sie sich auch ihren eigenen Tod dort vorstellen können, trifft das für das Pflegepersonal aus diesen Häusern nur auf ein gutes Drittel zu.

Abbildung 16: Gewissensfrage (Angaben Pflegekräfte, Pflegedienstleitungen,
Heimleitungen/Verwaltungsleitungen)
*Frage: Sie kennen Ihr Pflegeheim/Krankenhaus selbst am besten.
Wenn Sie dieBedingungen überschauen, würden Sie in Ihrem Heim/
Krankenhaus sterben wollen?*
nur Antwort 1
Antwortmodell: 1 – ja, 2 – nein

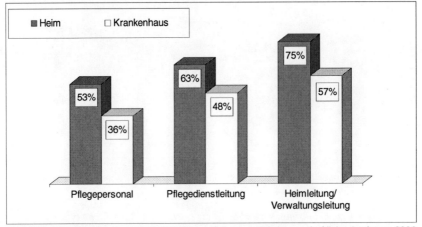

© *ZAROF* e.V. in Kooperation mit SOWIAN – J.Kaluza, sozialwissenschaftliche Analysen; 2000

Die *Gewissensfrage* kann genutzt werden, um weitere Zusammenhänge sichtbar
zu machen. Zunächst wurde überprüft, ob es möglicherweise einen Zusammenhang
zwischen der Zustimmung zur *Gewissensfrage* und der Trägerschaft der Einrichtung gibt, aus der man kommt. (Abbildung 17)

Die Zustimmung zur *Gewissensfrage* ist in den konfessionellen Pflegeheimen
Sachsens bei den Leitungs- und Pflegekräften am höchsten. In den privaten und
kommunal geführten Häusern ist die Zustimmung deutlich geringer. Obwohl in
den konfessionellen Häusern in allen anderen Fragen kaum signifikante Unterschiede festzustellen sind, identifizieren sich die Schwestern und Pfleger dort stärker
als anderswo mit ihrer Einrichtung. Eine mögliche Erklärung dafür können welt-
anschauliche Bezugspunkte eines Teils der Befragten sein, die durch die gemeinsame Wertebasis eine Verbundenheit zur Einrichtung bedingen.

*Aus christlicher Überzeugung habe ich keine Scheu vor dem Tod und es ist im-
mer wieder beeindruckend dabei zu sein. Man lernt Demut und Geduld und das
ist in diesem Beruf sehr wichtig.*
(Pflegekraft, FRAGEBOGEN 70)

Abbildung 17:Zustimmung zur Gewissensfrage nach Trägerschaft (Angaben der
Pflegedienstleitungen und der Pflegekräfte)
nur Antwort 1
Antwortmodell: 1 – ja, 2 – nein

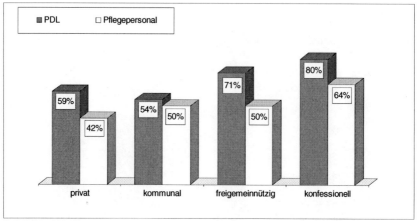

© *ZAROF* e.V. in Kooperation mit SOWIAN – J.Kaluza, sozialwissenschaftliche Analysen; 2000

Ich habe gute Erfahrungen. Sterben ist eine ganz natürliche Sache (wie Geburt
auch). Wenn man als Christ davon ausgeht, dass der Verstorbene zum Herrn
kommt, dann haben wir keinen Grund traurig zu sein (er hat es dort besser, als
hier, wo er eventuell Qualen usw. erleiden muss).
(Pflegekraft, FRAGEBOGEN 48)

Von großer Bedeutung für eine Identifikation mit dem eigenen Pflegeheim sind die
verschiedenen Bedingungen für die Sterbebegleitung und deren Stellenwert in der
Einrichtung (Abbildung 18). Die Pflegekräfte lassen sich also von ihren konkreten Erfahrungen leiten, ob das eigene Haus in Frage kommen würde oder nicht.
    Das Ergebnis ist eindeutig und spiegelt noch einmal die Bedeutung einzelner
Faktoren zum Stellenwert wider. Pflegekräfte, die ohne Einschränkung vertreten,
dass die Sterbebegleitung ein fester und anerkannter Bestandteil der Arbeit ist,
stimmen der *Gewissensfrage* mehrheitlich zu (siehe Vorgabe 1, 77 % zu 49 %).
Eine Überprüfung der Gruppen, die eher verneinen, dass Sterbebegleitung ein fester
und anerkannter Bestandteil der Arbeit ist, ergibt das Gegenteil: Diese Schwestern und Pfleger beantworten die *Gewissensfrage* mehrheitlich negativ. Analog
verhält es sich bei allen anderen Variablen. Besonders auffallend ist das bei der
Variablen Schmerzfreiheit (Variable 4) und bei den Voraussetzungen für würdevolles Sterben (Variablen 5). Die Gewissenfrage wird bejaht,

- wenn Sterbebegleitung im Gesamtleistungsgeschehen des Hauses eine wichtige Rolle spielt,
- wenn die zeitlichen Rahmenbedingungen es den Pflegenden erlauben, Sterbende auch psycho-sozial zu betreuen,
- wenn Sterbebegleitung unter den Kollegen uneingeschränkt anerkannt ist,
- wenn man alle Voraussetzungen für ein würdevolles Sterben erfüllt sieht,
- wenn man mehrheitlich erlebt, dass die Sterbenden im Heim schmerzfrei gestorben sind,
- wenn die Kommunikation zwischen Pflegenden und Medizinern funktionieren,
- wenn eher nicht zu viele lebenserhaltende Maßnahmen durchgeführt werden,
- wenn die Verweigerung pflegerischer Maßnahmen von den Pflegenden eher akzeptiert wird.

Offensichtlich erfüllt die Praxis der Sterbebegleitung in vielen sächsischen Pflegeheimen diese Voraussetzungen nicht. Immerhin kann sich knapp die Hälfte des befragten Pflegepersonals das eigene Heim nicht als Sterbeort vorstellen. Die alltäglichen Erfahrungen lassen das Heim offensichtlich nicht als einen guten Sterbeort erscheinen.

Dass gute Bedingungen und ein hoher Stellenwert der Sterbebegleitung Einfluss auf das Antwortverhalten in der *Gewissensfrage* haben, zeigt sich auch in den Begründungen zu dieser Frage. Pflegedienstleitungen, die die *Gewissensfrage* bejahen, heben noch einmal die besondere Fürsorge für Sterbende in Ihren Häusern hervor.

Natürlich ist es das Beste, wenn man in der eigenen Wohnung sterben darf. Oft ist dies aus vielerlei Gründen nicht möglich. Da bei uns gerade der sterbende Mensch große Wertschätzung genießt, würde ich auch in unserem Heim sterben wollen.
(FRAGEBOGEN 21)
Das Umfeld der Heimbewohner bleibt die gewohnte Umgebung und es wird auf Ruhe geachtet oder auf persönliche Wünsche. Am Bett der Menschen sitzt immer eine Pflegekraft und es wird von Zeit zu Zeit gebetet. Die Angehörigen können da bleiben auch über Nacht und ich muss auch keine Schmerzen leiden, der Sterbende kann, wenn er Durst hat und oral nicht trinken kann eine Infusion bekommen.
(FRAGEBOGEN 23)
In unserem Haus ist die Begleitung eines Sterbenden wichtiger als alle anderen Aufgaben (welche sich zeitlich verschieben lassen). Pflegekräfte nehmen sich die notwendige Zeit, versuchen Bedürfnisse zu erkennen und Wünsche zu erfüllen. Für mich ist dies eine Atmosphäre, welche ich mir für mein Sterben wünsche.
(FRAGEBOGEN 24)

Abbildung 18: Zustimmung zur Gewissensfrage nach Faktoren des Stellenwertes der Sterbebegleitung in den Pflegeheimen (Angaben der Pflegekräfte)

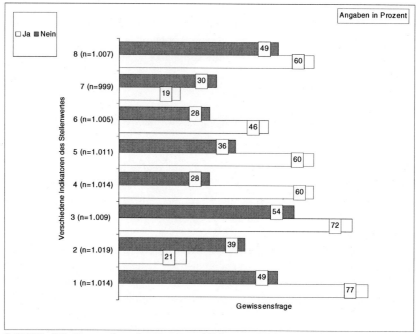

© *ZAROF* e.V. in Kooperation mit SOWIAN – J.Kaluza, sozialwissenschaftliche Analysen; 2000

Legende:

1. Die Betreuung Sterbender ist bei uns *fester und anerkannter Bestandteil* der Arbeit. (nur Antworten „trifft vollkommen zu")
2. Die alltägliche Arbeit lässt *zu wenig Zeit*, um sich in Ruhe zu einem Sterbenden setzen zu können. (nur Antworten „trifft vollkommen zu")
3. Die Begleitung Sterbender wird von den Kolleginnen und Kollegen *wenig anerkannt*, weil man da nur „rumsitzt und nicht richtig arbeitet". (nur Antworten „trifft gar nicht zu")
4. Bei uns wird alles getan, um ein weitgehend *schmerzfreies Sterben* zu gewährleisten. (nur Antworten „trifft vollkommen zu")
5. Bei uns existieren alle Voraussetzungen, damit der Bewohner *würdevoll sterben* kann. (nur Antworten „trifft vollkommen zu")
6. Ich kann *ärztliche Maßnahmen bei Sterbenden nachvollziehen*, da die Ärzte diese in der Regel erläutern und begründen. (nur Antworten „trifft vollkommen zu")
7. Es kommt immer wieder vor, dass man Sterbende nicht sterben lässt, sondern *zu lange lebenserhaltende Maßnahmen* durchführt. (nur Antworten „trifft vollkommen zu")
8. Bei uns wird die *Verweigerung pflegerischer Maßnahmen* durch den Sterbenden *akzeptiert*. (nur Antworten „trifft vollkommen zu")

Bei den Pflegekräften begründeten 636 Befragte (58 %) ihre Entscheidung bei der Gewissensfrage. Die Zustimmenden verwenden dabei ähnliche Erklärungsmuster wie die Heim- und Pflegedienstleitung (die Reihenfolge entspricht der Häufigkeit der Nennungen):

- im Haus arbeitet dafür kompetentes Personal
- ein individuelles würdevolles Sterben und eine gute Sterbebegleitung sind gewährleistet
- Sterbende werden nicht allein gelassen
- Umgebung und familiäre Atmosphäre stimmen
- Glaube bzw. konfessioneller Kontext

Einige Wenige würden ein Sterben im Heim vorziehen, um den Angehörigen "nicht zur Last zu fallen" bzw. einigen erscheint das unter Umständen als gute Alternative zum eigenen Zuhause.

Wenn ich nicht zu Hause sterben kann, würde ich mich freuen, in einer Umgebung zu sterben, die ich kenne.
(FRAGEBOGEN 545)
Eigentlich möchte ich nicht in einem Heim sterben, sondern zu Hause. Aber wenn es nicht so wäre, wäre unser Altenheim ein sehr schöner und freundlicher Ort zum Sterben.
(FRAGEBOGEN 639)

Unter genau umgekehrten Vorzeichen begründen die Ablehner ihre Entscheidung in dieser Frage. Zeit- und Personalrahmen gestatten keine, den Vorstellungen von umfassender Betreuung Sterbender gerecht werdende Fürsorge. Diese Begründungen finden sich sowohl bei den PDL als auch bei den Pflegekräften selbst.

So, wie ich es heute sehe, möchte ich nicht in unserer Einrichtung sterben müssen. Der Personalschlüssel ist so gering, dass wir oft nur in der Lage sind, die Grund- und Behandlungspflege absichern zu können. Da ist eine intensive Begleitung von Sterbenden sehr oft nicht möglich. Ich kann nicht sagen, wie ich sterben möchte. Aber allein gelassen und nicht verstanden werden, oder unter Schmerzen sterben, will ich auf keinen Fall. Ich bin nur ein Sterbefall und jeder Mitarbeiter hofft, dass ich nicht in seiner Schicht sterbe.
(PDL, FRAGEBOGEN 37)
Es müsste mehr Personal bereitstehen für die Heimbewohner. Die Zeit, die dem Personal für die Betreuung der Heimbewohner zusteht, ist zu gering.
(Pflegepersonal, FRAGEBOGEN 577)

Ich wäre vorwiegend allein, denn das Pflegepersonal käme nur zu pflegerischen Maßnahmen (Zeitgründe!).
(Pflegepersonal, FRAGEBOGEN 832)
Die Bediensteten haben zu wenig Zeit und ich könnte allein sterben.
(Pflegepersonal, FRAGEBOGEN 791)
Ich bin der Meinung, dass die Versorgung der Menschen auf eine "Massenabfertigung" hinausläuft.
(Pflegepersonal, FRAGEBOGEN 895)
Es ist schlimm genug, dass in unserer Gesellschaft über Alter, Krankheit, Sterben und Tod gerechnet werden muss. Vielleicht hat, wenn ich sterbe, eine Pflegekraft gerade keine Zeit?
(Pflegepersonal, FRAGEBOGEN 161)

Eine zweite häufig genannte Begründung ist die pauschale Ablehnung stationärer Einrichtungen als Sterbeort (Pflegeheime und Krankenhäuser), ohne Zuweisung spezieller Kritikpunkte an der eigenen Arbeitsstelle bei gleichzeitigem Wunsch, zu Hause sterben zu wollen. Diesen Befragten erscheint das Pflegeheim als unpersönliches Pendant zum eigenen Zuhause. Der Sterbeort Heim ist hier der eher unnatürliche Ort, der dem natürlichen Bedürfnis nach einem Sterben im Kreis der Familie entgegensteht.

Nein, weil generell wohl jeder Mensch lieber zu Hause sterben möchte, dabei spielt die Qualität des Heimes eine sehr untergeordnete Rolle.
(Pflegepersonal, FRAGEBOGEN 839)
Ich würde nie in einem Pflegeheim oder Krankenhaus sterben wollen, da mir das doch alles zu unpersönlich ist.
(Pflegepersonal, FRAGEBOGEN 505)
Ich möchte überhaupt einmal in keinem Heim sterben, da ich hoffe, von meinen Kindern zu Hause gepflegt zu werden!
(Pflegepersonal, FRAGEBOGEN 130)
Jeder sollte die Gelegenheit haben, in seiner gewohnten Umgebung und im Kreise seiner Angehörigen sterben zu dürfen.
(Pflegepersonal, FRAGEBOGEN 778)
Ich möchte generell nicht in einem Heim sterben. Ich möchte bis zum Schluss das aktive Leben in der Familie miterleben dürfen. Sterben im Heim bedeutet für mich persönlich allein gelassen zu sein, auch wenn dann Verwandte, Freunde, Pflegekräfte oder Hospizdienste für mich da sind. Sie könnten nicht ständig da sein und mich begleiten und ich hätte doch das Gefühl allein zu sein, weg vom Leben, sterben außerhalb der Gesellschaft.
(PDL, Fragebogen 50)

Ich würde selbst am liebsten im Sessel einschlafen. Ich möchte nicht im Kran-
kenhaus sterben, ich möchte nicht in schmutzigen Windeln sterben, weil keiner
da ist.
(Pflegeschülerin, 18 Jahre)

Diese Meinungsäußerungen können nicht überraschen. Die in der Gesellschaft
verbreitete Wunschvorstellung zu Hause zu sterben, findet sich natürlich auch unter
professionell Pflegenden wieder. Die *Gewissensfrage* wurde auch von Pflegenden verneint, die ihrem Haus einen hohen Stellenwert und gute Bedingungen in
der Sterbebegleitung einräumen. Institutionen als Sterbeorte sind also auch unter den dort arbeitenden Berufsgruppen teilweise stigmatisiert. Gründe dafür sind
vor allem die Angst vor einem *unpersönlichen* Sterben und einem möglichen *wür-
delosen* Ableben in Krankenhäusern und Pflegeheimen. Diese Ängste sind vermutlich begründet durch negative Erlebnisse in ihrer Berufspraxis, die die Pflegenden in zahlreichen Interviews schildern. Bei pauschaler Ablehnung von Institutionen ist eine gleichzeitige positive Zuweisung des Sterbeortes "zu Hause"
erkennbar. Es liegt dabei nicht selten die Annahme zugrunde, dass man zu Hause
im Prinzip nicht einsam verstirbt und dass Familienangehörige die Sterbebegleitung
selbstverständlich übernehmen werden. Dass die Realität häufig dieser Wunschvorstellung nicht gerecht wird, ist im Abschnitt IV zur Situation der Sterbebegleitung im häuslichen Bereich ausführlich dargestellt.

Weitere Erklärungsmuster für die Ablehnung der *Gewissensfrage* kommen
deutlich weniger vor. Zu ihnen gehören:
- mangelnde räumliche Bedingungen und Komfort im Heim
- Sterben in Institutionen ist mit unnötigen lebensverlängernden Interventionen verbunden
- das Personal ist fachlich nicht dafür geeignet bzw. es gibt zu wenig Fachpersonal
- "mein" Heim ist dafür nicht geeignet, woanders vielleicht ja

Auf einen ganz anderen Aspekt und auch eine Besonderheit der Situation in Pflegeheimen weist eine einzelne Pflegekraft hin:

*Es ist nicht immer möglich, geistig verwirrte Heimbewohner von den Sterben-
den fern zu halten. Ich möchte in äußerster Ruhe sterben.*
(FRAGEBOGEN 159)

Eng verbunden mit den Begründungen zur *Gewissensfrage* sind Aussagen der
Pflegedienstleitungen zu ihren eigenen Erfahrungen auf dem Gebiet der Sterbe-
begleitung. Die persönlichen Reflexionen dazu bewegen sich zwischen dem reichen
Erfahrungs- und Kenntnisschatz langjähriger Leitungskräfte und jungen Pfleg-

dienstleiterinnen. Manche berichten, dass es ihnen selbst sehr schwer gefallen ist, diese Aufgabe zu bewältigen, dass es auch heute noch mit psychischen Belastungen für sie verbunden ist und sie sich gerne mehr Anleitung wünschten.

Meine persönlichen Erfahrungen auf dem Gebiet der Sterbebegleitung beruhen auf 35 Arbeitsjahren in Krankenhaus und Heimeinrichtung. Sie sind zu umfangreich, um das zu Papier zu bringen.
(FRAGEBOGEN 1)
Ich hatte als junge Krankenschwester immer ziemliche Angst vor solchen Situationen, man wurde viel zu wenig 'geschult', speziell auch im Umgang mit den Angehörigen. Heute wünschte ich mir viel mehr Zeit fürs Pflegepersonal und für mich, um den Sterbenden noch mehr Zuwendung geben zu können!
(FRAGEBOGEN 216)
Eine bessere Anleitung wäre gut, da es mir persönlich schwer fällt, weil ich zu wenig Erfahrung habe.
(FRAGEBOGEN 61)

Ältere Befragte verweisen auch darauf, dass sie einen Unterschied zwischen ihren Berufsjahren in der DDR und jetzt erleben.

Während meiner Ausbildung zur Krankenschwester (1969) wurde fast gar nichts zu diesem Thema gelehrt. Wir wurden "ins Wasser geschmissen". Ich begrüße, dass seit der Wende offen über das Sterben gesprochen wird. Viele Angehörige haben Scheu oder Angst, wenn Verwandte sterben. Aber immer mehr lassen sich mit in die Begleitung einbeziehen. Als Mitarbeiter in einem Pflegeheim stehe ich diesem Thema auch aufgeschlossener gegenüber.
(FRAGEBOGEN 67)
Seit 30 Jahren bin ich Krankenschwester, ich habe viel auf diesem Gebiet gesehen und erlebt. Ungute Erinnerungen auch bei Verwandten, Bekannten, Freunden. Seit der Wende gibt es eine Besserung, einen würdevolleren Umgang. Die Angst und die Scheu bei Angehörigen (Tabuthema 40 Jahre lang) lassen sich nicht so schnell beseitigen.
(FRAGEBOGEN 163)

In den vielen Einträgen der Pflegedienstleitungen spiegelt sich das ganze Spektrum an Themen wieder, die mit Sterben und Tod im Pflegeheim verbunden sind. Die Pflegedienstleitungen schildern sowohl ihre eigenen Erfahrungen mit der Sterbebegleitung, als auch die Situation in ihren Häusern. Sie schildern, worauf sie besonders Wert legen, welche Beobachtungen sie gemacht haben und welche Probleme sie bewegen.

Im Pflegeversicherungsgesetz ist keine Zeit für das Sterben eingeplant. Dementsprechend sieht auch die Sterbebegleitung aus.
(FRAGEBOGEN 71)
Ich persönlich habe damit psychisch keine Probleme. Mich belastet aber als PDL sehr, dass ich durch die viel zu knappe Personalkapazität Sterbebegleitung längst nicht so gewährleisten kann, wie ich es für nötig und wichtig halte.
(FRAGEBOGEN 188)
Sterbebegleitung ist der sensibelste Teil der Pflege und bedürfte viel mehr Zeit, um die nötige Zuwendung geben zu können.
(FRAGEBOGEN 39)

Die fehlende Zeit führt zu einem häufigen Mangel an individueller Zuwendung. Pflegedienstleitungen beklagen, dass Sterbende auch "allein gelassen" werden. Die Betreuung Sterbender müsste intensiver sein. Dieser Zustand wird als unbefriedigend erlebt, eine PDL äußert, sie habe dabei *"immer ein schlechtes Gewissen"* (FRAGEBOGEN 45). Zu den weiteren häufig genannten Problemen gehören Erfahrungen mit dem eigenen Personal, welches zum Teil überfordert ist. Sie registrieren Unsicherheiten beim Personal, fehlendes Einfühlungsvermögen, Defizite in der Gesprächsführung und eine ungenügende Ausbildung auf diesem Gebiet.

Das Gebiet der Sterbebegleitung findet zu wenig Beachtung, angefangen in der Ausbildung bis hin zur Praxis; es fehlt an Möglichkeiten, Zeit und mitunter an Einfühlungsvermögen des Personals, da jeder Sterbefall anders verläuft. Es erfordert sehr viel psychische Kraft vom Personal.
(FRAGEBOGEN 29)

Einen weiteren Schwerpunkt bilden für die PDL die Angehörigen sterbender Heimbewohner. Dabei wird bemängelt, dass sich Angehörige zurückhalten, dass sie das Sterben nicht akzeptieren können. Sie erleben Angehörige mit Schuldgefühlen und Angst.

Wir versuchen zunehmend, dass die Angehörigen die letzten Stunden am Bett des Sterbenden verbringen können. Schlimm: Die Krankenhäuser entlassen zum Sterben, Pfarrer sind kurzfristig nicht verfügbar und viele Angehörige scheuen den Kontakt mit Sterbenden.
(FRAGEBOGEN 173)

Dabei sind die persönlichen Kontakte aus der Erfahrung der PDL sehr hilfreich. Viele betonen, wie wichtig es sei, den Sterbenden nicht allein zu lassen. Für das

Personal steht aus Sicht der PDL die Anforderung, die Bedürfnisse des Sterbenden zu erkennen, sich auf den Sterbenden einzustellen, ehrlich zu sein und den Sterbenden seine Ängste auch mitteilen zu lassen. Eine so praktizierte Sterbebegleitung kann motivieren und auch zu einer höheren Arbeitszufriedenheit führen.

Ich empfinde Sterbebegleitung, unabhängig von der Belastung, mit Tod und Leiden konfrontiert zu werden, als eine Bereicherung und Erfahrung, die ich nicht missen möchte. Das Bewusstsein für ein zufriedenes, gelebtes Leben (positives Denken) schärft sich dadurch.
(FRAGEBOGEN 104)

Kenntnisse in der Sterbebegleitung helfen z.b. bei der Gesprächsführung mit alten Menschen. Eine bewusst durchgeführte Sterbebegleitung führt zu größerer Arbeitszufriedenheit. Zeitmangel beim Umgang mit Sterbenden führt zu psychischen Belastungssituationen und ist demotivierend.
(FRAGEBOGEN 131)

Dieser Prozess ist ungemein motivierend, glückbringend und verantwortungsreich. Etwas mit der Begleitung Verbundenes zu schenken, gibt ungemein Befriedigung im pflegerischen Prozess. Es nimmt die völlig unbegründete Hemmschwelle, es bereichert und macht Hoffnung, selbst einmal diese letzte menschliche Fürsorge erfahren zu dürfen.
(FRAGEBOGEN 132)

Viele PDL teilen explizit mit, dass Sterben und Sterbebegleitung einen hohen Stellenwert in ihrem Pflegheim genießen. Für sie ist Sterbebegleitung gleich Lebensbegleitung. Auch wenn Sterben und Tod in einem Heim als normal anzusehen sind, betonen die PDL, das der Umgang damit immer auch etwas Besonderes darstellt. Dem betreffenden Bewohner kommt dabei eine besondere Fürsorge zugute. Leitende Pflegekräfte sind ausdrücklich bereit, diese gesellschaftliche Verpflichtung anzunehmen und auszufüllen.

Sterbende gehören in ein Alten- und Pflegeheim. Es ist gut, wenn sie in Gemeinschaft sterben, da bei sehr alten Menschen oft keine Angehörigen da sind.
(FRAGEBOGEN 4)

Sterbebegleitung ist eine humanistische Dienstleistung. Bei der Geburt möchte keine Frau allein sein und so ist es auch in den Sterbephasen. Die Menschen sind unruhig und verlangen indirekt nach Zuwendung und Begleitung. Man ist dadurch auch gleichzeitig in die Pflicht genommen.
(FRAGEBOGEN 95)

Eine Wohnbereichsleiterin geht in ihren Aussagen noch weiter, wenn sie das Pflegeheim nicht nur in dessen räumlicher, sondern auch in seiner zeitlichen Dimension als Sterbeort auffasst.

Wir machen ja eigentlich die ganze Zeit auf eine Art und Weise Sterbebegleitung. Es sind ja alle hier in der Endphase, einer mehr und der andere weniger. Aber im Prinzip sind ja die alten Leute hier, um hier irgendwann zu sterben.
(Krankenschwester, Wohnbereichsleiterin, 48 Jahre)

In der abschließenden Frage nach Veränderungswünschen zum Umgang mit Sterben und Tod im Pflegeheim finden sich viele der bereits genannten Erfahrungen und Probleme der Pflegedienstleitungen und der Pflegenden wieder. Bei den Pflegekräften haben 598 Befragte (55 %) die Frage beantwortet: Was müsste aus pflegerischer Sicht hinsichtlich Sterbebegleitung und Tod in der Einrichtung besser geregelt und/oder verändert werden? Viele gaben mehrere Punkte zur Verbesserung der Situation an. Eine Zusammenfassung der Kommentare ergibt folgende Häufigkeitsverteilung (Tabelle 20):

Tabelle 20: Veränderungswünsche des Pflegepersonals nach Häufigkeit ihrer Nennung

Veränderungswünsche Pflegepersonal	
mehr Zeit für die Sterbebegleitung bzw. mehr (Fach)Personal	50 %
Verbesserte Anleitung und Begleitung der Pflegekräfte (Fort- und Weiterbildung, Qualitätszirkel usw., Supervision)	28 %
Verbesserung der Zusammenarbeit mit Einrichtungen und Partnern (Angehörige, Ärzte, Krankenhäuser, Hospizdienste, Seelsorger)	19 %
räumliche Verbesserungen (Einrichtung von Verabschiedungsräumen, Sterbezimmern, mehr Einzelzimmern, Übernachtungsmöglichkeiten für Angehörige)	16 %
Individualisierung und Intensivierung der Sterbebegleitung	12 %
bessere Schmerztherapie	4 %
Pflege in den Hintergrund stellen und keine unnötigen lebensverlängernden Maßnahmen	2 %
Sterbebegleitung ist optimal – keine Veränderungen notwendig	6 %

© *ZAROF* e.V. in Kooperation mit SOWIAN – J.Kaluza, sozialwissenschaftliche Analysen; 2000

Eng verknüpft mit dem Zeitfaktor sind die Individualisierung und die Intensivierung der Sterbebegleitung hauptsächlich im psycho-sozialen Bereich. An dieser Stelle wird noch einmal deutlich, wie wichtig es vielen Pflegenden ist, dass Sterbende nicht alleingelassen werden. Der Wunsch nach mehr Individualisierung bei der Begleitung Sterbender geht in zwei Richtungen. Zum einen geht es um die Berücksichtigung der individuellen Wünsche des Sterbenden und zum anderen sollte die Begleitung Sterbender persönlicher gestaltet werden.

Die meisten Pflegekräfte sehen den Veränderungsbedarf vorrangig in ihrem eigenen, unmittelbaren Arbeitsbereich, nicht primär in der Arbeit oder dem Verhalten anderer Personen. Im Grundtenor geht es den Schwestern und Pflegern um die Verbesserung der personellen Rahmenbedingungen, um zeitlich erst einmal in die Lage versetzt zu werden, den eigenen Ansprüchen und äußeren Anforderungen gerecht werden zu können. Zum anderen ist die Erkenntnis verbreitet, dass, um eigene Unsicherheiten abzubauen, ein besseres pflegeinternes Management für dieses Thema benötigt wird. Dazu gehört in erster Linie die Intensivierung von Bildungs- und Betreuungsmaßnahmen für die Pflegenden.

Die Veränderungswünsche des Pflegepersonals wirken auch wie ein Plädoyer in eigener Sache. Pflegekräfte in den Pflegeheimen wollen ihre Arbeit bei Sterbenden nicht auf die "reine" Pflege reduziert sehen. In den Veränderungswünschen wird von vielen noch einmal ein ganzheitliches Verständnis zur Sterbebegleitung zum Ausdruck gebracht. In vielen Häusern Sachsens genießt die Sterbebegleitung sowohl als Bestandteil der Arbeit als auch in der Anerkennung unter den Kollegen einen hohen Stellenwert. Zeitdruck durch die Versorgung vieler (schwerst)-pflegebedürftiger Bewohner und alltägliche Routinen lassen oftmals eine individuelle und der Situation adäquate Betreuung und Begleitung sterbender Heimbewohner nicht zu. Diese Praxis kollidiert mit dem beruflichen Selbstverständnis der Schwestern und Pfleger und führt zu deutlichen Belastungsindikationen, für die es auch nur begrenzte Kompensations-möglichkeiten gibt. Wenn die Schwestern und Pfleger die "tragenden Säulen" sein *sollen*, auf denen die Hauptlast bei der Sterbebegleitung im Pflegeheim ruht – und offensichtlich *wollen* sie dieser Rolle auch gerecht werden, dann benötigen sie auch die hauptsächliche Unterstützung und Betreuung, damit sie das auch *können*.

Von den 218 Pflegedienstleiterinnen und Pflegedienstleitern machten 158 (72 %) Ausführungen zu der Frage: "Was sollte aus Ihrer Sicht hinsichtlich Sterbebegleitung und Tod in Ihrer Einrichtung besser geregelt und/oder verändert werden?" Die Leitungskräfte benennen die gleichen Veränderungswünsche wie die Pflegenden, aber mit einer anderen Gewichtung. (Tabelle 21)

Tabelle 21: Veränderungswünsche der Pflegedienstleitungen nach Häufigkeit ihrer Nennung

Veränderungswünsche PDL	
Verbesserung der Zusammenarbeit mit Einrichtungen und Partnern (Angehörige, Ärzte, Krankenhäuser, Hospizdienste, Pfarrer, Ehrenamtliche)	40 %
mehr Zeit für die Sterbebegleitung (26 %) bzw. mehr (Fach)Personal (13 %)	39 %
Verbesserte Anleitung und Begleitung der Pflegekräfte (Fort- und Weiterbildung, Qualitätszirkel usw., Supervision)	37 %
räumliche Verbesserungen (Einrichtung von Verabschiedungsräume, Übernachtungsmöglichkeiten für Angehörige)	18 %
Individualisierung und Intensivierung der Sterbebegleitung (z.B. intensivere Biografiearbeit)	4 %
Notwendigkeit eines ausgearbeiteten Pflegestandards	4 %
allgemeine Aussagen zum Thema (Tod ist Tabuthema, Sterbebegleitung ist von eigener innerer Einstellung abhängig, ein natürliches Verhältnis zum Tod ist erforderlich usw.)	4 %
Sterbebegleitung ist optimal – keine Veränderungen notwendig	3 %

© *ZAROF* e.V. in Kooperation mit SOWIAN – J.Kaluza, sozialwissenschaftliche Analysen; 2000

Den höchsten Stellenwert für die Verbesserung der Praxis der Sterbebegleitung sehen die Leitungskräfte der Pflege in den Kooperationsbeziehungen zu anderen Einrichtungen und Partnern. Fragen der Zusammenarbeit spielen bei den Pflegekräften jedoch eher eine nachgeordnete Rolle. Gleichwohl hat der Zeit- und damit verbundene Personalfaktor auch bei den Pflegedienstleitungen hohe Priorität, ebenso die Notwendigkeit einer besseren Begleitung und Betreuung des Pflegepersonals. Verbesserungswünsche bezüglich der räumlichen Gegebenheiten sind gleichermaßen häufig (16 und 18 %). Und auch bei den Heimleitungen finden sich die bereits genannten Verbesserungsvorschläge wieder (Tabelle 22). Von den 99 Befragten (51 %), die hier schriftliche Bemerkungen vornahmen, liegt den meisten, wie bei den Pflegekräften, das Zeit- und Personalproblem am Herzen.

Aspekte der Sterbebegleitung müssten in der Pflegeversicherung beachtet werden, aber das ist nicht so. Jede Pflegeleistung wird im Minutentakt abgerechnet, man kann jede Handreichung bei der Sterbebegleitung, jede Tasse Tee auflisten, aber psychische Betreuung ist nicht vorgesehen. Es gibt so viele Dinge, die wir nicht abrechnen können.
(PDL, 49 Jahre)

Tabelle 22: Veränderungswünsche der Heimleitungen nach Häufigkeit ihrer Nennung

Veränderungswünsche Heimleitung	
mehr Zeit für die Sterbebegleitung (23 %) bzw. mehr (Fach)Personal (20 %)	50 %
Verbesserung der Zusammenarbeit mit Einrichtungen und Partnern (Angehörige, Hospizdienste, Seelsorger, Ehrenamtliche)	30 %
Verbesserte Anleitung und Begleitung der Pflegekräfte (Fort- und Weiterbildung, Qualitätszirkel usw., Supervision)	27 %
räumliche Verbesserungen (Einrichtung von Verabschiedungsräumen, Übernachtungsmöglichkeiten für Angehörige)	17 %
Notwendigkeit von Richtlinien	8 %
allgemeine Aussagen zum Thema (Tod ist ein normaler Vorgang usw.)	6 %
Notwendigkeit materieller Verbesserungen (z.B. zusätzliche Sitzwachen der Pflegekräfte auch bezahlen)	4 %
mehr Verständnis und Zuwendung von Seiten des Personals	4 %
Sterbebegleitung ist optimal – keine Veränderungen notwendig	4 %

© ZAROF e.V. in Kooperation mit SOWIAN – J.Kaluza, sozialwissenschaftliche Analysen; 2000

In allen drei Befragungsgruppen (Heimleitungen, Pflegedienstleitungen und Pflegepersonal) befinden sich auf den ersten vier Positionen dieselben Verbesserungswünsche, nur deren Reihenfolge variiert. Die Häufigkeit der Nennung räumlicher Probleme ist mit 16 %, 17 % und 18 % gleich und rangiert jeweils an vierter Stelle.

Die am häufigsten genannten Probleme sind:
- Zeit- und Personalfaktor,
- Zusammenarbeit mit Einrichtungen und Partnern,
- Anleitung und Begleitung der Pflegekräfte,
- Räumliche Bedingungen.

Bei der geringen Aussicht auf Änderung hinsichtlich der personellen Ausstattung der Pflegeheime, muss Intervention verstärkt an den anderen Bereichen ansetzen. Hier müssen für jedes Haus spezifisch die Defizite identifiziert und abgebaut werden. Für das eine Heim kann es relevant sein, sich mit der Einführung eines Pflegestandards grundlegend zu den verschiedenen Sachverhalten zu positionieren. Für ein anderes Heim kann eine Auseinandersetzung mit den Hausärzten in den Fragen der Schmerzbehandlung oder Nachvollziehbarkeit von ärztlichen Maßnahmen möglicherweise positiv auf die *gemeinsame* Betreuung sterbender Heimbewohner durchschlagen.

In vielen sächsischen Pflegeheimen sind gute Voraussetzungen und Ansätze für Veränderungen in der Sterbebegleitung vorhanden. Durch die nunmehr vorliegenden empirischen Befunde konnten Probleme, Defizite und Hemmnisse deutlicher benannt und quantifiziert werden. Maßnahmen zur Verbesserung der Praxis der Sterbebegleitung, die unter Berücksichtigung der Bedürfnisse und Vorschläge der Leitungen und des Pflegepersonals der Heime auf diese Defizite zielen, dürften ihre Wirkung auch nicht verfehlen.

Abschnitt IV
Sterbebegleitung im häuslichen Bereich: Hausärzte

4.1 Untersuchungspopulation

Die Untersuchung im ambulanten Bereich bezog alle sächsischen Hausärzte ein, d.h. Allgemeinmediziner und andere als Hausärzte niedergelassene Mediziner. Die Grundgesamtheit umfasst damit 2.792 Ärzte, von denen sich 680 an der schriftlichen Befragung beteiligten. Der Rücklauf beträgt damit 24 %. Die größte Gruppe der Befragten bilden die Allgemeinmediziner mit 82 %, weitere 14 % sind Internisten. 58 % der Befragten sind weiblich, damit entspricht die Zusammensetzung der Stichprobe der Grundgesamtheit, wo 57 % weiblich und 43 % männlich sind.

In der zweiten Untersuchungsphase erfolgte eine differenzierte Gliederung der Population nach Regionen.[1] Tabelle 1 macht deutlich, dass hinsichtlich der regionalen Herkunft der befragten Ärzte die Stichprobe die Grundgesamtheit repräsentiert.

Die Mehrzahl der in die Untersuchung einbezogenen Mediziner (58 %) kommt aus dem ländlichen Raum, 12 % praktizieren in zentrumsnahen Regionen und 29 % in den vier sächsischen Großstädten (Tabelle 1).

Das Durchschnittsalter der Befragten ist hoch, nur eine verschwindend kleine Zahl der Ärzte ist bis 35 Jahre alt. Aus den uns zur Verfügung stehenden Zahlen zur Alterszusammensetzung der sächsischen Allgemeinmediziner, praktischen Ärzte und Internisten ist die klare Trennung der Internisten nach hausärztlicher bzw. fachärztlicher Niederlassung nicht möglich. Ein Vergleich der Altersstruktur der Gesamtgruppe ergibt jedoch eine weitgehende Übereinstimmung mit der Struktur unserer Stichprobe. In der Gruppe der infrage kommenden Ärzte in Sachsen sind 27 % bis 45 Jahre alt, 34 % sind 46 bis 55 Jahre alt und 39 % sind älter als 55 Jahre (Tabelle 2). Die Ärzte aus der mittleren Altersgruppe sind in der Stichprobe etwas unterrepräsentiert. Auf jeden Fall bestätigt die Stichprobe die in der Literatur beklagte Überalterung der sächsischen Hausärzte.[2]

---

1   Vgl. Einleitung.
2   Vgl. u.a. KOPETSCH, TH. (2004); SÄCHSISCHE LANDESÄRZTEKAMMER /Referat Informatik (2004); www.bundesaerztekammer.de/30/Aerztestatistik/03Statistik2004/00Statistik/ Abbildung07.pdf.

Tabelle 1: Zusammensetzung von Grundgesamtheit und Stichprobe (n = 680)

		Grundgesamtheit*	Stichprobe
Großstadt	Leipzig	12 %	12 %
	Chemnitz	6 %	5 %
	Dresden	11 %	10 %
	Zwickau	2 %	2 %
zentrumsnahe Region	Leipzig-Land	3 %	3 %
	Chemnitz-Land	3 %	3 %
	Stollberg	2 %	2 %
	Meißen	4 %	2 %
	Zwickau-Land	3 %	2 %
ländliche Region	RP Leipzig	9 %	9 %
	RP Chemnitz	21 %	22 %
	RP Dresden	24 %	28 %

© ZAROF e.V. in Kooperation mit SOWIAN – J.Kaluza, sozialwissenschaftliche Analysen; 2003
* Nach Angaben des Hausärzteverbandes Sachsen.

Tabelle 2: Alterstruktur der Stichprobe

Altersgruppe	Hausärzte (n = 679)
31 bis 35 Jahre	2 %
36 bis 45 Jahre	28 %
46 bis 55 Jahre	27 %
über 55 Jahre	43 %

© ZAROF e.V. in Kooperation mit SOWIAN – J.Kaluza, sozialwissenschaftliche Analysen; 2000

Zwei Drittel der befragten Hausärzte sind bereits mindestens zwanzig Jahre als Arzt tätig, gerade einmal 5 % verfügen über höchstens zehn Jahre Berufserfahrung. Ein nicht geringer Teil der Befragten arbeitet bereits längere Zeit in einer eigenen Praxis. Ein Fünftel hatte sich bis zum Jahr 1969 als Hausarzt niedergelassen, insgesamt gut die Hälfte vor dem Jahr 1990 – damals in einer staatlichen Arztpraxis. Nach 1989 gründete das Gros der Befragten bereits in der ersten Phase der Niederlassung (1990/91) in privaten Arztpraxen ein eigenes Unternehmen. Lediglich ein Sechstel der Einrichtungen entstand nach 1992.

Im Durchschnitt betreuen die von uns befragten sächsischen Hausärzte knapp 1.100 Patienten im Quartal (Tabelle 3).

Tabelle 3: Patienten pro Quartal (n = 676)

Zahl der Patienten	
bis 800 Patienten	26 %
801 bis 1.000 Patienten	28 %
1.001 bis 1.250 Patienten	21 %
mehr als 1.250 Patienten	25 %

© ZAROF e.V. in Kooperation mit SOWIAN – J.Kaluza, sozialwissenschaftliche Analysen; 2000

Im Mittel betreut ein Hausarzt 17 Sterbende im Jahr. Damit behandeln Hausärzte im Freistaat deutlich weniger Sterbende als ihre Kollegen in den Krankenhäusern (Tabelle 4).

Tabelle 4: Sterbefälle pro Jahr (n = 659)

Sterbefälle	
bis 7 Sterbefälle	20 %
8 bis 10 Sterbefälle	21 %
11 bis 15 Sterbefälle	20 %
16 bis 22 Sterbefälle	19 %
mehr als 22 Sterbefälle	20 %

© ZAROF e.V. in Kooperation mit SOWIAN – J.Kaluza, sozialwissenschaftliche Analysen; 2003

4.2. Zur Praxis der Sterbebegleitung durch Hausärzte

4.2.1 Stellenwert der Sterbebegleitung

Die allgemeine Betreuung des Patienten in seiner häuslichen Umgebung steht im Mittelpunkt der Zielvorstellungen der gesellschaftlichen und gesundheitspolitischen Diskussion. Die Reformen im Gesundheitswesen dienen nicht zuletzt auch diesem Ziel, wenn das auch nicht selten vordergründig finanziellen Überlegungen geschuldet ist. Damit wird den Hausärzten als den Trägern medizinischer Betreuung im häuslichen Bereich bei der Sterbebegleitung neben den Angehörigen und den ambulanten Pflegediensten eine überragende Rolle zugewiesen. Der Hausarzt ist somit nicht allein der behandelnde Arzt, der die medizinische Betreuung gewährleistet, er hat auch die Aufgabe, Vermittler zwischen den verschiedenen Bereichen des Gesundheitswesens, Lotse für den Patienten, ein vertrauter Ansprechpartner für seinen Patienten und dessen Familie zu sein. Bei der Betreuung Sterbender erhält diese Rolle des Hausarztes eine besondere Qualität, geht es doch nun darum, der Vertraute in der letzten Lebensphase des Patienten zu sein. Dabei muss beachtet werden, dass die Betreuung Sterbender lediglich einen relativ kleinen Teil der Aufgaben eines Hausarztes umfasst: Bei durchschnittlich 1.100 Patienten pro Quartal betreuen die befragten Hausarzt 17 Sterbende jährlich. Zudem verstirbt nach wie vor die Mehrzahl der Sachsen in einem Krankenhaus. Mit der Umsetzung des gesundheitspolitischen Zieles ambulant vor stationär wird die Sterbebegleitung zukünftig einen größeren Raum in der hausärztlichen Tätigkeit einnehmen. An dieser Stelle ist die Frage zu stellen, in welchem Maße die Hausärzte in Sachsen diese Rolle bei der Betreuung Sterbender bereits ausfüllen und ihr gerecht werden.

Generell zeigen die Untersuchungsergebnisse, dass die Hausärzte die Aufgabe Sterbende zu betreuen weitgehend als ihre Aufgabe ansehen. Die Begleitung Sterbender ist in ihrem Selbstverständnis eine originäre Aufgabe, die zum Behandlungsspektrum von Hausärzten gehört. Lediglich 4 % der Befragten vertreten nicht diese Meinung und betrachten die Begleitung Sterbender eher nicht als ihre Aufgabe (Abbildung 1). Für drei Viertel der Befragten ist die Begleitung sterbender Patienten ein fester Bestandteil ihrer Arbeit. Diese Auffassung wird umso häufiger geäußert, je mehr sterbende Patienten zu betreuen sind. Andererseits lassen sich auch altersbedingte Zusammenhänge feststellen. Die Gruppe der jüngsten Ärzte antwortet seltener als andere, die Begleitung Sterbender sei ein originärer Bestandteil ihrer Arbeit: Drei Fünftel von ihnen stimmen dieser Aussage zu, wohingegen das vier Fünftel der über 55-Jährigen tun.

Sterbende nicht allein medizinisch, sondern auch seelisch zu begleiten sehen lediglich 6 % der befragten Hausärzte nicht als ihre eigentliche Aufgabe an. Andererseits meinen 56%, ihre Aufgabe sei vor allem die medizinische Betreuung des Patienten. Diese beiden Aussagen korrelieren miteinander. Es zeigt sich ein Zusammenhang dahingehend, dass je mehr die seelische Begleitung als Aufgabe verneint wird, desto mehr wird auch die medizinische Betreuung als Hauptaufgabe gesehen.

Abbildung 1: Stellenwert der Sterbebegleitung
nur Antworten 1 und 2
Antwortmodell: 1 – trifft vollkommen zu, 2 – trifft eher zu, 3 – trifft eher nicht zu, 4 – trifft gar nicht zu

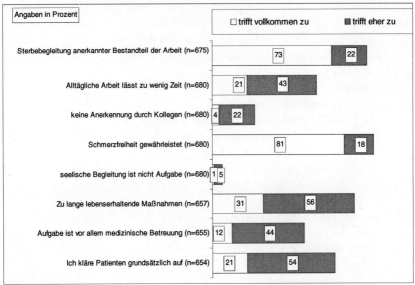

© *ZAROF* e.V. in Kooperation mit SOWIAN – J.Kaluza, sozialwissenschaftliche Analysen; 2003

Legende:
- Die Betreuung Sterbender ist fester und anerkannter Bestandteil meiner Arbeit.
- Die alltägliche Arbeit lässt zu wenig Zeit, um sich in Ruhe einem Sterbenden zuwenden zu können.
- Die Begleitung Sterbender wird von den Kolleginnen und Kollegen wenig anerkannt, weil diese Zeit für Patienten fehlt, die geheilt werden können.
- Ich tue alles, um ein weitgehend schmerzfreies Sterben zu gewährleisten.
- Es ist eigentlich nicht Aufgabe eines Hausarztes, sich um die seelische Begleitung Sterbender zu kümmern. Dafür sind andere da.
- Es kommt immer wieder vor, dass man Sterbende nicht sterben lässt, sondern zu lange lebenserhaltende Maßnahmen durchführt.
- Ich sehe meine Aufgabe bei der Begleitung Sterbender vor allem in der medizinischen Versorgung.
- Ich kläre Patienten mit infauster Diagnose grundsätzlich über ihre Prognose auf.

Ein Ausdruck für die Einschätzung, dass die Begleitung Sterbender grundsätzlich eine Aufgabe für Hausärzte darstellt, ist die Beantwortung der *Gewissensfrage*, die wir den Hausärzten ebenso wie allen anderen Probanden im Forschungsprojekt stellten: "Würden Sie sich – so wie die Bedingungen für die hausärztliche Betreuung heute sind – als Sterbende/Sterbender ambulant betreuen lassen?" Die Antwort fiel sehr eindeutig aus: Nur eine Minderheit (7 %) der befragten Hausärzte verneint diese Frage. Die überwiegende Mehrzahl würde sich dagegen für ein Sterben zu Hause und die ambulante Betreuung durch Hausarzt und Pflegedienst entscheiden. Immerhin 85 % der Befragten begründeten ihre Entscheidung, was die Wichtigkeit dieses Themas für die Hausärzte belegt. Die Gründe, sich für ein Sterben im eigenen Zuhause zu entscheiden, gleichen denen, die auch die Ärzte und Pflegenden im stationären Bereich (Krankenhaus und Pflegeheim)[3] in der Entscheidung für oder gegen ihre Einrichtung nannten. Die insgesamt 578 Antworten lassen sich in folgende Komplexe untergliedern:

1. Sterben im häuslichen Milieu/in ambulanter Betreuung wird präferiert
- die Umgebung ist vertraut
- die Familie ist anwesend, es herrscht Geborgenheit
- Fürsorge, Zuwendung durch die Familie, es ist mehr Zeit für die Pflege
- Selbstbestimmung, Individualität
- die Betreuung ist würdevoller
- keine Leidensverlängerung (durch Medizintechnik)

2. kompetente Betreuung im häuslichen Bereich
- gute Hausärzte, Kollegen, Pflegepersonal, Vertrauen in die Betreuung
- kompetente Angehörige
- Pflege- und Hospizdienste sind erreichbar
- Schmerzlinderung ist möglich
- der vorhandene Therapiespielraum kann genutzt werden

3. Bedingungen im Krankenhaus sind ungenügend
- Betreuung im Krankenhaus ist anonym/unpersönlich, geringe Zuwendung
- Patienten sind im Sterbeprozess allein
- Unzufriedenheit mit Behandlungsmethoden/Therapien
- Maschinen- und Gerätemedizin
- fremdes Umfeld
- ungenügende Qualifikation und Zeitmangel des Personals
- keine Voraussetzungen für würdevolles Sterben

---

3   Siehe Kapitel 2.3.2 und 3.6.

Die Entscheidung gegen ein Sterben im häuslichen Milieu wird vornehmlich von Problemen bei der Betreuung bestimmt.

1. Überlastung bei der ambulanten Betreuung
- Überlastung der Angehörigen
- Hausärzte sind überlastet: Zeitmangel, es gibt zu wenige Hausärzte, unbezahlte Tätigkeiten, zu viel Bürokratie
- Überlastung des Pflegepersonals

2. ungünstige Familienverhältnisse
- der Patient ist alleinstehend
- die Familienverhältnisse sind ungünstig
- Angehörige sind berufstätig

Es wird deutlich, dass die Hausärzte – wie schon ihre Kollegen im Krankenhaus – sehr klare Vorstellungen von einem würdevollen Sterben haben. Sie wünschen sich, im Kreise von Angehörigen und Freunden, in vertrauter Umgebung, ruhig und selbstbestimmt zu versterben. Die Voraussetzung dafür sehen sie mehrheitlich im eigenen Zuhause gegeben. Es verwundert daher auch nicht, dass 99 % der befragten Hausärzte ihren Patienten ein Sterben zu Hause empfehlen, wenn das medizinisch vertretbar ist und die häuslichen Bedingungen dies erlauben.

Um den Zusammenhang zwischen den einzelnen Aussagen zu ermitteln, führten wir auch in diesem Fall eine Faktorenanalyse zu. Dabei wurden drei Faktoren extrahiert, die zusammen 51 % der Gesamtvarianz erklären. Die Ergebnisse korrespondieren mit denen aus dem stationären Pflegebereich, auch hier konnten drei Faktoren herausgearbeitet werden.

Faktor 1: gute Bedingungen für die Sterbebegleitung

	Ladung im Faktor
die Sterbebegleitung ist fester Bestandteil der Arbeit	,418
ich kläre die Patienten stets auf	,690
Schmerzfreiheit ist weitgehend gewährleistet	,666

Faktor 1 fasst Variablen zusammen, die gute Bedingungen für die Begleitung Sterbender beschreiben. Die Sterbebegleitung ist ein fester Bestandteil der Tätigkeit des Hausarztes. Die Ärzte gehen offener mit dem Thema Sterben und Tod um und klären die Patienten grundsätzlich über ihre infauste Prognose auf. Zudem wird eingeschätzt, dass ein weitgehend schmerzfreies Sterben gewährleisten werden kann. So werden Schmerzmittel, die unter das Betäubungsmittelgesetz fallen, häufiger eingesetzt. Schmerzmessungen, insbesondere Schmerz-protokolle,

werden öfter als Diagnoseinstrument genutzt. Ärzte schätzen sowohl ihre eigene Qualifikation zu Sterben und Tod als auch die der ambulanten Pflegekräfte deutlich besser ein. Die Zusammenarbeit mit den Pflegediensten ist generell offener und vertrauensvoller. Diese Hausärzte bewältigen die Aufgaben der Sterbebegleitung souveräner als andere. So sind sie weniger hilflos und unsicher im Umgang mit Sterbenden und haben auch weniger Kommunikationsprobleme. In geringerem Umfang klagen sie über zu wenig Zeit, um Sterbende zu begleiten. Da diese Ärzte andererseits aber mehr Patienten zu versorgen haben als der Durchschnitt, verfügen sie offensichtlich über ein besseres Zeitmanagement.

Faktor 2: schlechte Bedingungen für die Sterbebegleitung

	Ladung im Faktor
Sterbebegleitung wird von Kollegen nicht anerkannt	,661
es gibt zu viele lebenserhaltende Maßnahmen	,645
zu wenig Zeit	,644

Faktor 2 kennzeichnet ein eher ungünstiges Umfeld für die Sterbebegleitung durch den Hausarzt. Diese Ärzte schätzen ein, dass die Begleitung Sterbender von den Fachkollegen nicht anerkannt wird. Sie klagen generell über zu wenig Zeit und fühlen sich durch Zeitmangel auch eher belastet. Darüber hinaus beklagen diese Ärzte in höherem Maße, man lasse Sterbende häufig nicht sterben und führe zu viele lebenserhaltende Maßnahmen durch. Die Zusammenarbeit mit anderen Einrichtungen, so mit Fachärzten, ambulanten Diensten oder Krankenhäusern, wird schlechter eingeschätzt. Die Qualifikation der Pflegenden, sowohl in der stationären als auch in der ambulanten Pflege, wird schlechter bewertet. Die Mediziner schildern sich häufiger als unsicher und haben in stärkerem Maße Angst zu versagen. Zudem haben sie eher Probleme, mit Sterbenden adäquat zu kommunizieren. Grundsätzlich ist das Vertrauen in die ambulante Versorgung Sterbender geringer: Die Gewissensfrage wird häufiger verneint.

Faktor 3: Sterbebegleitung ist nicht meine Aufgabe

	Ladung im Faktor
meine Aufgabe ist vor allem medizinische Betreuung	,758
seelische Begleitung ist nicht meine Aufgabe	,656
die Sterbebegleitung ist kein fester Bestandteil der Arbeit	,489

Faktor 3 umfasst Aussagen, welche die Sterbebegleitung als festen Bestandteil der hausärztlichen Tätigkeit eher verneinen. Die Mediziner sehen ihre hauptsächliche Aufgabe in der medizinischen Betreuung des Sterbenden und fühlen sich für seine seelische Begleitung eher nicht zuständig. Die Ärzte schätzen sich und

ihre Partner in der ambulanten Pflege hinsichtlich der Begleitung Sterbender als nur eingeschränkt verfügbar und weniger qualifiziert ein. Die Frequenz der Hausbesuche nimmt nach einer infausten Diagnosestellung ab, die Zusammenarbeit mit den Angehörigen des Sterbenden ist schlechter. Die Befragten beklagen auch in höherem Umfang ein zu geringes Wissen über das Thema Sterben und Tod. Häufiger als andere Mediziner äußern sie Probleme, im Gespräch mit Sterbenden die richtigen Worte zu finden und fühlen sich auch eher allein gelassen. Überdies sind sie unsicherer und hilfloser bei der Sterbebegleitung. So fürchten sie bei der Entscheidung über Therapieverzicht in stärkerem Maße mögliche juristische Konsequenzen. Auch die Aufklärung der Patienten sehen sie eher nicht als ihre Aufgabe an, sie neigen zu der Auffassung, dem Patienten nur das mitzuteilen, was er wissen möchte, um ihn nicht zu verängstigen. Darüber hinaus scheint es bei diesen Ärzten eine Tendenz zu geben, sterbende Patienten "abzugeben": Obwohl sie ebenso viele infauste Patienten betreuen wie andere Ärzte, geben sie eine deutlich geringere Zahl von Sterbefällen in ihrer Praxis an.

4.2.2 Behandlung von Sterbenden und Umgang mit Verstorbenen

Ausgehend von der Bedeutung, die die Sterbebegleitung für die befragten Hausärzte hat, sowie von den Anforderungen, die allgemein an eine häusliche Begleitung Sterbender gestellt werden, ist zu fragen, wie die Hausärzte in Sachsen die diesbezüglichen Rahmenbedingungen in ihrer beruflichen Praxis einschätzen (Tabelle 5).

Tabelle 5: Bedingungen für die Sterbebegleitung.
Frage: Wie beurteilen Sie die folgenden Bedingungen im Hinblick für die Gewährleistung einer humanen und würdevollen Sterbebegleitung im Verantwortungsbereich ihrer Praxis?
Antwortmodell: 1 – sehr gut, 2 – eher gut, 3 – teils/teils, 4 – eher schlecht, 5 – sehr schlecht, 6 – kann ich nicht beurteilen

	Antworten 1 (1 + 2)	Antwort 6	n
die eigene Verfügbarkeit	5 % (36 %)	3 %	677
die eigene Qualifikation	9 % (77 %)	1 %	677
die Verfügbarkeit des ambulanten Pflegepersonals	9 % (44 %)	1 %	677
die Qualifikation des ambulanten Pflegepersonals	6 % (41 %)	2 %	677
die Verfügbarkeit des stationären Pflegepersonals	5 % (25 %)	6 %	675
die Qualifikation des stationären Pflegepersonals	2 % (30 %)	10 %	674

©*ZAROF* e.V. in Kooperation mit SOWIAN – J.Kaluza, sozialwissenschaftliche Analysen; 2003

Grundsätzlich kann festgestellt werden, dass die in Tabelle 5 genannten Variablen hochsignifikant miteinander korrelieren. Ärzte, die ihre eigene Qualifikation eher positiv einschätzen, beurteilen auch ihre Verfügbarkeit besser. In diesem Fall werden auch Qualifikation und Verfügbarkeit des Pflegepersonals besser bewertet. Das lässt darauf schließen, dass diese Ärzte aufgrund ihres umfangreicheren Wissens souveräner mit Sterben und Tod umgehen und auch die Begleitung Sterbender besser "organisieren". So arbeiten sie offensichtlich enger mit den ambulanten Pflegediensten zusammen: Sie suchen bei der Aufnahme der Betreuung eines Sterbenden häufiger das Gespräch mit Pflegenden. und informieren diese auch regelmäßig bei jeder Veränderung im Zustand des Patienten.

Interessant ist die zurückhaltende Einschätzung des stationären Pflegepersonals durch die Ärzte. Jeder zehnte Arzt sieht sich nicht in der Lage, die Qualifikation des Pflegepersonals in stationären Einrichtungen zu bewerten. Grundsätzlich weisen die Hausärzte auf Probleme in der stationären Pflege hin: Nur jeweils knapp ein Drittel von ihnen beurteilt die Verfügbarkeit des Pflegepersonals in stationären Einrichtungen für die Pflege Sterbender und die Qualifikation als gut bzw. sehr gut. Mit anderen Worten, die Pflegenden in der stationären Pflege sind aus der Sicht der Hausärzte für die Begleitung Sterbender nicht ausreichend qualifiziert und sie haben auch kaum Zeit, sich sterbenden Bewohnern zu widmen.

Bezüglich der ambulant Pflegenden sieht das Urteil der Ärzte positiver aus. Gut zwei Fünftel der befragten Hausärzte bewerten deren Verfügbarkeit und Qualifikation sehr gut und gut. Aber auch hier wird die Qualifikation hinsichtlich der Sterbebegleitung deutlich schlechter eingeschätzt als die eigene. Umgekehrt ist das übrigens ähnlich. Ambulante Pflegekräfte bewerten sich selbst zwar nicht ganz so gut wie die Ärzte das tun, aber sie schätzen sich selbst deutlich besser ein als sie von den Ärzten eingeschätzt werden. Und sie beurteilen sich auch besser als die Ärzte. Hinsichtlich der Qualifikation der Ärzte sind die Pflegenden ausgesprochen kritisch: Gerade einmal ein Drittel von ihnen meint, die Ärzte seien mit Blick auf die Sterbebegleitung sehr bzw. gut qualifiziert. Die Tatsache, dass die Beurteilung der anderen Gruppe besser ausfällt, wenn der Austausch zwischen beiden Seiten als gut eingeschätzt wird, verweist auf Probleme in der Zusammenarbeit und unzureichendes Wissen über die Arbeit des jeweils anderen.

Ärztinnen sind im Übrigen in ihrem Urteil über das Pflegepersonal deutlich kritischer als ihre männlichen Kollegen. So schätzen sie die Verfügbarkeit der Pflegenden sowohl des ambulanten als auch des stationären Bereichs schlechter ein. Möglicherweise sind ihre Ansprüche an die Pflegenden größer als die ihrer männlichen Kollegen. So suchen Ärztinnen häufiger als Ärzte das Gespräch mit Pflegekräften des ambulanten Dienstes, wenn sie die Betreuung eines Sterbenden neu übernehmen.

Es ist offensichtlich, dass ebenso wie im stationären Bereich für die Hausärzte das angespannte Zeitbudget eines der größten Probleme bei der Sterbebegleitung darstellt. Lediglich gut ein Drittel der Befragten schätzt die eigene Verfügbarkeit für die Betreuung Sterbender als mindestens gut ein. Zwei Fünftel urteilen in dieser Frage indifferent (teils/teils) und immerhin ein Viertel meint, die eigene Verfügbarkeit sei eher schlecht. Dabei fällt auf, dass ältere Ärzte (über 55 Jahre) den Zeitrahmen, der ihnen für die Sterbebegleitung zur Verfügung steht, deutlich besser einschätzen als jüngere: 47 % der Älteren meinen, die eigene Verfügbarkeit sei sehr gut und gut. Für jüngere Ärzte ist die mangelnde Zeit ein deutlich größeres Problem als für ältere. Sie schätzen ihre Verfügbarkeit schlechter ein, betonen in stärkerem Maße, dass sie zu wenig Zeit für die Sterbebegleitung haben und fühlen sich durch den Zeitmangel auch stärker belastet (Abbildung 2).

Abbildung 2: Zu wenig Zeit für Sterbebegleitung in Abhängigkeit vom Alter
Antwortmodell: 1 – trifft vollkommen zu, 2 – trifft eher zu, 3 – trifft eher nicht zu, 4 – trifft gar nicht zu

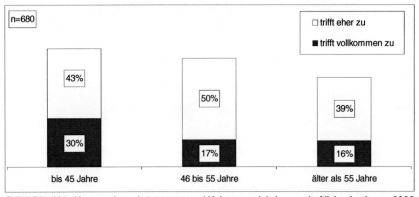

© ZAROF e.V. in Kooperation mit SOWIAN – J.Kaluza, sozialwissenschaftliche Analysen; 2003

Hinsichtlich des Berufsalters lassen sich solche Zusammenhänge weniger deutlich feststellen. Das liegt vor allem in dem sehr hohen Durchschnittsalter der sächsischen Hausärzteschaft begründet. Zwei Drittel der Probanden ist länger als 20 Jahre im Beruf. Aus diesem Grund wird die Stichprobe hinsichtlich des Berufsalters wenig strukturiert. Reduziert man die Stichprobe auf zwei Gruppen – weniger als 20 Jahre bzw. mehr als 20 Jahre im Beruf – dann zeigen sich die gleichen Tendenzen wie hinsichtlich des Alters der Befragten. Das heißt, berufserfahrene Ärzte schätzen sowohl ihre Verfügbarkeit als auch ihr Wissen zu Sterben und Tod besser ein als ihre Kollegen mit weniger Berufserfahrung.

Eine Schlüsselrolle spielt bei diesem Unterschied eindeutig die unterschiedliche Qualifikation der Ärzte. Auch wenn jüngere Ärzte im Zusammenhang mit den Rahmenbedingungen ihre Qualifikation nicht prinzipiell schlechter einschätzen als ihre älteren Kollegen, so ist festzustellen, dass sie sowohl ihre berufliche Vorbereitung als auch ihr Wissen über Sterben und Tod deutlich negativer beurteilen als Hausärzte, die älter als 55 Jahre sind. Zweifellos spielt hier die Berufserfahrung eine große Rolle. Die Ergebnisse zeigen aber, dass auch jüngere Ärzte (bis 45 Jahre) ihr Zeitbudget für die Sterbebegleitung deutlich besser einschätzen, wenn sie auch ihre Qualifikation positiver bewerten. Die Bedeutung dieses Zusammenhangs wird noch durch die Tatsache unterstrichen, dass Ärzte, die ihre zeitliche Verfügbarkeit schlechter einschätzen, weder mehr Patienten haben noch mehr Sterbende betreuen. Ein gleiches Bild zeigt sich auch hinsichtlich des Alters der Befragten: Bezüglich Patientenzahl und Zahl der zu betreuenden Sterbefälle pro Jahr unterscheiden sich die verschiedenen Altersgruppen nicht signifikant voneinander.

Und, so paradox das klingen mag, Ärzte, die tendenziell weniger über mangelnde Zeit klagen, haben potentiell mehr zu tun: Sie widmen ihren Patienten mehr Zeit. So geben sie deutlich häufiger als ihre Kollegen an, für sterbende Patienten jederzeit erreichbar zu sein. 61 % der Hausärzte antworten, die ihre eigene Verfügbarkeit für die Begleitung sterbender Patienten als sehr gut bzw. gut einschätzen, sie wären jederzeit für diese Patienten erreichbar (Abbildung 3).

Abbildung 3: Erreichbarkeit des Hausarztes für Sterbende

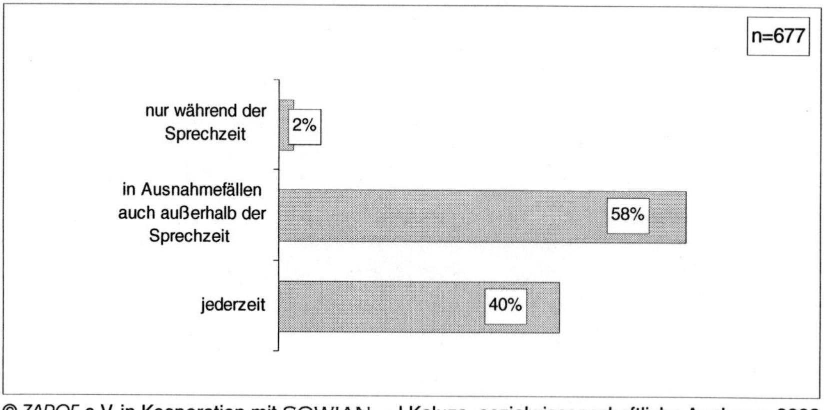

n=677

nur während der Sprechzeit — 2%

in Ausnahmefällen auch außerhalb der Sprechzeit — 58%

jederzeit — 40%

© ZAROF e.V. in Kooperation mit SOWIAN – J.Kaluza, sozialwissenschaftliche Analysen; 2003

Grundsätzlich ist die überwiegende Mehrzahl der befragten Hausärzte für sterbende Patienten auch außerhalb der Sprechzeiten erreichbar, zwei Fünftel sind es jederzeit. Auch in den Interviews berichteten Hausärzte, dass sie für sterbende Patienten zu jeder Tageszeit erreichbar seien und deshalb auch häufig ihre private Telefonnummer weitergäben. Allerdings schränkten sie nicht selten ein, dass das nicht bei jedem Patienten der Fall sei. Die Entscheidung, sich dem Patienten so vorbehaltlos zur Verfügung zu stellen, hänge auch von der Beziehung zum Patienten und seinen Angehörigen ab.

Also, ich kann nicht bei jedem dann immer da sein.
(Internist, 40 Jahre)
Hausarzt sollte eigentlich eine solche Vertrauensperson sein. Und deswegen ist es dann so, dass ich einfach auch ein Stück von mir mehr an Kraft dem Patienten in seiner letzten Lebensphase entgegenbringen tu.
(Praktische Ärztin, 42 Jahre)
Die Betreuung wird ja praktisch von der Sprechstunde auf die Hausbesuchsituation verlagert. Und das ist ja immer viel aufwendiger.
(Allgemeinmedizinerin, 51 Jahre)

Genaugenommen ist die Betreuung Sterbender letztendlich nur über Hausbesuche zu bewältigen. Die befragten Ärzte erhöhen nicht selten die Frequenz ihrer Krankenbesuche und entscheiden sich auch einmal dafür, *"weniger wichtige Dinge"* zurückzustellen. Unter Umständen kann das also bedeuten, dass Besuche bei anderen Patienten später gemacht werden oder ausfallen müssen.

4.2.3 Schmerzen

Die Gewährleistung einer guten Schmerztherapie gehört zu den Gründen des Krankenhauspersonals, sich für ein Sterben in der eigenen Einrichtung und gegen die Betreuung in der häuslichen Umgebung zu entscheiden.[4] Zumindest für einen Teil der Klinikärzte können also Vorbehalte gegen die Fähigkeiten von Hausärzten auf dem Gebiet der Schmerzbehandlung konstatiert werden. Auch wenn die befragten Hausärzte die Bedingungen für die ambulante Betreuung im Allgemeinen als gut einschätzten, so finden sich auch unter ihnen Mediziner, die sich einer angemessenen Schmerzversorgung außerhalb von Institutionen nicht sicher sind.

Ich habe persönlich Angst, dass die Schmerzbekämpfung ambulant nicht ausreicht.
(Allgemeinmediziner)

Auch in der Literatur wird auf Probleme bei der adäquaten Schmerzbehandlung ambulant betreuter Patienten hingewiesen. Die Ursachen dafür sind verschieden.

---

4   Vgl. Abschnitt 2.

LEINMÜLLER nennt hierfür Unkenntnis, falsche Ängste vor Opioiden und Budgetgründe.[5] Einer Umfrage von HORLEMANN zufolge sind gerade Hausärzte die Gruppe unter den Sterbebegleitern, die bei der Betreuung Sterbender die größten Vorbehalte gegenüber Morphinen hat.[6] Die Folge dieses Verhaltens der Ärzte sei, dass die Unterversorgung mit Schmerzmedikamenten im ambulanten Bereich deutlich ausgeprägter ist als im stationären Bereich. Insbesondere alte Menschen müssten aus diesen Gründen häufig unter Schmerzen leiden.[7]

Grundsätzlich ist die Schmerzbehandlung "eine zentrale hausärztliche Aufgabe"[8], das machen auch unsere Ergebnisse deutlich. Jeder siebente Arzt gibt an, pro Quartal mehr als 100 Schmerzpatienten zu betreuen. Die Versorgung sterbender Schmerzpatienten bildet eher die Ausnahme (Abbildung 4), so wie die Sterbebegleitung generell eher einen Sonderfall der hausärztlichen Tätigkeit darstellt.

Abbildung 4: Schmerzpatienten mit infauster Diagnose im Quartal

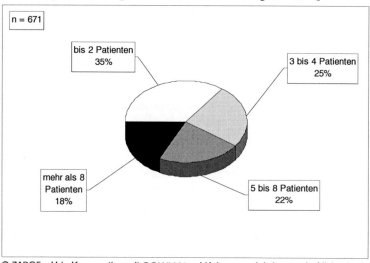

© *ZAROF* e.V. in Kooperation mit SOWIAN – J.Kaluza, sozialwissenschaftliche Analysen; 2003

Bei durchschnittlich 17 Sterbefällen im Jahr haben die meisten befragten Ärzte ca. zehn Schmerzpatienten pro Quartal zu betreuen. Auch in den Interviews wurde deutlich, dass in der Mehrzahl der befragten Arztpraxen mindestens 50 % der

5   Vgl. LEINMÜLLER, R. (2001), S. A 801; DRYDEN, W.A. (2005), S. 62.

6   HORLEMANN, J. (2004), S. 115.

7   Vgl. LEINMÜLLER a.a.O.

8   DRYDEN, W. A. (2005), S. 61.

sterbenden Patienten auch Schmerzpatienten sind. Nur wenige Ärzte sagen, dass eine Minderheit der Sterbenden schmerztherapeutisch betreut werden muss. Man kann also feststellen, dass, auch wenn die Betreuung Sterbender eher eine besondere (wenn auch normale) Aufgabe in der Praxis eines Hausarztes ist, es doch zur Routine gehört, dass Sterbende häufig auch Schmerzpatienten sind.

Die befragten Hausärzte selbst gehen in ihrer Mehrzahl von einer ausreichenden Schmerztherapie für sterbende Patienten aus. Immerhin vier Fünftel von ihnen geben an, persönlich alles zu tun, um ein weitgehend schmerzfreies Sterben zu gewährleisten. Lediglich ein Arzt meint, Schmerzfreiheit sei eher nicht gegeben. Von Seiten der Pflegenden wird die Situation zwar allgemein positiv, aber doch kritischer beurteilt: Gut die Hälfte der Pflegedienstleitungen der ambulanten Pflegedienste stimmt der Aussage vollkommen zu, die Schmerzfreiheit sei weitgehend gewährleistet, zwei Fünftel schränken ihre Zustimmung ein. Andererseits meint nicht einmal ein Zehntel der Hausärzte, dass die Schmerzen sterbender Patienten nie ausreichend gelindert werden könnten. Drei Viertel geben an, dass sei der Fall, allerdings weniger häufig.

Als größtes Problem bei der Schmerzbehandlung erscheint in der Literatur die Verschreibung von Medikamenten, die unter das Betäubungsmittelgesetz fallen.[9] Die Hausärzte seien in dieser Frage nicht selten zu ängstlich bzw. auch nicht ausreichend geschult.

Ca. ein Viertel der in die Untersuchung einbezogenen sächsischen Hausärzte verschreibt generell häufig BtM. Bei sterbenden Patienten ist das aber deutlich häufiger der Fall: 94 % der Hausärzte geben an, bei Sterbenden Betäubungsmittel zu verschreiben. Dabei nutzen 28 % der Befragten die Möglichkeit, die Verschreibungen von BtM als Praxisbesonderheit zu deklarieren und aus ihrem Budget streichen zu lassen, um dieses nicht zu überziehen. Ein Zehntel der Befragten plant, die BtM-Medikamente in Zukunft ebenfalls auf diese Weise abzurechnen, gut einem Drittel der Ärzte ist eine solche Möglichkeit nicht bekannt. Hier muss betont werden, dass es die Möglichkeit des Herausrechnens der BtM-Verschreibungen aus dem Budget in Sachsen offiziell nicht gibt. Trotzdem rechnet ein Teil der Ärzte diese Ausgaben als Besonderheit ab, was nicht immer ohne Schwierigkeiten möglich ist.

... es werden einem so viel Knüppel hier in die Wege, also in die Beine geworfen
(Internist, 40 Jahre)

---

9   Vgl. MANUAL PALLIATIVMEDIZIN (2004); Pflegeheimbewohner sterben meist mit Schmerzen www.aerztezeitung.de, 25.04.01.

Die Ärzte lassen sich nach eigenen Angaben nicht von ihrem Arzneimittelbudget beeinflussen, wenn es darum geht, den Patienten eine angemessene Schmerztherapie zu gewährleisten. Für zwei Drittel von ihnen hat das Budget keinerlei Einfluss auf die Verschreibung von Opiaten. Völlig irrelevant ist das Budget für ein Siebentel der Befragten: Sie geben an, ein Einfluss des Arzneimittelbudgets treffe für sie generell nicht zu. Bei diesen Ärzten handelt es sich vor allem um solche, die häufiger als andere BtM-Rezepte ausstellen: Für sie sind also nicht die BtM irrelevant, sondern lediglich mögliche Beschränkungen durch ein limitiertes Budget. In den Interviews äußerten Ärzte die Auffassung, dass sie zum Wohle des Patienten z.B. auf jeden Fall Schmerzpflaster verschreiben würden, auch wenn diese teurer seien als andere Medikamente.[10]

Für die Mehrzahl der befragten Ärzte scheint die immer wieder geäußerte Befürchtung, die Budgetbeschränkungen würden sich nachteilig auf die Betreuung der Patienten auswirken, weitgehend gegenstandslos zu sein. Die Kehrseite hierbei ist aber, dass die Budgetbeschränkungen eher nachteilig für die Ärzte sind; für einen Teil von ihnen ist eine adäquate Betreuung der Patienten offensichtlich nur mit einer gehörigen Portion Selbstausbeutung zu gewährleisten.

Ich kann's dann halt nicht mehr abrechnen.
(Allgemeinmedizinerin, 49 Jahre)
Ich werde ja sowieso beschnitten.
(Internistin, 45 Jahre)
Ich überschreite mein Budget sowieso.
(Allgemeinmedizinerin, 47 Jahre)

Ein weiteres Problem bei der Verordnung von BtM-Medikamenten sind tatsächliche oder vermeintliche Nebenwirkungen des Einsatzes von Opioiden dar. Die Angst, den Patienten mit der Vergabe von Betäubungsmitteln in die Sucht zu führen bzw. vorzeitig seinen Tod herbeizuführen, ist unter den Befragten zum Teil stärker verbreitet als die Rücksicht auf das Arzneimittelbudget (Tabelle 6).

---

10   Aber auch die gegenteilige Auffassung ist anzutreffen: Die PDL eines Altenpflegeheimes berichtete, dass sie nach der Frage, ob für den Bewohner nicht ein Schmerzpflaster die Darreichungsform der Wahl wäre, eine Hausärztin mit dem Vorwurf reagierte, sie verlange ausgerechnet das Teuerste. In den Interviews mit den Hausärzten wurde eine solche Meinung nie geäußert.

Tabelle 6: Einflussfaktoren bei Opiatverschreibung
Antwortmodell: 1 – kein Einfluss, 2 – geringer Einfluss, 3 – großer Einfluss, 4 – sehr großer Einfluss, 5 – trifft nicht zu

	kein Einfluss	geringer Einfluss	trifft nicht zu	n
Arzneimittelbudget	68 %	12 %	16 %	675
vorzeitiges Ableben des Patienten	50 %	24 %	20 %	674
Abhängigkeit des Patienten	67 %	10 %	21 %	674

© ZAROF e.V. in Kooperation mit SOWIAN – J.Kaluza, sozialwissenschaftliche Analysen; 2003

Unter Schmerztherapeuten herrscht heute Einigkeit darüber, dass bei einer sachgerechten Medikation von Opioiden eine Abhängigkeit des Patienten nicht zu befürchten ist. Auch für die Angst, mit der Gabe dieser Medikamente den vorzeitigen Tod des Patienten herbeizuführen, gibt es keinen wissenschaftlich begründeten Beleg.[11] Unter sächsischen Hausärzten sind diese Befürchtungen aber nach wie vor verbreitetet, wie die Ergebnisse belegen. Zwar meinen die Hälfte bzw. gut zwei Drittel, solche Überlegungen hätten keinen Einfluss auf die Verschreibung von Betäubungsmitteln, jedoch wählt lediglich jeweils ein Fünftel der Befragten die Antwortmöglichkeit "trifft nicht zu". Das legt die Vermutung nahe, dass ein nicht geringer Teil der Ärzte die Befürchtung hegt, mit der Medikation den vorzeitigen Tod des Patienten zu verursachen. Andererseits geben aber die meisten von ihnen an, dass eine solche Annahme bei einer Entscheidung für oder gegen Opiate für Sterbende keine Rolle spielt. In den Interviews betonten Ärzte in diesem Zusammenhang, dass ihnen eine mögliche Sucht oder Abhängigkeit im Falle eines sterbenden Patienten egal seien, wichtig sei allein, dass möglichst niemand unter Schmerzen sterben muss. Ziel der Schmerztherapie sei die Erhaltung der Lebensqualität des Patienten.

Wissen Sie, meine Aufgabe als Arzt ist ja, das was vom Leben noch bleibt, so angenehm wie möglich noch zu machen.
(Chirurg/Praktischer Arzt, 65 Jahre)
Wenn ich weiß, dass ein Patient 'ne unheilbare Krankheit hat, fange ich relativ schnell mit Opioiden an. Das ist einfach notwendig. Und wenn wir merken, das reicht nicht mehr, dann kriegt er eben ein richtiges Suchtmittel.
(Allgemeinmedizinerin, 51 Jahre)

---

11   Vgl. Abschnitt 2.3.3.

Nicht wenige Hausärzte, das zeigen die Interviews, kombinieren die Opioide mit anderen Schmerzmitteln, aber auch mit anderen Medikamenten, um die Nebenwirkungen zu beherrschen. Die Nebenwirkungen von Opioiden stellen für die Befragten ein nicht geringes Problem dar, dass in Einzelfällen auch dazu führen kann, die Medikamente wieder abzusetzen.

Die Darreichungsformen sind generell sehr unterschiedlich (Abbildung 5). So werden bei Sterbenden ebenso oft Spritzen bevorzugt wie abgelehnt. Die Ablehnung von Injektionen in der Sterbephase erfolgt vor allem, weil Spritzen dem Patienten Schmerzen verursachen und außerdem von ihm oder seinen Angehörigen nicht selbst gehandhabt werden können. Zur Erhaltung der Selbständigkeit und Unabhängigkeit werden deshalb häufig Schmerzpflaster bevorzugt. Neben der oralen Medikamentengabe sind Schmerzpflaster inzwischen offensichtlich die bei Hausärzten beliebteste Darreichungsform bei sterbenden Patienten. Begründet wird dies mit der guten Handhabbarkeit der Pflaster und der retardierten Wirkweise. 90 % der Befragten nutzen bei Sterbenden immer bzw. häufig die transdermale Medikamentengabe, davon 9 % immer.

Abbildung 5: Darreichungsform von Schmerzmedikamenten
　　　　　　nur Antworten 1 und 2 zusammen
　　　　　　Antwortmodell: 1 – immer; 2 – oft, 3 – selten, 4 – nie

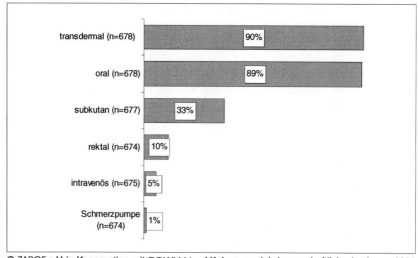

© ZAROF e.V. in Kooperation mit SOWIAN – J.Kaluza, sozialwissenschaftliche Analysen; 2003

Von den nichtmedikamentösen Formen der Schmerzbehandlung kommen Massagen, elektrische Stimulation und Psychotherapie am häufigsten zum Einsatz. Die Akupunktur wird dagegen eher selten genutzt.

Nutzung nichtmedikamentöser Schmerztherapien (nur Antworten: immer/oft)

Wärmebehandlung	18 %
Kälteanwendung	12 %
Massage	24 %
elektrische Stimulation	22 %
Akupunktur	8 %
Radiologie	17 %
Chirurgie	17 %
Psychotherapie	22 %

Je mehr Schmerzpatienten, insbesondere solche mit infauster Prognose, ein Arzt betreut, desto wichtiger werden die verschiedenen Methoden der nichtmedikamentösen Schmerztherapie.

Hausärzte schätzen in den Gesprächen häufig ein, dass mit den *"neuen Schmerzmitteln"* die Schmerzzustände im Allgemeinen gut beherrschbar seien. Systematische Methoden zur Kontrolle der Wirksamkeit nutzen sie allerdings seltener. Schmerzmessungen sind auch unter den Hausärzten in Sachsen weniger üblich. Lediglich 37 % der befragten Mediziner geben an, Schmerzmessungen durchzuführen. Dabei überwiegt absolut das Gespräch mit dem Patienten, das von 52 % der Befragten genutzt wird. Schmerzkontrolle anhand der Visuellen Analogskala (VAS) findet bei gut einem Viertel der Ärzte Anwendung, Schmerzprotokolle bei nur etwa einem Fünftel. Dabei fällt auf, dass die VAS bei jüngeren Ärzten deutlich häufiger zum Einsatz kommt als bei älteren. 58 % der bis 45-Jährigen messen die Schmerzen ihrer Patienten mit dieser Methode, in der Gruppe der älteren Ärzte machen das nur 49 % (46 bis 55 Jahre) bzw. 34 % (über 55 Jahre).

Die Ergebnisse aus den Interviews zeigen eine noch geringere Nutzung von Schmerzmessungen. 6 der 25 interviewten Hausärzte führen selbst Schmerzmessungen durch. Als Methoden überwiegen Skalen, aber auch Schmerzprotokolle und -tagebücher werden geführt. Die Ärzte bezeichnen die Messungen als *"hilfreich"*, weil sie *"Anhaltspunkte"* für die Therapie geben. Dabei entscheiden die Ärzte von Fall zu Fall, ob sie eine Schmerzmessung vornehmen. Bei Sterbenden ist die Entscheidung abhängig vom Alter und Zustand des Patienten. Generell entsteht in den Interviews der Eindruck, dass Hausärzte Schmerzmessungen bei sterbenden Patienten eher selten nutzen. Auch wenn die Interviewten von Messungen berichten, schränken sie mitunter ein, dass bei Sterbenden, und auch bei Tumorpatienten, dieses Diagnosemittel seltener genutzt wird.

Ärzte, die keine Schmerzmessungen machen, nennen als Grund, diese seien zu aufwendig und nicht sehr praktikabel. Zudem wird der Nutzen von Schmerzmessungen gegenüber Gesprächen mit dem Patienten bezweifelt. Eine Ärztin berichtete von schlechten Erfahrungen mit Schmerzmessungen, die Patienten seien nicht damit zurechtgekommen. Andere Ärzte haben auch die Erfahrung gemacht, dass Patienten die Kooperation bei Schmerzmessungen verweigern.

Grundsätzlich muss festgestellt werden, dass die breite Palette der Möglichkeiten zur Schmerzerfassung durch den Arzt und durch den Patienten von den sächsischen Hausärzten nur eingeschränkt genutzt wird. Untersuchungen bestätigen die Effektivität und Wichtigkeit von Schmerzmessungen.[12] Auch wenn man einschränken muss, dass Schmerzmessungen nicht bei jedem Schmerzpatienten mit infauster Prognose eingesetzt werden kann (z.b. bei nicht kommunikationsfähigen Patienten), so weisen unsere Ergebnisse doch darauf hin, dass hier von den Hausärzten immer noch Potenzial zum Nachteil des Patienten verschenkt wird. An dieser Stelle sei angemerkt, dass Hausärzte, die viele Schmerzpatienten zu betreuen haben, deutlich häufiger Schmerzmessungen vornehmen. Das gleiche Ergebnis ist auch in Bezug auf Schmerzpatienten mit infauster Prognose festzustellen. Das heißt, mit der Erfahrung des häufigen Einsatzes von Schmerzmessungen bestätigt sich offensichtlich deren Nutzen.

Aus Sicht der Pflegenden zeigt sich die Situation hinsichtlich der Schmerzmessungen deutlich problematischer. Etwa jede zehnte ambulante Pflegekraft (12 %) verweist auf Schmerzmessungen. Gerade einmal 2 % berichten vom Einsatz der Visuellen Analogskala (VAS) und 12 % von Schmerzprotokollen. Das sind deutlich weniger, als von den Hausärzten berichtet wird. Es stellt sich die Frage, wie Ärzte die Formen der Schmerzmessung anwenden, wenn die Pflegenden, die in der Regel täglich beim Patienten sind, nicht Kontrolle und Rückmeldung garantieren. Wenn die Ärzte die Messungen ohne die betreuenden Pflegedienste organisieren, dann spricht das nicht für eine enge Zusammenarbeit zwischen beiden Gruppen.

Im Übrigen geben die Pflegenden aus Altenpflegeheimen im Jahr 2000 noch weit seltener Schmerzmessungen bei sterbenden Bewohnern an. Lediglich 5 % der Befragten berichteten seinerzeit von Schmerzmessungen, der Hälfte der Befragten war diese Methode nicht einmal bekannt. Selbst wenn man in Betracht zieht, dass in der Zwischenzeit eine Verbesserung stattgefunden hat, so muss doch festgestellt werden, dass im Falle von Heimbewohnern die Möglichkeiten für eine effektive Schmerzeinstellung noch weniger als bei ambulant betreuten Patienten ausgeschöpft werden. Das wird bestätigt durch Aussagen von Pflegenden aus Heimen, sie hätten den Eindruck, die Ärzte seien bei der Schmerztherapie sehr zurückhaltend.[13]

Die Mehrzahl der Pflegenden (87 %) versucht nach eigener Aussage, bei einer ihres Erachtens unzureichenden Schmerzlinderung auf den Arzt Einfluss zu nehmen. Jede Zehnte meint aber auch, sich hier kein Urteil erlauben zu können.

---

12   Vgl. Abschnitt 2.3.3.

13   Zur Situation in den Pflegeheimen vgl. Abschnitt 3.

Die Einschätzungen der ärztlichen Reaktionen auf entsprechende Interventionen des Pflegepersonals unterscheiden sich aber auffallend von denen der Pflegenden (Tabelle 7).

Tabelle 7: Reaktion des Arztes auf Hinweise der Pflegenden in der Schmerztherapie (Vergleich der Aussagen von Hausärzten und Pflegepersonal)

	Angaben der Hausärzte	n	Angaben des ambulanten Pflegepersonals	n
Arzt prüft Hinweis in jedem Fall	99 %	676	71 %	727
Arzt geht Hinweisen von Fall zu Fall nach	42 %	660	77 %	690
Arzt entscheidet allein	10 %	680	34 %	683

© ZAROF e.V. in Kooperation mit SOWIAN – J.Kaluza, sozialwissenschaftliche Analysen; 2003

Ärzte meinen, im Großen und Ganzen offen mit den Hinweisen der Pflegenden umzugehen. Ihre Selbsteinschätzung ist dabei in jedem Fall besser als die Wahrnehmung durch die Pflegekräfte. Fast alle Ärzte geben an, dass sie Hinweise der Pflegenden in jedem Fall prüfen.

Ich denke, dass die Pflegedienste da einfach auch sehr sehr gute Beobachtungserfahrungen haben.
(Allgemeinmedizinerin, 42 Jahre)

Von Seiten der Pflegenden stimmen nur 71 % der Aussage zu, dass die Ärzte ihre Hinweise immer nachprüfen. Und während nur jeder zehnte Arzt prinzipiell allein entscheidet, antwortet jede dritte Pflegekraft, ein solches Verhalten sei die Regel. Zudem sagen deutlich mehr Pflegende als Ärzte, der Hausarzt würde von Fall zu Fall Hinweise der Pflegenden zur Schmerzbehandlung prüfen. Die Antwort wird besonders häufig von den Pflegekräften gewählt, die sich von den Ärzten in ihrer Kompetenz nicht anerkannt fühlen. Generell fühl sich gut ein Drittel des Pflegepersonals nicht ausreichend in ihrer Qualifikation gewürdigt. Das verweist auf grundsätzliche Probleme in der Zusammenarbeit zwischen den beiden Professionen, was durch weitere Analysen bestätigt wird.[14]

14   Vgl. Abschnitt 5.

4.2.4 Kooperation und Kommunikation

4.2.4.1 Zusammenarbeit mit anderen Einrichtungen und Berufsgruppen

"Die palliativmedizinische Versorgung ist eine *multiprofessionelle Aufgabe* (Hervorhebung im Original), die nur in einem Team gelöst werden kann (…). Auf ärztlicher Seite ist sie vorrangig beim Hausarzt anzusiedeln. Seine Qualifikation ergibt sich aus der übergreifenden Fachdisziplin und Aufgabe im System. (…) Alleine ist diese Aufgabe jedoch vom Hausarzt in den seltensten Fällen zu lösen."[15] Diese Feststellung für die ambulante Palliativversorgung lässt sich zweifellos auch auf die generelle Betreuung Sterbender im häuslichen Bereich übertragen. In der Regel wird der Hausarzt sterbende Patienten nicht allein betreuen. Zumindest die Angehörigen des Patienten und nicht selten auch ein ambulanter Pflegedienst stehen ihm zur Seite. Doch insbesondere bei Sterbenden, die an einer schweren Krankheit leiden, dürften auch andere ärztliche Professionen in die Versorgung des Patienten einbezogen sein (Abbildung 6).

Unsere Interviews lassen grundsätzlich den Schluss zu, dass zumindest die Vorstellung von einem multiprofessionellen Team bei der Betreuung Sterbender nicht unbedingt der alltäglichen Realität in Sachsen entspricht.

Die absolute Mehrzahl der befragten Hausärzte arbeitet bei der Betreuung Sterbender mit ambulanten Pflegediensten zusammen, kaum ein Arzt antwortet hier mit "nein". Das lässt auch darauf schließen, dass nicht wenige der Sterbenden im häuslichen Bereich von Professionellen gepflegt werden. Selbst die Zusammenarbeit mit Angehörigen von Sterbenden ist aus Sicht der Ärzte in etwas geringerem Maße gegeben.

Grundsätzlich ist eine Dominanz der "etablierten" Einrichtungen festzustellen: Außer mit den Angehörigen der Sterbenden arbeiten Hausärzte vor allem mit ambulanten Pflegediensten, Pflegeheimen und niedergelassenen Fachärzten zusammen. Etwa ein Viertel der Hausärzte gibt an, bei der Betreuung Sterbender mit niedergelassenen Fachärzten zusammenzuarbeiten. Es kann an dieser Stelle nicht gesagt werden, welche Fachdisziplinen das vornehmlich betrifft, die Angaben zu den Formen nichtmedikamentöser Schmerztherapien lassen aber Rückschlüsse darauf zu, dass die Patienten zur Behandlung z.B. an Chirurgen und Radiologen überwiesen werden. In den Interviews fanden sich auch Belege für die Zusammenarbeit mit Schmerztherapeuten. Allerdings verweisen nur wenige der befragten Ärzte ausdrücklich darauf, dass sie bei Fragen der Schmerzbehand-

---

15   DRYDEN, W.A. (2004), S. 45.

lung auch einen Schmerztherapeuten hinzuziehen. Zwar ist die Mehrzahl der Hausärzte mehr oder weniger zufrieden mit der Zusammenarbeit mit ihren Kollegen, eine uneingeschränkte Zufriedenheit äußert allerdings lediglich ein knappes Viertel von ihnen.

Abbildung 6: Zusammenarbeit mit anderen Einrichtungen und Berufsgruppen

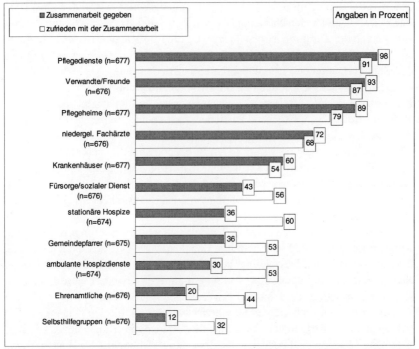

© *ZAROF* e.V. in Kooperation mit SOWIAN – J.Kaluza, sozialwissenschaftliche Analysen; 2003

Ordnet man die verschiedenen Einrichtungen und Personengruppen hinsichtlich der uneingeschränkten Zufriedenheit mit der Zusammenarbeit (Pos. 1: zufrieden), dann ergibt sich folgende Rangfolge:

1. Sozialstationen/Pflegedienste (42 %)
2. stationäre Hospize (32 %)
3. Pflegeheime (30 %)
4. Verwandte/Freunde (26 %)
5. ambulante Hospizdienste (24 %)
6. niedergelassene Fachärzte (23 %)
7. Gemeindepfarrer (23 %)
8. Fürsorge/sozialer Dienst (18 %)

9. Krankenhäuser (17 %)
10. Ehrenamtliche (12 %)
11. Selbsthilfegruppen (7 %)

Man kann sagen, dass die Zufriedenheit dort am größten ist, wo auch eine Zusammenarbeit besteht. Das wird vor allem bei den Einrichtungen deutlich, mit denen verhältnismäßig wenige Ärzte zusammenarbeiten – z.B. den Hospizen. Interessant ist, dass sich nicht wenige Ärzte trotz bekundeter Nicht-Zusammenarbeit zur Qualität der Zusammenarbeit äußern. Da die Einschätzungen dieser Ärzte im Allgemeinen eher negativ sind, liegt die Vermutung nahe, dass sie gerade aufgrund der nicht vorhandenen Zusammenarbeit unzufrieden sind.

Besonders schlecht schneiden die Krankenhäuser in der Einschätzung der Kooperation ab: Hinsichtlich der Zusammenarbeit mit ihnen sind gerade einmal 17 % der Befragten weitgehend zufrieden. Fast ebenso viele (14 %) sind allerdings auch weitgehend unzufrieden. Es scheint der Fall zu sein, dass die eher schlechte Einschätzung des stationären Pflegepersonals vornehmlich mit Blick auf das Pflegepersonal in den Krankenhäusern erfolgte. Ärzte, die mit der Zusammenarbeit mit Pflegeheimen zufrieden sind, schätzen die Pflegenden deutlich besser ein als die Ärzte, die die Zusammenarbeit mit den Krankenhäusern als zufriedenstellend einschätzen.

Die Probleme, die Hausärzte in der Zusammenarbeit mit ihren Kollegen im Krankenhaus sehen, sind sehr vielfältig. Dabei passierte es in den Interviews auch, dass ein und dieselbe Einrichtung, in die ein Hausarzt seine Patienten gerne zur Schmerzeinstellung überweist, von einem anderen kritisiert wurde, weil die Zusammenarbeit mit dem zuständigen Kollegen sehr schwierig ist.

In den Interviews berichten Hausärzte, sie würden mit den Klagen von Patienten und Angehörigen über die schlechte Betreuung im Krankenhaus konfrontiert. Diese Klagen sind auch mit der Erwartung verbunden, der Hausarzt solle diese Probleme lösen. Mitunter, so urteilen Ärzte, kämen Patienten *"schlimmer als wie man sie eingewiesen hat"* aus dem Krankenhaus zurück. Andererseits schildern Befragte auch ihren Eindruck, die sterbenden Patienten würden in den Kliniken übertherapiert.

Wieso muss ein Sterbender noch Digitoxin bekommen?
(Allgemeinmedizinerin, 51 Jahre)
15 Medikamente oder 20. Kann man gar nicht mehr trennen, wie die untereinander wirken. Wenn man die in einen Topf tun würde, würde der wahrscheinlich explodieren. Weiß ich nicht. Aber die Patienten müssen's schlucken.
(Internist; 40 Jahre)

In den Interviews wird vor allen Dingen die unzureichende Information durch die Kliniken beklagt. Arztbriefe aus den Krankenhäusern sind nach Ansicht der Hausärzte häufig zu knapp oder kommen auch zu spät. Nur selten versuchen Krankenhausärzte, telefonischen Kontakt mit Hausärzten aufzunehmen und sich über die Therapie des Patienten zu beraten. Auf der anderen Seite nutzen aber auch die Befragten diese Möglichkeit sehr selten. Ihre Zurückhaltung erklären die befragten Hausärzte vornehmlich damit, sie wollten nicht den Eindruck erwekken, sie kontrollierten die Arbeit ihrer Kollegen. So schildern Befragte auch schlechte Erfahrungen, wenn sie Patienten in der Klinik besuchten bzw. sich telefonisch nach ihnen erkundigten. Trotzdem versuchen Ärzte, wenn auch nicht in der Mehrzahl, den Kontakt zum Patienten aufrecht zu erhalten. Eine Ärztin berichtet, dass sie sich von sterbenden Patienten auch im Krankenhaus verabschiede. Mehrheitlich schätzen die interviewten Hausärzte aber ein, dass der Kontakt zum Patienten abbreche, nachdem dieser ins Krankenhaus überwiesen wurde. Das lässt den Schluss zu, dass die Kooperation mit den Krankenhäusern in den meisten Fällen eher schlecht ist. So erführen Ärzte vom Ableben ihres Patienten mitunter erst aus der Zeitung oder aus dem Arztbrief, der nach *"einem Vierteljahr"* in der Praxis ankomme.

Die Idee gemeinsamer Visiten findet die Mehrzahl der befragten Hausärzte gut, weil sie eine Möglichkeit bietet, um die Arbeit des anderen besser kennenzulernen. Jedoch meinen die Wenigsten, dass diese Idee realisierbar sei.

Find ich schon sehr gut, aber so wie das jetzt zur Zeit im ambulanten Bereich aussieht und so angespannt wie wir arbeiten, wäre gar nicht die Zeit zu sagen, jetzt fahre ich vormittags von zehn bis zwölf rein, um Visite zu machen.
(Allgemeinmediziner/Chirurg; 65 Jahre)

Die gleiche Auffassung findet sich auch bei Krankenhausärzten. In beiden Bereichen ist die Meinung vertreten, dass sich jede Seite nicht für die Arbeit des jeweils anderen interessiere und auch keine Vorstellung von ihr habe. So schlägt ein Hausarzt vor, künftige Ärzte sollten in ihrer Ausbildung auf jeden Fall ein hausärztliches Praktikum absolvieren, um die ambulanten Bedingungen einschätzen zu können. Ein Krankenhausarzt zitiert in diesem Zusammenhang einen Kollegen aus dem hausärztlichen Bereich mit den Worten:

Ihr da draußen (im Krankenhaus – d. V.) *macht Medizin 2+ und wir kriegen das Budget für 4-.*
(Internist/Krankenhaus, 34 Jahre)

Gemeinsame Visiten oder auch andere Formen der Zusammenarbeit zwischen Hausarztpraxis und Krankenhaus könnten zweifellos dazu betragen, die bestehende

Kluft zwischen den Versorgungsbereichen zu überwinden. Die nach wie vor weitgehend absolute Trennung zwischen ambulanter und stationärer Versorgung dürfte einer echten Kooperation im Interesse der Patienten weiterhin im Wege stehen.[16]

In Deutschland ist es eher nicht üblich, dass Pflegeheimbewohner von einem Heimarzt betreut werden. In der Regel betreut ein Hausarzt seine Patienten weiter, wenn diese in ein Pflegeheim einziehen. Das kann für den Bewohner insofern von Vorteil sein, als der Arzt ihn schon lange kennt. Für die Heime bedeutet das aber, häufig mit sehr vielen Ärzten zusammenarbeiten zu müssen, die ihre Patienten meist nur über Hausbesuche betreuen können. In Interviews berichteten Pflegende dann auch, dass es immer wieder passiert, dass Hausärzte bestrebt sind, ihre Patienten nach einer Heimeinweisung abzugeben. Oft sind die Heime selbst daran interessiert, dass möglichst wenige Ärzte möglichst viele ihrer Bewohner betreuen, sodass sich doch eine Art Heimarzt etabliert. Einige wenige Ärzte berichteten in den Interviews, dass sie ein oder auch mehrere Heime fest betreuen, also quasi als Heimarzt arbeiten. Andere geben mit der Heimweisung ihre Patienten an einen anderen Arzt ab, so dass sie selbst kaum Heimbewohner betreuen.

Die Mehrzahl der befragten Hausärzte betreut auch Patienten in Pflegeheimen, jeder Siebente von ihnen auch eine relativ große Zahl (Tabelle 8). Nur eine Minderheit (6 %) der befragten Hausärzte betreut keine Patienten in Altenpflegeheimen. Interessant ist, dass Ärzte eine Zusammenarbeit mit den Heimen verneinen, obwohl sie Patienten im Heim betreuen. Dabei handelt es sich vornehmlich um Hausärzte, die sehr wenige Heimbewohner zu ihren Patienten zählen (bis zu maximal 5 Patienten). Möglicherweise ist die Tätigkeit dieser Mediziner im Heim so sporadisch, dass sie von ihnen selbst vernachlässigt wird. Allerdings schätzen gerade sie Verfügbarkeit und Qualifikation der Pflegenden im stationären Bereich schlechter ein als ihre Kollegen. Dementsprechend äußern sie sich auch am unzufriedensten hinsichtlich der Zusammenarbeit.

Es wurde bereits festgestellt, dass die Ärzte die Pflegenden in stationären Einrichtungen zurückhaltend einschätzen; immerhin jeder Zehnte sieht sich außerstande, die Qualifikation des Pflegepersonals in diesem Bereich einzuschätzen. Das lässt auf eher lose Kontakte bei einem Teil der Ärzte schließen.

Ärzte, die wenige Patienten im Heim betreuen, schätzen die Pflegenden deutlich schlechter ein als ihre Kollegen mit vielen Patienten im Heim. Mit der Zahl der betreuten Heimbewohner wird offensichtlich auch die Zusammenarbeit mit den

---

16   Ein Beleg dafür sind nicht zuletzt die gescheiterten Versuche einer koordinierten palliativ-medizinischen Betreuung von Tumorkranken. Diese Projekte der Verzahnung und "Überlappung" der beiden Betreuungsbereiche scheiterten auch daran, dass sich letztendlich die Finanzierung als derzeit nicht praktikabel erwies.

Pflegenden enger. Grundsätzlich stimmen zwei Drittel der Hausärzte der Auffassung zu, sie würden sich mit den Pflegekräften im Heim immer über die Behandlung des Patienten beraten. Nur sehr wenige antworten hier ablehnend. Die Zahl der Zustimmenden nimmt mit der Zahl der betreuten Patienten zu und steigt von 52 % (bis 5 Patienten) auf 80 % bei mehr als 40 Patienten.

Tabelle 8: Patienten im Heim (n = 642)

Im Heim betreute Patienten	
0 bis 5 Patienten	26 %
6 bis 10 Patienten	22 %
11 bis 20 Patienten	22 %
21 bis 40 Patienten	16 %
mehr als 40 Patienten	14 %

© ZAROF e.V. in Kooperation mit SOWIAN – J.Kaluza, sozialwissenschaftliche Analysen; 2003

Ein ähnliches Bild zeigt sich hinsichtlich der Information des Pflegepersonals durch den Arzt. Hier wollten wir wissen, ob es den Pflegenden möglich ist, ärztliche Patientenunterlagen einzusehen. Im Mittel geben 40 % der Ärzte den Pflegenden eine solche Möglichkeit, 28 % lehnen das vollkommen ab. Hausärzte, die eine größere Zahl von Heimbewohnern zu ihren Patienten zählen, sind den Pflegenden gegenüber offener und gewähren ihnen eher Einsicht in ihre Unterlagen. Mit der Erfahrung in der Zusammenarbeit wächst offensichtlich auch das Vertrauen in die Fähigkeiten der Pflegenden.

Die Interviews machen deutlich, dass die sächsischen Hausärzte das Personal in der stationären Pflege sehr ambivalent einschätzen. Die Beurteilung reicht von starker Kritik bis hin zum Lob. So schildern Hausärzte die Pflegekräfte in der stationären Altenpflege als für die Begleitung Sterbender weder vorbereitet noch motiviert. Mitunter scheint das Urteil durch die stark apodiktische Auffassung bedingt, dass eine Betreuung in einem Altenpflegeheim auf jeden Fall schlechter sei als in der Familie, stationäre Betreuung sei per se schlimmer als ambulante. So sei im Heim eine persönliche Beziehung nicht vorhanden, zu einer liebevollen Zuwendung habe *"niemand Lust"*.

Oder man sperrt sie ein. Oder man schließt sie an mit Gurten in die Rollstühle, oder macht die Bettgitter ran.
(Allgemeinmedizinerin, 58 Jahre)

Solch ablehnende Meinungsäußerungen waren in den Interviews allerdings die Ausnahme. Zumeist äußern sich die Ärzte differenzierter. Die Mehrzahl der interviewten Mediziner vertritt die Auffassung, dass das Personal in der Altenpflege im allgemein sehr gut mit dem Tod umgehen kann und sich gut um Sterbende kümmert. Das Altenpflegepersonal wird als kompetenter, erfahrener in der Sterbebegleitung geschildert. Mitunter seien Pflegende im Heim auch deutlich offensiver als Mitarbeiter ambulanter Dienste, wenn es um die Schmerzbehandlung des Patienten geht. Häufig halten Hausärzte einen engeren Kontakt zu einem sterbenden Patienten im Heim nicht für notwendig, da dieser ihrer Meinung nach dort rund um die Uhr kompetent betreut wird.

Das Pflegepersonal in Altenpflegeheimen ist nach Ansicht der Ärzte aber recht unterschiedlich qualifiziert. So haben die Hausärzte auch den Eindruck, dass die Zahl ungelernter Kräfte zunimmt. Als Hauptproblem stellt sich aus der Sicht der Mediziner aber die rechtliche Unsicherheit der Pflegenden dar. Aus Angst, etwas falsch zu machen und möglicherweise mit rechtlichen Konsequenzen rechnen zu müssen, würden die Pflegekräfte in Heimen dazu neigen, doch noch den Notarzt zu rufen und den Sterbenden ins Krankenhaus bringen zu lassen. Jedoch weisen Ärzte darauf hin, dass das letztlich auch eine Frage der gegenseitigen Information sei. Je besser Hausärzte die Pflegenden informieren, wie sie sich bei einem sterbenden Patienten zu verhalten haben, desto weniger käme es zu unnötigen Einweisungen ins Krankenhaus.

Und erziehen heißt jetzt nicht nur, indem ich was festlege, sondern indem ich die Schwestern auch aufkläre, wie sie sich zu verhalten haben. Und wenn ich denen konkret sage, wie ich mir das vorstelle, dann sind sie ..., haben sie auch die Freiheit zu handeln. Aber wenn ich sie natürlich immer im Ungewissen lasse und letztendlich die Entscheidung den Schwestern überlasse und sie mehr oder weniger auch in eine Verantwortung reinschubse, die sie gar nicht haben können, in dem Augenblick ist es natürlich so, dass sie unsicherer sind und natürlich eher den Arzt rufen und ihre Entscheidungsebenen eingeschränkt sind. Ich denke, das liegt, es liegt häufig an uns selbst, wie weit wir die Schwestern darauf vorbereiten, auf schwierige Situationen.
(Praktische Ärztin, 42 Jahre)

Die Situation im ambulanten Pflegebereich stellt sich ähnlich dar. Da die ambulanten Pflegekräfte die Personengruppe sind, mit denen Hausärzte am häufigsten zusammenarbeiten, fühlen sich die Ärzte auch eher in der Lage die Mitarbeiter der Pflegedienste einzuschätzen. Jeweils ca. zwei Fünftel der befragten Ärzte bewerten Verfügbarkeit und Qualifikation des ambulanten Pflegepersonals als gut und sehr gut. Als Gründe für die kritische, im Vergleich mit den stationär Pflegenden aber bessere Bewertung, nennen die Mediziner in den Interviews die recht dünne Personaldecke in den Pflegediensten und den relativ hohen Anteil an ungelernten Pflegekräften. Mit Blick auf die Sterbebegleitung konstatieren die Ärzte bei den Pflegenden Defizite in pflegerischer und psychologischer Hinsicht.

Es gibt Situationen, wo man sagt: 'Na, die sind auch ganz schön blöd.'
(Allgemeinmediziner, 62 Jahre)

Die Unsicherheit der Pflegekräfte im Umgang mit Sterben und Tod ist auch im ambulanten Bereich das größte Problem, zumal die Pflegenden hier deutlich seltener als im stationären Bereich mit dem Sterben von Patienten konfrontiert sind. Ärzte berichten davon, dass sie bestrebt sind, den Mitarbeitern der Pflegedienste Hinweise für den Umgang mit Sterbenden zu geben, sie darauf vorzubereiten, welche Symptome bei dem betreffenden Krankheitsverlauf normalerweise zu erwarten sind. Ziel ist dabei, die unnötigen Krankenhauseinweisungen von Sterbenden zu verhindern.

Der Notarzt ist ja das Nonplusultra in dieser Gesellschaft, also der muss es richten. (…) Dann zitier ich mir die auch hinterher ran, also wenn die mir wieder einen eingewiesen haben über den Notarzt.
(Allgemeinmedizinerin, 58 Jahre)

Grundsätzlich befürworten die Hausärzte ein Sterben im eigenen Zuhause. Sie würden sich nicht nur für sich selbst für diese Möglichkeit entscheiden, sondern diese auch ihren Patienten bzw. deren Angehörigen empfehlen. Gerade einmal 4 der 680 Befragten würden gegenüber Patienten für eine stationäre Einrichtung als Sterbeort plädieren. Allerdings zeigen die Interviews, dass die Mediziner ihre Einschätzung in hohem Maße von den konkreten Bedingungen abhängig machen. Im Allgemeinen raten Hausärzte dann zu einer stationären Betreuung, wenn der Patient allein lebt und keine Angehörigen für eine kontinuierliche Betreuung zur Verfügung stehen. Zudem befürworten sie eine (vorübergehende) Einweisung ins Krankenhaus, wenn die Angehörigen mit der Pflege überfordert sind und selbst Unterstützung brauchen. Aufgrund der ihres Erachtens ungenügenden Qualifikation von Pflegenden im ambulanten Bereich gibt es auch Ärzte, die einschätzen, dass die stationäre Betreuung eigentlich die professionellere sei.

Erweist es sich als notwendig, einen Pflegedienst für die Betreuung des Sterbenden hinzuziehen, dann geschieht dies in der Regel in Absprache mit den Patienten. Lediglich 4 % der Hausärzte wählen den Dienst allein aus, und 13 % lassen den Patienten selbst diese Entscheidung treffen. Stärker als ihre Kollegen in den Landkreisen und ländlichen Regionen neigen Hausärzte in den sächsischen Großstädten dazu, den ambulanten Dienst selbst, ohne Absprache mit dem Patienten oder seinen Angehörigen, auszuwählen. Kriterien für die Auswahl eines Dienstes sind dabei die guten Erfahrungen mit einem Dienst, die räumliche Nähe zum Haushalt des Pflegebedürftigen und die Spezialisierung des Dienstes auf das Krankheitsbild des Sterbenden (Abbildung 7).

Abbildung 7: Auswahlkriterien für die Wahl eines ambulanten Pflegedienstes
nur Antworten 1 und 2
Antwortmodell: 1 – trifft vollkommen zu, 2 – trifft eher zu, 3 – trifft eher nicht zu, 4 – trifft gar nicht zu

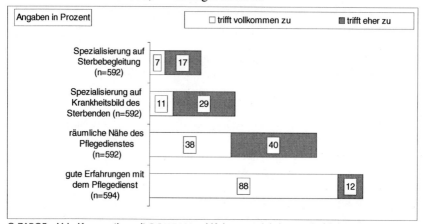

© ZAROF e.V. in Kooperation mit SOWIAN – J.Kaluza, sozialwissenschaftliche Analysen; 2003

Jedoch spielt die Spezialisierung auf die Betreuung Sterbender eine eher unter-geordnete Rolle. Das dürfte vor allem darin begründet sein, dass es nur wenige ambulante Pflegedienste in Sachsen gibt, die sich auf die Betreuung todkranker Patienten spezialisiert haben.[17] Lediglich 7 % der Hausärzte geben an, im Ein-zugsbereich ihrer Praxis gäbe es einen Pflegedienst, der auf die Betreuung Ster-bender spezialisiert sei. Diese kommen überdurchschnittlich oft aus den Land-kreisen. Den Ärzten aus den vier Großstädten des Freistaats hingegen ist häufi-ger als ihren Kollegen nichts über solche Dienste in ihrem Einzugsbereich bekannt.

Ist die Entscheidung für einen Pflegedienst getroffen, dann bemühen sich zwei Drittel der Ärzte stets um ein persönliches Gespräch mit dem Dienst, um die Betreuung des Patienten vorab zu beraten. Ein Fünftel gibt an, der erste Kontakt zu den Pflegenden erfolge vorwiegend telefonisch oder schriftlich. Nicht selten

---

17   Zum Befragungszeitraum gab es unseres Wissens nur drei Pflegedienste, die sich auf palliative Pflege spezialisiert haben: in Neuhaus, Chemnitz und in Radebeul.

ist es der Fall, dass die Ärzte nicht nur das Gespräch mit den Pflegediensten suchen, sondern bestrebt sind, zu Beginn der Pflege alle Beteiligten, also auch den Patienten und seine Angehörigen zusammenzubringen.

Aus der Sicht der Ärzte geschieht es deutlich seltener, dass der ambulante Pflegedienst bei Übernahme des Patienten um ein gemeinsames Gespräch bittet. Grundsätzlich scheint der Arzt der Aktive bei der Kontaktaufnahme zu sein. Ein Vergleich mit den Antworten der Pflegenden zeigen allerdings ein auffallend anderes Bild, das den Aussagen der Ärzte diametral entgegengesetzt ist. Die Pflegenden erleben sehr viel seltener, dass der Hausarzt am Beginn einer Pflege das Gespräch mit ihnen sucht. Sie antworten mehrheitlich, dass diese Initiative vom Pflegedienst ausgeht (Tabelle 9).

Tabelle 9: Zusammenarbeit zwischen Arzt und ambulantem Pflegedienst.
Wie gestaltet sich im Allgemeinen der Erstkontakt mit dem betreuenden Pflegedienst/Hausarzt?
Antwortmodell: 1 – trifft vollkommen zu, 2 – trifft eher zu, 3 – trifft eher nicht zu, 4 – trifft gar nicht zu

	Hausarzt		Pflegende	
	1	(1+2)	1	(1+2)
Arzt sucht persönliches Gespräch	66 %	(91 %)	15 %	(58 %)
Pflegedienst sucht persönliches Gespräch	29 %	(70 %)	54 %	(95 %)
suche gemeinsames Gespräch aller	33 %	(71 %)	37 %	(79 %)
telefonischer/schriftlicher Erstkontakt	18 %	(40 %)	20 %	(55 %)

© *ZAROF* e.V. in Kooperation mit SOWIAN – J.Kaluza, sozialwissenschaftliche Analysen; 2003

HEIL beschreibt aufgrund einer eigenen Untersuchung eine ähnliche Konstellation in der Zusammenarbeit zwischen Hausärzten und ambulanten Pflegekräften. Sie stellt fest, dass sich die Pflegenden darüber beklagten, dass die Ärzte kaum Kontakt zu ihnen suchten. Die Ärzte selbst hielten die Kooperation für ausreichend. Infolgedessen war nur eine Minderheit der von HEIL befragten Pflegenden mit der Zusammenarbeit zufrieden.[18]

Ein ähnlich widersprüchliches Bild ergibt sich, wenn man das Informationsverhalten des Arztes gegenüber dem Pflegedienst betrachtet (Tabelle 10). Mit Ausnahme des Items "Ich informiere den Pflegedienst immer über eine Veränderung des Zustands des Patienten ..." sind die absoluten Zustimmungen des Pflegepersonals (Pos. 1) seltener als bei den Ärzten. Die befragten Pflegekräfte

---

18   Vgl. HEIL, C. (1997), S. 71ff.

schränken ihre Einschätzung der Zusammenarbeit mit den Hausärzten auffallend stärker ein. Die ambulant Pflegenden fühlen sich demnach deutlich schlechter vom Arzt informiert als dieser glaubt. Ein Drittel von ihnen erhält eher keine Informationen über pflegerelevante Veränderungen im Zustand des Patienten. Jede achte Pflegekraft wird auch dann nicht informiert, wenn der Patient in eine stationäre Einrichtung eingewiesen wurde, die Pflege also – zumindest vorerst – beendet ist.

Tabelle 10: Zusammenarbeit zwischen Hausarzt und Pflegedienst.

Frage: Wie gestaltet sich im Allgemeinen die Zusammenarbeit mit dem ambulanten Dienst/Hausarzt bei der Betreuung eines sterbenden Patienten?

Antwortmodell: 1 – trifft vollkommen zu, 2 – trifft eher zu, 3 – trifft eher nicht zu, 4 – trifft gar nicht zu

	Angaben der Hausärzte		Angaben der Pflegenden	
	1	(1+2)	1	(1+2)
Der Hausarzt informiert den Pflegedienst immer über eine Veränderung des Zustands des Patienten, auch wenn das für den Pflegedienst nicht unmittelbar relevant ist.	18 %	(56 %)	16 %	(55 %)
Der Hausarzt informiert den Pflegedienst nur über eine Veränderung des Zustands des Patienten, wenn das Veränderungen für die Pflege nach sich zieht.	34 %	(69 %)	18 %	(66 %)
Der Hausarzt informiert den Pflegedienst, wenn der Patient in ein Krankenhaus oder Pflegedienst eingewiesen wird.	67 %	(90 %)	57 %	(87 %)
Der Hausarzt ermöglicht dem Pflegedienst Einsicht in die Patientenunterlagen.	12 %	(30 %)	3 %	(10%)

© ZAROF e.V. in Kooperation mit SOWIAN – J.Kaluza, sozialwissenschaftliche Analysen; 2003

Interessant sind auch die Unterschiede hinsichtlich der Möglichkeit des Pflegepersonals, die Patientenunterlagen des Arztes einzusehen. Die Einsicht in die Patientenunterlagen des Arztes ermöglicht sicher die umfassendste Möglichkeit der Information von Pflegenden. Ein Zehntel der Pflegenden gibt an, diese Möglichkeit sei gegeben, wohingegen dreimal so viele Ärzte dieser Frage zustimmen. Die Ärzte selbst stehen sehr unterschiedlich zu dieser Form der Information. Auch in den Interviews sagt die Mehrzahl von ihnen, dass die Pflegenden nicht in die

Unterlagen einsehen können. Begründet wird das auch damit, dass die Pflegenden nach Meinung der Ärzte mit den Unterlagen sowieso nichts anfangen könnten. Einige wenige Ärzte machen es den Pflegenden aber möglich, Arztunterlagen einzusehen und sich so schnell und umfassend über den Patienten zu informieren. In der Regel geschieht das aber nur, wenn Pflegende darum bitten, was nach Aussage der Hausärzte nicht oft passiert. Weit häufiger ist es allerdings der Fall, dass Ärzte die ihres Erachtens notwendigen Informationen in die Pflegeunterlagen eintragen.

Ärzte und Pflegepersonal haben offensichtlich unterschiedliche Ansprüche an die Zusammenarbeit bei der Betreuung eines sterbenden Patienten. Die Erwartungen der Pfleger und Pflegerinnen an die gemeinsame Arbeit mit dem Arzt sind offensichtlich größer als umgekehrt. Auch HEIL stellt fest, dass es Ärzte meist nicht für notwendig hielten, an der Kooperation mit dem ambulanten Pflegepersonal etwas zu verändern, während die Pflegenden die gleiche Situation kritisch einschätzten.[19] Insofern kann es auch in unserer Untersuchung nicht überraschen, dass die Pflegenden hinsichtlich der Kooperation mit den Hausärzten unzufriedener sind als die Ärzte selbst. Und sie sind umso unzufriedener, je weniger Informationen sie von den Ärzten bekommen. Immerhin gut zwei Fünftel der befragten Pflegekräfte stimmt vollkommen oder mit geringen Einschränkungen der Aussage zu, die Hausärzte unterschätzten ihre fachliche Kompetenz. Bei diesem Urteil spielt es keine Rolle, ob es sich um eine examinierte Pflegekraft oder eine Pflegehilfskraft handelt. Pflegende, die sich durch den Arzt besser informiert fühlen, z.B. weil sie Patientenakten einsehen können, fühlen sich in ihrer Kompetenz signifikant seltener unterschätzt.

Dieses Ergebnis ist einmal mehr ein Beleg für die Bedeutung der Kommunikation zwischen den verschiedenen Berufsgruppen. Schon bei den Beschäftigten in den sächsischen Krankenhäusern konnte festgestellt werden, dass eine ungenügende Kommunikation zwischen Ärzten und Pflegenden die Begleitung Sterbender negativ beeinflussen kann. Auch hier zeigen die Ergebnisse deutlich, dass Pflegende, die sich gut mit Ärzten austauschen können – also wohl auch über Zustand und Therapiemöglichkeiten des Patienten besser informiert sind, ärztlich Maßnahmen am Patienten besser verstehen können. Darüber hinaus fühlen sie sich bei der Sterbebegleitung auch seltener sprachlos, unsicher und hilflos.

Die oben geschilderte Praxis, das Pflegepersonal gut auf die zu erwartenden Aufgaben bei einem sterbenden Patienten vorzubereiten, scheint also ein guter Weg zu sein, die Sterbebegleitung im Interesse des Patienten zu verbessern. Immerhin betonen die Ärzte selbst, dass vor allem Unsicherheit die Pflegenden dazu treibt, unnötigerweise einen Notarzt zum Sterbenden zu rufen. Wenn aber

19 Vgl. ebd.

nur jeder zweite Hausarzt das Pflegepersonal immer über Veränderungen im Gesundheitszustand des Patienten informiert, dann muss davon ausgegangen werden, dass die Pflegenden häufig nicht ausreichend auf dramatische Zustandsverschlechterungen vorbereitet sind. Es scheint der Fall zu sein, dass nicht wenige Mediziner im Freistaat ihre Rolle als Koordinator des Betreuungsteams unterschätzen und nicht im notwendigen Umfang ausfüllen.

Weshalb die Ärzte den Pflegenden gegenüber so zurückhaltend sind, kann anhand unserer Untersuchungsergebnisse nicht erklärt werden. Es ist naheliegend, dass in diesem Zusammenhang Statusfragen berührt werden. KRETSCHMANN meint, dass Ärzte das Pflegepersonal mitunter als Konkurrenz betrachten, und deshalb bestrebt sind, Informationen zurückzuhalten, um die Führung im Betreuungsprozess zu behalten.[20] GAßMANN kommt zu dem Schluss, dass Mediziner Aufgaben nicht unbedingt gern delegieren und in ihrem Verhalten den Pflegekräften gegenüber häufig "ganz rigide" sind.[21] Die Gründe für das geschilderte ärztliche Verhalten sind in diesem Zusammenhang jedoch eher unerheblich, wichtig ist, dass durch unzureichende Information seitens der Ärzte die Betreuung des Sterbenden erschwert werden kann, was diesem auf keinen Fall nutzt. Das dürfte aber kaum im Interesse der Ärzte liegen. Es ist GAßMANN grundsätzlich zuzustimmen, dass letztlich das Verhalten des Hausarztes darüber entscheidet, ob ein sterbender Patient zu Hause betreut wird oder nicht.[22] Er bestimmt die "Linie" der Betreuung. Ist diese nicht eindeutig und sind nicht alle Betreuer ausreichend informiert, dann kann es von Seiten der anderen Betreuer auch zu Entscheidungen kommen, die den Intentionen des Arztes möglicherweise zuwider laufen.

4.2.4.2 Hospizliche Angebote – Kooperation und Wahrnehmung

Im Freistaat Sachsen gibt es neben fünf Palliativstationen drei stationäre Hospize und 20 Hospizinitiativen.[23] Sächsische Hausärzte stehen den Angeboten der Hospizbewegung grundsätzlich positiv gegenüber (Abbildung 8), auch wenn die Zusammenarbeit mit Hospizeinrichtungen das nicht unbedingt vermuten lässt. 36 % der befragten Ärzte arbeiten mit stationären Hospizeinrichtungen zusammen, 30 % haben Erfahrungen mit ambulanten Hospizdiensten. Ungeachtet der eher geringen persönlichen Erfahrung hält die überwiegende Mehrzahl der Mediziner Hospizeinrichtungen für notwendig und befürwortet auch eine Zusammenarbeit.

20   KRETSCHMANN, R. (1988), S. 136.
21   GAßMANN, R./SCHNABEL, E. (1996), S. 241ff.
22   Ebd., S. 244.
23   BAG HOSPIZ e.V. u.a. (2004)/ Hrsg., S. 9.

Es kann nicht überraschen, dass ein enger Zusammenhang zwischen der persönlichen Erfahrung mit Hospizen und der Einstellung zu ihnen besteht. Ärzte, die mit stationären oder ambulanten Hospizeinrichtungen zusammen arbeiten, stehen diesen Angeboten deutlich zustimmender gegenüber als ihre Kollegen, die Hospize nicht aus persönlicher Erfahrung kennen. Die Zufriedenheit mit der Zusammenarbeit ist sehr hoch. Vor allem stationäre Hospize werden sehr positiv beurteilt. Im Falle einer Kooperation äußern sich 60 % der Hausärzte mit stationären Hospizen und 40 % mit ambulanten Hospizdiensten uneingeschränkt zufrieden.

Abbildung 8: Einstellung zu Hospizen
nur Antworten 1 und 2
Antwortmodell: 1 – trifft vollkommen zu, 2 – trifft eher zu, 3 – trifft
eher nicht zu, 4 – trifft gar nicht zu

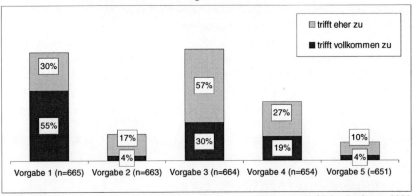

© *ZAROF* e.V. in Kooperation mit SOWIAN – J.Kaluza, sozialwissenschaftliche Analysen; 2003

Vorgabe:

(1) Die Angebote der Hospizdienste sind dringend notwendig und sollten weiter ausgebaut werden.

(2) Hospizdienste führen zu einer „Gettoisierung" des Sterbens und damit zu einer weiteren Verdrängung von Sterben und Tod aus dem öffentlichen Bewusstsein.

(3) Hausärzte sollten stärker mit Hospizeinrichtungen zusammenarbeiten.

(4) Es wäre besser, die finanziellen Bedingungen für die Betreuung sterbender Patienten durch die Hausärzte zu verbessern, als eine zusätzliche Versorgungsstruktur für Sterbende zu fördern.

(5) Ich halte die Arbeit von Hospizhelfern *nicht* für notwendig, denn die Begleitung Sterbender bewältigen Hausärzte genauso gut.

Trotz der hohen Akzeptanz der Hospizangebote würde fast die Hälfte der befragten Mediziner befürworten, anstelle der Hospizeinrichtungen – als einer zusätzlichen Einrichtung – lieber die Arbeit der Hausärzte zu fördern. Interessanterweise korreliert diese Einstellung weder mit der Einstellung zu den Hospizen noch mit dem Umfang der Zusammenarbeit bzw. der Zufriedenheit mit derselben. Ärzte, welche die Bedingungen für die Sterbebegleitung als eher schlecht einschätzen, plädieren deutlich seltener für die Förderung der Hausärzte. Unsichere Befragte und solche, die sich bei der Betreuung Sterbender allein gelassen fühlen, befürworten in diesem Zusammenhang stärker die Hospize. Diese Ärzte empfehlen den Patienten auch häufiger einen ambulanten Hospizdienst. Mit anderen Worten, je engagierter die Befragten bei der Begleitung Sterbender sind und je besser sie sich für diese Aufgabe qualifiziert sehen, desto mehr wünschen sie sich eine Förderung der Hausärzte. Diese Mediziner halten Hospize auch tendenziell öfter für nicht notwendig, da sie meinen, die Sterbebegleitung ebenso gut bewältigen zu können. Es scheint, als sähen Ärzte, die sich selbst eine gute Sterbebegleitung bescheinigen, Hospize stärker als Konkurrenz und weniger als Unterstützung für die eigene Arbeit. Damit lassen sich hier Parallelen zu den Ergebnissen in den Krankenhäusern ziehen, wo sich ebenfalls die eher unsicheren Beschäftigten stärker für die Hospize aussprachen.

Darüber hinaus zeigt sich eine weitere Gemeinsamkeit mit den Ergebnissen aus dem Krankenhaus: Der Bekanntheitsgrad der Angebotsformen ist sehr unterschiedlich. Die drei stationären Hospize in Sachsen sind unter den Ärzten auffallend bekannter als die 20 ambulanten Hospizdienste. Die Frage, ob sich ein stationäres Hospiz in ihrer Nähe befindet, bejahen 30 % der Ärzte. Dagegen wissen nur 20 % von einem ambulanten Hospizdienst in ihrem Einzugsbereich.

Grundsätzlich ist festzustellen: Sind Hospizangebote in der Nähe bekannt, dann findet häufig auch eine Zusammenarbeit statt. So berichten jeweils drei Viertel, die ambulante oder stationäre Einrichtungen in ihrer Umgebung kennen, auch von einer Kooperation. So überrascht es nicht, dass Ärzte aus den vier Großstädten häufiger mit Hospizeinrichtungen zusammenarbeiten (Tabelle 11). Je seltener die Zusammenarbeit mit Hospizen ist, desto geringer ist auch die Zustimmung zu ihnen, Hospizeinrichtungen werden eher negativ gesehen. Das heißt, man hält sie eher für nicht notwendig und befürchtet, dass sie eine Gettoisierung des Sterbens befördern könnten. Dieser Trend lässt sich auch regional nachweisen: Von der Großstadt über die Landkreise hin zu den ländlichen Regionen nimmt die Zustimmung zu den Hospizeinrichtungen ab.

Im Nutzungsgrad der beiden Angebotsformen, darauf sei noch einmal hingewiesen, sind keine Unterschiede festzustellen: Kennen Mediziner ambulante bzw. stationäre Hospizangebote im Einzugsbereich ihrer Praxis, dann werden diese im gleichen Umfang genutzt.

Während der Interviews fiel auf, dass Hausärzte Hospizangebote eher mit stationären Einrichtungen verbinden und weniger mit ambulanten. Auch GAßMANN konstatiert das stationäre Hospiz als den in der Wahrnehmung in Deutschland vorherrschenden Typus.[24] Es scheint der Fall zu sein, dass Patienten aus dem eigenen Zuhause eher in ein stationäres Hospiz gebracht werden, als dass ein Hospizdienst zur Betreuung hinzugezogen wird. Generell würde gerade einmal jeder dritte Hausarzt einem sterbenden Patienten bzw. dessen Angehörigen die Zusammenarbeit mit einem Hospizdienst empfehlen. Dabei handelt es sich überdurchschnittlich oft um Befragte, die bereits Kooperationserfahrungen mit ambulanten Hospizeinrichtungen haben und in dieser Hinsicht auch zufrieden sind. Von den Hausärzten, die einen Hospizdienst empfehlen würden, weiß die Hälfte, dass sich ein solcher in ihrem Einzugsbereich befindet. Das heißt, die andere Hälfte würde Hospizdienste zur Betreuung hinzuziehen, wenn sie wüsste, dass es welche gäbe. Hier ist die Frage zu stellen, wieso diese Ärzte, trotz grundsätzlichem Interesse, noch nicht über diese Information verfügen.

Tabelle 11: Zusammenarbeit mit Hospizeinrichtungen

	ambulant	stationär
Großstadt	41 %	61 %
zentrumsnahe Landkreise	39 %	42 %
ländliche Region	22 %	22 %

© *ZAROF* e.V. in Kooperation mit SOWIAN – J.Kaluza, sozialwissenschaftliche Analysen; 2003

Ambulante Angebote sind generell, das sei noch einmal betont, viel weniger bekannt als stationäre. Gerade einmal jeder fünfte Arzt weiß von ihrer Existenz. So arbeiten z.b. in Leipzig zwei Hospizvereine, die auch Sterbende in ihrem Zuhause betreuen. Allerdings sind sie lediglich 28 % der befragten Leipziger Hausärzte bekannt. Und selbst von den Leipzigern, die Hospizen offen gegenüberstehen und ihren Patienten einen Hospizdienst empfehlen würden, weiß nicht einmal die Hälfte von der Existenz der Vereine. Die beiden stationären Einrichtungen sind dagegen 74 % bekannt.

Will der Hausarzt aber tatsächlich als Koordinator der Betreuung des sterbenden Patienten, als Moderator zwischen den verschiedenen Betreuern tätig sein, dann muss er auch über vorhandene Angebote und Möglichkeit ausreichend informiert sein. Hier wäre es die Aufgabe der Ärzteorganisationen den Medizinern darüber schnell und wirksam Informationen zur Verfügung zu stellen.

4.2.4.3 Zusammenarbeit mit den Angehörigen

Der Hausarzt gilt in der Literatur als der "ideale Sterbebegleiter".[25] Er kennt den Patienten und damit in der Regel auch sein Umfeld seit langem. Zum anderen macht

24   Vgl. ebd., S. 33.
25   HORLEMANN, J. (2004), S. 26.

er die Betreuung des Sterbenden in seinem Zuhause erst möglich. "Die Bedeutung des Hausarztes in der häuslichen Sterbesituation setzt sich aus verschiedenen Elementen zusammen. Neben der medizinischen Hilfe vor allem im Endstadium der unheilbaren Erkrankung vermitteln die regelmäßigen und zuverlässigen ärztlichen Hausbesuche den unverzichtbaren 'moral support'."[26] Als Protagonist einer patientenbezogenen Medizin[27] ist er wie kein anderer Mediziner in der Lage, auf Wünsche des Patienten einzugehen. Die Patienten erwarten zunehmend, vom Arzt als gleichberechtigte Partner angenommen zu werden[28], die Vorstellung vom "Halbgott in weiß", dem wie selbstverständlich die Führungsrolle gebührt, ist inzwischen weitgehend obsolet geworden. Diese Konstellation – gleichberechtigter Umgang mit dem Patienten und seinen Angehörigen, kann dem Arzt seine Arbeit erleichtern. Das muss jedoch nicht in jedem Fall so sein. Die gemeinschaftliche Suche nach dem, was für den Patienten das Beste ist, setzt Kooperations- und Kommunikationsgeschick von Seiten des Arztes voraus. In besonderem Maße dürfte das dann der Fall sein, wenn sich die Behandlung eines sterbenden Patienten mehr und mehr in Richtung Palliation verschiebt und die Bedeutung der sozialen und psychologischen Betreuung wächst.

Ist eine solche Verschiebung des Behandlungsziels mit den Ergebnissen unserer Untersuchung festzustellen? Wie gestaltet sich das Verhältnis Arzt-Patient nachdem eine infauste Diagnose gestellt wurde? Grundsätzlich lässt sich konstatieren, dass die Mehrzahl der befragten Hausärzte den Kontakt zu sterbenden Patienten und ihren Angehörigen intensiviert. Immerhin zwei Fünftel von ihnen geben an, sie seien für sterbende Patienten jederzeit erreichbar. In den Interviews berichteten Mediziner, dass sie dann nicht selten auch ihre Mobilfunknummer weitergäben, so dass sie in Notfällen wirklich immer erreicht werden können. Darüber hinaus antworten 58 %, dass sie Sterbenden und deren Angehörigen auch außerhalb der Sprechzeiten, wenn auch nicht rund um die Uhr, zur Verfügung stünden. Damit beschränkt nur eine verschwindende Minderheit der Befragten den Kontakt zu infausten Patienten auf die Sprechzeiten.

Sterbebegleitung ist eine Aufgabe, die der Hausarzt fast ausschließlich über Hausbesuche zu bewältigen hat. Die überwiegende Mehrzahl der Befragten (93 %) erhöht nach einer infausten Diagnosestellung die Zahl der Hausbesuche bei dem Patienten (Abbildung 9). Zusätzlich nimmt auch die Zahl der geführten Telefonate zu, 81 % der Ärzte geben das an. Jeweils gut zwei Fünftel der Hausärzte antworten, dass sich auch die Anzahl der Praxisbesuche erhöht bzw. vermindert.

26   GAßMANN (1996), S. 58f

27   ADAM (1993), S. 15

28   Vgl. STEINBACH, K. (2004)

Abbildung 9: Kontakt nach Diagnosestellung

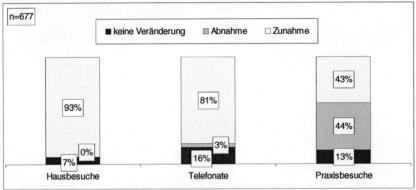

© *ZAROF* e.V. in Kooperation mit SOWIAN – J.Kaluza, sozialwissenschaftliche Analysen; 2003

Zieht man in Betracht, dass die Hälfte der befragten Hausärzte einschätzt zu wenig Zeit zu haben und ein Viertel die eigene Verfügbarkeit als schlecht bzw. eher schlecht beurteilt, dann stellt sich die Frage, wie die Hausärzte den erhöhten Aufwand bewältigen, der mit den häufigeren Kontakten zum Patienten entsteht. Hinsichtlich der Patientenzahl und der Zahl der Sterbefälle lassen sich keine Zusammenhänge feststellen. Das heißt, Ärzte, die jederzeit für Sterbende erreichbar sind, haben nicht weniger Patienten und Sterbende zu betreuen als ihre Kollegen, die die eigene Erreichbarkeit einschränken. Andererseits fällt auf, dass Hausärzte umso eher *jederzeit* erreichbar sind, je älter sie sind und je mehr Berufserfahrung sie haben. Da ältere Ärzte generell in geringerem Umfang über zu wenig Zeit klagen als jüngere, liegt der Schluss nahe, dass die größere Berufserfahrung auch eine bessere Arbeitsorganisation bedingt – berufserfahrene Ärzte bewältigen das gleiche Arbeitspensum offensichtlich effektiver.

Ältere Ärzte sind tendenziell etwas unzufriedener hinsichtlich der Zusammen-arbeit mit Angehörigen. Andererseits geben sie aber nicht häufiger an, Konflik-te mit diesen zu haben. Vermutlich sind ihre Erwartungen höher. Generell gibt gut ein Viertel der Befragten an, es gäbe niemals Spannungen zwischen ihnen und den Angehörigen des Sterbenden, lediglich 5 % berichten von häufigen Spannun-gen. Für die Mehrzahl sind Auseinandersetzungen die Ausnahme und beruhen nach Ansicht der Ärzte auf sehr unterschiedlichen Ursachen. Als Hauptgründe erweisen sich hier die Überforderung von Angehörigen und unrealistische Vorstellungen über die Möglichkeiten der Medizin. Die Hälfte der 455 Antworten auf eine of-fene Frage zu den Ursachen von Konflikten mit den Angehörigen bezieht sich auf dieses Problem. Insgesamt meint ein Drittel der befragten Hausärzte, dass Angehörige nicht selten dem Sterben mit Unverständnis gegenüberstehen, den Tod ihres Familienmitglieds nicht akzeptieren können oder wollen.

Angehörige können oft nicht erkennen und verstehen bzw. akzeptieren, dass der Patient sterbenskrank ist.
(Allgemeinmediziner)

Die meisten Angehörigen sind mit der Pflege sterbender Angehöriger überfordert und ertragen es nicht den Betroffenen zu Hause sterben zu lassen, sondern schieben ihn kurz vor dem Exitus ins Krankenhaus ab.
(Allgemeinmedizinerin)

Überforderung bei häuslicher Sterbebegleitung (körperlich wie psychisch)
(Allgemeinmedizinerin)

Eine Folge dieser Unsicherheit im Umgang mit dem Sterbenden ist auch der Wunsch der Angehörigen nach einer Maximaltherapie. Kann der Arzt diesem Wunsch nicht entsprechen, bleiben Konflikte nicht aus.

Forderung von Angehörigen nach medizinisch nicht indizierten Maßnahmen.
(Allgemeinmedizinerin)

Unterschiedliche Auffassungen zu Lebensverlängerung um jeden Preis.
(Allgemeinmedizinerin)

infauste Prognose kann nicht akzeptiert werden, weitere medizinische Maßnahmen werden eingefordert, weitere Diagnostik/Therapie verlangt – somit weniger Konzentration auf Sterbebegleitung durch Angehörige möglich
(Allgemeinmedizinerin)

Im Zusammenhang damit steht der Wunsch der Angehörigen nach einer stationären Behandlung des Sterbenden. Die Gründe dafür können sehr unterschiedlich sein: Sie reichen nach Meinung der Ärzte vom zunehmenden Unwillen, Sterbende zu pflegen bis zur Überforderung der Angehörigen in der Pflegesituation und der Hoffnung, doch noch etwas für den Patienten tun zu können.

fordern Einweisung, obwohl der Patient wünscht, zu Hause zu sterben
(Allgemeinmedizinerin)

Umfang der Pflege, Überlastung der Angehörigen (Patient soll gelegentlich 'zum Schluss' noch ins Krankenhaus)
(Allgemeinmediziner)

Der Konflikt besteht darin, dass die Angehörigen von Dritten beeinflusst werden, auch im sehr hohen Alter (über 85 und 90 Jahre) den Patienten noch in eine Klinik zu geben, im präfinalen Stadium der Krankheit.
(Allgemeinmedizinerin)

Ein Arzt berichtet in einem Interview, die Angehörigen seien zu Beginn der Pflege im Allgemeinen eher euphorisch. Je länger eine Pflege aber dauert, desto mehr wachsen Verzweiflung und Überforderung. Grundsätzlich ist die Mehrzahl der Ärzte bemüht, gegenüber den Angehörigen des Patienten dahinzuwirken, dass dieser auch in seinem Zuhause versterben kann.

Lasst doch den armen Mann oder die arme Frau zu Hause in Ruhe sterben, in ihrer gewohnten Umgebung. Und nicht ins Krankenhaus, wo in jedes Loch wieder ein Schlauch 'neinkommt und die Leute eigentlich, na ja, mehr gepiesackt werden.
(Allgemeinmediziner, 62 Jahre)

Nicht selten sind Angehörige nach einem aufklärenden Gespräch auch zur weiteren Pflege bereit. Die befragten Mediziner weisen jedoch immer wieder darauf hin, dass es zu einer qualifizierten Pflege eines intakten familiären Netzes und häufig auch der Unterstützung von außen bedarf. Besteht ein solches Netzwerk nicht, dann sind pflegende Angehörige schnell überlastet, was letztlich dem Patienten eher schadet als nützt. In solchen Situationen, in denen auf unterstützende Hilfe nicht zurückgegriffen werden kann, plädieren Hausärzte oft selbst für eine stationäre Betreuung, auch wenn sie der familiären Betreuung den Vorrang geben.

Die Zusammenarbeit mit den Angehörigen erweist sich nach Einschätzung der Ärzte häufig als schwieriger als die mit den Patienten selbst. Es gilt, Angehörige von der häuslichen Pflege zu überzeugen und sie auch zur Betreuung zu befähigen.

Ich hab schon erlebt, dass die Patienten dann jede Nacht in irgend 'ner anderen Notambulanz waren. Es war furchtbar. Weil die Angehörigen einfach damit nicht umgehen können, dass sie nun am Ende nun nicht mehr normal Luft holt und nicht mehr trinkt.
(Allgemeinmedizinerin, 49 Jahre)

Sind Angehörige zu wenig über das Sterben informiert, reagieren sie bei neu auftretenden Symptomen und Komplikationen überängstlich und neigen dazu, doch noch den Notarzt zu rufen. Ähnlich wie schon beim professionellen Pflegepersonal scheint es auch hier der Fall zu sein, dass die Angehörigen sterbender Patienten die Betreuung besser meistern und auch aushalten können, wenn sie ausreichend über den Sterbeverlauf aufgeklärt worden sind. Dass nach Ansicht der Hausärzte noch zu oft Sterbende unnötig ins Krankenhaus eingeliefert werden, ist auch ein Indiz dafür, dass ein wirkliches Netzwerk für die Sterbebegleitung im ambulanten Bereich, das überforderte und ängstliche Angehörige auch "auffangen" kann, in Sachsen nicht existiert. Die Betreuung durch den Hausarzt reicht hier offensichtlich häufig nicht aus. Die intensiven Gespräche mit den Angehörigen *"haben mich Stunden gekostet"*, berichtet eine Allgemeinärztin. Eine andere schätzt ein, Angehörige *"brauchen mitunter noch mehr Betreuung als die Sterbenden"*. Diese Aufgabe ist jedoch nur mit hohem Zeitaufwand zu bewältigen. Und Zeit haben Hausärzte im Allgemeinen zu wenig.

Hier wird ein grundlegendes Problem der hausärztlichen Betreuung deutlich. Im Zusammenhang mit dem Einfluss, den verschiedene Faktoren auf die Verschreibungspraxis bei BtM-Medikamenten haben, konnte festgestellt werden, dass das Arzneimittelbudget für die Hausärzte kaum eine Rolle spielt. Ein ähnliches Ergebnis kann in diesem Zusammenhang konstatiert werden. Die "sprechende Medizin" spielt in der Vergütung eine untergeordnete Rolle und zahlt sich für den Arzt letztlich nicht aus.[29] Ein Arzt kann *theoretisch 1½ Hausbesuche pro Patient* im Quartal abrechnen. Trotzdem intensiviert die überwiegende Mehrzahl der Befragten die Kontakte zum sterbenden Patienten, immerhin 92 % schätzen ein, dass sich die Zahl der Hausbesuche erhöht. So positiv diese Praxis für den sterbenden Patienten zu bewerten ist, aus der Sicht der Ärzte ist das schlicht Selbstausbeutung.

Am Ende des Quartals sitze ich hier also 14 Tage für umsonst.
(Allgemeinmedizinerin, 55 Jahre)
Ich sage mal, ich mach' alles das was notwendig ist, ohne drauf zu achten, ob ich mein Budget erreicht habe oder übererfüllt habe.
(Allgemeinmedizinerin, 43 Jahre)
Wenn man ständig nur an das Budget denkt, dann, ich denke, dann ist man kein Arzt mehr.
(Praktische Ärztin, 42 Jahre)
Na ja, ist mir egal. Ist Schwund. Leider. Also es wird nicht adäquat honoriert letztendlich. Sprechende Medizin doch sowieso nicht.
(Internist, 40 Jahre)

---

29 "Ein Arzt, der Diagnostik und Therapie auf den Körper der Patienten beschränkt, wird ökonomisch belohnt. Ein Arzt, der versucht, seine Tätigkeit auch auf den psychosozialen Bereich auszudehnen, wird ökonomisch bestraft." UEXKÜLL/WERINCK zitiert nach: GAßMANN, R./SCHNABEL, E. (1996), S. 66; Der Einheitliche Bewertungsmaßstab für Ärzte (EBM) folgt Abrechnungskriterien, die den Anforderungen der Sterbebegleitung nicht gerecht werden. Ärzte, die einen Patienten intensiv und damit zeitaufwendig betreuen, *zahlen drauf. Die Sterbebegleitung müsste aus der Budgetierung rausgenommen werden.* (aus einem Experteninterview mit einem sächsischen Hausarzt)

Die Ärzte lösen dieses Problem offensichtlich weitgehend über moralische Begründungen sich selbst gegenüber. Sie sehen es als ihre ärztliche Pflicht an, für den Patienten da zu sein und meinen, dass man als Mensch den Patienten nicht einfach allein lassen könne. Die Intensität der Beziehungen mag im Einzelfall unterschiedlich sein. Befragte Ärzte weisen darauf hin, dass es ihnen unmöglich ist, rund um die Uhr für Sterbende da zu sein.

> *Ich könnte nicht 24 Stunden da sein. Ich muss auch für mich ..., ich muss mich regenerieren von allen möglichen Belastungen. (...) Ich will's auch nicht.*
> (Allgemeinmedizinerin, 42 Jahre)

Der Umfang der Betreuung ist häufig auch von den bisherigen Beziehungen zum Patienten abhängig. Waren diese eng, dann wird umfassender und mitunter rund um die Uhr betreut. Die Angehörigen kennen in solchen Fällen auch die Mobilfunk-Nummer des Hausarztes. Ist die Beziehung weniger eng gewesen oder ist der Patient "renitent", dann ziehen sich die Ärzte eher in ihr zurück. Zumindest in Großstädten ist das relativ einfach möglich, ohne mit Sanktionen[30] rechnen zu müssen.

Andererseits, so berichten Ärzte in den Interviews, erfolgt die Betreuung sterbender Patienten nicht selten zu Lasten anderer Patienten, vor allem chronisch Kranke würden dann zurückgestellt. Anders sei die Aufgabe jedoch nicht zu lösen.

> *Das ist Ihre rein persönliche, menschliche und nicht mal mehr so sehr ärztliche Pflicht, die sie da machen. Sie denken nicht über irgendwelche Kosten nach. Das ist nicht bezahlbar, und es ist auch nicht bezahlt.*
> (Allgemeinmedizinerin, 49 Jahre)

Laut GAßMANN sind aus Sicht der Ärzte die direkte Kommunikation mit dem Patienten sowie die Einbindung der Angehörigen noch vor der Schmerzbekämpfung die Hauptmerkmale der hausärztlichen Sterbebegleitung[31]. Auch unsere Ergebnisse zeigen, dass sich Hausärzte bei der Sterbebegleitung vornehmlich dafür zuständig sehen, dem Patienten beizustehen und ihm möglichst Schmerzfreiheit zu garantieren. Das entspricht ihres Erachtens auch den Erwartungen der Patienten. Für den Patienten da zu sein, ihn in seinem Leiden nicht allein zu lassen, ist je-

---

30 Da die soziale Kontrolle in Großstädten deutlich geringer ist als in kleineren Gemeinden ist es hier weniger möglich, dass ein Hausarzt "in einen schlechten Ruf gerät", weil er sich gegenüber einem Patienten seine Abwesenheit vortäuscht.

31 Vgl. GAßMANN, R./SCHNABEL, E. (1996), S. 117ff.

doch eine sehr zeitaufwendige und zudem im Verhältnis eher schlecht bezahlte Tätigkeit.

Mit Blick auf eine Verbesserung der Sterbebegleitung im häuslichen Bereich kann es aber nicht die Lösung sein, dass von Ärzten erwartet wird, einen nicht geringen Teil ihrer Arbeit in der Sterbebegleitung unentgeltlich zu leisten. Soll der Hausarzt der Koordinator in der Betreuung von Sterbenden sein, dann muss er diese Aufgabe auch angemessen wahrnehmen können. Eine Entlastung könnte hier ein wirkliches Betreuungsnetzwerk geben. Bisher arbeiten die verschiedenen Betreuungsinstanzen allerdings noch zu viel nebeneinander statt miteinander. Eine wirkliche Kooperation – das zeigen unsere Ergebnisse – findet kaum statt.

4.2.5 Persönlicher Umgang mit dem Thema Sterben und Tod

Für die überwiegende Mehrzahl der befragten Hausärzte ist die Begleitung Sterbender eine Aufgabe, die zu ihrem Tätigkeitsfeld gehört. Sie selbst sehen ihre Verantwortung neben der medizinischen Betreuung des sterbenden Patienten vornehmlich im sozialen und psychologischen Beistand für ihn und sein Umfeld. Für diese Aufgabe sind sie die im medizinischen Bereich am stärksten prädestinierte Personengruppe, da sie in der Regel den Kranken und seine Familie bereits aus einer jahrelangen Zusammenarbeit sehr gut kennen. Die Mediziner äußerten in den Interviews die Auffassung, dass sterbende Patienten vom Hausarzt in besonderem Maße Schmerzfreiheit und Beistand erwarten.

Eigentlich die Erwartungshaltung: Lasst mich soweit es geht in Ruhe. Helft mir, dass ich keine Schmerzen habe.
(Allgemeinmedizinerin, 58 Jahre)
Das ist für mich irgendwie eine Ehre, weil ich finde, wenn jemand mit mir den Tod faktisch so ..., dass ich den in den Tod begleiten kann, ohne dass er Angst hat vielleicht (...), dann ist das für mich eine sehr schöne medizinische Aufgabe.
(Internistin, 45 Jahre)

In der Literatur überwiegt die Einschätzung, dass Ärzte im Allgemeinen nur unzureichend auf diese Aufgaben vorbereitet sind.[32] Sowohl die Ausbildung in moderner Schmerztherapie als auch die in den Möglichkeiten der Kommunikation mit Patienten und deren Angehörigen spielen in der ärztlichen Ausbildung eine sehr untergeordnete Rolle. Auch der Tod ist mehr oder weniger ein Randthema.

---

32   Vgl. u.a. FELDMANN, K. (1997); GAßMANN, R./SCHNABEL, E. (1996); HELLER, F. (1998); MUTHNY, F. A. (2001).

Wie gehen die Hausärzte mit dem Thema Tod um? Wodurch werden ihre Entscheidungen beeinflusst, die sich immer wieder in Randbereichen, in Ausnahmesituationen bewegen? In den Interviews wird deutlich, dass für die Befragten der Tod *"ein ganz normaler Vorgang"* ist, dem sich auch der Arzt stellen muss. Dabei geht es vielen Ärzten vor allem darum, dem Patienten bis zuletzt seine Autonomie zu erhalten, ihn zu respektieren.

Man sollte nach Möglichkeit den Willen des Einzelnen respektieren.
(Allgemeinmedizinerin, 49 Jahre)

Wie aber reagieren die sächsischen Hausärzte, wenn der Wunsch des Patienten mit dem ärztlichen Credo *"eigentlich will ich nur helfen"* in Konflikt gerät. In den Interviews berichteten Mediziner, dass es vorkommt, dass sterbende Patienten Therapiemaßnahmen verweigern. Jedoch sind Verweigerungen nicht die Regel in der hausärztlichen Praxis. Grundsätzlich sind solche Therapieverweigerungen *"schwierig"*, und die Mediziner versuchen, die Patienten und ihre Angehörigen doch noch von der Notwendigkeit der Behandlung zu überzeugen. Im Allgemeinen, so scheint es, werden die Entscheidungen des Patienten gebilligt, auch wenn der betreffende Arzt selbst ganz anders entscheiden würde. So berichtet ein Arzt, dass er letztlich die Ablehnung einer Chemotherapie akzeptiert hat, *"wo man's hätte noch machen können"*.

Bei der Entscheidung des Arztes, eine mögliche Behandlung in Angriff zu nehmen oder auf sie zu verzichten, spielen verschieden Faktoren eine Rolle. Vor allen Dingen ist hier der Wunsch des Patienten zu nennen, der für die überwiegende Mehrzahl der befragten Hausärzte ausschlaggebend für einen Therapieverzicht ist (Abbildung 10). Auch das Vorliegen einer Patientenverfügung mit entsprechenden Bestimmungen ist sehr wichtig. Von eher untergeordneter Bedeutung ist dagegen der Wunsch von Angehörigen.

Auch das Alter des Sterbenden ist für mehr als die Hälfte der befragten Hausärzte wichtig. Das Sterben eines noch jungen Patienten ist für die Ärzte schwerer zu akzeptieren, darauf wurde in den Interviews wiederholt hingewiesen. Es ist naheliegend, dass die Mediziner bei jüngeren Sterbenden eher dazu neigen, eine mögliche Therapie doch noch in Angriff zu nehmen. Das Item "immer helfen wollen" hat bei den meisten Ärzten eine hohe Bedeutung.

Interessant ist, dass es in diesem Zusammenhang kaum Differenzierungen zwischen den befragten Ärzten gibt. Es überrascht nicht, dass die Bedeutung des Vorliegens einer Patientenverfügung bei der Entscheidung über einen Therapieverzicht in der Gruppe der Ärzte am höchsten ist, die auch dem Wünschen des Patienten einen hohen Stellenwert beimessen. Anderseits gibt es keinen Zusammenhang zwischen der Bedeutung der Patientenverfügung und dem

Einfluss möglicher juristischer Konsequenzen. Hausärzte, die stärker unter Beachtung möglicher juristischer Folgen agieren, messen Patientenverfügungen bei ihrer Entscheidung über einen Therapieverzicht keinen höheren Stellenwert zu als andere. Ältere Ärzte über 55 Jahre haben im Allgemeinen in höherem Maße das Ziel, prinzipiell immer zu helfen. Infolgedessen spielt auch der Wunsch des Patienten, eine Behandlung nicht mehr durchzuführen, eine deutlich geringere Rolle.

Abbildung 10: Gründe für Therapieverzicht.
Frage: Inwieweit haben folgende Aspekte Einfluss auf Ihre Entscheidung über einen möglichen Therapieverzicht?
nur Antworten 1 und 2 zusammen
Antwortmodell: 1 – sehr großen Einfluss ... 6 – gar keinen Einfluss

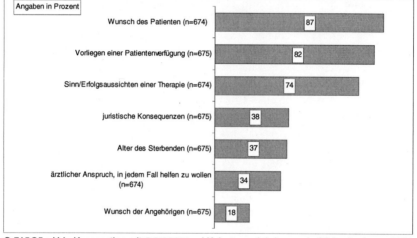

© ZAROF e.V. in Kooperation mit SOWIAN – J.Kaluza, sozialwissenschaftliche Analysen; 2003

Patientenverfügungen und Vorsorgevollmachten werden von der Mehrzahl der Hausärzte als positiv für ihre Arbeit eingeschätzt. Drei Viertel von ihnen stimmen vollkommen der Aussage zu, dass solche Verfügungen den Ärzten helfen, und ca. zwei Drittel lehnen ohne Einschränkungen die Auffassung ab, Verfügungen würden die Arbeit des Arztes behindern. Für die Akzeptanz der Patientenverfügungen spricht auch, dass 64 % der Befragten dafür plädieren, dass Hausärzte ihren Patienten eine solche Verfügung empfehlen. Weitere 16 % machen das mit geringen Einschränkungen. Gerade einmal jeder zehnte Arzt entscheidet sich gegen eine Empfehlung. Ebenso viele meinen, dass die Patiententestamente den Hausarzt eher behindern.

Die Interviews mit den Hausärzten zeigen ein widersprüchliches Bild von der Bedeutsamkeit der Patientenverfügungen. So berichten Ärzte sowohl von einer wachsenden Bedeutung der Patiententestamente als auch davon, dass diese in ihrer täglichen Praxis noch keine Rolle spielen. Nicht wenige Mediziner halten Muster von Patientenverfügungen bereit, um auf Nachfragen von Patienten reagieren zu können. Ein Teil der Befragten empfiehlt diese auch selbst. Insgesamt zeigt sich aber eine ambivalente Haltung zu den Verfügungen. Auch Hausärzte, die Verfügungen begrüßen, da diese Handlungssicherheit geben, kritisieren vorhandene Verfügungen als nicht ausreichend und zu pauschal. In Gesprächen würden sie Patienten auch darauf hinweisen, dass – so positiv entsprechende Festlegungen auch seien – nicht alles geregelt werden könne. Interessant ist die Einschätzung der Mediziner, dass Patienten, die Verfügungen nachfragen, *"alle noch gut beisammen"* seien. Bei Patienten mit infauster Prognose würden Patientenverfügungen eher keine Rolle spielen.

Die Mehrzahl der befragten Hausärzte hat bereits Erfahrungen mit dieser Form der juristischen Absicherung des Patientenwillens gemacht. Lediglich jedem zehntem Arzt wurde noch nie eine Patientenverfügung vorgelegt, und 22 % haben noch keine Erfahrungen mit Vorsorgevollmachten. Das Gros der Befragten (84 %) hat selbst schon gemeinsam mit Patienten mindestens einmal eine Verfügung aufgesetzt, insgesamt zwei Drittel taten das bis zu zehnmal. Im Übrigen ist festzustellen, dass Ärzte, die Patientenverfügungen und Vollmachten als hilfreich für die eigene Tätigkeit einschätzen, Hospizen aufgeschlossener gegenüberstehen.

Eine Ärztin wies in einem Interview darauf hin, dass das wachsende Interesse an Patientenverfügungen und Vorsorgevollmachten auch ein Beleg dafür ist,

dass das Vertrauen in die medizinischen Maßnahmen nicht mehr so sehr groß ist.
(Allgemeinmedizinerin, 58 Jahre)

In einer Studie zu Tumorpatienten an der Universität Jena wurde festgestellt, dass die Mehrzahl der Patienten an Entscheidungen über die Behandlung der Krankheit beteiligt werden möchte. Lediglich knapp ein Drittel der befragten Patienten würde sich für das traditionelle Modell der Arzt-Patienten-Beziehung entscheiden, nach welchem der Arzt allein über die Therapie entscheidet.[33] Eine mehr oder weniger gleichberechtigte Zusammenarbeit von Arzt und Patient setzt aber eine möglichst umfassende Aufklärung des Patienten über seine Prognose voraus.

In unserer Untersuchung meint ein Viertel der Hausärzte, die Aussage "ich kläre meine Patienten prinzipiell auf" träfe für sie eher nicht oder gar nicht zu. Gut die

---

33 Vgl. OORSCHOT et. al. o.J.

Hälfte macht in dieser Frage Einschränkungen, uneingeschränkte Zustimmung gibt es nur von 21 % der Befragten. "Patienten wollen immer nur das wissen, was sie glauben verarbeiten zu können. Damit wird der Grad der wahrhaftigen Aufklärung vom Patienten bestimmt."[34] Für den Arzt erweist es sich somit als wichtig, auf das wechselnde Informationsbedürfnis des Patienten einzugehen und ihm angemessen zu entsprechen. Ein Blick auf den Umfang der Aufklärung durch die befragten Hausärzte ergibt ein recht differenzierteres Bild (Tabelle 12).

Tabelle 12: Aufklärung durch den Hausarzt.
Bitte bewerten Sie folgende Aussagen.
Antwortmodell: 1 – stimme vollkommen zu … 6 – stimme überhaupt nicht zu

	1	(1 +2)	n
Ich kläre Patienten möglichst in jedem Fall über ihre Prognose auf.	20 %	46 %	674
Ich gebe dem Patienten möglichst nur soviel Aufklärung, dass er nicht verängstigt wird.	38 %	68 %	674
Ich sage dem sterbenden Patienten nur soviel, wie er selbst wissen will.	42 %	68 %	674
Ich halte die Wahrheit möglichst lange zurück, um dem Sterbenden die letzten Tage angenehmer zu gestalten.	9 %	21 %	674
Ich kläre sterbende Patienten möglichst nie über ihre Prognose auf, um ihnen die Hoffnung zu erhalten.	4 %	12 %	674

© ZAROF e.V. in Kooperation mit SOWIAN – J.Kaluza, sozialwissenschaftliche Analysen; 2003

Jeder zehnte Arzt versucht, eine Aufklärung des Patienten zu vermeiden. Je älter die Befragten sind, desto häufiger vertreten sie diese Auffassung. Jüngere Hausärzte lehnen diese Meinung überdurchschnittlich oft ab. Diese Befragten zeigen sich generell weniger zurückhaltend bei der Aufklärung des Patienten und neigen auch häufiger dazu, Patienten in jedem Fall aufzuklären. Eine ähnliche Tendenz ist auch bei Krankenhausärzten festzustellen. Vermutlich spielen hier tatsächlich unterschiedliche Vorstellungen vom Arztberuf eine Rolle. Ältere Ärzte sehen sich tendenziell wohl eher in der Rolle des paternalistischen Anwalts des Patienten, der am besten entscheiden kann, was gut für diesen ist. Dass sich bei Hausärzten diese Auffassung noch etwas stärker findet als bei ihren Kollegen im Krankenhaus mag in ihrem höheren Durchschnittsalter begründet sein.

34   ABHOLZ, H. H. (2005), S. 42

Die Klage von Hausärzten, infauste Patienten würden oft unaufgeklärt aus der Klinik entlassen, dürfte so also nicht einfach der Wahrheit entsprechen. Richtig ist wohl, dass die Aufklärungssituation im Krankenhaus nicht immer optimal ist. Zudem ist ABHOLZ zuzustimmen, dass das Aufklärungsgespräch ein Prozess ist, in dem sich der Arzt dem Patienten gegenüber der Wahrheit mehr und mehr nähert.[35] Wenn Hausärzte Patienten aus dem Krankenhaus in ihre Betreuung übernehmen, dann dürfte dieser Prozess in der Regel noch nicht abgeschlossen sein. Das macht dem Hausarzt die Betreuung nicht unbedingt einfacher, da er nicht weiß, welches Wissen er bei seinem Patienten voraussetzen kann.

Die häufigste Erfahrung, die ich mache ist, dass der Patient entlassen wird und mehr oder weniger direkt oder indirekt formuliert, dass er erst mal wissen möchte, was er hat. Aber, da bin ich immer sehr vorsichtig, weil natürlich auch die Patienten ihre Verdrängungsmechanismen haben und die Formulierungen über eine Diagnose können ja sehr unterschiedlich sein und die Beschreibung einer Diagnose. Und zum einen kann natürlich die Aussage auch sehr indirekt gewesen sein von Seiten des Kollegen aus dem stationären Bereich. Zum anderen kann's auch so sein, dass der Patient also ganz anders verstanden hat und es auch verdrängt hat, diese Aufklärung. (…) Ich denke schon, dass die Aufklärung im Krankenhaus mehr oder weniger erfolgt, aber dass die Wahrnehmung und das An-sich-Herankommen der Diagnose die Patienten häufig auch abblocken. Und es ist letztendlich so, dass ich als Hausarzt meistens das Gefühl habe, ich erzähl' dass erste Mal was von dieser infausten Diagnose.
(Praktische Ärztin, 42 Jahre)

Grundsätzlich wird in Tabelle 12 deutlich, dass Hausärzte ihrerseits dazu neigen, dem Patienten möglichst wenige Informationen über seine Krankheit zu geben. Die Aussagen *Ich kläre Patienten möglichst in jedem Fall über ihre Prognose auf* und *Ich gebe dem Patienten möglichst nur soviel Aufklärung, dass er nicht verängstigt wird* bzw. *Ich sage dem sterbenden Patienten nur soviel, wie er selbst wissen will* korrelieren negativ miteinander. Das heißt, Ärzte, die ihre Patienten möglichst immer aufklären, lehnen die beiden anderen Aussagen eher ab. Es scheint also der Fall zu sein, dass die Einschränkung der Aufklärung, sei es, um den Patienten zu schonen oder um seinen (tatsächlichen oder vermeintlichen) Wünschen zu entsprechen, häufig nicht auf eine schrittweise und letztendlich möglichst umfassende Information des Patienten über seine Diagnose gerichtet sind.

So ist es auch der Fall, dass Ärzte, die sich selbst gute Bedingungen für die Sterbebegleitung bescheinigen, deutlich häufiger als andere angeben, ihre ster-

---

35   Vgl. ebd.

benden Patienten möglichst immer aufzuklären: 44 % von ihnen machen diese Aussage ohne alle Einschränkungen (Antwortposition 1). Zum anderen ist festzustellen, dass bei einer Einschränkung der Information des Patienten auch die Neigung besteht, diesen möglichst gar nicht, sondern lieber die Angehörigen über die Prognose zu informieren. Ärzte dagegen, die möglichst immer aufklären möchten, favorisieren stärker als andere die gemeinsame Aufklärung von Patienten und Angehörigen, wobei sie Angehörige meist erst mit Einwilligung des Patienten informieren (Abbildung 11).

Abbildung 11: Aufklärung der Patienten
               nur Antworten 1 und 2
               Antwortmodell: 1 – stimme vollkommen zu, 2 – stimme eher zu,
               3 – stimme eher nicht zu, 4 – stimme überhaupt nicht zu

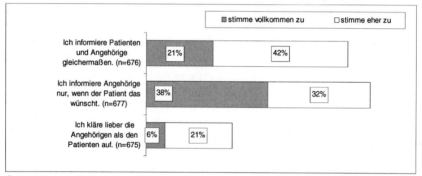

© ZAROF e.V. in Kooperation mit SOWIAN – J.Kaluza, sozialwissenschaftliche Analysen; 2003

Die Gründe für diese Zurückhaltung eines nicht geringen Teils der Hausärzteschaft können hier nicht aufgeklärt werden. Zweifellos mag hierbei eine Rolle spielen, dass Kommunikation mit den Patienten in der Ausbildung weitgehend keine Rolle spielt und Ärzte dieser schwierigen Aufgabe so gut sie können aus dem Wege gehen. Zumal Hausärzte häufiger als andere im Gesundheitswesen Beschäftigte auch bei einer eigenen Erkrankung lieber nicht informiert werden möchten.[36]

Wir haben selbst Kollegen, die also karzinomerkrankt sind und das als solches gar nicht, gar nicht wahrnehmen wollen. Ist vielleicht ein Selbstschutzfaktor dabei.
(Praktischer Arzt, 65 Jahre)

36   Vgl. KRAUSE, Th. (1994); HELLER, F. (1989).

In den Interviews schätzen Befragte ein, dass es ihnen schwer fällt, mit Patienten über deren Ängste zu sprechen.

Ich bin, glaube ich, nicht so gut dazu in der Lage.
(Allgemeinmedizinerin, 55 Jahre)

Die Hausärzte wünschen sich deshalb auch *"mehr ärztliche Aufklärung zur psychologischen Führung der Angehörigen und des Sterbenden"* und beklagen, dass die Sterbebegleitung im Studium einen so geringen Raum einnahm. Andererseits, darauf sei hier hingewiesen, scheint die Zurückhaltung von Informationen dem Patienten gegenüber auch von Vorteil für die hausärztliche Tätigkeit zu sein. Mediziner, die ihre Patienten nur eingeschränkt informieren, haben am seltensten Konflikte mit den Angehörigen. Die wenigsten Konflikte haben die Ärzte, die möglichst gar nicht aufklären wollen.

Der Wunsch des Patienten nach aktiver Sterbehilfe stellt eine besondere Ausnahmesituation für einen Hausarzt dar. In den Interviews schätzten die Ärzte ein, dass dieser Wunsch selten an sie herangetragen wird, und häufig kommt er auch nicht von sterbenden Patienten. Die Befragten wiesen darauf hin, dass sie diesen Wunsch zwar mitunter verstehen würden, die Mehrzahl lehnt ein derartiges Ansinnen aber kategorisch ab. Nur eine Ärztin berichtete, sie würde dem Patienten seine Medikamente im Haushalt lassen und auch darauf hinweisen, dass diese bei Einnahme einer Überdosis gefährlich seien. Letztlich überlasse sie damit die Entscheidung dem Sterbenden selbst.

Nur 12 % der Teilnehmer an der schriftlichen Befragung geben an, sie wären noch nie mit dem Wunsch nach aktiver Sterbehilfe konfrontiert worden. Ebenso viele begegnen diesem Wunsch dagegen oft. Die Antworten auf die offene Frage nach den Reaktionen der Ärzte auf diesen Wunsch bestätigen die Aussagen der Interviews. 550 Hausärzte, also 81 % der befragten, beantworteten diese Frage. Nur 5 von ihnen lassen erkennen, dass sie entsprechenden Wünschen zustimmen, aber *"bedauernd"* ablehnen. Eine kategorische Ablehnung als Reaktion nennen 18 % der Mediziner. Die Mehrzahl der Antworten ist auf die Möglichkeit gerichtet, dem verzweifelten Wunsch des Patienten aktiv zu begegnen und seine Situation zu verbessern.

Insgesamt 23 % (129 Nennungen) der Antworten verweisen auf das Gespräch mit dem Patienten und den Versuch, die Ursachen für diesen Wunsch zu ergründen. Die Ärzte versuchen, Mut zu machen und versichern, dem Sterbenden bis zum Schluss beizustehen.

Ich höre dem Patienten zu und erläutere, weshalb dies nicht möglich ist, dass ich aber sein Leiden mindern kann.
(Allgemeinmedizinerin)

einfühlsames Fragen zu Gründen und 'Auseinandersetzen'
(Allgemeinmediziner)
Ich lehne den Wunsch ab, versichere aber, dass ich ihm bei seinen Sorgen/Schmerzen/Angst/körperlichen Verfall beistehe und vieles mildern kann. Ich orientiere auf kleine Alltagsfreuden, für die man noch lebt.
(Allgemeinmedizinerin)

Auf die Möglichkeiten zur Verbessung der medizinischen Betreuung verweisen 61 Befragte (11 %). Genannt werden in diesem Kontext die Intensivierung der Betreuung und eine bessere Medikation. Das Ziel ist die Vermeidung oder Linderung von Leiden.

Schmerz- und Psychomittel erhöhen.
(Allgemeinmediziner)
Gebe ausreichend Analgetika, Psychopharmaka und psychologische Unterstützung.
(Allgemeinmedizinerin)
Gespräch, Zusicherung adäquater Schmerztherapie und Vermeidung der Verlängerung des Leidens.
(Internist)

In einem engen Zusammenhang zum Vorsatz Leiden zu lindern steht der Verweis auf die Schmerztherapie. 57 Befragte (10 %) geben an, bei einem Wunsch nach Sterbehilfe zunächst auch auf unzureichende Schmerztherapie zu schließen.

Erhöhung der Schmerzmedikation auch wenn man die Lebens- oder Leidenserwartung verkürzt.
(Allgemeinmedizinerin)
Antwort von mir: Schmerzen kann man behandeln. Würdiges Sterben, aber keine aktive Sterbehilfe.
(Allgemeinmediziner)
bei Angst – Beruhigung (Gespräche/Medikamente), bei Schmerzen – Schmerzlinderung durch Medikamente
(Allgemeinmedizinerin)

Die Verbesserung der Kooperation zwischen den Betreuern und damit eine Intensivierung der Zuwendung seitens aller wird von 15 Ärzten (3 %) genannt.

Begegnung durch Gespräch, möglichst gute Schmerztherapie und Organisation von Hilfen.
(Allgemeinmedizinerin)

Ich spreche mit den Mitbetreuern und dem Patienten.
(Allgemeinmedizinerin)
Gespräche und Vermittlung von Kontakten hilft oft.
(Allgemeinmedizinerin)

Ein Teil der Antworten macht deutlich, dass einige Ärzte auch versuchen einem solchen Gespräch auszuweichen. Mit Ausflüchten und Allgemeinplätzen versuchen nach eigenen Angaben 22 Mediziner (4 %) von dem heiklen Thema abzulenken.

Ich 'rette' mich hinter den Gesetzgeber.
(Allgemeinmedizinerin)
auch der Herbst hat schöne Tage
(Internist)
ausweichend
(Allgemeinmediziner)
hilflos
(Internist)

4.2.6 Belastungssituation

Unter den Folgen, die sich für die Ärzte bei der Sterbebegleitung ergeben, schätzen Hausärzte die psychische Belastung am stärksten ein. In einer Befragung von 80 Hausärzten in Münster und im Kreis Warendorf erschien die psychische Belastung mit 45 % Nennungen auf Platz 1 einer Rangliste der von den Ärzten subjektiv empfundenen Anforderungen, gefolgt von dem Zeitaufwand (20 %) und der Kommunikation mit den Patienten (16,3 %). Je länger die Niederlassungsdauer, so GAßMANN, desto größer sei die psychische Belastung.[37] Das deckt sich mit unseren Ergebnissen aus dem Krankenhaus, wo die Ärzte eine starke Belastung durch die Begleitung Sterbender äußerten. Zudem konnten wir ebenfalls feststellen, dass Krankenhausärzte mit längerer Berufserfahrung eine größere Belastung zeigen als Berufsanfänger. Auch in der Gruppe der Hausärzte lassen sich die Ergebnisse von GAßMANN im Wesentlichen bestätigen (Abbildung 12).

Auch ein Mittelwertvergleich macht deutlich, dass die Hausärzte im Freistaat Sachsen vor allem die Belastung durch das Sterben eines Patienten nennen, wenn sie die Beanspruchung durch die Sterbebegleitung beschreiben. Stark belastet fühlen sich 18 % der Befragten, weitere 46 % stimmen dieser Aussage eher zu.

---

37 Vgl. GAßMANN, R./SCHNABEL, E. (1996), S. 133.

Abbildung 12: Belastungsanzeigen der Hausärzte beim Umgang mit Sterbenden
nur Antworten 1 und 2 zusammen
Antwortmodell: 1 – trifft vollkommen zu, 2 – trifft eher zu, 3 – trifft
eher nicht zu, 4 – trifft gar nicht zu

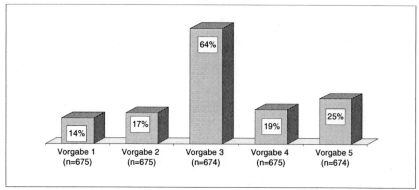

© *ZAROF* e.V. in Kooperation mit SOWIAN – J.Kaluza, sozialwissenschaftliche Analysen; 2003

Vorgabe:

(1) Ich fühle mich unsicher, wenn ich mit Sterbenden zu tun habe.
(2) Ich fühle mich stets allein gelassen, wenn ich Sterbende betreue.
(3) Es belastet mich stark, wenn Patienten sterben.
(4) In Gegenwart eines im Sterben liegenden Patienten fühle ich mich hilflos.
(5) Ich habe oft Angst, bei einem sterbenden Patienten nicht die "richtigen Worte" zu finden.

Das Sterben zu erleben ist trotzdem unangenehm. Das macht man nicht mit links.
(Allgemeinmedizinerin, 42 Jahre)

Darüber hinaus zeigen sich deutliche Defizite in der Kommunikation: Jeder vierte
Arzt gibt an, er habe Angst, bei einem sterbenden Patienten nicht die richtigen
Worte zu finden.

Auf das gravierende Zeitproblem der befragten Mediziner wurde oben bereits
verwiesen. Drei Viertel der Befragten beklagen, zu wenig Zeit für die Sterbebegleitung zu haben (Abbildung 13). Es überrascht daher nicht, dass unter den
Situationen in der Betreuung von Sterbenden, die Ärzte am stärksten belasten,
das Fehlen von Zeit an erster Stelle steht. Der Mangel an Zeit für die Sterbebegleitung, das Gefühl, sich nicht ausreichend um den Sterbenden kümmern zu können, belastet 59 % der Befragten. Andere Situationen wie die unzureichende
Kooperation mit anderen Betreuern oder fehlendes eigenes Wissen zum Thema
bewirken eine deutlich geringere Belastung.

Abbildung 13: Belastungssituationen der Hausärzte
Antwortmodell für *"Situation trifft zu"*: 1 – trifft vollkommen zu
... 6 – trifft überhaupt nicht zu (nur Antworten 1–3 zusammen)
Antwortmodell für *"Belastung in dieser Situation vorhanden"*:
1 – das belastet mich überhaupt nicht ... 6 – das belastet mich sehr
stark, 7 – das trifft nicht zu (nur Antworten 4–6)

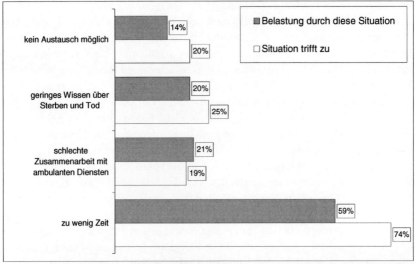

© *ZAROF* e.V. in Kooperation mit SOWIAN – J.Kaluza, sozialwissenschaftliche Analysen; 2003

Für die Hausärzte ist offensichtlich nicht allein das Erleben des Sterbens ein Problem. Die Erkenntnis, nicht mehr helfen zu können, faktisch an die Grenzen der medizinischen Kunst gelangt zu sein, ist für Ärzte offenbar schwer zu akzeptieren. In den Interviews schilderten Hausärzte ihre Überlegungen nach dem Versterben eines Patienten. Nicht wenige fragen sich in dieser Situation, ob sie nicht doch versagt hätten oder ob sie nicht doch noch etwas für den Patienten hätten tun können. Der Tod eines Patienten kann auch Hilflosigkeit und das Gefühl der eigenen Machtlosigkeit erzeugen. Ein Teil der Ärzte schätzt ein, mitunter Probleme zu haben, den Tod von Patienten zu verarbeiten. So falle es ihnen manchmal schwer, den nötigen Abstand zu finden, was – wie eine Ärztin berichtet – auch zu Selbstzweifeln führen kann.

Weil eigentlich, ein Arzt muss auch seine emotionalen Grenzen ziehen. Ja, sonst geht es nicht.
(Allgemeinmedizinerin, 49 Jahre)

Ich bin schon manchmal traurig, wo ich denke: Mein Gott, jetzt hast du's wieder nicht geschafft.
(Allgemeinmedizinerin, 49 Jahre)

Die Mediziner betonen, dass das Verhältnis zu jedem Patienten anders ist und somit auch das Sterben vom Arzt unterschiedlich verarbeitet wird. Doch letztendlich erleben Hausärzte mit mehr oder weniger starker Intensität relativ häufig Gefühle, mit denen andere eher selten konfrontiert sind. Sie empfinden Mitgefühl mit ihren Patienten, trauern um sie und sind unter Umständen über sein Ableben auch erleichtert. Dabei stehen sie vor dem Problem, nach außen hin Optimismus und Zuversicht ausstrahlen zu müssen. In diesem Zusammenhang kann es sich als Problem erweisen, dass Hausärzte häufig weitgehend auf sich allein gestellt sind.

Jeder fünfte Arzt gibt an, im Zusammenhang mit dem Versterben eines Patienten auch an den eigenen Tod zu denken und Angstgefühle zu entwickeln. Immerhin 8 % stimmen dieser Aussage in mindestens starkem Umfang zu (Abbildung 14). Bei diesen Befragten wird ein ganzes Bündel an Belastungen deutlich. Sie äußern in größerem Umfang Unsicherheit, Hilf- und Sprachlosigkeit gegenüber Sterbenden. Sie fühlen sich generell stärker belastet und haben auch eher mit Gefühlen wie Ohnmacht, Trauer und Ekel zu kämpfen. Häufiger als andere lassen sie sich in ihrer Tätigkeit von juristischen Erwägungen und vom unbedingten Wunsch, immer zu helfen, leiten. Das hier festzustellende Zusammentreffen von Perfektionismus, Selbstkontrolle und Unsicherheit verweist darauf, dass in dieser Ärztegruppe ein starkes Burnout-Risiko besteht[38]

Man wird depressiv, wenigstens vorübergehend. (…) Ich wundere mich, dass das so viele Ärzte aushalten.
(Allgemeinmediziner, 51 Jahre)

Generell lässt sich eine Abhängigkeit einzelner Belastungssituationen von Alter und Geschlecht der Befragten ermitteln. So stimmen Frauen einzelnen Belastungsanzeigen ebenfalls öfter zu als Männer. Sie äußern eher Unsicherheit und Hilflosigkeit und fühlen sich deutlich häufiger infolge des Sterbens von Patienten belastet: 71 % der Ärztinnen stimmen diesem Item zu, dagegen nur 53 % der Ärzte. Zusammenhänge zwischen Belastung und Berufsdauer lassen sich nicht so klar nachweisen. Der Grund dafür dürfte vor allem darin zu suchen sein, dass die Ärzte mit mehr als 20 Jahren Berufserfahrung mit einem Anteil von 66 % das Gros unserer Stichprobe bilden.

---

38 Zum Burnout bei Ärzten vgl. BERGNER, Th. (2004), S. A2332.

Abbildung 14: Gefühle in der Sterbebegleitung. Frage: In welchem Umfang spielen bei Ihnen folgende Gefühle beim Versterben von Patienten eine Rolle?
nur Antworten 1 und 2 zusammen, Antwortmodell: 1 – sehr stark ... 6 – überhaupt nicht

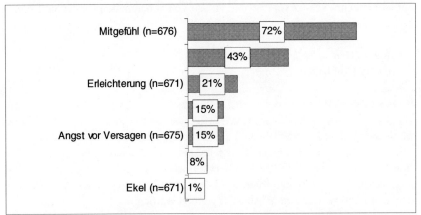

© *ZAROF* e.V. in Kooperation mit SOWIAN – J.Kaluza, sozialwissenschaftliche Analysen; 2003

Hinsichtlich des Alters der Befragten ist das Bild bei den sächsischen Hausärzten jedoch ähnlich wie bei ihren Kollegen im Krankenhaus. Mit dem Alter der Hausärzte nehmen Unsicherheit, Hilflosigkeit und Sprachlosigkeit ab. Mediziner über 55 Jahre verneinen deutlich häufiger, sie seien bei der Begleitung Sterbender unsicher, hilflos oder fänden nicht die richtigen Worte. Andererseits geben sie aber in größerem Umfang an, durch das Sterben von Patienten belastet zu sein. 22 % der über 55-Jährigen schätzen ohne Einschränkungen ein, es belaste sie sehr stark, wenn ein Patient stirbt. Die gleiche Antwort geben 17 % der 46- bis 55-Jährigen und 13 % der unter 46-Jährigen. Die älteren Ärzte meinen auch signifikant öfter, dass die Begleitung Sterbender besondere Anforderungen an sie stellt und fühlen sich stärker als andere durch diese Situation belastet. Mit zunehmender Erfahrung wachsen die "handwerklichen" Fähigkeiten der Befragten, ihre Souveränität in der Sterbebegleitung wird größer. Gleichzeitig steigt jedoch die Belastung durch das Erleben des Sterbens.

Ich bin erfahrener geworden und stehe vielen Situationen gewappnet gegenüber.
(Allgemeinmediziner, 51 Jahre)

Das lässt den Schluss zu, dass die Fähigkeiten zur Verarbeitung der Grenzsituation Sterben nicht "automatisch" mit der beruflichen Erfahrung wachsen. Die Vermutung, dass ältere Ärzte sich mehr mit dem Tod beschäftigen, weil sie eben älter und damit dem eigenen Tod näher sind, ist nicht mehr als eine Vermutung.[39] Zumindest unsere Ergebnisse widersprechen dieser Vermutung eindeutig. Die älteren Hausärzte äußern nicht mehr Angst vor dem Tod als jüngere. Es scheint, dass ihnen zunehmend weniger Mechanismen zur Verfügung stehen, das Sterben anderer angemessen zu verarbeiten. Hilfen von außen haben sie für die Bewältigung offensichtlich kaum.

ein bissel mit sich allein gelassen
(Internist, 40 Jahre)

Nicht wenige Befragte wünschen sich mehr Austauschmöglichkeiten mit Kollegen, aber den wenigsten stehen diese zur Verfügung. Hausärzte geben in geringerem Maße als z.b. ihre Kollegen im Krankenhaus an, sich gut mit Kollegen über dieses Thema austauschen zu können. Zudem hat nur eine Minderheit von ihnen Erfahrung mit Gesprächskreisen oder Supervisionen, in denen auch Sterben und Tod thematisiert werden. In den Interviews berichten Ärzte, dass auch Ärztestammtische hin und wieder zum Austausch genutzt werden.

4.2.7 Aus- und Weiterbildung

In einer mdr-Fernsehdiskussion forderte kürzlich ein Ärztevertreter, die Zugangsbestimmungen zum Medizinstudium zu überdenken: Angesichts des zu erwartenden Ärztemangels könne es nicht länger nur darum gehen, die laut Zensurendurchschnitt Jahrgangsbesten zum Medizinstudium zuzulassen, man müsse auch einen größeren Wert auf menschliche Fähigkeiten legen. Auf diese Weise kämen auch mehr junge Leute zum Studium, die hochmotiviert für den Arztberuf seien, die wirklich Menschen behandeln wollten und das auch könnten.

"Von den jungen Ärzten wird immer mehr Wissen und Können gefordert. In immer mehr Prüfungen werden sie gründlich befragt, so eingehend, dass die überforderten Studenten alle ihre Kräfte auf die kognitiven Aspekte konzentrieren müssen. Sie lernen heute vordringlich, Examina zu bestehen, zu wenig aber Patienten zu behandeln, geschweige denn, sie wirklich zu verstehen und ihnen zu

---

39   Eine solche Vermutung, wonach es älteren Mitarbeiterinnen und Mitarbeiter schwerer fiele, Sterbende zu betreuen, weil sie selbst dem Tod schon näher wären, wurde auch in den Interviews hin und wieder geäußert. SCHMIED verweist darauf, dass es für die These, dass Ältere sich mehr mit dem eigenen Tod beschäftigten, keinen Beleg gibt. Die Untersuchungen widersprechen sich in dieser Frage. Es gibt auch Ergebnisse, die das genaue Gegenteil belegen, nämlich dass Ältere und Alte weniger Angst vorm Tod haben. Vgl. SCHMIED, G. (1988), S. 79.

begegnen."[40] In der Medizinerausbildung wird bei der Behandlung tödlicher Krankheiten "im Regelfall nie davon gesprochen, dass ein Mensch auch daran stirbt".[41] "Vor dem Hintergrund der beruflichen Prägung fehlt zunächst dem Arzt nicht selten die Fähigkeit zur Auseinandersetzung mit der Perspektive Tod ..."[42]

Die Einschätzung in der Literatur ist weitgehend einhellig: Die Vermittlung von Wissen zum Thema Sterben und Tod ist im Medizinstudium weitgehend unzureichend. MUTHNY ermittelte im Jahr 1999 insgesamt 3,5 Lehrstunden, in denen Studenten explizit Wissen zu diesem Thema vermittelt wurde.[43] Die Folge ist, dass Ärzte auch nur wenig gelernt haben, mit Situationen umzugehen, die mit dem Sterben von Patienten entstehen und sich nicht ausschließlich auf medizinische Aspekte beziehen. So wünschen sich Ärzte nach MUTHNY eine Weiterbildung vor allem zu dem Thema Sterben und Tod sowie zur Gesprächsführung und zu Möglichkeiten der eigenen emotionalen Entlastung.[44]

In den Interviews wiesen die Hausärzte fast schon stereotyp darauf hin, dass das Thema Sterben und Tod kaum eine Rolle in ihrer Ausbildung spielte.

Ich weiß gar nicht, ob das überhaupt Thema war.
(Praktische Ärztin, 42 Jahre)

Befragt nach gewünschten Verbesserungen der Sterbebegleitung im häuslichen Bereich nannte knapp ein Fünftel der Befragten die Aus- und Weiterbildung für Ärzte.

Angebote der Weiterbildung zu diesem Thema müssten verbessert werden, Gesprächsführung erlernen
(Allgemeinmedizinerin)
mehr Weiterbildungsmöglichkeiten auf dem Gebiet, nicht nur fachliche/ sachliche Weiterbildung, sondern auch psychologische Begleitung
(Allgemeinmedizinerin)
bessere Ausbildung für Jungärzte in Bezug auf Sterben und Tod, psychologische Ausbildung angeraten
(Allgemeinmedizinerin)

---

40   KRUSE, S. 76; zit. nach: GAßMANN (1996), S. 197.

41   WETTRECK, R. (2001), S. 125.

42   JÄGER, E./KNUTH, A. (1996), S. 48.

43   Vgl. MUTHNY, F. A. (2001), S. 173.

44   Vgl. ebd., S. 174.

Diese exemplarische Auswahl von Meinungsäußerungen verweist auf die Probleme, die Ärzte hinsichtlich ihrer Ausbildung sehen: Neben dem Wissen zu spezifischen Fragen um Sterben und Tod mahnen sie vor allem eine Schulung ihrer Kommunikationsfähigkeiten an. Sie fühlen sich zu wenig darauf vorbereitet, mit Patienten oder Angehörigen ein Gespräch zu diesem Thema zu führen.

Zwei Fünftel der 680 schriftlich befragten Hausärzte schätzt die eigene berufliche Vorbereitung als unzureichend ein, immerhin jeder Zehnte urteilt, diese sei sehr schlecht gewesen. Erwartungsgemäß ist dieses Urteil bei jüngeren Ärzten stärker anzutreffen als bei älteren, die bestimmte Defizite durch Erfahrungen in ihrer Berufspraxis ausgleichen konnten. Während 31 % der über 55-jährigen Hausärzte eine unzureichende Ausbildung zu Fragen von Sterben und Tod beklagen, sind das bei den unter 55-Jährigen 43 %. Gerade einmal ein Viertel der unter 45-Jährigen schätzt das eigene Studium in diesem Zusammenhang als gut bzw. sehr gut ein, deutlich weniger als bei den bis 55-Jährigen (31 %) und den über 55-Jährigen (41 %)

Immerhin ein Viertel aller Befragten meint, auch in der Gegenwart zu wenig über dieses Thema und damit über die adäquate Betreuung sterbender Patienten zu wissen. Fast ebenso viele fühlen sich durch diese Situation in ihrer Arbeit belastet. Auch hier ist eine deutliche Altersabhängigkeit festzustellen. Die älteren Befragten (über 55 Jahre) schätzen zwar nur unwesentlich seltener ein, ein zu geringes Wissen zu haben, in dieser Ärztegruppe ist allerdings der Anteil derer signifikant größer, die ihr Wissen zur Begleitung Sterbender als ausreichend einschätzen. Die Einschätzung, ihre Kenntnisse reichten nicht aus, lehnen 40 % von ihnen ab, bei den jüngeren Ärzten machen das nur um die 25 %.

Anhand der Untersuchungsergebnisse lassen sich die Folgen der von den Medizinern konstatierten fehlenden Kenntnisse in der Sterbebegleitung, bestätigen. Hausärzte, die ihr Wissen selbst als unzureichend einschätzen, schildern sich auch deutlich belasteter durch die Begleitung sterbender Patienten (Tabelle 13). Sie sind unsicherer, haben in größerem Maße Kommunikationsprobleme und haben auch eher mit Ohnmachtgefühlen zu kämpfen. Zum anderen fällt auf, dass diese Ärzte die Bedingungen für die Betreuung Sterbender in ihrem Praxisbereich tendenziell schlechter einschätzen und Sterbebegleitung auch seltener als ihre Aufgabe ansehen.

Die Tabelle macht gravierende Unterschiede deutlich und belegt die Bedeutung einer ausreichenden Ausbildung zu einem solch komplizierten Bereich wie der Sterbebegleitung. Auffallend sind vor allem die Unterschiede bei der Selbsteinschätzung der Kommunikationsfähigkeiten: Der Anteil derer, die Angst äußern, bei einem Sterbenden nicht die richtigen Worte zu finden, ist unter den Ärzten mit größeren Wissenslücken fast dreimal so hoch wie bei ihren Kollegen, die ihre Kenntnisse als weitgehend ausreichend einschätzen.

Tabelle 13: Zusammenhang zwischen geringem Wissen zu Sterben und Tod und ausgewählten Belastungsfaktoren

	geringes Wissen zu Sterben und Tod		n
	Zustimmung	Ablehnung	
unsicher	29 %	7 %	672
allein	25 %	12 %	672
belastet	87 %	59 %	671
hilflos	33 %	12 %	672
sprachlos	40 %	15 %	671
Angst vor Versagen	29 %	12 %	674
Ohnmachtgefühle	21 %	12 %	670

© ZAROF e.V. in Kooperation mit SOWIAN – J. Kaluza, sozialwissenschaftliche Analysen; 2003

Die Wünsche der Mediziner nach einer gezielten Weiterbildung zum Thema sind daher nachvollziehbar. Allerdings gehören Möglichkeiten zur Weiterbildung oder zum Gedankenaustausch nicht unbedingt zum hausärztlichen Alltag. Gerade einmal zwei Fünftel der befragten Hausärzte haben an entsprechenden Weiterbildungsveranstaltungen teilgenommen, 22 % haben Erfahrungen mit Gesprächskreisen. Es kann hier nicht festgestellt werden, welchen Themen sich die Veranstaltungen widmeten. Auf jeden Fall lassen sich positive Effekte der ärztlichen Weiterbildung auf die Kommunikationsfähigkeiten konstatieren. Teilnehmer an Weiterbildungsveranstaltungen schreiben sich tendenziell bessere Kommunikationsfähigkeiten mit sterbenden Patienten zu, sie äußern seltener Angst, bei einem Sterbenden nicht die richtigen Worte zu finden.

Abschnitt V
Sterbebegleitung im häuslichen Bereich: ambulante Pflege

5.1 Vorbemerkungen

"Der Vorrang der ambulanten Versorgung vor der stationären Versorgung ist nicht nur eine generelle gesundheitspolitische Zielstellung. Sie entspricht auch weitgehend den Wünschen und Bedürfnissen Sterbender."[1] Dass die Realität dem nicht entspricht und warum Institutionen noch für eine längere Zeit in großem Umfang Orte bleibe, wo Menschen sterben, wurde in der Einleitung (vgl. Kapitel 1.2.1) umfassend erörtert. Für den Anteil der in der eigenen Wohnung Verstorbenen gibt es für den gesamten Freistaat Sachsen keine statistischen Angaben. Die amtliche Statistik weist von allen in Sachsen verstorbenen Personen nur den Anteil der im Krankenhaus Verstorbenen aus. Nach unseren Berechnungen liegt der Anteil der zu Hause Verstorbenen bei ca. einem Drittel. Unter welchen Umständen und Bedingungen diese sächsischen Bürger zu Hause versterben, ist unseres Wissens bisher empirisch kaum untersucht worden.[2]

Für die Betreuung Sterbender zu Hause gibt es in der Regel – sofern auch eine Pflegebedürftigkeit vorliegt – drei hauptsächliche Säulen. Das sind zum einen die pflegenden Angehörigen und zum anderen ambulante Pflegedienste und Sozialstationen.[3] Weiterhin bilden die Hausärzte die dritte Gruppe von hauptsächlichen Betreuern. In einer Studie des Instituts für Soziologie der Universität Freiburg wurde die Pflegebereitschaft bei Angehörigen erfasst. Demnach ziehen 30 % in Erwägung, ihre Angehörigen im Falle von Krankheit "unbedingt" bzw. "eher" selber zu pflegen. Weitere 40 % sprechen sich "unbedingt" bzw. "eher" für einen Heimaufenthalt aus.[4] Das Gros der Pflegebedürftigen (69 % im Jahr 2003) wird in Deutschland zu Hause betreut. Dabei ist festzustellen, dass der Anteil der reinen

---

1 SÄCHSISCHES STAATSMINISTERIUM FÜR SOZIALES; JUGEND UND FAMILIE (2001), S. 5.

2 In den 80-er Jahren des vorigen Jahrhunderts entstand z.B. in Leipzig eine Dissertation zur Arbeit des Hausarztes mit Hinterbliebenen. Vgl. GROSS, R. (1988).

3 Der Einfachheit halber wird im Folgenden auf die Doppelbezeichnung "Sozialstationen und ambulante Pflegedienste" verzichtet und nur die Bezeichnungen "ambulante Pflegedienste" oder "Pflegedienste" oder "ambulante Dienste" verwendet. Gemeint sind weiterhin alle Pflegekräfte aus Sozialstationen und ambulanten Diensten, die Pflegebedürftige zu Hause betreuen.

4 HOMMEL, T. (2001): Pflegebereitschaft bei Angehörigen. In: Heilberufe, Heft 2, S. 6.

Pflegegeldempfänger leicht sank und die Zahl der von Professionellen ambulant Versorgten von 2001 bis 2003 leicht stieg.[5] In Sachsen betrug dieser Anteil 72 % (1999 = 74 %).[6]

Vor dem Hintergrund enger finanzieller Möglichkeiten durch die Pflegeversicherung hat die Anleitung und Betreuung pflegender Angehöriger in den letzten Jahren erheblich an Bedeutung gewonnen. Die oftmals schwierige Situation der Angehörigen, besonders bei Pflegefällen mit Demenz, ist allgemein bekannt und auch Gegenstand empirischer Untersuchungen. In der ISGOS-Studie "Belastungen pflegender Angehöriger von Demenzkranken im häuslichen Bereich und bei Betreuungspersonen von Pflegebedürftigen in stationären Einrichtungen" von 2002 wurde unter anderem festgestellt, dass das durchschnittliche Alter der pflegenden Angehörigen knapp unter 60 Jahren und das der zu Pflegenden bei 81,8 Jahren lag. Probleme mit der eigenen Gesundheit und dem Gesundheitszustand des Betreuten setzen der Pflege zu Hause Grenzen.[7]

Nach 1990 gründeten sich im Freistaat Sachsen – wie überall in den neuen Bundesländern – Sozialstationen in kommunaler und freier Trägerschaft. Mit Einführung der Pflegeversicherung 1995 wurde die Finanzierung der ambulanten Pflege auf eine neue Grundlage gestellt und infolgedessen entstanden zusätzlich zu den bereits bestehenden Sozialstationen eine Vielzahl ambulanter Pflegedienste. Dreizehn Jahre nach der Wende war der Gesamtbestand im Freistaat Sachsen auf 892 Dienste angewachsen, die mit 12.987 beschäftigten Mitarbeitern 31.510 Personen betreuten.[8] Im Sächsischen Seniorenbericht von 2004 wird bilanziert, dass eine ausreichende Versorgung Pflegebedürftiger mit ambulanten Pflegeleistungen in Sachsen flächendeckend sichergestellt sei.[9]

In Bezug auf das Untersuchungsthema "Sterbebegleitung" nehmen die ambulanten Dienste im Zusammenspiel mit den betreuenden Hausärzten und den Angehörigen als professionell Pflegende eine Schlüsselstellung ein. Sicherlich trifft die Einschätzung für Krankenhäuser und Pflegeheime, wonach das Sterbegeschehen von *diesen* "sozialen Institutionen kontrolliert und organisiert wird"[10], bei Weitem nicht auf das Arbeitsfeld der ambulanten Dienste zu. Doch vor den Pflegekräften und deren Leitungen im ambulanten Bereich stehen fachliche und berufsethische Anforderungen, die denen der Kolleginnen und Kollegen im sta-

---

5   Pflegestatistik 2003, Deutschlandergebnisse, a.a.O., S. 3f.

6   SÄCHSISCHES STAATSMINISTERIUM FÜR SOZIALES (2004), S. 243.

7   DETTBARN-REGGENTIN, J./REGGENTIN, H. (2002), S. 8ff.

8   STATISTISCHES LANDESAMT DES FREISTAATES SACHSEN (2004), S. 12.

9   Vgl. SÄCHSISCHES STAATSMINISTERIUM FÜR SOZIALES (2004), S. 247.

10 WEBER, H.-J. (1994), S. 49.

tionären Bereich sehr ähnlich sind. Auch hier geht es um die Befriedigung von Bedürfnissen der Sterbenden, um Kompetenz in der Schmerzbeobachtung, um eine geeignete Einbeziehung der Angehörigen und anderer Kräfte. Und es geht insbesondere auch im häuslichen Bereich um die Vernetzung verschiedener Leistungen und der Schaffung von Palliative-Care-Angeboten. Wie im Krankenhaus und im Pflegeheim können ehrenamtliche Hospizhelfer in Haushalten eine wichtige Stütze sein, wenn zum Beispiel

- der Schwerkranke allein lebt,
- über die ärztliche Versorgung und die konkrete Pflegesituation hinaus psychosozialer und seelsorgerischer Betreuungsbedarf besteht oder
- die pflegenden Angehörigen Unterstützung benötigen.[11]

Dass dabei der Einsatz ambulanter Hospizhelfer von der Gesamtsituation des Sterbenden einschließlich des konkreten Hilfebedarfs und der weiteren Bezugspersonen abhängig ist, steht dabei ebenso außer Frage, wie die Notwendigkeit einer Professionalität in der Sterbesituation, die nur berufsgruppenübergreifend realisiert werden kann.[12]

Ambulante Pflegedienste greifen mit ihrer spezifischen Leistung und ihrer betrieblichen Ablauforganisation zwangsläufig in das Sterbegeschehen ein und gestalten es mit. In diesem Sinne stellen sich gleiche und ähnliche forschungsleitende Fragen wie den anderen Leistungsanbietern. In Anlehnung an das auf die Pflegeheime bezogene Zitat von WILKENING/KUNZ, wonach es notwendig ist, "das Thema Tod und Sterben (…) als einen für die Altenpflege geradezu prädestinierten Kompetenzbereich darzustellen und auszubauen"[13], kann und muss für die ambulante Pflege dasselbe gefordert werden.

5.2 Untersuchungspopulation und Sterbesituation

5.2.1 Untersuchungspopulation

Im Sommer 2003 wurden in einer Totalerhebung anhand verschiedener aktueller Adresslisten 991 Sozialstationen und ambulante Pflegedienste in Sachsen befragt. Es muss davon ausgegangen werden, dass diese Anzahl nicht der tatsächlichen entspricht. Die sächsische Pflegestatistik nennt per 31.12.2003 insgesamt 892 Dienste im Freistaat.

---

11   SÄCHSISCHES STAATSMINISTERIUM FÜR SOZIALES; JUGEND UND FAMILIE (2001), S. 11
12   Vgl. ebd., S. 12
13   Vgl. ebd.

Um Aussagen bezüglich regionaler Unterschiede treffen zu können, wurde über einen Regionalcode geprüft, ob die verschiedenen Regionen Sachsens in der Stichprobe angemessen vertreten sind. Das Bundesland Sachsen wurde gegliedert in die Großstädte (Leipzig, Dresden, Chemnitz, Zwickau), die dazugehörigen großstadtnahen Landkreise und alle anderen (eher ländlich geprägten) Landkreise in den drei Regierungsbezirken Leipzig, Dresden und Chemnitz.[14] Entsprechend der Anzahl der dort befindlichen ambulanten Dienste wurden unterschiedliche Anteile von Fragebögen verschickt (Tabelle 1).

Tabelle 1: Vergleich der versandten Fragebögen mit dem Rücklauf nach Regionalgliederung

	Pflegedienstleitungen (n = 161)	Pflegekräfte (n = 701)
1 bis 35 Pflegebedürftige	22 %	23 %
36 bis 70 Pflegebedürftige	34 %	30 %
71 bis 100 Pflegebedürftige	22 %	20 %
über 100 Pflegebedürftige	22 %	27 %

© ZAROF e.V. in Kooperation mit SOWIAN – J.Kaluza, sozialwissenschaftliche Analysen; 2003

Lediglich die Beschäftigten aus den vier Großstädten sind im Rücklauf der Fragebögen leicht unterrepräsentiert, ansonsten entsprechen die vorliegenden Stichproben weitgehend der Grundgesamtheit nach Regionen.

Im Rücklauf wurde des Weiteren überprüft, inwieweit die einzelnen Stichproben die Gesamtheit der Dienste in Sachsen vertreten Als erstes diente dazu ein *Vergleich der Trägerschaft*. Anhand der Aussagen der Pflegedienstleitungen und der Pflegekräfte verteilt sich die Stichprobe nach der Trägerschaft der Dienste wie folgt (Tabelle 2).

57 % der PDL arbeiten in privaten Pflegediensten, die im Jahr 2003 tatsächlich eine Gruppe von 67 % bildeten. Der Vergleich zeigt, dass die freigemeinnützigen in der Stichprobe über- und die privaten Dienste unterrepräsentiert sind.

Die Größe der ambulanten Dienste, gemessen an den zu Betreuenden, teilt sich in vier ähnlich große Gruppen. Ein Vergleich mit der Grundgesamtheit in Sachsen ist nicht möglich, weil die amtliche Statistik dieses Kriterium nicht ausweist. (Tabelle 3)

---

14   Vgl. dazu auch Erläuterungen in der Einleitung.

Tabelle 2: Vergleich Trägerschaft der Stichprobe 2003 mit der Pflegestatistik von Sachsen 2003

Trägerschaft	Pflegedienstleitung (n = 166) Juli 2003		Pflegepersonal (n = 827) Juli 2003		Pflegestatistik 2003[15] (N = 892 Dienste) Stand: 15.12.2003
Private	57 %		46 %		67 %
Konfessionelle*	13 %	44 %	18 %	53 %	32 %
Freigemeinnützige*	31 %		35 %		
Öffentliche	0 %		0 %		1 %

© ZAROF e.V. in Kooperation mit SOWIAN – J.Kaluza, sozialwissenschaftliche Analysen; 2003
* In der amtlichen Statistik werden die konfessionellen Dienste – den freigemeinnützigen Einrichtungen selbstverständlich zugehörend – nicht separat ausgewiesen. Durch eine Trennung in den verwendeten Fragebögen für dieses Forschungsprojekt, ist es jedoch möglich, eine Differenzierung innerhalb der freigemeinnützigen Träger vorzunehmen, wie es in weiteren Ergebnisdarstellungen auch erfolgt.

Tabelle 3: Größe der befragten ambulanten Dienste nach Pflegebedürftigen nach Angaben der Pflegedienstleitungen und der Pflegekräfte zum Zeitpunkt der Befragung Juli 2003

	Pflegedienstleitungen (n = 161)	Pflegekräfte (n = 701)
1 bis 35 Pflegebedürftige	22 %	23 %
36 bis 70 Pflegebedürftige	34 %	30 %
71 bis 100 Pflegebedürftige	22 %	20 %
über 100 Pflegebedürftige	22 %	27 %

© ZAROF e.V. in Kooperation mit SOWIAN – J.Kaluza, sozialwissenschaftliche Analysen; 2003

Zum Zeitpunkt der Befragung versorgten die Pflegedienste nach Angaben der PDL im Durchschnitt 78 Pflegebedürftige. Nach Angabe des statistischen Landesamtes beträgt dieser Durchschnittswert für Sachsen nur 36[16]. Diese Differenz erklärt sich aus der unterschiedlichen Beteiligung nach der Trägerschaft. Ein Vergleich der zu betreuenden Pflegebedürftigen nach den unterschiedlichen Trägerschaften macht sichtbar, dass die freigemeinnützigen Dienste im Landesdurchschnitt deutlich mehr Haushalte versorgen, als die privat geführten Pflegedienste. Diese stellen zwar

15   STATISTISCHES LANDESAMT DES FREISTAATES SACHSEN (2004), S. 247.
16   Ebd.

die meisten Pflegedienste in Sachsen, versorgen aber nicht automatisch die meisten Haushalte. Auch unsere Stichprobe bestätigt, dass es sich bei den Diensten privater Anbieter vornehmlich um kleinere Einrichtungen handelt. Während in der Gruppe 1 bis 35 Pflegebedürftige nur 4 Pflegedienstleiterinnen aus freigemeinnützigen Diensten kommen, sind dort aber 31 Kolleginnen und Kollegen aus privaten Einrichtungen vertreten. Bei der Gruppe der Dienste, die über 100 Pflegebedürftige betreuen, ist es umgekehrt. Hier kommen 27 Pflegedienstleitungen aus dem freigemeinnützigen Bereich, aber nur 7 aus dem privaten Sektor.

Bezüglich der Zahl des Personals (einschließlich Hilfskräfte und Zivildienstleistende) in den Einrichtungen stellen sich die zwei Befragungsgruppen wie folgt dar (Tabelle 4):

Tabelle 4: Anzahl des Personals in den Diensten nach Angaben der Pflegedienstleitungen und der Pflegekräfte zum Zeitpunkt der Befragung Juli 2003

	Pflegedienstleitungen (n = 164)	Pflegekräfte (n = 772)
1 bis 10 Personen	37 %	29 %
11 bis 20 Personen	35 %	35 %
mehr als 20 Personen	27 %	35 %

© ZAROF e.V. in Kooperation mit SOWIAN – J.Kaluza, sozialwissenschaftliche Analysen; 2003

Auch in diesem Fall ist ein Vergleich mit der Grundgesamtheit in Sachsen nicht möglich, weil nirgends erfasst bzw. dargestellt wird, wie sich die Dienste in Größenordnungen nach Personal und Pflegebedürftigen zusammensetzen. Die amtliche Statistik weist neben den Berufsabschlüssen und den Beschäftigungsverhältnissen aus, dass die Einrichtungen 2003 im Durchschnitt ca. 15 Beschäftigte[17] hatten. Nach Angaben der PDL sind das in unserer Stichprobe jedoch 18 Beschäftigte. Dieser Unterschied ist auf die gleiche Ursache zurückzuführen wie der Unterschied hinsichtlich der zu betreuenden Haushalten (siehe oben). Da die freigemeinnützigen Dienste im Allgemeinen mehr Haushalte versorgen, verfügen sie im Landesdurchschnitt auch über mehr Personal. Auf Grund ihrer stärkeren Beteiligung an der Befragung ist die durchschnittliche Beschäftigtenquote der Stichprobe etwas höher als der Landesdurchschnitt.

Beide Stichproben (Pflegedienstleitungen und Pflegekräfte) kommen gleichermaßen aus allen Regionen Sachsens, repräsentieren aber etwas stärker die freigemeinnützigen und größeren ambulanten Pflegedienste aus dem Bundesland.

17   Ebd.

14 % der Pflegedienstleitungen (das entspricht 23 Einrichtungen) teilen mit, dass sich ihr Dienst auf eine bestimmte Patientengruppe spezialisiert hat bzw. eine besondere Leistung anbietet. Neun PDL sagen, dass zu ihrer Spezialisierung die Betreuung dementer Patienten gehört. Lediglich zwei von 167 Leitungskräften nennen die Sterbebegleitung/Finalpflege als besonderes Merkmal ihres Pflegedienstes. Die folgende Übersicht zeigt die von den PDL genannten Spezialisierungen.

- Demenz (4x)
- Demenz-Patienten, Tagespflege
- Demenz, Alzheimer, Finalpflege
- Demenz; Alzheimer, Parkinson
- Diabetes, Demenz, Behinderungen, onkologische und chirurgische Fälle, Dekubitus
- Diabetiker, Karzinom-Patienten, Dialyse-Patienten, Apoplex-Patienten, MS-Patienten Demenz-Patienten

- Diabetiker, onkologische Patienten, Schmerz-Patienten, Wundversorgung, Sterbebegleitung
- Kinderkrankenpflege, Multiple Sklerose
- Tumor-Patienten
- altersbedingte Erkrankungen, Wachkoma, Portpflege, Trachealkanülenpflege
- bieten alles an SGB XI + V, Demenzerkrankungen + Behandlungspflege
- psychisch Kranke (insbes. Gerontopsychiatrie)
- Heimbeatmung
- enterale und parenterale Ernährung
- Multiple Sklerose
- Onkologie/parenterale und enterale Ernährung; Stomaversorgung, Wundversorgung
- Körperbehinderungen, neurologisch, gerontopsychiatrisch, onkologisch
- geistig und mehrfach behinderte Menschen
- körperliche Behinderungen

Zu fragen ist, ob ein Teil der aufgeführten Spezialisierungen eigentlich zum üblichen Leistungsspektrum eines jeden Pflegedienstes gehört, wie zum Beispiel die Dekubitusbehandlung. Dabei muss davon ausgegangen werden, dass der Anteil an Pflegediensten mit tatsächlichen, nachweisbaren und herausgehobenen Spezialisierungen unter 14 % liegt.

Beschreibung der Stichprobe Pflegedienstleitungen
Die Pflegedienstleiterinnen und Pflegedienstleiter arbeiten mehrheitlich seit langer Zeit in einem Pflegeberuf, über die Hälfte von ihnen bereits mehr als 20 Jahre. Mehr als 50 % der befragten PDL sind maximal seit sieben Jahre in dieser Leitungsfunktion tätig, über ein Viertel erst seit höchstens drei Jahren. (Tabelle 5)

Tabelle 5: Berufsjahre, Jahre in der ambulanten Pflege und Berufsjahre als Pflegedienstleiter/in

Berufsjahre	Pflegedienstleitungen (n = 167)
bis 5 Jahre	4 %
6 bis 10 Jahre	16 %
11 bis 20 Jahre	28 %
mehr als 20 Jahre	52 %
Jahre in der ambulanten Pflege	(n = 165)
bis 6 Jahre	26 %
7 bis 10 Jahre	28 %
11 bis 15 Jahre	22 %
mehr als 15 Jahre	24 %
Berufsjahre als Pflegedienstleiterin/er	(n = 157)
bis 3 Jahr	27 %
4 bis 7 Jahre	27 %
8 bis 10 Jahre	27 %
mehr als 10 Jahre	18 %

© *ZAROF* e.V. in Kooperation mit SOWIAN – J.Kaluza, sozialwissenschaftliche Analysen; 2003

Von den Pflegedienstleiterinnen und Pflegedienstleitern ist die absolute Mehrzahl (84 %) selbst pflegend tätig. Dabei gibt es einen sehr deutlichen Zusammenhang zur Größe des Dienstes nach Personalstärke. Je größer der Pflegedienst, desto weniger ist die Leitungskraft direkt in die Pflege eingebunden. Der Anteil der männlichen Befragungsteilnehmer ist gering, er liegt bei lediglich 4 %.

Beschreibung der Stichprobe Pflegepersonal
Der Fokus der Untersuchung zur Sterbebegleitung im Pflegeheim lag auf dem Pflegepersonal. Bei dieser Gruppe ist auch ein Vergleich mit der amtlichen Statistik möglich, der folgende Verteilung zeigt (Tabelle 6):

Tabelle 6: Vergleich der Qualifikationsstruktur der Stichprobe 2003 (Angaben der Pflegekräfte) mit der Pflegestatistik von Sachsen 2003

	Pflegekräfte (n = 792) Juli 2003	Pflegestatistik 2003[18] (N = 10.082)* Stand: 15.12.2003
Krankenschwestern/Krankenpfleger	50 %	42 %
staatlich anerkannte Altenpflegerin/Altenpfleger/Altenpflegehelfer	29 %	29 %
Krankenpflegehelferin/Krankenpflegehelfer	7 %	5 %
Kinderkrankenschwester/Kinderkrankenpfleger	4 %	3 %
ungelernt (in der Pflege bzw. artfremde, sonstige Berufsabschlüsse)	10 %	22 %
	Pflegekräfte (n = 827) Juli 2003	Pflegestatistik 2003[19] (N = 12.201)** Stand: 15.12.2003
weitere Abschlüsse (sonstige pflegerische Berufe)	19 %	17 %

© *ZAROF* e.V. in Kooperation mit SOWIAN – J.Kaluza, sozialwissenschaftliche Analysen; 2003
* ohne weitere pflegerische Berufsabschlüsse und ohne Personen in Ausbildung
** ohne Personen in Ausbildung

Es wird ersichtlich, dass der Anteil der examinierten *Kranken*pflegekräfte in der Stichprobe etwas überrepräsentiert ist. Eine Zusammenfassung der examinierten Krankenpflegekräfte (50 %) und der staatlich anerkannten Altenpflegekräfte (29 %) ergibt in der Stichprobe einen Pflegefachkräfteanteil von 79 %. Die tatsächliche Fachkräftequote lag 2003 in Sachsen bei 71 %. Hinsichtlich des Untersuchungsthemas wurden die Fragebögen unter den Pflegenden verteilt, die in der Sterbebegleitung tätig sind. Die Fachkräfte in der ambulanten Pflege tragen den Hauptanteil bei der Sterbebegleitung in den Haushalten und sind in der Stichprobe auch mehrheitlich vertreten.

Mit Blick auf das vorliegende Untersuchungsthema gaben die Pflegekräfte an, ob sie ausgewählte Weiterbildungen in Fachrichtungen absolviert haben, die für die Begleitung Sterbender von Relevanz sind. Sortiert nach Rangfolge ergibt sich dabei folgendes Bild:

18   STATISTISCHES LANDESAMT DES FREISTAATES SACHSEN (2004), S. 24.
19   Ebd.

Geriatrie (n = 765)   19 %
Palliativpflege(n = 762)   9 %
Onkologie (n = 765)   8 %
Anästhesie/Intensivmedizin (n = 776)   6 %
Hospizhelfer (n = 765)   6 %
andere (n = 523)   18 %

Unter den *anderen* Weiterbildungen finden sich vornehmlich Fachweiterbildungen, die für bestimmte Funktionen notwendig sind (z.B. Praxisanleiter, Qualitätsbeauftragte) bzw. die besucht wurden, um vertiefende Kenntnisse zu bestimmten Krankheitsbildern zu erlangen (z.B. Dekubitusbehandlung, Diabetes, Demenz). Eine kleine Gruppe von 10 % nennt Weiterbildungen mit einem Bezug zu Sterbebegleitung und Tod.

Nach Lebensalter und bisherigen Berufsjahren ist die Stichprobe geprägt von Personen mittlerer und älterer Jahrgänge sowie von Personen mit in der Tendenz kürzerer Berufserfahrung (Tabelle 7):

Tabelle 7: Lebensalter und Berufsjahre (Angaben der Pflegekräfte)

Lebensalter	Pflegepersonal (n = 819)
bis 25 Jahre	11 %
26 bis 35 Jahre	20 %
36 bis 45 Jahre	42 %
46 bis 55 Jahre	22 %
über 55 Jahre	5 %
Berufsjahre	Pflegepersonal (n = 820)
bis 5 Jahre	33 %
6 bis 10 Jahre	29 %
11 bis 20 Jahre	19 %
mehr als 20 Jahre	20 %
Berufsjahre in der ambulanten Pflege	Pflegepersonal (n = 827)
bis 2 Jahre	24 %
3 bis 5 Jahre	27 %
6 bis 8 Jahre	23 %
mehr als 8 Jahre	25 %

Die Mehrzahl der Befragten (69 %) ist über 35 Jahre alt. Hinsichtlich der Berufsjahre überwiegen in der Untersuchungsgruppe die Befragten, die bis 10 Jahre berufliche Erfahrung nachweisen können (62 %). Die durchschnittliche Verweildauer in der ambulanten Pflege liegt bei 6,6 Jahren. Das ambulante Pflegepersonal ist in der Altersverteilung ausgeglichen, verfügt aber im Durchschnitt nicht über die langjährige Berufserfahrung des Pflegepersonals in den Pflegeheimen. Die Ursachen dürften in der jüngeren Entwicklung der ambulanten Dienste zu suchen sein(vgl. 5.1 Vorbemerkungen).

Hinsichtlich des Geschlechtes und des Familienstandes gibt es unter den befragten Pflegekräften deutliche Gewichtungen. Die klare Dominanz von Frauen in den Pflegeberufen findet sich ebenso in der Stichprobe wieder. Auf Grund der niedrigen Fallzahlen können auch hier – wie bei den PDL – keine sinnvollen statistischen Berechnungen und geschlechtermäßigen Vergleiche vorgenommen werden. Die absolute Mehrheit der Befragten ist verheiratet (Tabelle 8).

Tabelle 8: Geschlecht und Familienstand

		Angaben der Pflegekräfte (n = 819)	Pflegestatistik 2003[20] (N = 12.987) Stand: 15.12.2001
Geschlecht	weiblich	95 %	92 %
	männlich	5 %	8 %
		(n = 820)	
Familientand	ledig	13 %	amtlich nicht erfasst
	verheiratet/ Lebensgemeinschaft	76 %	„
	geschieden/getrennt lebend	9 %	„
	verwitwet	2 %	„

© *ZAROF* e.V. in Kooperation mit SOWIAN – J.Kaluza, sozialwissenschaftliche Analysen; 2003

Die Untersuchungspopulation Pflegepersonal im ambulanten Pflegebereich ist geprägt von weiblichen examinierten Pflegekräften mittlerer und älterer Jahrgänge, die nur z.T. über viele Jahre Berufserfahrung verfügen und mehrheitlich verheiratet sind.

20 STATISTISCHES LANDESAMT DES FREISTAATES SACHSEN (2004), S. 12.

5.2.2 Sterbesituation im häuslichen Bereich und personelle Absicherung

Zunächst war zu erfragen, wie viele Sterbefälle es in den von den Diensten betreuten Haushalten durchschnittlich in einem Jahr gibt, um festzustellen, in welchem Umfang das Personal – auch im Vergleich mit anderen Berufsgruppen in der Versorgungsstruktur – mit sterbenden Menschen zu tun hat. Nach Angaben der PDL ergibt sich ein jährlicher Mittelwert von ca. 13 Sterbefällen pro Pflegedienst. Bei diesem Mittelwert ist zu berücksichtigen, dass in Bezug auf eine Sterbebegleitung, welche den Tod einschließt, dieser Wert real etwas niedriger sein dürfte. Die Angaben der Befragten schließen vermutlich alle Fälle ein, auch die, welche letztendlich nach Einweisung im Krankenhaus verstarben, jedoch vorher zu Hause gepflegt wurden.

60 bis 70 % der Patienten versterben tatsächlich zu Hause.
(Krankenschwester, 39 Jahre)
Mehr als die Hälfte stirbt zu Hause.
(Krankenschwester, 45 Jahre)
Ca. zehn von 50 Fällen versterben im Krankenhaus.
PDL, 46 Jahre

Der Vergleich mit den anderen Orten des Sterbens zeigt deutliche Unterschiede: Das Pflegepersonal in den Krankenhäusern hat nach Angaben der dort verantwortlichen Pflegedienstleitungen im Durchschnitt 257 Sterbefälle jährlich zu versorgen. In den Pflegeheimen sind es dagegen deutlich weniger, nämlich durchschnittlich nur 25 (vgl. auch Abschnitt II und IV).

Die Anzahl der Sterbefälle in einem Kalenderjahr variiert zwischen den Diensten erheblich. (Abbildung 1)

Ein knappes Drittel der befragten Dienste hat im Jahr bis zu fünf Sterbefälle, wohingegen bei zwei Fünfteln diese Zahl mindestens doppelt so hoch ist. Je nach Größe und Trägerschaft der Einrichtung gibt es Unterschiede in der Anzahl der Sterbefälle. Die freigemeinnützigen Dienste, die im Allgemeinen größer als die Privaten sind, haben auch mehr Sterbefälle als Letztere zu versorgen.

Für nicht wenige Haushalte sind die Pflegekräfte einzige Bezugspersonen, dort gibt es keine Angehörigen oder andere Betreuungspersonen. 17 % der Pflegekräfte erleben diese Situation in mindestens der Hälfte der Haushalte. Die Mehrheit von 72 % betreuen alleinlebende Patienten eher selten, nur 11 % haben das noch nicht erlebt.

Abbildung 1: Durchschnittliche Anzahl der Sterbefälle in einem Jahr (Angaben der PDL)

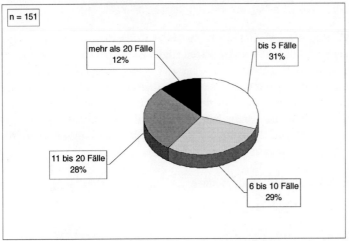

n = 151

mehr als 20 Fälle
12%

bis 5 Fälle
31%

11 bis 20 Fälle
28%

6 bis 10 Fälle
29%

© *ZAROF* e.V. in Kooperation mit SOWIAN – J.Kaluza, sozialwissenschaftliche Analysen; 2003

Im häuslichen Bereich ist es, ebenso wie im Krankenhaus und im Pflegeheim, nicht selten, dass betreute alleinstehende Patienten ganz allein versterben (Tabelle 9). Die Aussagen der Pflegenden weisen aus, dass das auf jeden siebenten Sterbenden zutrifft. Oft ist es dabei so, dass Pflegepersonen bei einem Besuch den Pflegebedürftigen tot auffinden.

Tabelle 9: Allein in ihrer Wohnung verstorbene Patienten in 2002
          (Angaben der Pflegekräfte)

	Pflegekräfte (n = 665)
kein Patient	45 %
ein Patient	20 %
zwei Patienten	19 %
mehr als zwei Patienten	16 %

© *ZAROF* e.V. in Kooperation mit SOWIAN – J.Kaluza, sozialwissenschaftliche Analysen; 2003

Die Hälfte verstirbt allein, also in der Regel dort, wo keine Angehörigen vorhanden sind. Man kommt in die Wohnung und sie liegen dort tot, schrecklich.
(Krankenschwester, 29 Jahre)

Vom vorhandenen Personal sind nur in 36 % der Pflegedienste *einige wenige* Mitarbeiter sterbebegleitend tätig. Ansonsten sind die *Hälfte* oder *annähernd alle* in diese Aufgabe involviert (Abbildung 2). Dieses Ergebnis ist gut nachvollziehbar, wenn man bedenkt, dass gerade auch kleine Pflegedienste kaum soviel personellen Spielraum haben, um immer andere Kräfte in die entsprechenden Haushalte zu schicken. Darüber hinaus ist man in der ambulanten Pflege – ebenso wie im stationären Pflegebereich – darum bemüht, dass die Pflegebedürftigen eine gewisse personelle Kontinuität erfahren.

Abbildung 2: Wie viele Mitarbeiter/-innen sind sterbebegleitend tätig
(Angaben PDL)

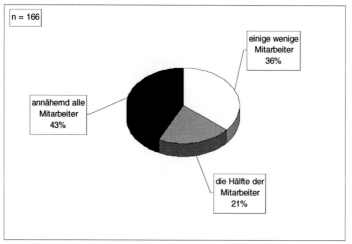

© *ZAROF* e.V. in Kooperation mit SOWIAN – J.Kaluza, sozialwissenschaftliche Analysen; 2003

Alle befragten Pflegekräfte sind selbst sterbebegleitend tätig, womit die auf das Thema bezogene relevante Gruppe in die Untersuchung einbezogen war. Unterschiedlich ist nach deren Auskunft jedoch die Häufigkeit. Gut zwei Drittel begleiten Sterbende nur *manchmal*. 12 % jedoch *häufig*. Immerhin ein Fünftel ist *fast nie* sterbebegleitend tätig. Das Ergebnis korrespondiert mit insgesamt niedrigen Fallzahlen für das Jahr 2000. Nur 7 % der Befragten hatten im Befragungsvorjahr keinen Sterbenden gepflegt (Tabelle 10).

Tabelle 10: Selbst betreute Sterbefälle in 2002 (Angaben der Pflegekräfte)

	Pflegekräfte (n = 720)
kein Sterbefall	7 %
1 bis 3 Sterbefälle	41 %
4 bis 5 Sterbefälle	24 %
6 bis 10 Sterbefälle	19 %
mehr als 10 Sterbefälle	9 %

© ZAROF e.V. in Kooperation mit SOWIAN – J.Kaluza, sozialwissenschaftliche Analysen; 2003

Knapp die Hälfte der Befragten hatte nicht mehr als drei Sterbefälle in dem genannten Zeitraum. Im Durchschnitt waren die Pflegekräfte im gesamten Jahr 2002 in 5,67 Fällen sterbebegleitend tätig. Die nicht so häufige Konfrontation mit Sterben und Tod im beruflichen Alltag spiegelte sich auch in den Interviews wider, wo die Pflegenden nur selten entsprechend Beispiele aus ihrer Berufspraxis nennen konnten.

Hinsichtlich der Absicherung der Sterbebegleitung durch die Pflegekräfte gibt es faktisch kaum personelle Alternativen. Pflegende, die allein in den Haushalten unterwegs sind, können nicht wählen, ob sie einen Sterbenden aufsuchen oder nicht. Auf die in den Heimen übliche Praxis, sich im Notfall gegenseitig zu entlasten, können ambulante Pflegekräfte so gut wie gar nicht zurückgreifen (vgl. Kapitel 5.6).

Sehr aufschlussreich sind die Aussagen der Pflegekräfte bezüglich der Beteiligung anderer Berufs- und Personengruppen an der Sterbebegleitung. Eindeutig liegt die Präsenz in der Sterbebegleitung bei den Angehörigen und dem Pflegepersonal (Abbildung 3). Die PDL urteilen in dieser Frage ähnlich.

Aufgrund ihrer begrenzten Anwesenheit in den Haushalten kann es nicht überraschen, dass nicht wenige Pflegende die Antwortvorgabe *das kann ich nicht beurteilen* wählten und keine Einschätzung der Personen in der Sterbebegleitung gaben. Das Ergebnis unterscheidet sich in dieser Frage von dem im Krankenhaus und im Pflegeheim. Die Beschäftigten in den stationären Einrichtungen bleiben bei der Begleitung Sterbender weitgehend unter sich und arbeiten vornehmlich mit Kollegen zusammen. Das ist in den Haushalten anders, dort spielen neben den Hausärzten die Angehörigen eine größere Rolle.

Abbildung 3 macht deutlich, dass auch im häuslichen Bereich das Unterstützungs- und Hilfspotenzial keineswegs ausreichend ausgeschöpft ist. Nur ein Viertel der Pflegekräfte stellt fest, die Hausärzte seien häufig in die Sterbebegleitung involviert. Das kann angesichts der Bedeutung der Ärzte bei der medizinischen Betreuung im Sterbeprozess nicht zufrieden stellen.

Abbildung 3: Beteiligung in der Sterbebegleitung nach Berufs- und Personengruppen (Angaben Pflegepersonal)
*Frage: In welchem Umfang sind folgende Personen sterbebegleitend
tätig?*
Antwortmodell: 1 – häufig, 2 – gelegentlich, 3 – gar nicht, 4 – das
kann ich nicht beurteilen

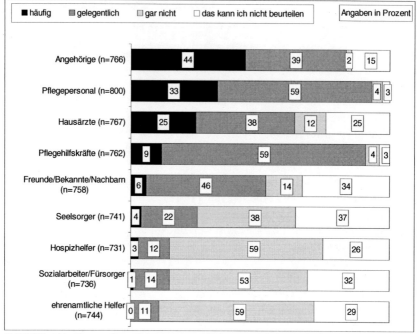

© *ZAROF* e.V. in Kooperation mit SOWIAN – J.Kaluza, sozialwissenschaftliche Analysen; 2003

*Oft höre ich: Lassen Sie mal. Die Ärzte ziehen sich zurück. Die sind ja schon so
zurückgezogen, wenn irgendetwas ist und wenn jemand stirbt erst recht. So kenne
ich das eher. Man kann schon richtig Desinteresse sagen.*
(Altenpflegerin, 22 Jahre)

Geistliche und Seelsorger spielen in den meisten sächsischen Haushalten nur eine
untergeordnete Rolle.

*Ich erlebe selten welche und wenn, dann müssen sie richtig bestellt sein und so
viel konfessionelle Leute haben wir ja nicht. Die Katholischen sind schon aktiv,
die Evangelischen weniger, da gibt es einen Unterschied.*
(PDL, 46 Jahre)

Hospizhelfer und andere ehrenamtliche Helfer sind am seltensten in der Sterbebegleitung tätig, was angesichts der geringen Verbreitung von Hospizangeboten verständlich ist.

Hinsichtlich der Trägerschaft der Dienste und der Regionen gibt es einige interessante Unterschiede. Bei den konfessionellen Pflegeeinrichtungen frequentieren ehrenamtliche Helfer und Seelsorger eher die betreffenden Haushalte. Am wenigsten ist das dort der Fall, wo private Dienste pflegen. Sozialarbeiter und Fürsorger kommen eher mit konfessionellen *und* freigemeinnützigen Diensten zusammen. Und auch bei den Hausärzten urteilen die Befragten privater Dienste am negativsten. Hier sind es wiederum die freigemeinnützigen Pflegenden (ohne konfessionelle Dienste), die Hausärzte am stärksten in der Sterbebegleitung erleben.

Bemerkenswert ist das Ergebnis im Regionalvergleich. Für keine der aufgeführten Gruppen liefern die Pflegekräfte aus den drei Regionen signifikante Unterschiede. Das heißt, auch bei den Hausärzten und dem sozialen Umfeld (Angehörige, Freunde, Bekannte, Nachbarn) unterscheidet sich in der Wahrnehmung der Pflegekräfte zum Beispiel die Großstadt nicht von den anderen Gebieten im Land. Die Vermutung, dass auf dem Land die sozialen Kontakte noch enger sind als in den Städten, kann von uns im Rahmen des vorliegenden Untersuchungsthemas nicht bestätigt werden.

5.3 Zur Praxis der Sterbebegleitung ambulanter Pflegedienste

5.3.1 Stellenwert der Sterbebegleitung in der alltäglichen Arbeit

Ich habe schon noch einmal versucht, mich damit auseinander zu setzen: was verstehe ich eigentlich unter Sterben. Ich weiß nicht, ob man das immer fokussieren sollte auf die letzten Momente, auf die zwei Tage, wo der Körper vielleicht noch kämpft und wir vielleicht das grauenhafte Bild sehen. Sterben fängt wahrscheinlich schon viel eher an. Mit sozialer Isolation, mit Vereinsamung, das ist eigentlich der erste Schritt, in meinen Augen. Die Frage ist, was können wir dagegen tun? Als Pflegekräfte im häuslichen Bereich werden wir oft diesen Ansprüchen ausgesetzt, ein familiäres Umfeld zu ersetzen, was überhaupt nicht geht. Wer, wenn nicht wir, kann sich damit auseinandersetzen, aber nicht immer zu einem befriedigenden Ergebnis.

(Inhaber eines privaten Pflegedienstes, PDL, 35 Jahre)

Diese Reflexionen des Inhabers eines privaten Pflegedienstes umreißen mit wenigen Sätzen das ganze Spannungsfeld in dem ambulante Pflege stattfindet.

Sie zeigen sowohl die Chancen als auch die Risiken und Grenzen der Sterbebegleitung zu Hause.

Eine zentrale Frage des Projektes besteht in der Bedeutung des Stellenwertes der Sterbebegleitung im Kontext der alltäglichen Arbeit. Der Stellenwert einer beruflichen Aufgabe wird über verschiedene Bedingungen und Faktoren gemessen, die mit ihr im engen Zusammenhang stehen. Dazu gehören der dafür nötige Zeitfaktor, der Aspekt der Schmerzbehandlung, die Nachvollziehbarkeit ärztlicher Tätigkeiten oder die Stellung von Sterbebegleitung im beruflichen Selbstverständnis der Pflegekräfte allgemein. Mit dem Stellenwert kann auch eine Aussage getroffen werden, in welchem Grad sich die ambulanten Pflegekräfte mit der Sterbebegleitung als berufliche Aufgabe identifizieren, den Umgang mit Sterben und Tod als der häuslichen Pflege zugehöriger Gegebenheit reflektieren. Man könnte vermuten, dass eine solche Identifikation als selbstverständlich angesehen werden kann. Wie in der Einleitung erwähnt, ist das aber nicht durchgängig der Fall. Das zeigen auch unsere Erfahrungen. Im Zuge der telefonischen Nachfassaktion unter den sächsischen Diensten wurden verschiedene Probleme erkennbar, warum sich einige Dienste nicht an der Befragung beteiligten. Neben organisatorischen, zeitlichen und hierarchischen Zwängen und Hindernissen, wurden von einigen Leitungskräften auch inhaltliche Vorbehalte gegenüber dem Thema geäußert (Auszüge aus Telefongesprächen):

Die Sterbebegleitung ist für uns kein Thema, das müssen andere machen, Theologen oder so. Dafür sind wir nicht ausgebildet. Das können wir auch gar nicht leisten, rund um die Uhr und so. Bei Sterbenden sind die Angehörigen und andere Kräfte zuständig. Wenn hier mal jemand anfangen sollte, der sich dafür interessiert, dann kann er das ja machen, aber für uns ist das eigentlich nicht so zutreffend.
(PDL)
Das Thema ist nicht relevant für uns. Sterbebegleitung wird von uns nicht durchgeführt, deshalb können wir auch nicht an der Befragung teilnehmen.
(PDL)
Die Sterbebegleitung ist für uns nicht so das Thema. Wir haben zwar Abgänge, aber dass wir dort stundenlang sitzen und Sterbebegleitung machen. Wir sind eine konfessionelle Gegend, hier wird viel von der Familie abgefangen. Und wir sind kein konfessioneller Pflegedienst. Die Patienten versterben im Kreis der Familie. Wenn wir früh kommen, sind die Patienten oft tot, so läuft das eigentlich. Deshalb haben wir auch nicht an der Befragung teilgenommen.
(PDL)
Da fehlt uns die Erfahrung, da fehlt uns der praktische Bezug.
(PDL)

Sterbebegleitung in dem Sinne haben wir hier ja nicht. Wenn unsere Patienten sterben, ist das ja meistens im Krankenhaus.
(PDL)
Gott sei Dank kommen die meisten ins Krankenhaus, insofern haben wir nicht soviel mit dem Sterben direkt zu tun. Ins Krankenhaus bringen, lässt sich am Ende ja nicht vermeiden. Bevor mir hier Angehörige Vorhaltungen machen, nicht alles versucht zu haben, bringe ich das so weg und kann alles auf das Krankenhaus schieben.
(Inhaberin eines Pflegedienstes und PDL)

Es konnte z.T. ein sehr verkürztes Verständnis von Sterbebegleitung festgestellt werden. In diesem Verständnis setzt Sterbebegleitung erst in der unmittelbaren finalen Phase ein. Da diese oft durch Krankenhausüberweisungen eingeleitet wird, fühlt man sich als häusliches Pflegeangebot nicht zuständig. Die Sterbebegleitung wird bei diesen Diensten als Aufgabe pflegerischen Handelns nahezu ausgeblendet. Es kann davon ausgegangen werden, dass dort auch keine fachliche Auseinandersetzung mit dem Thema stattfindet. Es ist nicht feststellbar, in welchem Umfang diese Auffassung unter den Pflegediensten in Sachsen verbreitet ist. Allein die Tatsache, dass sie im Rahmen einer landesweiten zufälligen Telefonnachfrage keine Ausnahme in den Begründungen für eine Nichtteilnahme bilden, sollte und müsste insbesondere für die Berufsfachverbände in der ambulanten Pflege ein Alarmzeichen sein. Denn auch wenn diese Dienste Sterbebegleitung für sich nicht als Aufgabe betrachten, so haben sie trotzdem ständig und real mit Sterbenden zu tun. Wie sieht die Sterbebegleitung in einem solchen Dienst aus?

Wie sehen die Antworten der *beteiligten* Pflegedienste zum Stellenwert der Sterbebegleitung aus? (Abbildung 4)

In allen Antwortvorgaben gibt es deutliche Mehrheiten bei den Pflegekräften. Für knapp Dreiviertel der Befragten (73 %) ist die Sterbebegleitung fester und anerkannter Bestandteil der Arbeit. Jedoch 74 % von ihnen schätzen ein, dass ihnen zu wenig Zeit zur Verfügung steht, um sich – gewissermaßen zusätzlich zu den "alltäglichen Arbeiten" – mit dem Sterbenden zu beschäftigen, mit ihm zu kommunizieren, sich ihm im Sterben zuzuwenden. Wie wichtig den Befragten diese Aufgabe ist, zeigt der sehr hohe Anteil derjenigen, die in der "seelischen Begleitung" Sterbender eine originäre berufliche Aufgabe sehen. Nur 9 % sind der Meinung, dafür seien andere Kräfte zuständig. Korrespondierend dazu erfährt nur eine Minderheit (8 %) eine Nichtanerkennung durch die Kollegen bei der seelischen Begleitung Sterbender. Das eindeutige Dilemma für die Pflegenden, das sich übrigens auch im Krankenhaus und im Heimbereich zeigte, besteht darin, einerseits eine Sterbebegleitung in einem umfänglichen Verständnis – also auch unter Einschluss der psycho-sozialen und spirituellen Seite – für sich selbst als

Aufgabe in Anspruch nehmen zu wollen und andererseits dafür nicht genügend Zeit zur Verfügung zu haben. Für leitende Pflegekräfte resultieren daraus nicht allein rein pflegeseitige Konflikte sondern auch ein wirtschaftlicher Ziel-Mittel-Konflikt, der allzu oft nur durch Kompromisse lösbar ist.

Abbildung 4: Stellenwert der Sterbebegleitung/ Pflegekräfte
Antwortmodell: 1 – trifft vollkommen zu, 2 – trifft eher zu, 3 – trifft eher nicht zu, 4 – trifft gar nicht zu

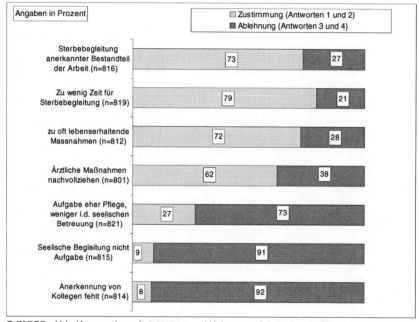

© ZAROF e.V. in Kooperation mit SOWIAN – J.Kaluza, sozialwissenschaftliche Analysen; 2003

Legende:

- Die Betreuung Sterbender ist fester und anerkannter Bestandteil meiner Arbeit.
- Die alltägliche Arbeit lässt zu wenig Zeit, um sich in Ruhe zu einem Sterbenden setzen zu können.
- Ich kann ärztliche Maßnahmen bei Sterbenden nachvollziehen, da die Ärzte diese in der Regel erläutern und begründen.
- Es kommt immer wieder vor, dass man Sterbende nicht sterben lässt, sondern zu lange lebenserhaltende Maßnahmen durchführt.
- Es ist eigentlich nicht Aufgabe einer examinierten Pflegekraft, sich um die seelische Begleitung Sterbender zu kümmern. Dafür sind andere da.
- Ich sehe meine Aufgabe bei der Begleitung Sterbender vor allem in der Pflege, weniger in der seelischen Betreuung.
- Die Begleitung Sterbender wird von den Kolleginnen und Kollegen wenig anerkannt, weil man da nur "rumsitzt und nicht richtig arbeitet".

Es gibt einen großen Konflikt, weil ein Sterbefall wird im Rahmen der bestehenden Leistungskomplexe der Pflegeversicherung nicht definiert. Das gibt es nicht. Die Pflegeversicherung definiert sich nur durch die reine Abfolge von Tätigkeiten am Patienten. Sterbebegleitung verbindet sich aber zum großen Teil über emotionale Zuwendung, über Gespräche mit Angehörigen, denen es manchmal schlechter geht, als dem, der stirbt. Dafür gibt es keinen Raum in der Pflegeversicherung. Offiziell haben wir nicht mehr Zeit für einen sterbenden Patienten, als für einen anderen Patienten. Das führt in den Raum von Gewissenskonflikten. Jeder muss in seiner eigenen Verantwortung abschätzen, muss ich jetzt z.B. den Sterbenden noch waschen. Ich komme hin, um eine ausgemachte Abfolge von Tätigkeiten zu erbringen, d.h. das definiert sich schon über den Kostenplan, über einen Pflegevertrag, das ist ja alles abgeklärt. Die Frage ist, wie viel Geschick besitze ich, um einen Sterbenden in Würde sterben zu lassen? Muss ich den jetzt von oben bis unten waschen? Oder kann ich die Zeit nutzen, um demjenigen Zuwendung zu geben. Das ist das Eine, die andere Möglichkeit besteht darin, private Zeit dranzusetzen.
(Inhaber eines Pflegedienstes und PDL, 35 Jahre)

In mehreren Interviews haben Pflegekräfte bestätigt, dass sie in ihrer Freizeit, oftmals im Anschluss an ihren Dienst sterbende Bewohner nochmals aufsuchen. Das spricht durchaus für einen hohen beruflichen Ethos und auch für menschliche Nächstenliebe, doch eine befriedigende Lösung des Problems kann das aber zweifellos nicht sein.

Ich mache noch vieles in der Freizeit. Die Kollegen meinen dann auch häufig: Du hast wohl nichts anderes zu tun. (...) Das sind ja Menschen. Wir arbeiten ja mit Menschen, und nicht hier irgendwie 'ne Maschine, die du dann irgendwann ... Weil, es gibt Leute, die so sehr lieb sind und die wachsen einem irgendwie ans Herz und da habe ich dann eben auch in der Freizeit die besucht und so. (...) Aber der größte Teil macht das nicht. Die machen ihre Arbeit und dann ...
(Pflegehilfskraft, 50 Jahre)

Mehr als jede dritte Pflegekraft (38 %) kann ärztliche Maßnahmen bei sterbenden Bewohnern eher nicht oder gar nicht nachvollziehen. Annähernd Drei Viertel von ihnen haben den Eindruck, dass man Sterbende nicht sterben lässt, sondern zu lange lebenserhaltende Maßnahmen durchführt. Diese mehrheitliche Einschätzung teilen sie mit den pflegerischen Kolleginnen und Kollegen in den Krankenhäusern (77 %) und in den sächsischen Pflegeheimen (63 %).

Die Pflegekräfte, die ärztliche Maßnahmen nicht nachvollziehen können, sind auch stärker in der Gruppe vertreten, die zu viele lebenserhaltende Maßnahmen beklagt. Was ist daraus für die Pflegepraxis zu schlussfolgern? Wie können pflegerische Maßnahmen oder pflegerisches Verhalten in einer ganzheitlichen Betreuung wirksam werden, wenn ein Teil der Pflegekräfte die medizinische Seite im Prozess des Sterbens nicht nachvollziehen kann, weil der Arzt diese nicht erläutert oder begründet? Pflegekräfte, die solche Erfahrungen sammeln, geraten in ihrer Rolle als wichtige Ansprechpartner für den Sterbenden und seine Angehörige in erhebliche Vermittlungsprobleme – sie wirken unsicher. Hier liegen eindeutig Defizite im Kommunikationszusammenhang Pflegekräfte – Mediziner. Das wird noch deutlicher, wenn man den Zusammenhang zwischen der Bewertung der Zusammenarbeit mit Hausärzten und dem Nachvollziehen ärztlicher Maßnahmen betrachtet. Pflegende, welche von einer guten Zusammenarbeit mit Hausärzten berichten, können deutlich besser ärztliche Maßnahmen beim sterbenden Bewohner nachvollziehen. Auf die Kooperations- und Kommunikationsbeziehungen zwischen Pflegenden und Ärzten wird im Abschnitt 5.4.1 näher eingegangen.

Eine Überprüfung der einzelnen Items zum Stellenwert der Sterbebegleitung in Bezug zum Alter der Befragten ergibt lediglich in der Vorgabe: "Es ist eigentlich nicht Aufgabe einer examinierten Pflegekraft, sich um die seelische Begleitung Sterbender zu kümmern. Dafür sind andere da." einen signifikanten Unterschied zwischen den Altersgruppen. Mit Zunahme des Alters, wird diese Vorgabe in der Tendenz stärker bejaht.

Bezüglich der *Trägerschaft* gibt es bei den Indikatoren für den *Stellenwert* nur in einer Antwortmöglichkeit Unterschiede. Bei den konfessionellen Häusern ist die Zustimmung für die Vorgabe "Voraussetzungen für würdevolles Sterben gegeben" etwas höher, als bei den anderen Trägerformen. In dieser Vorgabe gibt es auch einen Zusammenhang zur Größe des Wohnbereiches. Je größer der Wohnbereich (Bettenzahl), indem die Pflegekraft arbeitet, desto geringer fällt ihre Zustimmung aus.

Dem Umgang mit Sterbenden über die beschriebenen Faktoren wurde ein hoher Stellenwert von den Pflegekräften in den ambulanten Diensten zugewiesen. Das kann nicht gleichgesetzt werden mit den realen Umsetzungsmöglichkeiten, wie aus den Aussagen der Pflegekräfte immer deutlich wird.

Als ein wichtiger Indikator für die Bewertung des Stellenwertes der Sterbebegleitung in der alltäglichen Arbeit kann das Vorhandensein eines Pflegestandards angesehen werden. In Diskussionen mit Pflegekräften zeigte sich wiederholt deren Vorbehalte bzw. ihre Unsicherheit gegenüber einer "standardisierten" Sterbebegleitung. Mit dem Argument, dass Sterben eines Menschen sei einmalig und entzöge sich somit einem genormten, einheitlichen Vorgehen seitens der Pflegekräfte, wird das Nichtvorhanden- oder Nichtnötigsein eines Standards begründet.

Der mit einem *Standard* generell verbundene Ansatz trifft auch für die Sterbebegleitung zu. Entscheidend ist doch, ob sich ein Pflegedienst intern, in welcher Form auch immer, mit dem Thema Sterben und Tod explizit auseinandergesetzt hat. Das bedeutet nicht allein eine unterschriebene Dienstanweisung zu einer Hygienevorschrift oder zu Formalien des Umgangs mit Hausärzten und Bestattungsinstituten umzusetzen, sondern die fachlich-pflegerische Aufarbeitung dieses Themas im Praxisbetrieb.

Es geht dabei nicht um einen normierten Standard, der auf jeden sterbenden Patienten anzuwenden ist, sondern um ein gemeinsames Grundverständnis, um einen pflegerisch-fachlichen Konsens über den man sich in einem Pflegedienst verständigt hat. Ein selbst erarbeiteter Standard dazu wäre so gesehen nur das Resultat eines vorangegangenen Meinungsbildungsprozesses, in dem für eine ambulanten Pflegedienst zunächst grundlegende Fragen aufzuarbeiten wären, wie zum Beispiel:

- Wie erfolgt bei uns die Auseinandersetzung mit Sterben und Tod? Ist das nur ein Thema am Rand oder eine berufliche Herausforderung, die uns alle angeht?
- Wie organisieren wir die Pflege und Betreuung beim Sterbenden?
- Inwieweit verfügen wir bei uns in der Pflege über Palliative-Care-Kompetenz? Gibt es Bedarf und Interesse nach Fortbildung auf diesem Gebiet?
- Wo liegen unsere Ressourcen und externen Möglichkeiten zur Verbesserung der Praxis der Sterbebegleitung?

Ein so verstandener Standard ist offen für Veränderungen und für Neues. Der Beliebigkeit des informellen Austausches unter den Pflegekräften – der natürlich fortbesteht – wird damit eine fachlich-professionelle Grundlage hinzugefügt.

Es gibt einen Standard, ja. Der ist im Qualitätshandbuch verankert und wird individuell auf den Bewohner angewandt. Für die Neuen ist das sehr hilfreich, die müssen da rein gucken.
(Altenpflegerin, 22 Jahre)

In thematischen Qualitätszirkeln oder anderen geeigneten Formen kann der Standard weiterentwickelt werden. Insbesondere für junge und neue Mitarbeiter kann er nötige Orientierung und Halt geben. Eine strikte Ablehnung jeglicher Verbindlichkeiten und fachlicher Übereinkünfte delegiert das gesamte Lösungsspektrum zu den Fragen von Sterben und Tod in den informellen, von Traditionen geprägten Bereich der Ablauforganisation eines Pflegedienstes. Es obliegt der Pflegekraft, mehr oder weniger so zu verfahren oder sich so zu verhalten, wie es im Dienst bisher "üblich" war, wenn ein Patient stirbt. Hier wird nichts hinterfragt und der vorhandene Status unreflektiert fortgeschrieben. Aus diesem Verständnis heraus kann sich kein professioneller Umgang mit Sterbenden und ihren Angehörigen in der stationären Altenpflege entwickeln.

Es gibt richtige Richtlinien, es steht irgendwo geschrieben, selbst erarbeitet. Wo sich die Leute dran zu halten haben. Da steht drin, was zu tun ist, wenn sie tot sind. Zur Sterbebegleitung an sich, da steht nichts, da ist man auf sich selbst gestellt. Die Pflege Sterbender, dazu gibt es nichts. Das setzt die Leitung voraus.
(Krankenschwester, 29 Jahre)
Direkt Standards für den Umgang mit Sterbenden gibt es nicht, bleibt mehr jedem selber überlassen. Ansonsten ist der Umgang mit Sterbenden abhängig von der Persönlichkeit der jeweiligen Schwester, eine kann mit der Problematik besser umgehen, die andere weniger.
(Altenpflegerin, 48 Jahre)
So weit ich weiß, gibt es so was, ob sich jemand daran hält, kann ich Ihnen auch nicht sagen.
(Altenpfleger, 31 Jahre)

Nach Angaben der Pflegedienstleitungen und der Pflegekräfte ambulanter Pflegedienste in Sachsen verfügen diese im Jahr 2003 zu 49 % über einen Pflegestandard zur Sterbebegleitung. Im Vergleich mit den Pflegebereichen im Krankenhaus (26 % im Jahr 2000) und den Pflegeheimen (61 % ebenfalls im Jahr 2000) liegen die ambulanten Pflegedienste gewissermaßen im Mittelfeld. Damit wurde die nominelle Verbreitung dieser Standards für Sachsen ermittelt. Zur Nutzung oder zur Qualität dieser Standards können keine Aussagen getroffen werden. Im Kontakt mit befragten Einrichtungen und Interviewten konnte jedoch festgestellt werden, dass die vorliegenden Unterlagen in Quantität und Qualität sehr differieren.

Einen Standard für die Sterbebegleitung gibt es, der ist teilweise hilfreich. Man bringt auch viel selber mit rein.
(Altenpflegerin, 22 Jahre)
Der Standard wurde im Pflegedienst selbst erarbeitet und in das Qualitätshandbuch übernommen. Der wird dem neuen Pflegepersonal nahe gebracht.
(PDL, 60 Jahre)

Des Weiteren kann der beste Standard nur wirksam werden, wenn die betroffenen Pflegekräfte ihn auch nutzen, mit ihm arbeiten. Von den Qualitätsbeauftragten der Geschäftsführung in die Häuser gestellte Sammelordner mit unzähligen Pflegestandards gehören dabei zu einer ineffizienten Praxis, die auch in Sachsen anzutreffen ist. Bemerkenswert ist in diesem Zusammenhang nämlich, dass 26 % der Pflegekräfte nicht wissen, ob der Pflegedienst in dem sie arbeiten über einen Pflegestandard zur Sterbebegleitung verfügt.

Die Größe der Pflegedienste, deren Trägerschaft oder die Region stehen nicht im Zusammenhang damit, ob ein Pflegestandard vorhanden ist oder nicht.

Zu den in diesem Kapitel bearbeiteten Variablen gehörte auch "Es kommt immer wieder vor, dass man Sterbende nicht sterben lässt, sondern zu lange lebenserhaltende Maßnahmen durchführt". Die Möglichkeit eines anderen Umganges mit Sterbenden im Spannungsfeld von Selbstbestimmung und Patientenautonomie einerseits und Fürsorgepflicht und gesetzlichen Rahmenbedingungen andererseits eröffnen sich mit Patientenverfügungen und Vorsorgevollmachten. Zu deren Verbindlichkeit und Geltungsbereich wird gegenwärtig nicht nur in Deutschland intensiv zwischen verschiedenen gesellschaftlichen Gruppierungen diskutiert. Unlängst hat die von der Bundesregierung eingesetzte interdisziplinäre Arbeitsgruppe "Patientenautonomie am Lebensende" ihren Bericht vorgelegt, in dem die aktuellen ethischen, rechtlichen und medizinischen Aspekte von Patientenverfügungen in Thesen zusammengefasst worden sind.[21] Mit gutem Grund, wenn man sich allein das Befragungsergebnis der professionellen Pflegenden in den ambulanten Pflegediensten dazu anschaut. 72 % der Pflegekräfte erleben eine Praxis, wonach es immer wieder vorkommt, dass man Sterbende nicht sterben lässt, sondern zu lange lebenserhaltende Maßnahmen durchführt. Patientenverfügungen und Vorsorgvollmachten können helfen, das Geschehen um und mit dem Sterbenden für alle Beteiligten zu erleichtern. Welche Rolle spielen Patientenverfügungen mittlerweile in den sächsischen Haushalten?

Tabelle 11: Existenz von Patientenverfügungen und Vorsorgevollmachten (Angaben PDL)
Frage: Wie oft haben Sie im Jahr 2002 von Patienten oder deren Angehörigen Patientenverfügungen/Vorsorgevollmachten vorgelegt bekommen?

	gar nicht	höchstens 3x	4 – 10x	11 – 20x	21 – 30x	mehr als 30x
Patienten-verfügungen	48 %	38 %	12 %	1 %	1 %	-
Vorsorge-vollmachten	34 %	36 %	23 %	4 %	1 %	2 %

© *ZAROF* e.V. in Kooperation mit SOWIAN – J.Kaluza, sozialwissenschaftliche Analysen; 2003

Ob diese Verfügungen nun nach geltendem Recht verfasst und somit überhaupt anwendbar sind, kann hier nicht kommentiert werden. Fakt ist, Patientenverfügungen sind keine Randerscheinungen (mehr). D.h., gerade unter dem Eindruck der derzeitigen Unsicherheiten im Umgang mit schriftlichen Verfügungen, benötigen auch Pflegekräfte Kenntnis und Rechtssicherheit auf diesem Gebiet.

21   Vgl. Patientenautonomie am Lebensende (2004).

5.3.2 Behandlung von Sterbenden

Bei der Behandlung Sterbender lag das Augenmerk der Untersuchung auf dem Umgang der Pflegekräfte mit sterbenden Patienten. Dazu gehören eine allgemeine Beurteilung, ob Sterbende im wesentlichen wie alle anderen behandelt werden, ob es möglich ist, Wünsche zu erfüllen, die nicht zu den vertraglich vereinbarten Leistungen gehören. Wird das Personal des Weiteren der besonderen Situation Sterbender gerecht, indem es beispielsweise auch in der Freizeit Haushalte mit sterbenden Patienten aufsucht? (Abbildung 5)

Abbildung 5: Behandlung Sterbender (Angaben Pflegekräfte, PDL)
> *Frage: Wie behandeln Sie sterbende Patienten? (PK)* bzw. abgewandelt für die PDL: *Bitte schätzen Sie ein, in welchem Umfang folgende Aussagen auf die Pflegekräfte Ihres Pflegedienstes zutreffen!*
> Antwortmodell: 1 – trifft vollkommen zu, 2 – trifft eher zu, 3 – trifft eher nicht zu, 4 – trifft gar nicht zu

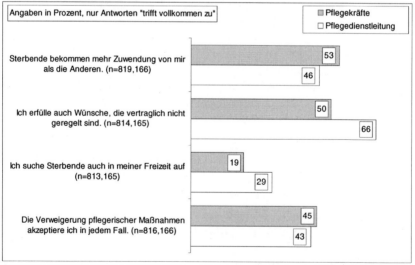

© *ZAROF* e.V. in Kooperation mit SOWIAN – J.Kaluza, sozialwissenschaftliche Analysen; 2003

In den sächsischen Pflegediensten ist nach Auskunft der Pflegeleitung und der Pflegekräfte ein großes Bemühen verbreitet, Wünsche von Sterbenden zu erfüllen. Nimmt man die Ergebnisse der Antwortvorgabe "trifft eher zu" noch hinzu, dann ergeben sich deutliche Mehrheiten dafür, Sterbenden mehr Zuwendung zu geben, eventuelle Pflegeverweigerungen zu akzeptieren und Wünsche zu erfüllen, die nicht zu den vertraglich vereinbarten Leistungen gehören. Bei der Antwortgabe "Wenn ich es für notwendig halte, suche ich sterbende Patienten auch in meiner Freizeit auf" scheiden sich die Meinungen der Pflegekräfte. 56 % von ihnen stimmen dem eher nicht oder gar nicht zu. Die andere Gruppe von 44 % besucht Pflegebedürftige auch außerhalb der Dienstzeit.

Die Angehörigen rufen an, man geht von sich aus noch mal gucken. Man macht ja da eben nicht drei oder vier Einsätze am Tag, man macht dann fünf oder sechs.
(Krankenschwester, stellv. PDL, 33 Jahre)
Bevorzugung der Sterbefälle sollte nicht sein, aber die Schwestern nehmen sich etwas mehr Zeit. Freizeit wird dafür genutzt, das ist ein menschliches Gebot. Es kommt schon vor, dass die private Person dabei draufzahlt, nicht der Pflegedienst, sie opfert ihre Freizeit.
(Krankenschwester, 32 Jahre)

Pflegedienstleitungen und Pflegekräfte der ländlichen Regionen stimmen in der Tendenz am stärksten zu, wenn es um die Frage geht, ob Pflegebedürftige auch in der Freizeit aufgesucht werden. Die Vertreterinnen und Vertreter der sächsischen Großstädte lehnen diese Aussage am häufigsten ab. Eine Prüfung nach Altersgruppen zeigt, dass vor allem jüngere Befragte (bis 35 Jahre) weniger bereit sind, ihre Freizeit für dienstliche Belange zu opfern.

In vielen Interviews wurde von Leitungs- und Pflegekräften darauf hingewiesen, dass Sterbende eine besondere Bedeutung (vergleiche Kapitel 5.3.1 Stellenwert) haben und dass versucht wird, sie trotz aller Probleme bevorzugt zu behandeln.

Man versucht die Zeiten rauszuschieben und bei anderen zu kürzen. Dass man eine längere Zeit beim Sterbenden zu Verfügung hat. Oder man geht nachmittags nach dem Dienst hin, das weiß die Leitung auch nicht unbedingt. Der Sterbende bekommt mehr Zuwendung. Unsere Leitung unterstützt das aber auch.
(Krankenschwester, 29 Jahre)
Je schlechter die Situation wird, desto mehr wendet man sich dem Sterbenden schon zu. Und dann überschreitet man auch den geplanten Rahmen.
(Krankenpfleger, 24 Jahre)

Die Wünsche Sterbender bewegen sich in einem geringen inhaltlichen Spektrum. Zu den nicht erfüllbaren, aber selten vorkommenden Wünschen zählen Pflegekräfte die direkte Aufforderung nach aktiver Sterbehilfe. Im Unterschied zu den Befragungen im Krankenhaus und in den Pflegeheimen wurde in der zweiten Untersuchungsphase eine Frage nach dem Wunsch um Sterbehilfe aufgenommen.

11 % der Pflegekräfte antworten, dass es oft vorkommt, dass Patienten ihnen gegenüber den *Wunsch nach aktiver Sterbehilfe* äußern.

Sie sagen schon mal: Schwester P. legen Sie mir ein Kissen auf den Kopf, ich will nicht mehr. Das würde ich nie tun, aus rechtlichen und moralischen Gründen lehne ich das ab.
(Krankenschwester, 29 Jahre)

Bei 58 % kommt das manchmal vor und ein knappes Drittel hat diesen Fall noch nie erlebt. In einem offenen Antwortteil konnten die Befragten erläutern, worin sie die Gründe dafür sehen und wie sie diesem Wunsch begegnen, was auch 489 Pflegekräfte nutzten.

Am häufigsten nannten die Pflegekräfte hier Schmerzen (277 Nennungen) und die Angst vor Schmerzen. Weitere Gründe sind der Wunsch nach Erlösung, Beendigung einer unheilbaren Krankheit bzw. eines langen Leidensweges; Lebensmüdigkeit, Selbstaufgabe, Enttäuschung, Einsamkeit, Hoffnungslosigkeit und Depressionen. Sehr häufig wurde angegeben, dass die betreffenden Personen anderen nicht zur Last fallen wollen oder dass sie ihre Abhängigkeit von anderen Menschen nicht mehr ertragen können (97 Nennungen).

Mir ist mal eine Frau auf Knien im Korridor hinterhergekrochen und hat gebettelt, geben Sie meinem Mann eine Spritze. Was wollen Sie denn da machen?
(PDL, 33 Jahre)

In deutlicher und nahezu geschlossener Einmütigkeit lehnt das ambulante Pflegepersonal aktive Sterbehilfe ab. Die Reaktionen auf diesen Wunsch sind jedoch unterschiedlich. Die größte Antwortgruppe sucht das motivierende, aufbauende Gespräch (162). Die folgende Aufzählung beinhaltet alle weiteren Antwortmuster nach der Häufigkeit ihrer Nennungen:
- allgemeine Ablehnung ohne Begründung (55x)
- Intensivierung von Pflege bzw. Zuwendung (35x)
- Bemühungen um Intensivierung der Schmerzbehandlung (32x)
- Intensivierung des Austausches und der Zusammenarbeit mit anderen Personen (31x)
- Verständnis zeigen, aber trotzdem ablehnen (25x)
- Ablenkung, Gespräch in eine andere Richtung lenken (21x)
- Ablehnung mit Verweis auf den gesetzlichen Hintergrund in Deutschland (16x)
- Hilflosigkeit (13x)
- Ablehnung mit religiösem Hintergrund (11x)
- Ablehnung mit ethischer Begründung (2x)

Von insgesamt 827 Pflegekräften (Größe der Stichprobe) sprachen sich nur 8 mit der Begründung, dass es bei manchen Fällen besser wäre, für aktive Sterbehilfe in Deutschland aus. Die Befürworter aktiver Sterbehilfe umfassen im ambulanten Pflegepersonal somit eine Gruppe von nicht einmal 1 %.

Ob die angezeigten Reaktionen immer angemessen sind, kann aus unserer Untersuchung heraus natürlich nicht beurteilt werden. Nachdenklich jedoch stimmen Ablehnungen ohne Begründungen, Ablenkung vom Thema, der bloße Verweis auf die Gesetzeslage und die anzutreffende Hilflosigkeit. Im ambulanten Pflegepersonal Sachsens gibt es deutliche Anzeichen für Unsicherheit im Umgang mit dieser schwierigen Frage. Auch dieses Thema sollte Gegenstand eines fachlichen Austausches im Pflegedienst und darüber hinaus auch in den Berufsfachverbänden sein und eventuell auch Eingang in einen Pflegestandard finden.

Im Folgenden sollen Pflegeverweigerungen näher betrachtet werden. 13 %, also mehr als jeder zehnte Befragte, wählen die Antwortvorgaben "trifft eher nicht zu" oder "trifft überhaupt nicht zu". Das heißt ein nicht unerheblicher Teil des Pflegepersonals in den Pflegeheimen geht nach eigenem Bekunden eher nicht auf den Wunsch auf Verweigerung der Pflegehandlung ein und führt die ihm aufgetragenen Arbeiten aus.

Man versucht auf den Patienten einzugehen und doch zu überreden ein bisschen, Grundpflege schon noch machen zu dürfen.
(Krankenschwester, 39 Jahre)

Die Mehrzahl akzeptiert jedoch die diesbezüglichen Wünsche der Sterbenden und beschränkt sich auf einige wenige, aber nötige Verrichtungen:

Während meiner Zeit in der Onkologie hatte ich sehr viele Tote. Mein ganzes geistiges Bild hat sich verändert. Sterbende müssen nicht jeden Tag gewaschen werden. Wenn ich die Augen, das Gesicht, die Hände und die Zähne, wenn das sauber ist, dann fühlen die sich manchmal wie wir uns frisch geduscht fühlen im Sommer. Ich muss die nicht jeden Tag schrubben (...) Ich sage halt einfach, dass die Bedürfnisse des Patienten an aller erster Stelle stehen. Und wenn der sagt, ich will nicht, dann will er nicht.
(Krankenschwester, 27 Jahre)
Wenn der Patient partout nicht will, und ich merke, ne, nichts zu machen, da lasse ich's auch. Also, zwingen tue ich nicht.
(Krankenschwester, 47 Jahre)
Das habe ich schon gehabt. Das war eine Pflegestufe 3. Ich bin abends zum Waschen gekommen. Die Frau wollte das unbedingt, dass ich den Mann wasche und ihn auf den Stuhl setze. Dem Mann tat es schon weh, nur wenn man ihn leicht berührte.

Da habe ich zu der Frau gesagt: Das mache ich nicht. Das bereitet Ihrem Mann
starke Schmerzen. Ich mache nur das Notwendigste. Dann gehe ich zum Hausarzt
und melde das. Da habe ich also nicht das volle Programm durchgezogen. Dann
ist der Arzt gekommen und am gleichen Abend ist der Mann verstorben.
(Altenpflegerin, 40 Jahre)

Pflegeverweigerungen werden eher in den ländlichen Gegenden akzeptiert als in
den Landkreisen der Großstädte und den Großstädten selbst. Hier stellt sich die
Frage, was aus der Sicht der Pflegenden richtig und vertretbar ist. Was kann Sterbenden an Pflege zugemutet werden? Wo liegen die Grenzen der Pflege und wer
definiert diese? Allein zu diesen Fragen gibt es Diskussions- und Klärungsbedarf
in den Pflegediensten, wie das Befragungsergebnis zeigt. Doch auch für weitere Untersuchungen, im engeren auch für die Pflegeforschung, ergeben sich daraus Anknüpfungspunkte.

Pflegeverweigerung wird akzeptiert, so steht es im Pflegestandard. Auch die
PDL steht da hinter mir – das ist schwierig für eine Pflegekraft. (…) das ist ein
Konflikt, weil es ja einen Auftrag und eine Leitung gibt. Man könnte auch unter
dem Vorwurf der Kollegen stehen, dass man keine Lust zu arbeiten hat, nur
Händchen hält – man muss selbst ein Bewusstsein dafür entwickeln, um das zu
machen, was für den Patienten am besten ist.
(Krankenschwester, 50 Jahre)

Die Behandlung Sterbender wird wesentlich geprägt von den zeitlichen und
qualifikatorischen Rahmenbedingungen. Zum einen, stehen den handelnden
Personen – Angehörige, Hausärzte und – Pflegepersonal zeitliche Ressourcen zur
Verfügung, um eine gute Sterbebegleitung absichern zu können? Und zum anderen ist die Befähigung der Helfer zu nennen, Sterbende zu betreuen. Die Pflegekräfte nahmen dafür eine Selbst- und Fremdeinschätzung vor (Abbildung 6).

Das Pflegepersonal attestiert sich selbst in der Tendenz eher gute qualifikatorische Voraussetzungen, um mit Sterbenden angemessen umgehen zu können.
Während bei dem Fragekomplex zum Stellenwert der Sterbebegleitung bereits
festgestellt wurde, dass knapp 80 % der Befragten eher keine Möglichkeit sehen,
sich zu einem Sterbenden zu setzen, schätzt nur die Hälfte des Pflegepersonals
das Zeitbudget für Sterbende als eher zufriedenstellend ein. Noch ungünstiger fällt
die Fremdeinschätzung der zeitlichen Verfügbarkeit für die Hausärzte aus. Knapp
jede fünfte Pflegekraft beurteilt die fachlichen Voraussetzungen der Hausärzte als
ungenügend. Hinsichtlich einer Einschätzung der Angehörigen ist das sogar gut
jeder zweite Befragte. Auf die Angehörigen wird in diesem Zusammenhang näher
im Abschnitt 5.4.3 eingegangen.

Abbildung 6: Bedingungen für die Gewährleistung einer humanen und würdevollen Sterbebegleitung (Angaben der Pflegekräfte)

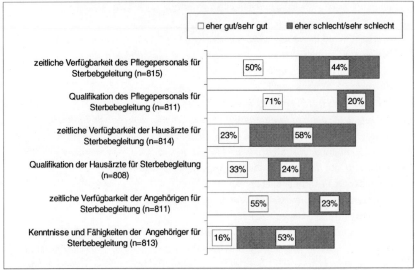

© *ZAROF* e.V. in Kooperation mit SOWIAN – J.Kaluza, sozialwissenschaftliche Analysen; 2003
Anmerkung: Fehlende Prozent bis 100 stehen für die Antwort "das ist mir nicht bekannt".

Regional betrachtet, gibt es in diesen Fragen keine Unterschiede. Interessant sind
aber auffällige Abhängigkeiten von der Trägerschaft. Die Pflegekräfte privater
Dienste bewerten die zeitlichen und qualifikatorischen Voraussetzungen des Pflegepersonals und die fachlichen Voraussetzungen der Hausärzte in der Tendenz
positiver, als die Pflegekräfte aus freigemeinnützigen und konfessionellen Diensten.
     Die Aussagen der PDL sind in diesen Fragen ähnlich. Die zeitliche Verfüg-
barkeit des Pflegepersonals schätzt das Leitungspersonal allerdings schlechter
ein, die qualifikatorischen Voraussetzungen jedoch etwas besser als das Personal
selbst.
     In einer anschließenden offenen Frage bestand die Möglichkeit, die mit den
Bedingungen in Verbindung stehenden Defizite zu benennen. Pflegekräfte gaben
dazu 250 und Pflegedienstleitungen 76 Antworten, aus denen folgende Zitate
ausgewählt wurden.

Sterbebegleitung wird oft ehrenamtlich von den Pflegekräften übernommen, da
in der täglichen Planung keine Zeit dafür ist – nur für die reinen pflegerischen
Maßnahmen; Angehörige sind oft selbst alt oder berufstätig.
(Pflegekraft, Fragebogen 77)

Kein anerkannter Teil unserer Arbeit; Sterbebegleitung ist noch immer rein "fakultativ" und wird weder von den Kassen bezahlt noch überhaupt eingeplant (es sei denn, es ist dem Pflegedienst selbst wichtig).
(Pflegekraft, Fragebogen 488)

Hausärzte sind manchmal zu zurückhaltend mit Schmerzmedikamenten; Angehörige sind zu wenig aufgeklärt, haben Angst (Tabuthema); kaum ambulante Schmerztherapeuten (für Hausbesuche).
(Pflegekraft, Fragebogen 123)

Die Ärzte setzen sich erst im Ernstfall mit der Sterbebegleitung auseinander. Haben Angst vor der Konfrontation mit Sterbenden und dem Tod als Endgültiges.
(Pflegekraft, Fragebogen 431)

Zeitmangel durch vorgeschriebene Pflegezeiten durch die Krankenkassen; Verfügbarkeit der Hausärzte nach den Sprechzeiten nicht immer.
(Pflegekraft, Fragebogen 711)

Desinteresse der Gesellschaft dem Sterben gegenüber.
(Pflegekraft, Fragebogen 822)

Qualifizierung der Mitarbeiter z.T. nicht möglich, da Kosten für die Weiterbildung viel zu hoch. Angehörige müssten durch qualifiziertes Personal geschult werden. Viele können mit "Tod" nicht umgehen. Intensivere Ausbildung mit höherem Stundenvolumen sollte über Ministerium gefördert werden. Pflegepersonal sollte mehr Einfluss auf Entscheidungen beim Arzt nehmen können, da diese öfter beim Patienten sind und die Situation anders einschätzen! Zusammenarbeit zwischen Arzt und Personal lässt oft zu wünschen übrig (Budget der Ärzte!)
(PDL, Fragebogen 21)

Fasst man die in der Abbildung 6 dargestellten wesentlichen Bedingungen für die Gewährleistung einer humanen und würdevollen Sterbebegleitung und die Begründungen der Befragten zusammen, so wird deutlich, dass hier erhebliche Defizite vorliegen.

Abschließend ging es darum zu überprüfen, inwieweit die räumlichen Bedingungen in den Haushalten aus der Sicht des Pflegepersonals geeignet sind, die Betreuung und Versorgung eines sterbenden Menschen in guter Qualität sicher zu stellen. Darüber hinaus, sollte ermittelt werden, wie gut oder wie schlecht die Haushalte mit Pflegehilfsmitteln ausgestattet sind. Das Ergebnis ist nicht so eindeutig positiv, wie man das in Anbetracht der Verbesserung der Wohnsituation vieler Bürger in den letzten Jahren vielleicht erwartet hätte (Tabelle 12).

Tabelle 12: Räumliche Bedingungen in den Haushalten und Ausstattung mit Pflegehilfsmitteln (Angaben Pflegepersonal)

	sehr gut	eher gut	eher schlecht	sehr schlecht	das kann ich nicht beurteilen
räumliche Bedingungen (n=798)	4 %	66 %	24 %	1 %	5 %
Ausstattung mit Pflegehilfsmitteln (n=800)	11 %	67 %	18 %	2 %	3 %

© ZAROF e.V. in Kooperation mit SOWIAN – J.Kaluza, sozialwissenschaftliche Analysen; 2003

Anmerkung: Die PDL schätzen die räumlichen Bedingungen etwas besser (2 % und 75 % mit "sehr gut" und "eher gut") als ihre Pflegekräfte ein.

Immerhin ein Viertel der Pflegekräfte ist der Meinung, die räumlichen Bedingungen in den privaten Haushalten Sachsens sind eher ungünstig. Dabei scheint die entscheidende Frage zu sein, ob es möglich ist, ein Pflegebett in der Wohnung aufzustellen. Die Befragten reflektieren schlechte Bedingungen auch unter dem Aspekt der Arbeitsbedingungen für den Pflegedienst, wie im folgenden Fall durch die PDL eines Pflegedienstes in einer sächsischen Großstadt beschrieben:

Meistens sind die Haushalte nicht geeignet. Die Wohnungen sind meistens sehr klein, wir haben Probleme ein Pflegebett aufzustellen. Das liegt hier am Wohngebiet, das liegt am Stadtteil, das sind ehemalige Arbeiterwohnungen und die sind relativ klein. Ist schon beschwerlich, wenn derjenige auf der Couch liegt oder im niedrigen Ehebett. Das ist für uns dann körperlich sehr schwer.
(PDL, 46 Jahre)
Mit den Pflegebetten das klappt nicht immer, besonders in einigen Altbauten ist es schwierig.
(Inhaberin eines Pflegedienstes, PDL, 31 Jahre)

Andererseits gibt es eine deutliche Mehrheit von insgesamt 70 %, die einschätzt, hinsichtlich einer Versorgung ist die räumliche Situation in den Haushalten gut. Wie bei der Wohnsituation, wo auch soziale Differenzen zum Tragen kommen, spielt es sicherlich auch bei den Hilfsmitteln eine Rolle, ob sich der Haushalt weitere Dinge für die Pflege eines Sterbenden leisten kann.

Die Ausstattung in den Haushalten ist manchmal belastend. Viele Leute schlafen auf der Couch, das ist für Patienten und die Pflegekraft nicht gut. Man versucht dann schon einzuwirken, dass sich Patienten ein Bett oder wenigstens eine Liege kaufen.
(Krankenschwester, 45 Jahre)

Das größte Problem bezüglich der Ausstattung mit Pflegebetten und generell der Ausstattung mit Pflegehilfsmitteln sehen die Pflegekräfte jedoch in den langwierigen Genehmigungsverfahren durch die Kostenträger. Die Wartezeiten auf ein Pflegebett sind zu lang, Genehmigungen erfolgen oft erst nach Widersprüchen, Gutachter kommen nicht bzw. zu spät, sodass Patienten in der Zwischenzeit bereits verstorben sind.

Für Pflegehilfsmittel muss man betteln, das muss dem Arzt gegenüber knallhart begründet sein, der Arzt muss das gegenüber der Kasse begründen. Die Kassen sind langsam und streng.
(Krankenschwester, 27 Jahre)

Auch wenn eine nachträgliche Einstufung in eine höhere Pflegestufe mittels Akteneinsicht vorgenommen wird und der Pflegedienst nachträglich seine Leistung bezahlt bekommt, für die Sterbesituation selbst, wo die Ausstattung oftmals schnell benötigt wird, ist die Situation unbefriedigend. Während das nötige Equipment in Krankenhäusern und Pflegeheimen einfach vorhanden ist, besteht hier für den häuslichen Bereich noch erheblicher Regulierungsbedarf. Von 158 Antworten zu einer offenen Frage bezogen sich allein 88 auf diese Probleme. Weitere Pflegekräfte sehen die Ursachen für Defizite auch in der Unkenntnis vieler Angehörigen, die nicht wissen, was ihnen eigentlich zusteht bzw. was es überhaupt für Möglichkeiten der Erleichterung der Betreuung gibt. Aber auch Ärzte werden in diesem Zusammenhang kritisiert, die ungenügend verordnen oder schlecht beraten, weil sie der Meinung sind, dass Pflegehilfsmittel etc. nicht mehr nötig seien.
    Die Defizite in den Haushalten können nach Auskunft der Pflegenden wie folgt zusammengefasst werden:

1. räumliche Bedingungen
    - Wohnung zu eng
    - Ofenheizung
    - schlechte Ausstattung der Wohnungen

2. Kassen/Ärzte
    - keine Genehmigung von Hilfsmitteln
    - Genehmigungsverfahren ist zu lang
    - Ärzte verschreiben keine Hilfsmittel
    - allgemeine Bürokratie

3. Probleme mit Angehörigen und Patienten
  - wollen keine Hilfsmittel, Pflegebetten etc.
  - können oder wollen sich Hilfsmittel nicht leisten

4. Information von Angehörigen und Patienten
  - zu wenig bekannt über Hilfsmittel
  - Angehörige müssen mehr informiert werden

Günstige räumliche Bedingungen und eine gute sachliche Ausstattung sind nicht zu unterschätzende Kriterien für eine gute Versorgung Sterbender in der Häuslichkeit. Neben den zeitlichen und den qualifikatorischen Rahmenbedingungen, einer optimalen Schmerzbehandlung, worüber im folgenden Abschnitt zu berichten sein wird, können auch die räumlich-sachlichen Rahmenbedingungen nicht als durchgängig positiv eingeschätzt werden, wie das Befragungsergebnis zeigt. In der Schwesternschaft gibt es diesbezüglich das Bedürfnis nach Gestaltung:

Erfahrungsgemäß kann im häuslichen Bereich fast alles möglich gemacht werden, wenn man ein bisschen kreativ ist.
(Pflegekraft, Fragebogen 257)

Abschließend wurden die Befragten mit verschiedenen Bedingungen konfrontiert, die sie einschätzen sollten. Einzelne bisher erhobene Werte stellen sich dabei noch etwas problematischer dar, wenn die Pflegekräfte die konkrete, eigene Situation zur Antwortgrundlage nehmen sollten (Abbildung 7).
  Während bei der Frage nach der zeitlichen Verfügbarkeit des Pflegepersonals die Hälfte einschätzte, die sei eher gut bzw. sehr gut, so ergibt sich bei der Frage nach dem *eigenen* Zeitbudget folgendes Bild. 81 % der Pflegekräfte bilanzieren mangelnde Zeit für die Betreuung Sterbender. Und während 53 % der Pflegenden (PDL sogar 62 %) bei den Angehörigen ungenügende Fähigkeiten und Kenntnisse sehen, so ist der Anteil derer, die die Angehörigen häufig überfordert erleben noch höher – er liegt bei 84 % (bei den PDL 85 %). Weitere Auswertung zu den Angehörigen befindet sich im Abschnitt 5.4.3.
  Auch bezüglich der qualifikatorischen Voraussetzungen gibt es eine Spezifizierung. Nur 20 % waren der Meinung, diese Voraussetzungen sind beim Pflegepersonal allgemein eher schlecht und sehr schlecht gegeben. Die Frage nach dem *eigenen* Wissen über Sterben und Tod beantworten 38 % negativ. Die Antworten zu den Pflegehilfsmitteln und den Pflegestufen können nach dem Vorherigen nicht überraschen. 95 % der PDL sind der Ansicht, dass die Pflegestufen sterbender Patienten zu niedrig sind. Die Antwortmöglichkeit "trifft vollkommen zu" wählen sogar 75 %. Fast alle befragten Pflegedienstleiterinnen (97 %) ma-

chen die Erfahrung, dass die Einstufung auf höhere Pflegestufen durch den MDK zu lange dauert.

Abbildung 7: Situationen in der ambulanten Pflege (Angaben der Pflegekräfte) (Antwortmodell: 1 – trifft vollkommen zu ... 6 – trifft überhaupt nicht zu)

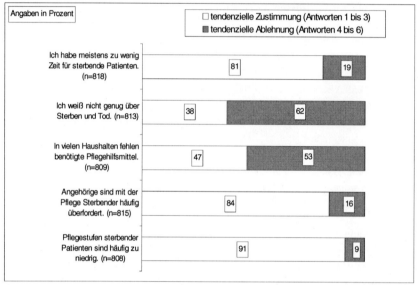

© *ZAROF* e.V. in Kooperation mit SOWIAN – J.Kaluza, sozialwissenschaftliche Analysen; 2003

Mit einer thematischen Konzentration auf wesentliche Bedingungen und Faktoren müssen für den ambulanten Pflegebereich und deren elementare Arbeitsgrundlage Probleme und Defizite festgestellt werden, die für das Bundesland dringend in Angriff genommen werden müssen, damit sich die Begleitung von Sterbenden in der heimischen Wohnung als Alternative überhaupt entwickeln kann.

5.3.3 Thema Schmerzen

Das Thema Schmerzen nimmt im Zusammenhang mit der Begleitung sterbender Menschen zweifelsohne eine zentrale Stellung ein. Selbst wenn es gelingt, rundum günstige Bedingungen für den Sterbenden zu schaffen, wenn es nicht gelingt die Schmerzen zu lindern, kann von einer guten Qualität der Sterbebegleitung nur sehr bedingt die Rede sein. Die konsequente Schmerzausschaltung bzw. Schmerzreduktion ist eines der grundlegenden Bedürfnisse des sterbenden Patienten. Ein (negativer) Ausdruck dafür ist die Tatsache, dass die Angst und die

Vermeidung von Schmerzen als wichtigste Gründe für den Wunsch nach aktiver Sterbehilfe genannt werden.

Die ambulante pflegerische Versorgung unterscheidet sich von der stationären dadurch, dass das Pflegepersonal den Pflegebedürftigen nur kurzzeitig zur Verrichtung der vereinbarten Pflegeleistungen sieht und somit die Schmerzbeobachtung erheblich eingeschränkt ist. Die Pflegkräfte sind hier wesentlich häufiger auf die Mitarbeit pflegender Angehöriger angewiesen.

Zunächst war zu überprüfen, wie hoch im Durchschnitt der Anteil der Schmerzpatienten ist, die von den Pflegediensten versorgt werden. (Tabelle 13)

Tabelle 13: Schmerzpatienten allgemein und sterbende Schmerzpatienten
(Angaben der PDL)

	bis 5 Patienten	34 % der Dienste
Schmerzpatienten allgemein	6 bis 10 Patienten	24 % "
	11 bis 20 Patienten	16 % "
	mehr als 20 Patienten	26 % "
	0 und 1 Patient	23 % der Dienste
sterbende Schmerzpatienten	2 bis 4 Patienten	24 % "
	5 bis 10 Patienten	37 % "
	mehr als 10 Patienten	16 % "

© ZAROF e.V. in Kooperation mit SOWIAN – J.Kaluza, sozialwissenschaftliche Analysen; 2003

Im Mittel betreuen sächsische Pflegedienste 18 Schmerzpatienten pro Pflegedienst. Der Anteil der Schmerzpatienten mit infauster Prognose ist niedriger, er liegt im Durchschnitt bei 8 Patienten. Knapp ein Viertel der ambulanten Pflegedienste versorgt im Durchschnitt höchstens nur einen sterbenden Schmerzpatienten, während über die Hälfte fünf und mehr solcher Patienten versorgt. Das heißt, die Erfahrungen der Pflegekräfte mit sterbenden Schmerzpatienten sind sehr unterschiedlich.

Die Pflegekräfte wurden mit der Frage konfrontiert, wie oft es vorkommt, dass bei Sterbenden Schmerzen nur unzureichend gelindert werden können. Für die schriftliche Untersuchung ging es letztendlich darum, ein Spektrum an Erfahrungen mit dem Schmerzgeschehen in den Heimen zu erfassen. Die befragten Pflegekräfte urteilen zu 45 %, dass eine unzureichende Schmerzlinderung "weniger häufig" vorkommt. Die Mehrzahl wählt für sich die Antwortmöglichkeit "gar nicht" oder "weniger häufig" (Abbildung 8).

Abbildung 8: Unzureichende Linderung von Schmerzen bei Sterbenden
(Angaben der Pflegekräfte)
*Frage: Häufig leiden Sterbende unter starken Schmerzen. Wie oft
kommt es vor, dass bei sterbenden Patienten die Schmerzen nur unzureichend gelindert werden können?*

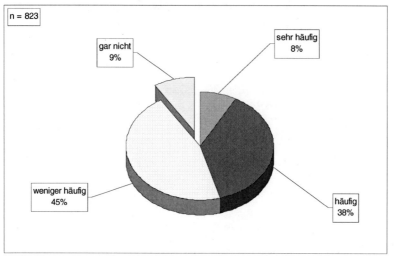

© *ZAROF* e.V. in Kooperation mit SOWIAN – J.Kaluza, sozialwissenschaftliche Analysen; 2003

46 % der Schwestern und Pfleger in den ambulanten Pflegediensten haben das
Empfinden, in ihrem Haus kommt es "sehr häufig" bzw. "häufig" vor, dass Schmerzen bei Sterbenden unzureichend gelindert werden.

*60 bis 70 % der Sterbefälle sterben mit starken Schmerzen. Therapie an sich
wird nicht durchgeführt. Es werden Tropfen pauschal verschrieben. Vielleicht
aus finanziellen Gründen, ich weiß es nicht. Ich habe schon gehört, dass man
sich vor Augen halten soll, dass der Patient in der Finalphase ist und da gehört
es dazu, dass der Patient dann schreit. Das sagen Ärzte. Das gehört zu gewissen
Diagnosen dazu. Das habe ich schon erlebt. Die Schmerzbehandlung erfolgt
sporadisch, wer am lautesten schreit, der kriegt auch was, so ungefähr. Der
Einsatz von BtM-Rezepten ist sehr gering. Eigentlich gibt es dafür keinen Grund.
Ärzte begründen das mit dem Budget bzw. es lohnt sich nicht mehr.*
(Krankenschwester, 29 Jahre)
*Schmerztherapie ist ein ganz schwieriges Feld. Ich glaube es wissen zu wenige
Ärzte um diese Thematik. Es gibt eine Reihe von Schmerzpatienten, wo man
sagt, das wären die klassischen Schmerzpatienten, die eigentlich unbefriedi-*

gend eingestellt sind. Das liegt in erster Linie an den Medizinern. Sie haben einfach zu wenig Kenntnis davon.
(Inhaber eines ambulanten Pflegdienstes, PDL, 35 Jahre)
Wie soll ich das sagen, ich bin da einfach total wütend. Ich rufe an und sage dem geht's schlecht, der liegt im Sterben. 'Na was wollen Sie denn erwarten bei dem Alter.' Ich frage Ärzte in einem solchen Fall, ob sie bei ihrem Vater auch so reagieren würden, da sind sie dann meist doch einsichtig (…) Alte werden schlechter behandelt. Und wenn man alt ist, dann ist man dement. Und wenn dement ist, dann ist man verwirrt. Und wenn man verwirrt ist, dann ist man ein bisschen dumm im Kopf und da merkt man die Schmerzen eh nicht so. Und die bilden sich das nur ein. Das ist ein bisschen menschenfeindlich.
(Krankenschwester, 27 Jahre)
Fälle, wo direkt Therapie durchgeführt wird, das ist die Ausnahme. Alle anderen werden bezüglich der Schmerzen so auf Zuruf behandelt. Nehmen Sie Einfluss? *Ja, einige Ärzte reagieren, andere sagen bloß: Geben Sie mal zwei Gelonida und da ist gut. Das sind die Ärzte, die auch sagen: es gibt Dinge, die erledigen sich von selbst.*
(Krankenpfleger, 34 Jahre)

Die Schmerzlinderung sterbender Bewohner in den betroffenen Haushalten ist nach dem Urteil der Pflegenden unzureichend. Diese Feststellung kann durch ein weiteres Befragungsergebnis bestätigt werden. Pflegedienstleitungen und Pflegekräfte sollten einschätzen, ob es zutrifft, dass viele Patienten *keine* angemessene Schmerzbehandlung bekommen (Tabelle 14).

Tabelle 14: Viele Patienten erfahren keine angemessene Schmerzbehandlung (Angaben der PDL und der Pflegekräfte)

	1 trifft voll kommen zu	2	3	4	5	6 trifft überhaupt nicht zu
PDL (n = 165)	68 %			32 %		
Pflegekräfte (n = 804)	58 %			42 %		

© *ZAROF* e.V. in Kooperation mit SOWIAN – J.Kaluza, sozialwissenschaftliche Analysen; 2003

Jeweils die Mehrzahl beider Befragungsgruppen stimmt der Aussage zu, dass viele Patienten keine angemessene Schmerzbehandlung bekommen. Das Ergebnis korrespondiert mit dem zur unzureichenden Schmerzbehandlung.

In diesem Zusammenhang gibt es keine signifikanten Unterschiede zwischen den drei Regionen, der Trägerschaft, dem Alter der Befragten oder der Größe der

Pflegedienste. Als hochsignifikant erweisen sich dagegen die Zusammenhänge zwischen den Antworten zur *unzureichender Schmerzbehandlung,* der *Güte der Zusammenarbeit mit den Hausärzten* und dem *Verständnis ärztlicher Maßnahmen* am Patienten. Je besser die Zusammenarbeit mit den Hausärzten ist, desto größer ist das Verständnis ärztlicher Maßnahmen bei den Pflegekräften und desto seltener wird eine unzureichende Schmerzlinderung konstatiert. Das belegt noch einmal die hohe Bedeutung des Hausarztes im Betreuungsteam.[22]

Diese kritischen Ergebnisse finden ihren Niederschlag auch in der Verwendung von Medikamenten, die unter das Betäubungsmittelgesetz (BtM) fallen. Nur 42 % der Pflegekräfte geben an, dass bei sterbenden Schmerzpatienten diese Medikamente zur Anwendung kommen (Tabelle 15).

Tabelle 15: Vorgabe: Viele Patienten erfahren keine angemessene Schmerzbehandlung (Angaben der Pflegekräfte und der Hausärzte)

	häufig	gelegentlich	gar nicht	nicht bekannt
Pflegekräfte				
Schmerzpatienten allgemein (n = 795)	11 %	67 %	9 %	13 %
sterbende Schmerzpatienten (n = 733)	42 %	38 %	5 %	15 %
Hausärzte				
Schmerzpatienten allgemein (n = 680)	24 %	74 %	3 %	-*
sterbende Schmerzpatienten (n = 674)	94 %	6 %	0,3 %	-*

© ZAROF e.V. in Kooperation mit SOWIAN – J.Kaluza, sozialwissenschaftliche Analysen; 2003
* Den Hausärzten stand diese Antwortmöglichkeit nicht zur Verfügung.

Eine relativ große Gruppe von 15 % der ambulanten Pflegekräfte hat keine Kenntnis darüber, ob bei Sterbenden mit Schmerzen Medikamente verordnet werden, die unter das Betäubungsmittelgesetz fallen. Auffallend ist der Unterschied in den Aussagen der Pflegekräfte und der Hausärzte. Worin könnte dieser verursacht sein? Es konnte ein eindeutiger Zusammenhang zwischen der Qualität der Zusammenarbeit mit den Hausärzten und der Nachvollziehbarkeit ärztlicher Maßnamen beim Sterbenden auf der einen Seite und der Beurteilung der Verbreitung von BtM-Rezepten auf der anderen festgestellt werden. Wie bereits oben bei der Thematik "unzureichende

---

22   Vgl. dazu MANUAL PALLIATIVMEDIZIN (2004).

Schmerzlinderung und angemessene Schmerzbehandlung" wird auch hier das Ergebnis von der Qualität der Zusammenarbeit mit den Hausärzten beeinflusst.

Als ein Problem erscheint uns, dass nur 12 % der befragten Pflegekräfte von Schmerzmessungen bei sterbenden Patienten berichten können. Schmerzmessungen sind ein wichtiges Instrument zur Schmerzerfassung, das offensichtlich in Deutschland nach wie vor unterschätzt wird

Schmerztagebücher werden von Patienten selbst geführt, soweit sie es noch können. Natürlich ist das Aufwand, aber hilfreich ist es schon.
(PDL/Inhaberin eines Pflegdienstes, 31 Jahre)

Auch wenn man bedenkt, dass Schmerzmessungen nicht immer möglich sind (z.B. bei komatösen Patienten), so ist ihre geringe Verbreitung, die in unserem Befragungsergebnissen zum Ausdruck kommt, bedenklich. Jede fünfte Pflegekraft kennt keinerlei Form der Schmerzmessungen. Betrachtet man die Gruppe der Pflegepersonen näher, die Schmerzmessungen durchführen fällt auf, dass das *Gespräch* mit dem Patienten absolut überwiegt. Andere Formen wie zum Visuelle Analogskalen (VAS), sogenannte Schmerzthermometer, und Schmerzprotokolle werden kaum genutzt. Etwa jede zehnte Pflegekraft kennt Schmerzprotokolle aus ihrer täglichen Praxis, die VAS sind sogar nur 2 % der Befragten bekannt. Hier liegen erhebliche Potenziale in der Schmerzbehandlung Sterbender im häuslichen Bereich, die vor allem von Seiten der Ärzte verschenkt werden.

Eine der Grundvoraussetzungen für das Gelingen einer Schmerztherapie sind ungestörte, von Ressentiments freie Kommunikationswege zwischen pflegerischem Dienst und Hausärzten, die letztendlich medizinische Schritte veranlassen müssen. Deshalb war in der Untersuchung zu klären, ob Pflegekräfte von ihrer Leitung angehalten werden, auf die Ärzte hinsichtlich der Schmerztherapie Einfluss zu nehmen. Das Ergebnis dazu ist eindeutig. 89 % der Pflegedienstleitungen halten ihre Pflegekräfte dazu an, bei Bedarf dem Arzt gegenüber auf eine angemessene Schmerztherapie Einfluss zu nehmen.

Wir machen Vorschläge. Wir müssen da vorsichtig sein, die Ärzte lassen sich da nichts vorschreiben. Wir müssen in der Formulierung einfach vorsichtig sein. Viele Ärzte sind dankbar und reagieren dann entsprechend und viele sagen auch, na gut, schauen wir mal und warten wir mal ab. das ist unterschiedlich.
(Inhaberin eines Pflegedienstes, PDL, 31 Jahre)
Ja, das machen sie. Einerseits haben wir auch die Informationspflicht und manchmal gelingt es auch, Ärzte zu animieren, gewisse Entscheidungen zu treffen. Die Reaktionen sind unterschiedlich. Es gibt Ärzte, wo man sich als Partner, als Kooperationspartner fühlt und es gibt die Ärzte, da hat man das Gefühl, dass

man stört, dass man Bittsteller ist. Dabei kommt man ja eigentlich im Interesse des Patienten und nicht als Pfleger.
(Inhaber eines Pflegedienstes, PDL, 35 Jahre)

Eine Minderheit (11 %) der Pflegedienstleitungen der sächsischen Pflegedienste tut dies allerdings nicht. Das Recht auf eine Einflussnahme durch die Pflegenden leiten die meisten Leitungskräfte aus der Pflegephilosophie oder dem Pflegeleitbild ihres Pflegedienstes ab. Dem Patienten, insbesondere dem Sterbenden, ein Wohlbefinden bis zum Tod zu gewährleisten, ist ein ethischer Anspruch, der sich in beruflicher Verpflichtung äußert. Die Befragten betonen die Wichtigkeit einer weitest gehenden Schmerzfreiheit im Sterbeprozess. Sie erleben Patienten, bei denen unter einer optimalen Schmerztherapie ein spürbarer Abbau von Ängsten beobachtet werden kann. Schmerzfreiheit schafft Erleichterung und ermöglicht eine bessere Kommunikation. Schmerzfreiheit ist aus der Sicht der Pflegedienstleiter nicht nur ein vorrangiges Bedürfnis sterbender Patienten, sondern auch deren Recht. Den Pflegekräften kommt hier eine besondere Verantwortung zu. Die am häufigsten genannte Begründung, warum es legitim ist, auf die Hausärzte bezüglich der Schmerzbehandlung Einfluss zu nehmen, ist die besondere Stellung des Pflegepersonals. Schwestern und Pfleger haben den engeren, intensivieren Kontakt zum Patienten. Sie erleben den Sterbenden kontinuierlich über längere Zeiträume, oft haben sie ein enges, persönliches Verhältnis zu einzelnen Patienten. Durch eine gezielte Schmerzerfassung werden die pflegenden Personen zu den wichtigsten Informanten für die Ärzte, besonders, wenn die gewohnte (verbale) Kommunikation nur sehr eingeschränkt möglich ist.

Pflegedienstleitungen berichten von einer guten Zusammenarbeit zwischen Pflegekräften und Hausärzten mit dem Ziel, die Schmerzbehandlung bei sterbenden Patienten zu verbessern.

Der Arzt ließ sich von mir heute gerade in seiner Praxis berichten, wie es beim Patienten mit den Schmerzen aussieht. Da meinte er, wir fangen jetzt an mit Morphin und da machen wir die und die Einheiten. Wenn Sie merken, dass es gar nicht anschlägt, machen sie früh so und abends die Einheit. Also er überlässt uns das schon. Wir fragen nach, aber er sagt zum Beispiel, wenn die Dosis nicht anschlägt, gehen Sie zehn höher. Da müssen wir auch nicht diskutieren. Wir haben die Überlassung vom Arzt. Der ärztliche Verordnungsschein wird bei der Krankenkasse eingereicht. (…) Heute Abend gehe ich wieder zu diesem Patienten. Morgen früh bin ich wieder beim Hausarzt, er wird mich fragen, wie es anschlägt oder brauchen wir noch ein Schmerzpflaster zur Unterstützung. Die-

ser Arzt bemüht sich sehr um Schmerzfreiheit. Er meint, wir haben die Möglich-
keiten, wir müssen die Leute nicht leiden lassen.
(PDL, 33 Jahre)

Einige Leitungs- und Pflegekräfte kritisieren jedoch die Hausärzte hinsichtlich des Einsatzes von Schmerzmitteln.

Es wird immer schlimmer, denke ich. Die Einflussnahme war da. Also, wenn wir
zum Arzt gegangen sind, ..., es ist ja auch, die letzten Jahre zu beobachten,
heute wird kaum noch Morphium gespritzt oder mit Morphium gearbeitet, so im
häuslichen Bereich überhaupt. Das haben wir früher alles gehabt, das ist alles
zurückgegangen.
(Krankenschwester, stellv. PDL, 33 Jahre)

Die Pflegekräfte wurden nicht gefragt, ob sie der Anweisung der PDL Folge leisten oder nicht, sondern ihnen wurde die Frage gestellt: "Ein sterbender Patient hat starke Schmerzen und Sie meinen, dass ihm mehr oder stärkere Schmerzmittel verabreicht werden müssten. Versuchen Sie in einem solchem Fall, auf den behandelnden Arzt Einfluss zu nehmen, um die Schmerzen des Patienten zu lindern?" 88 % der Pflegenden bejahen diese Frage. Nur eine absolute Minderheit antwortet mit "nein", sei es weil geglaubt wird, sich hier kein Urteil erlauben zu können oder "weil der Arzt das auch nicht akzeptieren würde".

Interessant ist in diesem Zusammenhang, wie die Hausärzte im Allgemeinen auf die Intervention der Pflegekräfte reagieren. Auch hier gibt es wieder eine Differenz in der Wahrnehmung zwischen den Pflegekräften und den Ärzten. Während 71 % des Pflegepersonals die Erfahrung machen, dass die Ärzte Hinweise des Pflegepersonals in jedem Fall überprüfen, sind 99 % der Hausärzte überzeugt davon, das zu tun. Umgekehrt ist das Verhältnis bei der Option, diesen Hinweisen von Fall zu Fall nachzugehen. Hier glauben wesentlich mehr Pflegekräfte als Hausärzte, dass das passiert. Die Ärzte räumen sich selbst eine höhere Bereitschaft zur Beeinflussung bezüglich Intensität und Umfang der Schmerzbehandlung ein, als die Pflegekräfte ihnen einräumen. Am wenigstens überzeugt davon, dass sich die Ärzte in diesen Fragen beeinflussen lassen, sind interessanterweise die PDL, die ja ihre Pflegekräfte zu einer Intervention ermutigen.

Geprägt wird dieses Befragungsergebnis erneut von der Qualität der Zusammenarbeit mit den Hausärzten und der Möglichkeit, ärztliche Maßnahmen bei Sterbenden nachzuvollziehen. So bescheinigen Pflegekräfte den Ärzten – die Intensität und Umfang der Schmerzbehandlung in der Regel allein entscheiden – auch eine schlechtere Zusammenarbeit. Schwestern und Pfleger dagegen, die ärztliche Maßnahmen nachvollziehen können und die eine eher gute Zusammenarbeit mit den Hausärzten pflegen, erleben es häufiger, dass Hausärzte Hinweise des Pflegepersonals in jedem Fall überprüfen und ihnen auch eher nachgehen.

Bei einem weiter gefassten Verständnis der Schmerzproblematik im Sinne von totalem Schmerz ("total pain"[23] nach CICELY SAUNDERS), das sich nicht auf das physische Symptom Schmerz und die pharmakologische Schmerztherapie beschränkt, öffnet sich erst das umfassendere Anforderungsschema für die Pflegenden in der ambulanten Pflege. Das beginnt damit, Schmerzäußerungen ernst zu nehmen und zu würdigen. Das Verständnis von Schmerz als *totalem Schmerz* integriert auch die Notwendigkeit der Erhebung einer Schmerzanamnese, die Sammlung von Informationen über die Familiensituation und zum Beispiel auch die Anwendung komplementärer Verfahren zur Schmerzlinderung durch die Pflegekräfte.

Die folgende Tabelle dokumentiert die Häufigkeit der Darreichungsformen von Schmerzmedikamenten und den Verbreitungsgrad verschiedener Formen der der nichtmedikamentösen Schmerzbehandlung.

Tabelle 16: Darreichungsformen von Schmerzmedikamenten und nichtmedikamentöse Formen der Schmerzbehandlung in der ambulanten Pflege (Angaben der Pflegekräfte)

Darreichungsformen (nur Antworten „ja")			
oral	82 %		
rektal	33 %		
transdermal (Schmerzpflaster)	95 %		
subkutan	74 %		
intravenös	19 %		
Schmerzpumpe	18 %		
Nichtmedikamentöse Formen der Schmerzbehandlung			
	ja	nein	das ist mir nicht bekannte
Wärmebehandlung	28 %	42 %	30 %
Kälteanwendung	22 %	45 %	32 %
Massage/Gymnastik	35 %	39 %	26 %
elektrische Stimulation	11 %	53 %	36 %
Akupunktur	4 %	60 %	35 %
radiologische Behandlung	20 %	47 %	33 %
chirurgische Behandlung	25 %	42 %	33 %
Psychotherapie	24 %	45 %	31 %

© *ZAROF* e.V. in Kooperation mit SOWIAN – J.Kaluza, sozialwissenschaftliche Analysen; 2003

5.4 Kooperations- und Kommunikationsbeziehungen

5.4.1 Zusammenarbeit mit anderen Einrichtungen und Berufsgruppen

Bereits bei der Frage, wer aus der Sicht der Pflegenden sterbebegleitend tätig ist (vgl. Abb. 3) wurde ersichtlich, dass das Pflegepersonal in den Haushalten neben den Angehörigen die Hauptverantwortung trägt. Im Weiteren ging es nun um die Erfassung der Zusammenarbeit und deren Qualität aus der Sicht der Pflegedienstleitungen. (Abbildung 9)

Abbildung 9: Zusammenarbeit mit Institutionen und Personen
(Angaben der Pflegekräfte, alle Angaben in Prozent)
Antwortmodell: 1 – sehr zufrieden, 2 – eher zufrieden, 3 – eher unzufrieden, 4 – sehr unzufrieden, 5 – kenne ich nicht/gibt es nicht

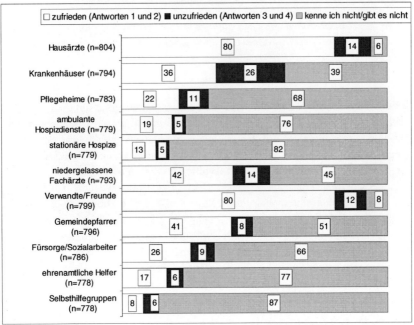

© ZAROF e.V. in Kooperation mit SOWIAN – J.Kaluza, sozialwissenschaftliche Analysen; 2003

23 Der Begriff des totalen Schmerzes erfasst die Mehrdimensionalität des Schmerzes. Hinter dem Symptom des Schmerzes als Alarmsignal des Körpers können viele andere Botschaften verborgen sein. Wie es physische, psychische, soziale und spirituelle Bedürfnisse Sterbender gibt, so gibt es auch adäquat vier Schmerzebenen.

Viele Pflegekräfte kennen kein hospizliches Angebot und können sich demzufolge auch nicht weiter dazu äußern. Weitergehende Fragen dazu (vgl. Abschnitt 5.4.2) sind hypothetischer Natur.

Kritisch zu betrachten ist jedoch insbesondere das Ergebnis zu den Krankenhäusern. Mit Krankenhäusern wäre eine Kooperation mit den Pflegekräften möglich. Worin besteht hinsichtlich eines Sterbenden eine solche Kooperation? Oftmals werden sterbende Pflegebedürftige in Notsituationen ins Krankenhaus eingewiesen. Angehörige drängen Hausärzte dazu oder fordern, oft in der Nacht, Notärzte an, um einweisen zu lassen. Pflegekräfte und Hausärzte berichten davon, dass es vorkommt, dass Angehörige es einfach nicht wahrhaben wollen, dass da ein Mensch sterbend ist und eine Krankenhauseinweisung aus therapeutischer Perspektive völlig unangebracht ist.

Nur wenige Patienten sterben tatsächlich zu Hause, die meisten werden ins Krankenhaus abgeschoben. Wenn die Angehörigen zu schwierig sind (...) besteht Neigung zur Einweisung – das ist kein Abschieben, die Angst ist zu groß. Die Ärzte geben zu schnell auf. Die Patienten werden gar nicht gefragt, obwohl sie meist zu Hause sterben wollen. Und dann schaffen die im KH keine zwei Tage, allein durch die ganze Aufregung.
(Krankenschwester, 27 Jahre)

Viele Menschen haben dadurch keine Sterberuhe, sie versterben auf dem Transport oder in Aufnahmestationen von Krankenhäusern. Mit diesen Übergängen wird äußerlich versorgungstechnisch auf einen Krankheitsverlauf reagiert, der für den Betroffenen – mehr oder weniger unbemerkt – bereits eine andere Dimension angenommen haben kann – sein individueller Sterbeprozess läuft ab bzw. die unmittelbare finale Phase hat begonnen. Doch offensichtlich werden in dieser Frage bei einer Mehrheit der sächsischen Pflegedienste keine kooperativen Brücken zwischen ambulanter und stationärer Versorgung gebaut bzw. die Kooperation wird als unbefriedigend eingeschätzt. Für 39 % der Pflegekräfte ist eine Zusammenarbeit mit dem Krankenhaus, die in einem fachlich-pflegerischen oder anderem Zusammenhang zur Sterbebegleitung steht, nicht bekannt. Und über ein Viertel dieser Befragten ist eher unzufrieden mit den Kontakten zum Krankenhaus. In den Interviews wird ersichtlich, worin die Probleme bestehen.

Überleitungsbögen kommen oftmals nicht an, wenn die Patienten ins Krankenhaus gebracht werden, wenn der Pflegedienst nicht vor Ort ist. Die Bögen bleiben in den Mappen liegen. Wenn wir sie mitgeben, hören wir eigentlich auch nix. Telefonate und Besuche sind auch üblich, Dekubitus entsteht häufig, wir

sagen nichts, können nur die Auswirkungen behandeln, die sind ja eigentlich genauso ausgebildet.
(Krankensschwester, 45 Jahre)

Überleitungsbögen der Krankenhäuser fehlen, der Beginn von Therapien und Medikamente stehen nur auf einem Zettel im Umschlag für den Hausarzt, man muss dann wieder zum Arzt gehen und fragen. Eine direkte Information durch das Krankenhaus an den Pflegedienst wäre besser.
(Altenpflegerin, 48 Jahre)

Wollen Sie da jetzt wirklich meine ehrliche Meinung wissen. Die Zusammenarbeit mit dem Krankenhaus lässt zu wünschen übrig. Wenn zum Wochenende Patienten entlassen werden. Da reichen die Medikamente nicht oder gerade so für Samstag und Sonntag, wer soll denn Montag früh schon ein Rezept in der Hand haben. Oder mit den Verordnungen, da rennen wir am Wochenende zum Hausarzt, bimmeln den raus, wenn wir Glück haben ist er da, um eine Verordnung zu holen. Wir haben den Überleitungsbogen, füllen den aus, haben dadurch Nachweis in welchem Zustand der Pflegende übergeben wurde. Meistens bekommen wir sie mit Dekubitus wieder. Es wäre nicht schlecht, wenn die uns auch einen Überleitungsbogen geben würden.
(Altenpflegerin, 47 Jahre)

Die Zusammenarbeit mit dem Krankenhaus ist manchmal ärgerlich. Sie geben keine Auskunft, nach Entlassung haben Patienten oft Dekubitus. Der Kontakt zum Krankenhaus müsste viel enger sein. Irgendwie kommt man sich manchmal vor wie Konkurrenz oder so. (...) Jeder macht sein Ding. Von sich aus ruft aus dem Krankenhaus keiner an.
(Altenpflegerin, 37 Jahre)

Nur gut ein Drittel der Befragten ist hinsichtlich der Zusammenarbeit mit dem Krankenhaus zufrieden. Die Zusammenarbeit könnte sich auf fachliche Konsultationen zwischen stationären und ambulanten Pflegediensten beziehen, auf Übergabeberichte bzw. im besten Fall auf ein konzeptionell geleitetes Pflegeüberleitungsmanagement. Die Pflegeüberleitung als Konzept der Versorgungsintegration wird mit der zunehmenden Krankenhausverweildauer noch mehr an Bedeutung gewinnen.[24]

Für die Pflegeheime wurde im Abschnitt 3.3.1 festgestellt, dass sich unterschiedliche Versorgungsaufträge, Finanzierungsquellen und Verortung im Versorgungssystem und unterschiedliche gesellschaftliche Erwartungen als Barrieren bei der Zusammenarbeit erweisen. Hier liegen auch die wirklichen Hemmnisse integrativer Versorgungsmodelle für Sterbende in der häuslichen Pflege. Auch wenn festgestellt

---

24 BRÜGGEMANN, R. et al. (2002), S. 79ff.

wird, dass in Deutschland mittlerweile zahlreiche Bemühungen zur Verbesserung der Schnittstellenregulation an der Nahtstelle zwischen stationärer und ambulanter Versorgung existieren, so ist eine Umpositionierung der Gewichtung des Krankenhauses in der Versorgungskette erforderlich, denn Patientenverläufe zeigen, "… dass viele Entscheidungen über die Steuerung und Gestaltung des Krankheitsverlaufs auch heute noch im Krankenhaus gefällt werden."[25]

REST u.a. empfehlen 1992 in ihrer NRW-Studie, sprechen für den stationären Bereich (Krankenhäuser, Pflegeheime, stationäre Hospize) die Empfehlung aus "ihr besonderes Augenmerk auf ihr Verhalten/Verhältnis zu den ambulanten Diensten zu legen. Eine Orientierung an den Bedürfnissen sterbender Menschen kann an dem Wunsch, 'zu Hause' sterben zu dürfen, nicht achtlos vorüber gehen. In diese Richtung muss viel Planungs- und Vernetzungsenergie gehen; und das auch dann, wenn es gelingen sollte, dass sich Patienten eines Tages auch in stationären Einrichtungen 'zu Hause' fühlen."[26] Das unterstreicht einmal mehr die Bedeutung der ambulanten Pflege für eine gute Sterbebegleitung im häuslichen Bereich.

Die Perspektive der anderen Befragungsgruppen auf die Kooperation zu den Pflegediensten scheint diese Feststellung der mangelhaften Vernetzung mit dem ambulanten Bereich in der Tendenz zu bestätigen. (Tabelle 17)

In den stationären Bereichen (Krankenhaus, Pflegeheim) gibt es unter Medizinern und Pflegenden jeweils eine große Gruppe, der *keine* Form der Kooperation mit ambulanten Pflegediensten bei der Versorgung und Betreuung Sterbender bekannt ist. Das betrifft beispielsweise 70 % des Heimpersonals.

Die wichtigsten "Verbündeten" bei der Gestaltung einer guten Sterbebegleitung sind für die Pflegenden die Hausärzte. Im Abschnitt "Personelle Absicherung der Sterbesituation im Pflegeheim" (vgl. Abb. 3) attestierten die Pflegekräfte den Ärzten im Großen und Ganzen eine gute Zusammenarbeit. Lediglich 12 % der Befragten geben an, Hausärzte seien nicht sterbebegleitend tätig.

Die Hausärzte machen zwischendurch keine Hausbesuche mehr. Die sagen dann eiskalt: Da müssen Sie die 112 holen.
(Pflegehilfskraft, 50 Jahre)

Allerdings kann auch im ambulanten Bereich die Zusammenarbeit bei der Sterbebegleitung nicht als zufriedenstellend bezeichnet werden. Nur ein Viertel der Pflegekräfte berichtet, dass die Hausärzte häufig in die Sterbebegleitung involviert sind. Ein weiteres Viertel kann sich dazu nicht äußern, d.h. diese Pflegekräfte

---

25 SCHAEFFER, D. (2000), S. 34.
26 REST, F. u.a.. (1992), S. 157.

sehen sich außerstande, die medizinische Betreuung ihrer Patienten durch den Hausarzt zu beurteilen. So gesehen, kann es nicht überraschen, dass es hinsichtlich der Qualität der Zusammenarbeit mit den Hausärzten in der Beurteilung der Schwestern und Pfleger erhebliche Einschränkungen gibt. Ein reichliches Drittel ist der Meinung, die Zusammenarbeit mit den Hausärzten ist *eher schlecht*. Bei den PDL sagt das sogar fast die Hälfte (49 %)!

Tabelle 17: Verschiedene Befragungsgruppen zur Kooperation mit ambulanten Pflegediensten bei der Betreuung Sterbender

		es gibt keine Zusammenarbeit/ich kenne keine Zusammenarbeit/das kann ich nicht beurteilen
Krankenhaus	PDL (n=66)	29 %
	Pflegekräfte (n=372)	60 %
	Ärztliche Direktoren (n=26)	58 %
	Krankenhausärzte (n=346)	39 %
	Verwaltungsdirektoren (n=47)	34 %
Pflegeheim	Heimleitung (n=182)	56 %
	PDL (n=198)	62 %
	Pflegekräfte (n=993)	70 %
ambulante Versorgung (Hausärzte)	Hausärzte (n=677)	2 %

© *ZAROF* e.V. in Kooperation mit SOWIAN – J.Kaluza, sozialwissenschaftliche Analysen; 2000/ 2003

Wovon wird dieses Ergebnis maßgeblich beeinflusst und welche Auswirkungen hat es? Es zeigen sich Zusammenhänge bezüglich der Anzahl der zu betreuenden Pflegebedürftigen bzw. die Größe des Dienstes. Die kleineren Pflegedienste mit bis zu 35 Patienten bzw. mit bis zu 10 Pflegepersonen beurteilen die Zusammenarbeit mit den Hausärzten deutlich positiver als alle anderen Dienste. Als logische Folge der Qualitätsbeurteilung kann gesehen werden, dass eine positive Einschätzung dazu führt, dass ärztliche Maßnahmen beim Sterbenden besser nachvollzogen werden können. Die immense Bedeutung ärztlichen Handelns in den Haushalten zeigt auch der deutliche Zusammenhang zur *Gewissensfrage*. In der *Gewissensfrage* ging es darum, zu erfassen, ob sich die Pflegekräfte unter den aktuellen Voraussetzungen der ihnen bekannten Versorgungssituation von ihrem Pflegedienst im Sterben versorgen lassen würden (*Gewissensfrage* siehe Kapitel 3.6). Pflegekräfte die eine schlechte Zusammenarbeit mit den Hausärzten resümieren, verneinen wesentlich stärker die *Gewissensfrage*, als die anderen.

Nach Aussagen der Pflegedienstleitungen arbeiten 91 % der ambulanten Pflegedienste mit mehreren Ärzten fest zusammen, bei weiteren 5 % gibt es nur einen Hausarzt, mit dem es eine feste Zusammenarbeit gibt. Nur bei sehr wenigen Diensten (4 %) gibt es mit keinem Hausarzt eine feste Kooperationsbeziehung. Die Grundvoraussetzung für eine Zusammenarbeit in der Sterbebegleitung ist nach Ansicht der absoluten Mehrzahl der Befragten also gegeben. Hausärzte und Pflegedienste kennen sich gut und können in der Regel auf eine längere Zusammenarbeit zurückblicken. Die Hausärzte bilden für eine ambulante Versorgung einen der wichtigsten Zugangswege. Nach Angaben von 75 % der Pflegedienstleitungen sprechen Hausärzte den Pflegedienst "sehr häufig" bzw. "häufig" wegen der Übernahme einer häuslichen Pflege an. Hausärzte sind also neben den Angehörigen (91 % sehr häufig und häufig) und den Krankenhausfürsorgern (43 % sehr häufig und häufig) entscheidende Schaltstelle bei der Zuweisung von Patienten in die ambulante Versorgung, womit im gewissen Sinne auch eine wirtschaftliche Abhängigkeit der Dienste von den Ärzten gesehen werden muss.

Interessant ist, dass beide Seiten, also Hausärzte und Leitungskräfte der Pflege jeweils für sich mehrheitlich in Anspruch nehmen, die Initiative für eine Kooperation zu übernehmen. Die Tabelle 18 zeigt, dass Selbstbild und Fremdbild deutlich auseinanderfallen.

Die PDL übernehmen nach eigener Wahrnehmung etwas stärker die Initiative. Zum wesentlichen Inhalt der interprofessionellen Zusammenarbeit gehört der Austausch von Informationen, die geeignet sind, dem Sterbenden seine Situation zu erleichtern. Der Pflegedienst ist dabei auf diagnostische Informationen und Verordnungen angewiesen, um entsprechend pflegerisch handeln zu können. Nun steht die Frage, wie weitreichend diese Informationen sein können oder müssen. PDL erleben diesbezüglich unterschiedliche Verhaltensweisen in der Ärzteschaft, wie Abbildung 10 verdeutlicht.

In der ersten Antwortvorgabe wird ein sehr weites Verständnis der Informationsweitergabe bei 43 % der Leitungskräfte festgestellt. Die absolute Mehrzahl der PDL erhält Informationen nur dann, wenn damit Veränderungen in der Pflege verbunden sind (82 %) bzw. wenn der Patient in ein Krankenhaus oder Pflegeheim eingewiesen werden musste (81 %). Doch jeweils knapp ein Fünftel wird in diesen Fragen nicht vom behandelnden Hausarzt informiert. Einsicht in die Patientenunterlagen des Hausarztes erhält nur eine Minderheit der Pflegedienste (12 %).

Tabelle 18: Gestaltung des Erstkontaktes bei der Übernahme der Pflege eines sterbenden Patienten
Antwortmodell PDL: 1 – sehr häufig, 2 – häufig, 3 – selten, 4 – nie
Antwortmodell Hausärzte: 1 – trifft vollkommen zu, 2 – trifft eher zu, 3 – trifft eher nicht zu, 4 – trifft gar nicht zu

	Vorgaben	nur Antworten 1 + 2
PDL (n=166)	Der Pflegedienst sucht das persönliche Gespräch mit dem betreuenden Hausarzt.	96 %
Hausarzt (n=676)	Ich suche das Gespräch mit dem betreuenden Pflegedienst.	91 %
PDL (n=166)	Der Hausarzt sucht das persönliche Gespräch mit dem Pflegedienst.	60 %
Hausarzt (n=676)	Der Pflegedienst sucht das persönliche Gespräch mit mir.	70 %
PDL (n=166)	Der Pflegedienst sucht möglichst das gemeinsame Gespräch mit allen Beteiligten (Patient, Angehörige, Hausarzt).	84 %
Hausarzt (n=676)	Ich suche möglichst das gemeinsame Gespräch mit allen Beteiligten (Patient, Angehörige, Pflegedienst).	71 %

© ZAROF e.V. in Kooperation mit SOWIAN – J.Kaluza, sozialwissenschaftliche Analysen; 2003

Nähere Informationen über den Zustand des Patienten gibt es weniger, meistens nur aus dem Krankenhausbrief. Ich nutze die Gelegenheit, Arztunterlagen ein-zusehen, z.B. wenn ich die Unterlagen für den Medizinischen Dienst abholen muss. Ein bisschen grob weiß man schon Bescheid. Es belastet schon, wenn man zu wenige Informationen hat. Da staunt man dann auch, ups, das haste gar nicht gewusst, da hätte man anders drauf eingehen können. Beim Arzt hat man meistens nur mit den Schwestern Kontakt, mitunter muss man lange warten, der Pflegedienst hat eh Zeit ...
(Krankenschwester, 39 Jahre)

Der Informationsfluss ist abhängig von der Qualität der Zusammenarbeit generell. Pflegedienste, die eine gute Zusammenarbeit mit den Hausärzten feststellen und die sich von den Ärzten in ihrer pflegerischen Kompetenz nicht unterschätzt fühlen, gehören mehrheitlich auch zu denen, die auch umfassende Informationen zum Patienten bekommen, selbst wenn das keine Auswirkungen auf die Pflege hat.

Abbildung 10: Gestaltung der Zusammenarbeit zwischen Pflegedienst und Hausärzten hinsichtlich der Informationsweitergabe durch die Hausärzte
(Angaben der Pflegedienstleitungen)
Antwortmodell: 1 – trifft vollkommen zu, 2 – trifft eher zu, 3 – trifft
eher nicht zu, 4 – trifft gar nicht zu

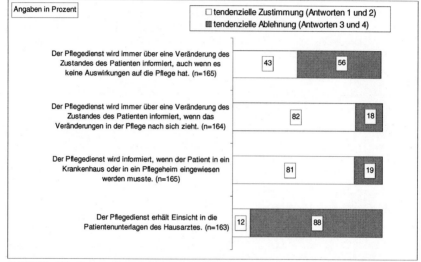

© ZAROF e.V. in Kooperation mit SOWIAN – J.Kaluza, sozialwissenschaftliche Analysen; 2003

Als grundlegendes Problem erweist es sich, dass sowohl Pflegedienstleiterinnen
(56 %) als auch Pflegekräfte einschätzen, dass die Hausärzte die pflegerische
Kompetenz der Pflegekräfte unterschätzen. 28 % der Pflegenden sehen sich durch
den Hausarzt in ihrer Kompetenz nicht ausreichend geachtet. Die PDL sind sogar zu 56 % der Auffassung, dass die Pflegekräfte in dieser Hinsicht unterschätzt
werden. In der konkreten Situation vor Ort kann das zu enormen Problemen führen,
weil dieses ärztliche Verhalten ein partnerschaftliches Wirken zum Wohle des
Patienten behindern, wenn nicht sogar verhindern kann. Auf Seiten der Pflegekräfte kann die Unterschätzung durch den Arzt zu Unsicherheiten und mangelnder
Eigeninitiative führen. Selbst Hausärzte verweisen in Interviews darauf auf die
negativen Folgen, die ein nichtpartnerschaftliches Verhältnis haben kann.[27]

Die Wahrheit am Krankenbett gehört zu den kompliziertesten Fragen beim
Umgang mit Sterbenden. Wie verfahren aus Sicht der Pflegenden die behandelnden
Hausärzte diesbezüglich und wie kommen die Pflegekräfte zurecht, die nicht zu

---

27   Vgl. Abschnitt IV.

entsprechenden Informationen gegenüber dem Sterbenden berechtigt sind. Aus Sicht der Pflegekräfte wird sehr unzureichend aufgeklärt (Abbildung 11).

Pflegekräfte die mehrheitlich eine gute Zusammenarbeit mit den Hausärzten feststellen, berichten häufiger davon, dass die Patienten über ihren wahren Zustand aufgeklärt werden. Die Aussagen, dass *gar kein* Patient bzw. die *wenigsten* Patienten über ihre Prognose wirklich informiert sind, wählen sie am seltensten.

Die Ausführungen in den Grundsätzen der Bundesärztekammer zur ärztlichen Sterbebegleitung dazu sind unmissverständlich: "Die Unterrichtung des Sterbenden über seinen Zustand und mögliche Maßnahmen muss wahrheitsgemäß sein, sie soll sich aber an der Situation des Sterbenden orientieren und vorhandenen Ängsten Rechnung tragen. Der Arzt kann auch Angehörige des Patienten und diesem nahe stehende Personen informieren, wenn er annehmen darf, dass dies dem Willen des Patienten entspricht."[28] Jedoch erscheint der Anteil der Pflegekräfte, die meinen *die wenigsten* bzw. *gar kein* Patient ist über sein wahren Zustand aufgeklärt mit 44 % recht hoch (zu vergleichen sind hier auch die Antwortmuster der Hausärzte selbst im Abschnitt zu den Hausärzten). Auch die Pflegedienstleitungen schätzen das sehr schlecht ein.

Abbildung 11: Wie viele Ihrer sterbenden Patienten wurden über ihren wahren Zustand aufgeklärt? (Angaben der Pflegekräfte)

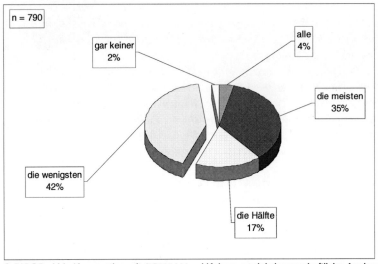

© *ZAROF* e.V. in Kooperation mit SOWIAN – J.Kaluza, sozialwissenschaftliche Analysen; 2003

28   Grundsätze der Bundesärztekammer zur ärztlichen Sterbebegleitung (2004), S. A 1298.

Selbst wenn man einräumt, dass eine Aufklärung schrittweise erfolgen sollte und das Patienten infauste Prognosen auch verdrängen, so erscheint es doch bedenklich, wenn zwei Fünftel der Pflegenden der Meinung sind, die meisten ihrer sterbenden Patienten wüssten nichts über ihren wahren Zustand. Auf jeden Fall weist dieses Ergebnis auf Mängel in der Kommunikation zwischen Ärzten und Pflegenden. Pflegende sind offensichtlich häufig nicht darüber informiert, welche Informationen diesbezüglich an den Patienten weitergegeben wurden. Schließlich sagt die absolute Mehrzahl der Hausärzte, dass sie aufklären. Für Pflegende bedeutet das, dass sie sich immer wieder in die Situation begeben müssen, von Angehörigen und sterbenden Patienten nach der Prognose gefragt zu werden und nicht antworten zu dürfen. Der Umgang damit ist nicht einfach, wie auch in den Interviews ersichtlich wurde.

Es ist schwierig, viele wissen es bis zum Schluss nicht, werden nicht aufgeklärt. Einige werden sehr gut aufgeklärt. Kommt auch drauf an, wie die Angehörigen mitmachen. Viele wollen es nicht wissen, verdrängen es auch. Das erschwert unsere Arbeit auch. Und wir unterliegen der Schweigepflicht. Ich darf dann weder dem Angehörigen noch dem Patienten selber was sagen.
(Inhaberin eines Pflegedienstes, PDL, 31 Jahre)

Das sind eigentlich nur richtig die Krebspatienten. Aber die Älteren, die sind nicht aufgeklärt. Wer soll das sagen und wann, bei den alten Patienten geht der Prozess Stück für Stück. Es kommt vor, dass die Leute von sich aus sagen: Ich glaube jetzt geht's zu Ende. Aber speziell aufklären, wer soll das machen?
(Krankenpfleger, 34 Jahre)

In der Regel frage ich die Ärzte. Was weiß der Patient? Onkologische Praxen behandeln ihre Patienten sehr offen, die wissen in der Regel um den Verlauf, um die Therapierbarkeit, um die Spanne der verbleibenden Zeit ganz gut Bescheid. In der normalen hausärztlichen Praxis sind die Patienten nicht so gut aufgeklärt. Ich weiß nicht warum. Wir dürfen den Patienten nicht aufklären.
(Inhaber eines Pflegedienstes, PDL, 35 Jahre)

Eine weitere wichtige Frage rückt in diesem Zusammenhang in den Mittelpunkt. Wann ist der Patient eigentlich als sterbend anzusehen? Welche Merkmale oder Kriterien können dafür hinzugezogen werden, um eine verlässliche und somit handlungsleitende Aussage zu finden. HUSEBÖ hat dazu verschiedene Punkte zusammengefasst, wozu auch die Verständigung des behandelnden Arztes mit dem Pflegepersonal in dieser Frage gehört.[29] Erfolgt das nicht, können im Beziehungs-

---

29   HUSEBÖ, B/HUSEBÖ, S. (2001), S. 4.

kreis Arzt-Pflegende-Angehörige-Patient äußerst unangenehme Situationen entstehen.

Doch nicht nur die Kooperationsbeziehungen zwischen verschiedenen Institutionen und Berufsgruppen ist, wie oben beschrieben, defizitär, sondern auch die Möglichkeiten der Kommunikation mitunter in den Berufsgruppen selbst.

Die folgende Abbildung zeigt verschiedene Kommunikationspartner zum Thema Sterben und Tod (Abbildung 12).

Abbildung 12: Kommunikationsmöglichkeiten der Pflegekräfte.
Aussage: Ich kann mich mit folgenden Personen gut über Sterben und Tod austauschen.
nur Antworten 1 und 2
Antwortmodell: 1 – trifft vollkommen zu, 2 – trifft eher zu, 3 – trifft eher nicht zu, 4 – trifft gar nicht zu

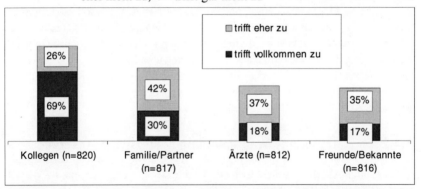

© *ZAROF* e.V. in Kooperation mit SOWIAN – J.Kaluza, sozialwissenschaftliche Analysen; 2003

Bei der Kommunikation über das Thema Sterben und Tod wird die eigene Berufsgruppe bevorzugt (91 %).

Wenn es Probleme gibt, redet man mit Kollegen darüber, das muss man auch machen, man kann nicht alles in sich reinfressen. Man grübelt ja auch, ob man alles gemacht hat.
(Krankenschwester, 47 Jahre)

Die Ärzte erreichen mit einer Zustimmung von zusammen 55 % verglichen mit dem Ergebnis in den Pflegeheimen (dort 76 %) einen relativ niedrigen Wert. Eine mögliche Ursache dafür könnte sein, dass Ärzte und Pflegende selten gemeinsam beim Patienten präsent sind. Die Austauschmöglichkeiten mit der Ärzteschaft nehmen mit dem Alter der Pflegepersonen zu.

Recht viele Befragte finden in der Familie oder dem Partner ein Gegenüber, um das Erlebte bei Sterbenden besser zu verarbeiten. Freunde spielen in diesem Zusammenhang eine geringere Rolle. Das Ergebnis zu den Kommunikationsmöglichkeiten der Pflegenden in der ambulanten Pflege kann selbstverständlich keine Schlussfolgerungen zu irgendwelchen Interventionen begründen. Es spiegelt unsere gesellschaftliche Situation zu diesem Thema wider und verdeutlicht, dass Pflegekräfte im Zusammenhang mit Sterben und Tod weitgehend auf sich allein gestellt sind.

Mein Mann ist immer noch so, der will davon nichts hören. Ich habe das Gefühl, er hat da Angst.
(Altenpflegerin, 47 Jahre)

Ein knappes Viertel (22 %) der Pflegekräfte gibt an, keine Möglichkeiten zu haben, sich mit jemandem über Sterben und Tod auszutauschen. Diese Feststellung ist nun wiederum altersunabhängig, sie findet sich sowohl bei den jüngeren, als auch bei den älteren Pflegekräften. Jedoch ein anderes Phänomen kann festgestellt werden. Pflegekräfte, die einschätzen, nicht genug über Sterben und Tod zu wissen, finden sich vermehrt auch in der Gruppe, die keine Kommunikationsmöglichkeit hat. Wie wichtig beides also ist, zeigen damit verbundene Belastungsanzeigen (siehe Kapitel 5.6)

5.4.2 Kooperation und Wahrnehmung hospizlicher Angebote

Im folgenden Abschnitt sollen noch einmal die Zusammenarbeit und die Vorstellungen über hospizliche Angebote aus der Sicht der sogenannten Versorgungsdienstleiter betrachtet werden. Wie an verschiedenen Stellen bereits erwähnt, befindet sich die Hospizstruktur im weiteren Aufbau. Die mit der Hospizbewegung in Sachsen verbundenen Initiativen, Vereine und Personen werden bekannter.

Unmittelbar zum Befragungszeitraum im ambulanten Bereich gab es im Herbst 2003 in Sachsen fünf stationäre Palliativangebote, drei stationäre Hospize und 20 ambulante Hospizdienste.[30] Die mit der Hospizbewegung in Sachsen verbundenen Initiativen, Vereine und Personen werden bekannter, was auch im Forschungsprojekt im Vergleichszeitraum 2000 (Erhebungen im stationären Bereich) und 2003 (Erhebungen im ambulanten Bereich) erkennbar war.

Von der Hospiz Stiftung in Auftrag gegebene Bevölkerungsumfragen 1996, 1998 und 2001 ergaben einen deutlich gewachsenen Bekanntheitsgrad des Be-

---

30   BAG HOSPIZ e.V. et al. (2004) /Hrsg., S. 9.

griffes Hospiz. Waren es 1996 nur 9 % der Deutschen, die wussten, was ein Hospiz ist, stieg der Anteil bis zum Jahr 2001 auf 32 %.[31] In der Abbildung 2 der Einleitung wurde der reale Versorgungsgrad hospizlicher Angebote in Deutschland dargelegt. Demnach waren im Jahr 2002 bei ca. 6 % der Sterbefälle hospizliche/ palliativmedizinische Leistungen involviert. Wie der Bekanntheitsgrad dieser Angebote, so stieg auch die tatsächliche Versorgungsquote in den letzten Jahren, wenn auch auf relativ niedrigem Niveau. Dieser Versorgungsgrad spiegelt sich selbstverständlich in den Einschätzungen zur Zusammenarbeit mit Institutionen und Personen bei den Befragten wider (vgl. Abbildung 10, Kapitel 3.3.1).

Hospizliche Angebote müssen sich untereinander vernetzen, um im Versorgungsspektrum wirksamer werden zu können. In Leipzig gibt es mittlerweile ein Hospiz-Netzwerk[32], das zwei Palliativstationen Leipziger Krankenhäuser, die zwei stationären Hospize und die zwei ambulante Hospizdienste der Stadt umfasst. Neben einer Bündelung von hospizlichen Betreuungsangeboten unter einem Dach ist es unablässig, dass hospizliches Denken in den etablierten Institutionen verbreitet wird und Fuß fasst. Als ein Hauptfeld der Aktivitäten der Hospizbewegung kann, neben der Implementierung des Hospizgedankens in die stationäre Pflege, der Zugang ehrenamtlicher Hospizhelfer in die verschiedenen Versorgungsbereiche und ein dringend notwendiger Zuwachs an ambulanten Palliative-Care-Pflegediensten angesehen werden. Wie im stationären Bereich muss auch in der ambulanten Betreuung die Sterbebegleitung nicht nur die Aufgabe einer Profession sein. Das heißt, Pflegekräfte werden in diesem Zusammenhang mit anderen Personen konfrontiert, auf die sich einzustellen gilt. In der Untersuchung ging es darum, herauszufinden, wie die sogenannten etablierten Berufsgruppen auf die relativ neuen Versorgungsangebote reagieren, welche Einstellungen sie ihnen gegenüber haben und ob es möglicherweise auch Ängste und Vorbehalte gibt. Das folgende Zitat veranschaulicht sehr deutlich, welche Unsicherheit, Skepsis und auch direkte Ablehnung unter Pflegekräften diesbezüglich noch bestehen können.

Ich habe mich noch nicht damit befasst. Meine Meinung, die spaltet sich da auch ein bisschen. Einerseits finde ich es gut, dass es so etwas gibt, vor allem für Patienten die alleine sind. Andererseits ist das wie Krankenhaus, die kommen dort hin, um zu sterben, die kennen dort niemanden. Der Patient muss sich selbst entscheiden (...) Ich kann dem doch das nicht jetzt anbieten und dann sagt der, na was willst du denn von mir, mir geht's doch gut.
(Krankenschwester, 22 Jahre)

---

31   Meinungen zum Sterben.(2001), S. 4.
32   Siehe www.hospiz-leipzig.de.

Da habe ich keine gute Meinung, weil da muss man innerhalb einer bestimmten
Frist (6 Wochen) tot sein. Sonst muss man wieder raus. das ist doch ... Es ist
doch schon schwer, wenn man sich entscheidet dort hin zu gehen. Und wenn du
den dort nicht den Gefallen tust innerhalb von 6 Wochen zu sterben, musst du
wieder raus. Das ist doch ein bisschen unmenschlich.
(Krankenpfleger, 34 Jahre)

Um nähere Aussagen zu diesen Einstellungen zu treffen, wurde ermittelt, ob die
Befragten hospizliche Angebote im Umfeld des eigenen Pflegedienstes kennen
(Tabelle 19).

Tabelle 19: Bekanntheit hospizlicher Angebote in der Nähe (Stadt/Kreis) der
ambulanten Pflegedienste (Angaben der PDL und der Pflegekräfte)

	ambulante Hospizdienste		
	ja	nein	das weiß ich nicht
PDL (n=165)	50 %	30 %	20 %
Pflegekräfte (n=814)	33 %	30 %	37 %
	stationäre Hospize		
	ja	nein	das weiß ich nicht
PDL (n=160)	31 %	49 %	20 %
Pflegekräfte (n=803)	28 %	38 %	33 %

© *ZAROF* e.V. in Kooperation mit SOWIAN – J.Kaluza, sozialwissenschaftliche Analysen; 2003

Die Entwicklung der sächsischen Hospizlandschaft schlägt sich bereits deutlich
in der Wahrnehmung der Pflegedienstmitarbeiter nieder. Ein Drittel der Pflegekräfte kennt einen ambulanten Hospizdienst. Erwartungsgemäß ist der Kenntnis-
stand bei den Leitungskräften höher als beim Personal. Der erreichte Kenntnis-
stand führt natürlich auch zu entsprechendem Handeln: 38 % der Pflegekräfte in
den ambulanten Pflegediensten haben sterbenden Patienten bzw. deren Angehörigen bereits die Empfehlung gegeben, eventuell einen ehrenamtlichen Hospizhelfer hinzuzuziehen.

Einen ambulanten Hospizdienst in der Nähe zu wissen, bedeutet noch nicht
zwangsläufig eine Zusammenarbeit, wie weitere Berechnungen ergaben. Grundsätzlich ist es so: Viele Pflegedienste, die hospizliche Angebote in der Nähe haben, arbeiten mit diesen auch zusammen. Doch auch hier gibt es noch erhebliche Reserven. 33 % der Pflegekräfte und 35 % der Pflegedienstleitungen von
Pflegediensten, arbeiten nicht mit Hospizangeboten zusammen, obwohl sie der-

artige Einrichtungen in ihrer Nähe kennen. Bei den stationären Hospizen sind die Befragungsgruppen, die keine Zusammenarbeit haben, aber von den stationären Hospizen wissen, noch höher: 40 % der Pflegekräfte und 47 % der PDL machen eine entsprechende Aussage.

Interessant war im Weiteren eine Prüfung der regionalen Unterschiede im Bekanntheitsgrad der Hospizangebote. (Tabelle 20).

Bei Pflegedienstleiterinnen und Pflegedienstleitern zeigen sich entsprechende Zusammenhänge. Der unterschiedliche Versorgungsgrad in den Regionen Sachsens mit hospizlichen Angeboten spiegelt sich auch in der Wahrnehmung durch die Pflegedienste wider. Hier gibt es eine kontinuierliche Abnahme von den Großstädten über die zentrumsnahen Landkreisen bis zu den Landkreisen in den Regierungsbezirken Sachsens. Obwohl in den sächsischen Großstädten überdurchschnittlich viele Pflegekräfte von einem ambulanten Hospizdienst wissen, kennen dort überdurchschnittlich viele keinen solchen Dienst.

Tabelle 20: Bekanntheit hospizlicher Angebote in der Nähe der ambulanten Pflegedienste im Regionalvergleich (Angaben der Pflegekräfte)

	ambulante Hospizdienste			
	Großstadt	großstadtnahe Landkreise	ländliche Regionen	gesamt
ja	44 %	32 %	30 %	33 %
nein	7 %	28 %	38 %	30 %
weiß ich nicht	49 %	40 %	32 %	37 %
	stationäre Hospize			
	Großstadt	großstadtnahe Landkreise	ländliche Regionen	gesamt
ja	68 %	32 %	13 %	28 %
nein	8 %	31 %	52 %	38 %
weiß ich nicht	24 %	37 %	35 %	33 %

© *ZAROF* e.V. in Kooperation mit SOWIAN – J.Kaluza, sozialwissenschaftliche Analysen; 2003

Nun können in einem nächsten Schritt verschiedene Einstellungen zum Thema "Hospiz" erfasst werden. In einer Antwortbatterie wurden alle drei Befragungsgruppen in der ambulanten Versorgung (neben Pflegedienstleitungen und Pflegekräfte sind hier zu Vergleichszwecken die Hausärzte ebenfalls mit abgebildet) mit verschiedenen Aussagen zur Hospizangeboten in die Abbildung aufgenommen. (Abbildung 13)

Abbildung 13: Einstellungen zu hospizlichen Angeboten
(Angaben PDL, Pflegekräfte und Hausärzte)
nur Antworten 1 und 2
Antwortmodell: 1 – stimme vollkommen zu, 2 – stimme eher zu,
3 – stimme eher nicht zu, 4 – stimme gar nicht zu

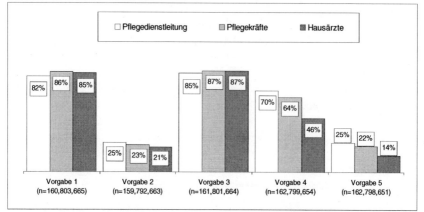

© *ZAROF* e.V. in Kooperation mit SOWIAN – J.Kaluza, sozialwissenschaftliche Analysen; 2003

Vorgabe:

(1) Die Hospizeinrichtungen sind dringend notwendig und sollten weiter ausgebaut werden.
(2) Hospizdienste führen zu einer „Gettoisierung" des Sterbens und damit zu einer weiteren Verdrängung von Sterben und Tod aus dem öffentlichen Bewusstsein.
(3) Ambulante Pflegedienste/Hausärzte sollten stärker mit Hospizdiensten zusammenarbeiten.
(4) Es wäre besser, die materiellen und personellen Bedingungen der ambulanten Pflege/für die Hausärzte zu verbessern, als eine zusätzliche Versorgungsstruktur zu fördern.
(5) Ich halte die Arbeit von Hospizhelfern *nicht* für notwendig, denn die Begleitung Sterbender bewältigen wir (die ambulanten Pflegedienste bzw. die Hausärzte) genauso gut.

Hier ist natürlich zu beachten, dass die meisten Befragten zum Zeitpunkt der Befragung noch keine Erfahrung mit hospizlicher Arbeit gesammelt haben. Bei der Überlegung, ob die Arbeit von Hospizhelfern notwendig ist, oder ob das Pflegepersonal das genauso gut bewältigen kann, ging es also bei vielen Befragten um die *Annahme* eines solchen Sachverhaltes.

In Abbildung 13 fällt zunächst auf, dass das Antwortverhalten der Gruppen relativ homogen ist. Lediglich die Zustimmung der Hausärzte liegt in den Antwortvorgaben 4 und 5 unter denen des Pflegedienstes. In diesen Fragen gibt es viele Übereinstimmungen in allen Befragungsgruppen.

Für den ambulanten Dienst gilt: Grundsätzlich wird eine sehr hohe Zustimmung zu den Hospizdiensten deutlich, auch wenn diese nicht ohne Widersprüche ist. Hospizhelfer erscheinen für Pflegekräfte möglicherweise auch als Konkurrenten und Bedrohung für den eigenen Arbeitsplatz und werden daher auch abgelehnt. Die Unsicherheit wird insbesondere bei der Antwortmöglichkeit 4 sichtbar, absolute Mehrheiten bei den Pflegekräften (und fast die Hälfte der Hausärzte) plädieren bei einer Alternativkonstruktion letztendlich für eine Verbesserung der materiellen und personellen Bedingungen der etablierten Strukturen.

Die Vermutung eines Konkurrenzdenkens bei den Befragten lässt sich nicht verifizieren, da die Hintergründe der Einstellungen zu den Hospizen nicht erfragt wurden. Eine nicht zu unterschätzende Gruppe von 22 % ist der Meinung, Hospizhelfer werden nicht benötigt, man bewältige die Begleitung Sterbender genauso gut. Von ihrem Potenzial her glauben viele, Hospizhelfer sind nicht nötig, wir können das eigentlich auch ganz gut. Andererseits müssen sie eingestehen, dass sie, gerade was die seelsorgerische Seite der Sterbegleitung anbelangt – und darum geht es bei der Frage nach dem Zeitfaktor – faktisch keine Zeit dafür haben.

Ich frage mich, wie Hospizhelfer in der kurzen Zeit ein Verhältnis zu den Sterbenden aufbauen. Ich sehe Hospizhelfer als Hilfe. Sie würden mir ja die Pflege nicht wegnehmen. Die Pflegekräfte haben ja auch gar nicht die Zeit, sich mit den Angehörigen hinzusetzen, Trost zu spenden.
(Krankenschwester, stellv. PDL, 33 Jahre)

Die Unentschlossenheit und Unsicherheit einiger (weniger) Pflegekräfte gegenüber hospizlichen Angeboten erschwert natürlich auch die Arbeit von Hospizhelfer. Vor den Hospizmitarbeitern steht die fortlaufende Aufgabe, diese Vorbehalte und Unkenntnis abzubauen. Dabei ist es von großer Bedeutung klar herauszustellen, worin die zu übernehmenden Aufgaben von Hospizhelfern eigentlich bestehen. Es wird nie darum gehen können, dass die ehrenamtlichen Hospizhelfer den angestellten Pflegenden die Arbeit "wegnehmen" sollen oder wollen. Letztlich kann es sich nur um ein ergänzendes Angebot im Spektrum der gesamten Gestaltung des Themas handeln. Besteht darüber Klarheit, steht einer guten Zusammenarbeit nichts im Wege.

Die Zustimmung gegenüber hospizlichen Angeboten ist bei den konfessionellen Pflegediensten etwas höher. Diese Dienste arbeiten deutlich häufiger mit ambulanten Hospizdiensten zusammen.

Außerdem prüften wir, ob das Alter der Pflegekräfte die Einstellung zu den Hospizangeboten beeinflusst. Hier gibt es nur in einer Vorgabe einen signifikanten Unterschied. Pflegekräfte bis 35 Jahre lehnen häufiger als Ältere die Meinung ab, dass die Arbeit von Hospizhelfern *nicht* notwendig sei, weil ambulant Pflegende die Sterbebegleitung genauso gut bewältigen.

Bei aller Widersprüchlichkeit und Unsicherheit auf Seiten der Pflegenden und auch der Leitungen in den Häusern kann man aus dem Ergebnis zweierlei ablesen. Hospizangebote werden, wenn oftmals noch nicht aus eigener Anschauung, als notwendig bei der Begleitung Sterbender erachtet und eine Zusammenarbeit wird ebenfalls mehrheitlich befürwortet. Noch bestehende Unsicherheiten und Vorbehalte müssen mit Aufklärung und Transparenz offensiv begegnet werden.

5.4.3 Zusammenarbeit mit den Angehörigen

Einen besonderen Stellenwert in der Sterbebegleitung und auch nach dem Tod des Patienten nimmt die Betreuung der Angehörigen ein. Für FÄSSLER-WEIBEL "(gelten) als Angehörige im Sinne von "zum Patienten gehörend" all jene, die in irgendeiner Form eine bedeutende oder entscheidende Rolle oder Funktion im Leben des Patienten ausübten …"[33] Erst dieser umfassendere soziale Kontext schafft Zugang zur Problematik "Angehörige im Sterbeprozess". Dabei sollte beachtet werden, dass Angehörige sterbender Patienten "den Sterbeprozess (mitunter – d. V.) eher erschweren als erleichtern" können. "Unbereinigte familiäre Verhältnisse führen zu kritischen Begegnungen, die oft das Unbereinigte unantastbar machen. Tabus, Relikte aus konflikthaften Zeiten werden gefestigt und nicht gelöst."[34] Zum persönlichen Netz der Beziehungen gehören somit auch außerfamiliäre Kontakte, wie die zu Freunden, ehemaligen Kollegen, Nachbarn und anderen Personen.

Pflegekräfte und Ärzte sind weitere Akteure in diesem Beziehungsgeflecht, die durch Krankheit und Pflegebedürftigkeit des Betroffenen zwangsläufig in Beziehung zu den Angehörigen treten. Die Situation mit den Angehörigen im häuslichen Bereich ist nun im Unterschied zur stationären Versorgung eine völlig andere. Während es in den Krankenhäusern und Pflegeheimen darum geht, wie Angehörige als Außenstehende im Rahmen einer festen institutionellen Struktur in die Sterbebegleitung einbezogen werden können, stellt sich diese Frage in der ambulanten Versorgung ganz anders. Hier sind die Pflegenden als Gäste in privaten Haushalten und geben den Angehörigen Unterstützung bei der Sterbebegleitung.[35]

Zu beachten ist auch, dass die plötzliche Pflegebedürftigkeit eine Krisensituation für die Familie ist. RICHTER-KESSLER/STEIMEL führen dafür an:
- die Rollen kehren sich um (der Sohn versorgt die Mutter mit Windeln)
- Die Wohnsituation verändert sich: Die Ehefrau zieht aus dem gemeinsamen Schlafzimmer, um Platz für ein Pflegebett zu schaffen.
- Ein Teil Privatheit muss aufgegeben werden: Mitarbeiter des Pflegedienstes erhalten einen Wohnungsschlüssel.[36]

33   FÄSSLER-WEIBEL, P. (2001), S. 45.

34   Ebd. S. 43.

35   Vgl. dazu: PASSOW, A./UHLIG, P. (2001).

36   RICHTER-KESSLER, R./STEIMEL, R. (2001): Brennpunkt Überleitung: Know-how für die Pflege zu Hause. In: Heilberufe, Heft 3, S. 27.

Im Abschnitt 5.3.2 zu den Rahmenbedingungen wurden schon einige Ausführungen zur Situation in den Haushalten gemacht, die hier nochmals aufgegriffen werden sollen. Es wurde festgestellt:

- Die zeitliche Verfügbarkeit pflegender Angehörigen ist relativ gut.[37]
- Während 53 % der Pflegenden (PDL sogar 62 %) bei den Angehörigen ungenügende Fähigkeiten und Kenntnisse sehen, ist der Anteil derer, die die Angehörigen häufig überfordert erleben noch höher: Er liegt bei 84 % (bei den PDL 85 %).
- Nicht alle Haushalte sind auf Grund ihrer räumlichen Größen und Besonderheiten für die Betreuung Sterbender geeignet.
- Defizite gibt es bei der erforderlichen Sicherstellung der Haushalte mit Pflegehilfsmittel. Insbesondere bei der Bewilligung von Pflegebetten oder anderen Hilfsmitteln kommt es zu beeinträchtigenden Verzögerungen.

Um das Befragungsergebnis zur Befähigung der Angehörigen nochmals zu untersetzen, wurden die Pflegenden gefragt: "Wie viele Angehörige kommen Ihrer Meinung nach mit der Betreuung sterbender im Großen und Ganzen zurecht?" (Abbildung 14)

Abbildung 14: Befähigung der Angehörigen zur Bewältigung der Aufgaben der Sterbebegleitung.
Frage: Wie viele Angehörige kommen Ihrer Meinung nach mit der Betreuung Sterbender im Großen und Ganzen zurecht? (Angaben der Pflegekräfte)

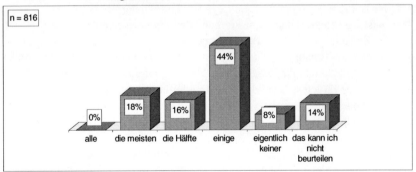

© *ZAROF* e.V. in Kooperation mit SOWIAN – J.Kaluza, sozialwissenschaftliche Analysen; 2003

---

37 Dabei muss beachtet werden, dass die Situation für berufstätige Angehörige in der Regel ganz anders aussieht, da das deutsche Recht im Grunde keine Karenzzeit für pflegende Angehörige vorsieht. Die Enquete-Kommission Ethik und Recht der modernen Medizin fordert ausdrücklich, entsprechende gesetzliche Regelungen in Deutschland zu schaffen. Vgl. DEUTSCHER BUNDESTAG (2005).

Es werden die hohen kritischen Werte aus dem Kapitel 5.3.2 bestätigt. Nur 16 % denken, dass die Hälfte der Angehörigen die Anforderungen der Sterbebegleitung gerecht werden.

Wir legen Wert darauf, dass Patienten zu Hause sterben können und bieten auch den Angehörigen unsere Hilfe an. Es ist leider trotzdem so, dass die Angehörigen dann kalte Füße bekommen und sagen wir schaffen es nicht zu Hause und möchten eine stationäre Betreuung. Viele Angehörigen fühlen sich schuldig. Ich versuche meinen Mitarbeitern zu sagen, sie sollen versuchen den Leuten das Schuldgefühl zu nehmen. Wir bieten Hilfe an, die letztendliche Entscheidung liegt bei Ihnen.
(PDL/Inhaberin eines Pflegedienstes, 31 Jahre)

Da die Bedingungen in den Haushalten und er Zustand nicht selten kompliziert sind, bleiben Konflikte zwischen Pflegekräften und Angehörigen nicht aus. Einige wenige Pflegekräfte (3 %) erleben sogar *oft* solche Konflikte mit Angehörigen in der Sterbebegleitung. Einer großen Gruppe der Befragten (55 %) geschieht das *manchmal*, dass sie Konflikte mit Angehörigen austragen müssen. Allerdings zeigt sich in diesem Zusammenhang eine deutliche Abhängigkeit vom Berufsalter. Die Schwestern und Pfleger mit bis zu fünf Berufsjahren haben seltener Konflikten als die anderen.

Das Bedingungsgefüge zum Thema Konflikte mit Angehören umfasst weitere beeinflussende Faktoren. Konflikte mit Angehörigen kommen dort weniger vor, wo folgende Bedingungen zutreffen.
- Der zeitliche Rahmen für die Pflege ist eher günstig.
- Es ist ein Pflegestandard zur Sterbebegleitung vorhanden.
- Die Zusammenarbeit mit den Hausärzten ist gut.
- Ärztliche Maßnahmen können von den Pflegenden nachvollzogen werden.
- Mangelnde Schmerzbehandlung ist eher ein untergeordnetes Problem.
- Pflegende fühlen sich bei der Sterbebegleitung nicht unsicher.
- Pflegende erleben nicht so oft das Gefühl der Sprachlosigkeit.
- Pflegende fühlen sich in der Sterbebegleitung weniger alleingelassen

Insbesondere am Beispiel der Zusammenarbeit mit den Ärzten und der Schmerzproblematik wird der Zusammenhang von günstigen Bedingungen für die Sterbebegleitung und Konfliktminimierung zu den Angehörigen besonders auffällig. Während diejenigen, die eine gute Zusammenarbeit mit den Hausärzten haben, zu 43 % "nie" Konflikte mit Angehörigen erleben, sind das bei den Unzufriedenen nur 30 %. Das Konfliktpotenzial mit Angehörigen nimmt ab, insgesamt laufen die Kommunikations- und Kooperationsbeziehungen zufriedenstellend ab.

Worin bestehen die Konflikte zwischen Pflegenden und Angehörigen? 44 % (361 Personen) der Befragten, die Konflikte haben, beschreiben, worin Konflikte bestehen. Dabei weisen diese Ausführungen häufig mehrere Dimensionen auf. Am häufigsten werden seelische Belastungen der Angehörigen als Grund für Konflikte angeführt (219 % der Nennungen). Die Überlastung der Angehörigen äußert sich in Uneinsichtigkeit, Hilflosigkeit, Unsicherheit gegenüber der Sterbesituation, die sich auch in Angst und Rückzug manifestieren können. Pflegekräfte weisen oft darauf hin, dass Angehörige einfach nicht wahr haben wollen, dass der Patient im Sterben liegt. Konfliktpotenzial bergen dabei mangelnde Kenntnisse über den Sterbevorganges und ungenügende Aufklärung durch die Hausärzte.

Eng damit verbunden sind Konflikte, die daher rühren, dass Angehörige mit der Pflege überfordert sind bzw. das pflegerische Handeln der Schwestern und Pfleger in Frage stellen. Dazu gehört der Mangel an Zeit bei den Pflegenden ebenso wie die Ablehnung von fremder Hilfe durch Angehörige. Schmerzen der Sterbenden spielen in diesem Kontext ebenfalls eine große Rolle (165 Nennungen) Das Drängen auf eine Krankenhauseinweisung wird zum Konflikt, wenn dem Pflegepersonal offensichtlich wird, dass der Patient stirbt und seine Krankenhauseinweisung unverantwortlich ist. Gerade in dieser Frage wird das Pflegepersonal häufig zum Anwalt des Patienten.

Der schlimmste Fall an den ich mich erinnern kann, war eine alte Frau. Die hat während der Pflege immer wieder betont, dass sie auf jeden Fall zu Hause sterben möchte, wenn es soweit ist. An dem Tag haben wir das Haus verlassen, kurz nach uns kam der Enkelsohn. Ein Enkel, der nach vielen Monaten überhaupt mal wieder da war. Er hat eine Verlegung in das Krankenhaus veranlasst. Die Frau starb auf dem Transport.
(PDL/Inhaberin eines Pflegedienstes, 31 Jahre)

Weiterhin nennen die Pflegekräfte allgemeine Probleme mit dem Tod (38 Nennungen). Darüber hinaus beklagen sie, dass sich manche Angehörige zu wenig um den Sterbenden kümmern (32 Nennungen).

Das Pflegepersonal, das oft eine enge Beziehung zum Bewohner aufgebaut hat, steht vor schwierigen Entscheidung- und Verhaltensoptionen. Was kann man von Angehörigen fordern, was ist zu persönlich und überschreitet womöglich die professionelle Distanz? Besonders schwierig ist das auch bei sterbenden Patienten, die dement sind. Das Beziehungsgeschehen zwischen Angehörigen und den Pflegepersonen, wird immer eine schwierige Gratwanderung bleiben. Gesellschaftliche Entwicklungen, Haltungen und Vorstellungen in der Bevölkerung beeinflussen diese Prozesse deutlich mit. Aus allen Befragungsgruppen wurde darüber berichtet, dass mit der Entwicklung von Medizin und Technik, mit der medialen Verbreitung ständig neuer Heilverfahren, in der Bevölkerung eine Reflexion erzeugt wird, dass man in jedem Fall noch etwas "unternehmen" sollte.[38] Bei dem Wunsch, zu Hause[39], am besten "schnell und in vertrauter Umgebung" zu sterben, zumindest nicht im Krankenhaus "würdelos an Schläuchen zu hängen", wie das durch die Medien permanent transportiert wird, steht sich die Bevölkerung manchmal selbst im Weg.

Und nicht zu vergessen: Krankenhauseinweisungen vollziehen sich auch und in zunehmendem Maße vor der haftungsrechtlichen (Droh-)Kulisse, mögliche Rettungsversuche unterlassen zu haben und Vorwürfen ausgesetzt zu sein.

Pflegedienste helfen nicht nur unmittelbar vor Ort, nach § 45 SGB XI können ambulante Pflegedienste von den Pflegekassen beauftragt werden, bezahlte Schulungen und Kurse für pflegende Angehörige und Ehrenamtliche durchzuführen. Nach Auskunft der PDL führen 22 % der Dienste solche Kurse durch (häufig machen das große Dienste mit über 20 Pflegepersonen). Weitere 55 % schulen Angehörige und Ehrenamtliche in den Haushalten, davon die meisten Dienste, die auch Kurse anbieten. Eine Gruppe von 16 % bietet solche Kurse an, aber es gibt keine Akzeptanz bei den Angehörigen.

5.5 Belastungssituation

Die physische und psychische Gesundheit des Personals in den Pflegeeinrichtungen gehört seit längerem zu den bevorzugten Untersuchungsgegenständen verschiedener Forschungsdisziplinen, wie zum Beispiel der Arbeitswissenschaft. Die Belastungssituation und die Gesundheitsrisiken in den Berufsgruppen der Kranken- und Altenpflege sind hinlänglich bekannt[40]. Grundsätzlich muss festgestellt werden, "dass über die Arbeitssituation und die Gesundheitsgefährdungen in dem Tätigkeitsfeld der ambulanten Pflege im Vergleich zur stationären Pflege bisher nur sehr wenig bekannt ist."[41]

---

38 Auch von der bundesamtlichen Statistik wird das Sterben als natürlicher Vorgang im Alter ausgeblendet. Dort werden Todesursachen ausschließlich über Krankheiten definiert, Sterben aus Altersschwäche kommt nicht vor. Vgl. TODESURSACHENSTATISTIK IN DEUTSCHLAND.

39 In der Studie "Sterben in Thüringen" wurde in einer Bevölkerungsbefragung ermittelt, dass 77 % der Befragten, wenn sie sich das aussuchen könnten, am liebsten in der eigenen Wohnung sterben würden. Vgl. DREßEL, G. et al. (2001), S. 37.

40 Z.B. HACKER, W. u.a.. (1997); ALBRECHT, A. (1998); ZIMBER, A./WEYERER, S. (1998) / Hrsg.; HENNIG, A./ KALUZA, J. (1995).

41 SATTEL, H. (o. J.), S. 4.

Waren Arbeitsbelastungen und Beanspruchungsreaktionen in den Pflegeberufen schon seit längerer Zeit auffällig, so trug insbesondere die Einführung der Pflegeversicherung 1996 "zu einem raschen und gravierenden Wandel berufsbezogener Belastungen bei (zunehmender Zeitdruck, leistungsbezogene Dokumentation, erhöhte Anzahl multimorbider und schwerpflegebedürftiger Patienten)[42]. Entsprechende Screening-Verfahren und Erhebungsinstrumente zur psychischen Belastung und Beanspruchung sowohl für die stationäre Kranken- und Altenpflege als auch für die ambulante Pflege wurden durch die verantwortliche Berufsgenossenschaft (BGW) entwickelt und befinden sich im Einsatz.[43]

In der Reihe erlebter Arbeitsbelastungen kristallisierten sich – für die ambulante und stationäre Altenpflege ähnlich stark – vier Hauptbelastungen heraus:
- Arbeiten unter hohem Zeitdruck
- mangelnde gesellschaftliche Anerkennung
- Aussichtslosigkeit auf Besserung bei den Patienten
- Konfrontation mit Sterben und Tod.[44]

Die Beanspruchungssituation in der stationären Pflege kann nicht einfach auf die ambulante Pflege übertragen werden. "Vergleichbaren Belastungsquellen ergeben sich aus ähnlichen pflegerischen Tätigkeiten und Kontaktsituationen mit Patienten (beispielsweise die quantitative Menge pflegerischer Handlungen oder typische Rollenkonflikte).[45] SATTEL nennt eine Reihe von spezifischen Merkmalen in der ambulanten Pflege, welche sich von der stationären Pflege unterscheiden. Ein zentrales Merkmal ist dabei die hohe Eigenverantwortlichkeit vor Ort in pflegerischer, medizinischer und ethischer Hinsicht.[46] Als weitere spezifische Anforderungen in der ambulanten Pflege werden genannt:
- Pflege in der häuslichen Umgebung des Patienten
- In der Regel Einzeltätigkeit mit begrenzten Absprachemöglichkeiten im Kollegenteam sowie fehlenden Hilfemöglichkeiten bei schweren körperlichen Arbeiten
- Langandauernder Kontakt zu den gleichen Patienten
- Häufig kleine Einrichtungen als Arbeitgeber
- Hoher Anteil an Fahrtätigkeit[47]

---

42 Ebd., S. 3.
43 BGW (o. J.).
44 BGW (2002) /Hrsg., S. 8.
45 SATTEL, H.(O.J.), S. 3.
46 Ebd.
47 Ebd.

Allein die bloße Konfrontation mit Sterben und Tod verursacht Stress. In einer von OCHSMANN durchgeführten Studie zeigen die befragten Pflegekräfte in der Mehrzahl höhere Angstwerte vor dem eigenen Sterben und dem eigenen Tod als die Normalbevölkerung.[48]

Diese Ausgangsbedingungen gehen einher mit einer Abnahme der psychosozialen Begleitung der Patienten zugunsten der Grund- und Behandlungspflege auch in der ambulanten Pflege, wie empirisch belegt werden konnte.[49] In einer Zeitbudgetstudie von BUSCH wurde festgestellt, dass nur 63 % der Arbeitszeit der ambulant Pflegenden bei den Patienten verbracht werden und nur 5 Minuten täglich für psychosoziale Betreuung zur Verfügung stehen.[50] Ein weiteres Problem besteht darin, dass nach den Leistungskomplexen nach SGB XI Abrechnungsmöglichkeiten für die soziale Betreuung nur im Rahmen eines Erstbesuches bestehen.[51]

Unter all diesen Voraussetzungen und den finanziellen Rahmenbedingungen kommt u.E. der folgenden zusammenfassenden Schlussfolgerung für die ambulante Pflege innerhalb des vorliegende Untersuchungsthema als Ausgangsthese besondere Bedeutung zu: "Der Umgang mit Tod und Sterben und die Versorgung von chronisch schwerkranken, häufig multimorbiden alten Patienten ist ein charakteristisches Problemfeld der ambulanten Pflege. Die oftmals unausweichliche Verschlechterung des Zustandes der Patienten wird als nicht zu unterschätzende Belastung von den Pflegekräften erlebt. Häufig entsteht dabei ein Gefühl der Hilflosigkeit bei den Pflegenden, zumal das Problem, zu wenig Zeit für den emotionalen Beistand der Patienten zu haben, ebenfalls gehäuft auftritt."[52]

Im Zusammenhang mit dieser Belastungssituation muss auch ausdrücklich auf die Vielfalt des Sterbegeschehens hingewiesen werden. Es gibt in der Regel nicht den idealen Fall des sterbenden alten Menschen, der über seinen bevorstehenden Tod reflektierend von Familie und Freunden Abschied nimmt. Nicht wenige Bewohner versterben auch in ihrem Zuhause allein und unbemerkt. In Sachsen trifft das, wie unsere Untersuchungsergebnisse zeigen, auf jeden siebenten alleinstehenden Patienten zu.

Anknüpfend an die oben genannten Befunde bestand nun in der vorliegenden Untersuchung die Möglichkeit, die spezielle Belastungssituation zum Thema Sterben und Tod empirisch zu untersetzen. Den ambulanten Pflegekräften wurde dazu eine Reihe von Items zur Bewertung vorgelegt. (Abbildung 15) Die all-

---

48   Vgl. FEITH, G./OCHSMANN, R. et al. (1999).

49   ZIMBER, A. et al. (2000), S. 43.

50   Ebd.

51   Ebd.

52   BGW (2002) /Hrsg.,S. 4.

gemeine Belastungsanzeige zum Thema Sterben und Tod in der ambulanten Pflege ist mit 61 % sehr hoch und bestätigt die Bedeutung im Rahmen verschiedener Arbeitsbelastungen in der eingangs zitierten BGW-Studie.

Abbildung 15: Belastungsanzeigen des Pflegepersonals beim Umgang mit Sterbenden
nur Antworten 1 und 2 zusammen
Antwortmodell: 1 – trifft vollkommen zu, 2 – trifft eher zu, 3 – trifft eher nicht zu, 4 – trifft gar nicht zu

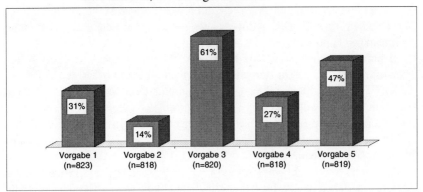

© *ZAROF* e.V. in Kooperation mit SOWIAN – J.Kaluza, sozialwissenschaftliche Analysen; 2003

Vorgabe:

(1) Ich fühle mich unsicher, wenn ich mit Sterbenden zu tun habe.
(2) Ich fühle mich stets allein gelassen, wenn ich Sterbende betreue.
(3) Es belastet mich stark, wenn Patienten sterben.
(4) In Gegenwart eines im Sterben liegenden Patienten fühle ich mich hilflos.
(5) Ich habe oft Angst, bei einem sterbenden Patienten nicht die "richtigen Worte" zu finden.

Die hohe allgemeine Belastung (61 %) bestätigt auch den von SATTEL angesprochenen Vergleich zur stationären Pflege, zumindest zur Pflege in den Pflegeeinrichtungen. Dort sind alle Belastungsanzeigen niedriger als in der ambulanten Pflege (vgl. Abb. 13 im Abschnitt 3.4). Interessanterweise ist die Belastung durch die Begleitung Sterbender bei den Pflegekräften in der ambulanten Pflege ähnlich hoch wie bei ihren Kollegen in den Krankenhäusern.

Unsicherheit im Umgang mit Sterbenden kann verschiedene Gründe haben: Ihr können Probleme im pflegerischen Handeln ebenso zu Grunde liegen wie das Unvermögen verbales oder nonverbales Verhalten des sterbenden Patienten adäquat zu interpretieren. Das Gefühl beim Sterbenden *stets allein gelassen zu sein*, korrespondiert mit den dargestellten Defiziten (siehe Kapitel 5.2.2) bei der Zusammenarbeit mit anderen Personen.

Bedenklich ist, dass sich ein reichliches Viertel der befragten Pflegekräfte in Gegenwart eines sterbenden Bewohners *hilflos* fühlt. Angesichts der Tatsache, dass die Bedingungen in den Haushalten häufig schwierig sind und sich die Pflegenden nicht selten mit überforderten Angehörigen konfrontiert sind, ist dieser Befund in besonderem Maße alarmierend. Zumal wenn mal wenn man bedenkt, dass ambulant Pflegende, im Gegensatz zu ihren Kollegen im stationären Bereich, in solchen Situationen nicht unmittelbar auf Hilfe und Unterstützung zurückgreifen können. Wie können Pflegekräfte zwischen Ärzten, Angehörigen und dem Sterbenden vermitteln, wie können sie die Bedürfnisse Sterbender differenziert erfassen und darauf angemessen reagieren, wie können sie im Rahmen ihres betrieblichen Ablaufes eine halbwegs angemessene Form der Sterbebegleitung "mitmanagen" und realisieren, wenn sie selbst *hilflos* sind?

Ebenfalls als problematisch ist das Ergebnis zu dem Item zu interpretieren "Ich habe oft Angst, bei einem sterbenden Patienten nicht die 'richtigen Worte' zu finden". Fast die Hälfte des Pflegepersonals stimmt dieser Vorgabe eher zu, 10 % sogar mit "das trifft vollkommen zu". In Anbetracht der Tatsache, dass der Umfang der psycho-sozialen Betreuung sehr gering ist (siehe oben) erscheint es als besonders bedenklich, dass die Pflegekräfte gerade in der Kommunikation selbst große Probleme haben.

Es konnte festgestellt werden, dass verschiedenste Faktoren Einfluss auf das Belastungserleben haben. Im Unterschied zur Pflege in den Heimen spielt die Trägerschaft in der ambulanten Pflege in diesem Zusammenhang keine Rolle. Ebenso unerheblich ist es, aus welcher Region die Befragten stammen. Tabelle 21 zeigt den Einfluss ausgewählter Faktoren auf das Belastungsempfinden.

Die *Größe des Dienstes* hat nur einen sehr geringen Einfluss auf diese Belastungsanzeigen. Beim *Lebensalter* ist hinsichtlich der Belastung ein kontinuierlicher Anstieg festzustellen. Während in der jüngsten Gruppe (bis 35 Jahre) die Belastung bei 35 % liegt, ist sie in der ältesten Gruppe (älter als 46 Jahre) mit 68 % fast doppelt so hoch. Die Sicherheit in der Kommunikation dagegen nimmt mit dem Alter zu. Probleme in diesem Bereich gibt es bei mehr als die Hälfte der jüngsten Pflegekräfte (bis 35 Jahre).

Deutliche Unterschiede sind hinsichtlich der *Berufsverweildauer* in der ambulanten Pflege festzustellen. Die größte Unsicherheit äußern Pflegekräfte, die höchstens 5 Jahre in der ambulanten Pflege arbeiten.

Von großem Einfluss sind nun die Bedingungen der Arbeit, die Kooperationsbeziehungen und der Stellenwert der Sterbebegleitung in der gesamten Arbeit des Pflegedienstes. Hervorzuheben sind dabei *gute Kooperationsbeziehungen* mit den behandelnden Hausärzten. Deutlich spürbar sinken ausgewählte Belastungsanzeigen, wenn die Pflegenden mit der Zusammenarbeit zufrieden sind. Auch eine von den Pflegenden mehrheitlich als *optimal* eingeschätzte *Schmerzbehandlung* hat einen günstigen Einfluss auf das Belastungserleben im Dienst. *Vorkenntnisse* und *im Beruf erworbenes Wissen* zum Thema Sterben und Tod erweisen sich ebenfalls als sehr wichtig. Wenn sich ein Drittel des ambulanten Pflegepersonals von der Ausbildung eher schlecht bzw. schlecht auf den Umgang mit Sterbenden vorbereitet fühlt und 38 % meinen, nicht genug über das Thema zu wissen (vgl. auch Abschnitt 5.6), dann hat das negative Auswirkungen auf die Belastungssituation.

Tabelle 21: Einflussfaktoren auf Belastungen im Zusammenhang mit dem Umgang von Sterben und Tod in der ambulanten Pflege (Angaben der Pflegekräfte)

Einflussfaktoren	Belastungen				
	Unsicherheit	Gefühl allein gelassen zu sein	starke Belastung allgemein	Hilflosigkeit	Sprachlosig keit
Größe des Dienstes nimmt zu	-	-	-	-	niedriger
Lebensalter nimmt zu	-	-	steigt	-	sinkt
Berufsalter nimmt zu	sinkt	-	-	-	sinkt
Geschlecht - Frauen	höher	-	höher	-	höher
zu wenig Zeit in der alltäglichen Arbeit	-	steigt	-	-	steigt
zufrieden mit der Zusammenarbeit mit Hausärzten	sinkt	sinkt	-	-	-
oft mangelnde Schmerzbehandlung	-	steigt	-	steigt	steigt
berufliche Vorbereitung auf das Thema war schlecht	höher	höher	höher	höher	höher
ungenügendes Wissen zu Sterben und Tod	höher	höher	höher	höher	höher
Sterbebegleitung ist anerkannter Bestandteil im Pflegedienst	niedriger	niedriger	-	niedriger	niedriger
Pflegestandard vorhanden	niedriger	-	-	niedriger	niedriger

© *ZAROF* e.V. in Kooperation mit SOWIAN – J.Kaluza, sozialwissenschaftliche Analysen; 2003

Hervorzuheben sei unter den günstigen Bedingungen die *Existenz eines Pflegestandards*. Bei allem Für und Wider zu diesem Thema. Hier ist ein positiver Einfluss auf die Belastung der Pflegekräfte festzustellen. Unsicherheit, Hilflosigkeit und Sprachlosigkeit finden sich weniger häufig unter den Pflegekräften, in deren Dienst ein Pflegestandard existiert.

Um das Belastungsgeschehen in der ambulanten Pflege weiter inhaltlich spezifizieren zu können, wurden die Pflegenden mit einer Reihe von Situationen und Bedingungen konfrontiert, die sie hinsichtlich ihres Belastungspotenzial beurteilen sollten (Abbildung 16).

Abbildung 16: Situationen in der ambulanten Pflege und damit verbundene Belastungen (Angaben der Pflegekräfte)
Antwortmodell für *"Situation trifft zu"*: 1 – trifft vollkommen zu ... 6 – trifft überhaupt nicht zu (nur Antworten 1–3 zusammen)
Antwortmodell für *"Belastung in dieser Situation vorhanden"*: 1 – das belastet mich überhaupt nicht ... 6 – das belastet mich sehr stark, 7 – das trifft nicht zu (nur Antworten 4–6)

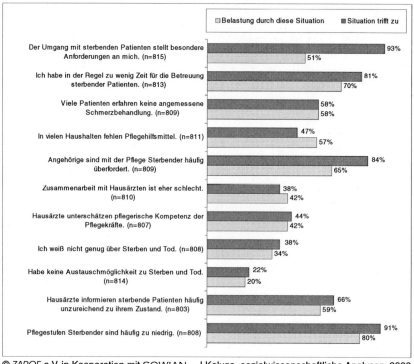

□ Belastung durch diese Situation   ■ Situation trifft zu

Der Umgang mit sterbenden Patienten stellt besondere Anforderungen an mich. (n=815) — 93% / 51%

Ich habe in der Regel zu wenig Zeit für die Betreuung sterbender Patienten. (n=813) — 81% / 70%

Viele Patienten erfahren keine angemessene Schmerzbehandlung. (n=809) — 58% / 58%

In vielen Haushalten fehlen Pflegehilfsmittel. (n=811) — 47% / 57%

Angehörige sind mit der Pflege Sterbender häufig überfordert. (n=809) — 84% / 65%

Zusammenarbeit mit Hausärzten ist eher schlecht. (n=810) — 38% / 42%

Hausärzte unterschätzen pflegerische Kompetenz der Pflegekräfte. (n=807) — 44% / 42%

Ich weiß nicht genug über Sterben und Tod. (n=808) — 38% / 34%

Habe keine Austauschmöglichkeit zu Sterben und Tod. (n=814) — 22% / 20%

Hausärzte informieren sterbende Patienten häufig unzureichend zu ihrem Zustand. (n=803) — 66% / 59%

Pflegestufen Sterbender sind häufig zu niedrig. (n=808) — 91% / 80%

Unter dem Belastungsaspekt zeigt sich, wie inhaltlich breit gefächert Belastungssituationen für ambulante Pflegekräfte vorliegen können. Neben den verschiedenen Situationen, die auf die Pflegepersonen belastend einwirken, gibt es auch einen Reihe von Gefühlen, die beim Versterben von Patienten eine Rolle spielen (Abbildung 17).

Abbildung 17: Auftretende Gefühle beim Versterben von Patienten
(Angaben der Pflegekräfte)
nur Antworten 4 bis 6 zusammen
Antwortmodell: 1 – spielt gar keine Rolle ... 6 – spielt eine große Rolle

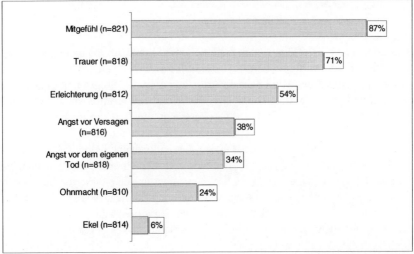

© *ZAROF* e.V. in Kooperation mit SOWIAN – J.Kaluza, sozialwissenschaftliche Analysen; 2003

Gefühle entstehen ebenfalls in einem Bedingungsgefüge unterschiedlichster Faktoren. Das zeigen die Zusammenhänge zwischen den in der Abbildung gezeigten Gefühlsäußerungen und den Belastungsanzeigen. Insbesondere bei den Items "Angst vor dem eigenen Tod", "Angst vor Versagen" und "Ohnmacht" wird das sehr deutlich. Pflegekräfte, die unsicher, hilf- und sprachlos sind, sich allein gelassen fühlen und eine starke allgemeine Belastung zeigen, äußern die genannten Gefühle häufiger als andere. Oben wurde dargestellt, durch welche Faktoren diese Belastungen beeinflusst werden. Das heißt, letztendlich sind nicht nur die verschiedenen Bedingungen und Situationen belastend, sondern in der Sterbebegleitung entstehen auch Emotionen, die zum Ausbrennen einer Pflegekraft beitragen können. Angst zu haben. ist normal und menschlich, die Frage ist nur, wie gehen die Pflegenden mit Ängsten um. Zu einer situationsgerechten Pflege gehört nach KRÄNZLE "… die Wünsche und Bedürfnisse, die Beschwerden und Nöte des Sterbenden und seiner Angehörigen wahrzunehmen und gleichzeitig sich selber mit dem eigenen Empfinden und Erleben ernst zu nehmen."[53] KRÄNZLE erwähnt in diesem Zusammenhang auch die sogenannte "Anordnungsohnmacht" bei den Pflegenden, wenn sie z.b. das Gefühl haben, bezüglich palliativer Therapien über einen besseren Wissensstand als die Ärzte zu verfügen.[54]

Auch in den Interviews beschreiben Pflegekräfte ihre Gefühle, wenn Sie mit Sterbenden zu tun haben.

Manchmal bin ich erleichtert, wenn der Patient viel gelitten hat, Gott sei Dank, dass du jetzt frei bist von Schmerzen, von Leid.
(Krankenschwester, 45 Jahre)

Es sind weniger die pflegerischen Fähigkeiten im Sinne des manuellen Tuns, die den Pflegenden Probleme bereiten, sondern das Vermögen auf psychosozial-kommunikativer Ebene den Sterbeprozess zu begleiten. So gut und gewollt arbeitsteilige Lösungen mit Hospizhelfern oder anderen Kräften auch sind, diese Bemühungen haben ihre Grenzen. Die Personen, die dem sterbenden Patienten über lange Zeit körperlich und oft auch emotional sehr nahe stehen – und das sind die Pflegenden zweifelsohne –, sind in dem sehr intimen und individuellen Prozess des Sterbens wichtige Vertraute für den Sterbenden. Vertraute, bei denen die Sterbenden Halt und Orientierung suchen, Vertraute, an die sie Fragen haben und Vertraute, von denen sie sich Trost und Zuspruch erhoffen. Fähigkeiten in der Gesprächsführung und Konfliktlösung sowie Kenntnisse zu den psychischen, sozialen und, nicht zu vergessen, spirituellen Bedürfnissen müssen unabdingbar im beruflichen Profil der Altenpflege Bestand haben. Ohne dieses Profil bleiben alle Bemühungen um eine Verbesserung der Sterbebegleitung im häuslichen Bereich – ähnlich wie in den Pflegeheimen – Stückwerk. Insofern signalisiert dieses Ergebnis deutlichen Handlungsbedarf für die zukünftige Aus- und Weiterbildung in der Altenpflege, auch wenn dort Fortschritte feststellbar sind.

---

53   KRÄNZLE, S. (2002), S. 15.
54   Ebd., S. 16.

5.6 Aus- und Weiterbildung – Rahmenbedingungen und Bedarf

Die Auseinandersetzung mit dem Thema Sterben, Sterbebegleitung und Tod hat seit längerem Einzug gehalten in die Ausbildung von Pflegekräften und in berufsbegleitende Weiterbildungskurse auch in der Altenpflege, wie in Kursen für leitende Pflegekräfte oder Praxisanleiter. Zum Thema sind eine Reihe von Curricula[55], Leitfäden[56] oder Lehrbüchern[57] für die Pflege erscheinen. Allerdings scheinen nicht alle Veranstaltungen zur Aus- und Weiterbildung den Bedürfnissen der Pflegenden nach einem fundierten und praxisorientierten Wissenserwerb zur Sterbebegleitung zu genügen.

In der Berufsausbildung gab es keine ausreichende Vorbereitung. (…) die Sterbephasen von Kübler-Ross[58], alles theoretisches Blabla – man lernt keine Praxis. Die Schüler werden auch immer beschützt, wenn jemand stirbt, man hat immer Mitleid mit ihnen, das finde ich schade. Und wenn der Schüler dann ausgelernt hat, Schwester oder Pfleger ist, und er hat den ersten Nachtdienst, geb' ich Ihnen Brief und Siegel, dass von 100 Schülern 99 nur davor Angst haben, hoffentlich stirbt in meinem Nachtdienst keiner.

(Krankenschwester, 27 Jahre)

Mein erster Fall. Das war kurz nach der Umschulung, ich hatte noch nie einen Toten gesehen und war schon vierzig. Ich habe den Mann früh gewaschen, alles fertig, setze mich hin und will in die Dokumentation eintragen. Plötzlich fängt der so komisch an zu atmen. In der Schule ist alles Theorie. Das muss doch diese komische Atmung sein, gesprochen hatten wir doch in der Schule. Atmen, dann wieder aussetzen usw. Das konnte ich richtig beobachten. Da guckte mich die Frau so an, wie, was ist nun. Isses das jetzt? Da habe ich gesagt: Jetzt hat er es wohl geschafft.

(Altenpflegerin, 47 Jahre)

Die Ausbildung war nicht ausreichend, das Thema wurde nur kurz überflogen. Für das Thema Sterben und Tod müsste es ein extra Fach geben. Man wird ja ins kalte Wasser geschmissen. (…) Ich hatte den ersten Fall in der Ausbildung,

---

55 FREISTAAT SACHSEN, SÄCHSISCHES STAATSMINISTERIUM FÜR KULTUS (2004).

56 MÖTZING, G./WURLITZER, G. (2000), S. 650.

57 STANJEK, K. (2001) /Hrsg., S. 255.

58 Gemeint sind die Sterbephasen von Elisabeth Kübler-Ross, die – das machen vor allem die Interviews deutlich – offensichtlich zu den am weitesten verbreiteten Themen in der Aus- und Weiterbildung für Pflegekräfte gehören. Zu einer Kritik von Kübler-Ross vgl. FISSINI, H.-J. (1980).

im Heim. Eine sehr dicke Frau ist unverhofft gestorben. Ich hatte Dienst mit einer Schwester und 32 Patienten zu versorgen. Wir sind fast drüber gestolpert, über die Tote. Das heißt, es wäre uns fast nicht aufgefallen. Ich war ja noch in der Ausbildung, ich bin der Schwester nur hinterhergerannt. Sie hat zu mir gesagt: Hier ist eine Tote. Mach mal das Fenster auf, leg mal die Decke etwas ordentlich und dann war die Sache gegessen. Das war grauenvoll. Ich wollte deshalb sogar die Ausbildung abbrechen.
(Krankenschwester, 29 Jahre)

Zunächst wurde erfragt, wie die Pflegenden rückblickend die Qualität ihrer Ausbildung auf den beruflichen Umgang mit Sterben und Tod einschätzen und wie sie ihren diesbezüglichen Wissensstand beurteilen (Abbildung 18).

Abbildung 18: Bewertung der Ausbildung (Angaben der Pflegekräfte)
Frage: Wie gut fühlen Sie sich durch Ihre Ausbildung auf den beruflichen Umgang mit Sterben und Tod vorbereitet?

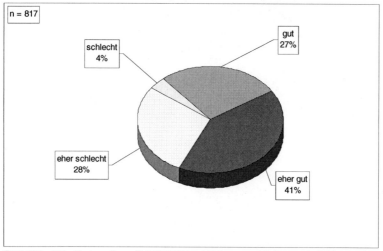

© *ZAROF* e.V. in Kooperation mit SOWIAN – J.Kaluza, sozialwissenschaftliche Analysen; 2003

Eine Mehrzahl von 68 % der Pflegenden fühlt sich gut bzw. eher gut von der Ausbildung her vorbereitet. Jedoch ein Drittel empfindet eher gegenteilig, was durchaus kritisch betrachtet werden muss, wenn man die damit verbundenen Folgen (vgl. Abschnitt 5.4 Belastungssituation) hinzuzieht.

Die Inhalte bezüglich Sterben und Tod waren nicht ausreichend, wobei ich schon an einem guten Krankenhaus ausgebildet wurde. Dort wurde in der Geronto-

psychiatrie schon mehr vermittelt als in anderen Häusern, aber es war immer noch nicht ausreichend. In der Lehrausbildung hatten wir ein, zwei Stunden dafür. Praktische Beispiele gab es kaum, aber dafür muss man gerade gerüstet sein.

(Krankenschwester, 32 Jahre)

Während der Ausbildung wurde Sterben und Tod im Fach Ethik gestreift, das war natürlich nicht ausreichend.

(Altenpflegerin, 48 Jahre)

Überdurchschnittlich schlecht vorbereitet fühlen sich die Pflegekräfte von konfessionellen Pflegediensten (41 %) und unterdurchschnittlich die Befragten privater Dienste (26 %). Eine Ursache dafür ist schwer zu erkennen. Festgestellt werden konnte, dass in privaten Diensten überdurchschnittlich viele Personen arbeiten, die der jüngsten Altersgruppe bis 35 Jahren angehören und dass die Beschäftigten dort weniger Berufsjahre aufweisen. Möglicherweise wirken sich hier bereits verbesserte oder erweiterte Lehrinhalte in der Altenpflegeausbildung aus. Nichtsdestotrotz ist das Ergebnis als problematisch zu betrachten und wird noch verstärkt durch die Aussage zum aktuellen Kenntnisstandes zum Thema Sterben und Tod. Hier sind es 38 % der Pflegekräfte, die sagen, sie wüssten nicht genug.

Im Kontext der vorliegenden Untersuchung ging es darum, den Gedanken der Aus- und Weiterbildung der Pflegenden weiter zu fassen. Es wurde erfragt, ob die Pflegekräfte an Fort- und Weiterbildungsmaßnahmen zur Begleitung Sterbender teilgenommen haben und ob es in den Pflegediensten eine Kommunikationsplattform des fachlichen Austausches zur Begleitung Sterbender gibt. Das kann ein Gesprächskreis, eine Arbeitsgruppe oder auch ein Qualitätszirkel zur Sterbebegleitung sein. Des Weiteren wurde nach "Supervision zur Sterbebegleitung" gefragt. Mit diesen Fragen sollte der Zusammenhang zwischen Betreuung der Pflegenden und deren Belastungssituation im Umgang mit Sterben und Tod näher erschlossen werden. Die Nutzung verschiedener Möglichkeiten zur Auseinandersetzung mit dem Thema ist sehr unterschiedlich (Abbildung 19).

Bezüglich interner Kommunikationskontexte gibt es in den sächsischen Pflegediensten ein zweigeteiltes Bild. In vielen Diensten gibt es hauseigene Gremien, wie Gesprächskreise, Arbeitsgruppen oder Qualitätszirkel, in denen regelmäßig das Thema auf der Tagesordnung steht. Die Angaben der Pflegkräfte und Pflegedienstleistungen schwanken zwischen 37 und 44 Prozent. 32 % der befragten Pflegekräfte nahmen selbst an solchen Veranstaltungen teil. In über der Hälfte der Pflegeeinrichtungen gab es allerdings zum Zeitpunkt der Befragung solche Angebotsformen noch nicht. Weder hinsichtlich der Trägerschaft noch der Größe der Pflegedienste (Personalstärke) gibt es nennenswerte Unterschiede. So ist es auch bei der Vorgabe "Supervision". Die Supervision als gängige Form der psychischen

Entlastung in helfenden Berufen wird nur von einem geringen Teil der Pflegedienste genutzt. Nur 13 % haben bisher selbst schon einmal an einer Supervision teilgenommen. Unter den Pflegekräften gibt es generell erhebliche Vorbehalte
gegenüber der Supervision. Man befürchtet zum Beispiel durch psychische "Of-
fenbarung" vor anderen einen möglichen Angriffspunkt zu bieten.

Abbildung 19: Angebote zur Weiterbildung und Betreuung
               Angaben PDL und Pflegekräfte)
               nur Antwort 1
               Antwortmodell: 1 – ja, 2 – nein

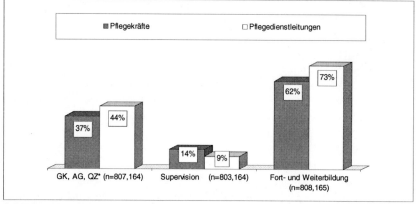

© *ZAROF* e.V. in Kooperation mit SOWIAN – J.Kaluza, sozialwissenschaftliche Analysen; 2003
* GK = Gesprächskreis, AG = Arbeitsgruppe, QZ = Qualitätszirkel

Anders bei der Fort- und Weiterbildung, an der bereits 49 % der Pflegekräfte
teilgenommen haben. Angebote zur Fort- und Weiterbildung sind in großen Diensten (mit über 20 Beschäftigten) häufiger. Da in Sachsen große Dienste mehrheitlich
in konfessioneller und freigemeinnütziger Hand sind, heißt das also, dass in den
privaten Pflegediensten deutlich seltener Fort- und Weiterbildungsveranstaltungen
stattfinden. Allerdings berichten die Befragten aus konfessionellen und freigemeinnützigen Diensten nicht häufiger von einer eigenen Teilnahme an einer solchen
Veranstaltung. Das kann bedeuten, dass die Mitarbeiter privater Dienste häufiger als andere Weiterbildungsangebote außerhalb ihrer Einrichtung nutzen.

In diesem Zusammenhang wurden die Pflegedienstleitungen um eine Einschätzung der ihnen unterstellten Pflegekräfte gebeten. Sie sollten beurteilen, wie hoch
die Zahl der Schwestern und Pfleger ist, die der Aufgabe der Sterbebegleitung *gut*
gerecht werden. Mehr als zwei Drittel der Pflegedienstleitungen sind der Meinung,
die meisten der Pflegekräfte werden dieser Aufgabe im Großen und Ganzen

gerecht, 9 % nehmen das sogar für den gesamten Pflegedienst an. Aber es gibt auch 15 % unter den Pflegedienstleitungen, die diese Einschätzung nur für die Hälfte des Pflegepersonals treffen können. In der Tendenz fällt die Beurteilung durch die Leitungen eher positiv aus.

Die Einschätzung korrespondiert mit dem Bedarf bzw. der Beurteilung des vorhandenen Angebotes von Seiten der Pflegekräfte. 36 % der Pflegekräfte erachten das bestehende Angebot (Gesprächskreise/Arbeitsgruppen/Qualitätszirkel; Supervisionen; Fort- und Weiterbildungen) als nicht ausreichend. Verglichen mit dem stationären Bereich meldet das ambulante Pflegepersonal hier den geringsten Bedarf an.[59] Es konnte festgestellt werden, dass die Angebote dort mehrheitlich als nicht ausreichend erachtet werden, wo diese bisher auch nicht zur Anwendung kamen. Aber auch Pflegekräfte mit Erfahrungen aus Veranstaltungen finden teilweise die Angebote als nicht ausreichend.

Hatten schon mal was zur Sterbebegleitung, obwohl es etwas vernachlässigt wird, irgendwie befriedigt mich das nicht richtig. Da ist auf jeden Fall Nachholebedarf. Auch durch Außenstehende, wer mehr Einblick hat.

(Altenpflegerin, 47 Jahre)

Es gibt aber auch Pflegekräfte, die Fort- und Weiterbildungsveranstaltungen zwar nicht prinzipiell ablehnen, aber meinen, diese seien für sie selbst nicht notwendig. So wird in Interviews immer wieder betont, Sterbebegleitung könne man nicht lernen.

So richtig es ist, einfach menschlich zu sein, aus berufsethischer und fachlicher Perspektive kann man sich mit einer so unbedarften Haltung zufrieden geben. Hier sind die Leitungskräfte in der Pflege gefragt, wenn es darum geht, um zu vermitteln, wozu Kenntnisse zum Thema Sterben und Tod eigentlich dienen: Dass es dabei weniger um Theorie geht, sondern um die Unterstützung bewussten Handelns in unterschiedlichen Situationen mit den unterschiedlichsten Menschen. Umfassende Kenntnisse zu den Bedürfnissen Sterbender, über Kommunikationsmöglichkeiten mit Sterbenden und Fähigkeiten komplizierte Situationen zu managen, müssen neben den rein pflegerischen Fertigkeiten bei der Versorgung Sterbender zu Kernkompetenzen der Pflegedienste gehören und als zusammengehörend vermittelt und verstanden werden.

Insgesamt betrachtet, gibt es in diesem Bereich noch erhebliche Potenziale. So zeigen sich deutliche Unterschiede zwischen den Einrichtungen. Pflegekräfte, die angeben, entsprechende Angebote bereits genutzt zu haben, sind auch diejenigen, die der Sterbebegleitung in ihrem Pflegedienst einen eher hohen Stellen-

---

59   Krankenhaus 77 % ; Pflegeheim 55 %

wert attestieren. Dort wo Pflegende eher wenig betreut werden, schätzen diese den Stellenwert der Sterbebegleitung als niedrig ein.

Und noch ein anderer Effekt wird klar erkennbar. Mit der Nutzung verschiedener bzw. mit dem Vorhandensein ausreichender Angeboten sinken die Belastungsanzeigen im Zusammenhang mit Sterbebegleitung deutlich (Abbildung 20).

Abbildung 20: Zusammenhang zwischen Belastungsanzeigen und ausreichenden Angeboten an Betreuung und Fortbildung (Angaben der Pflegekräfte)

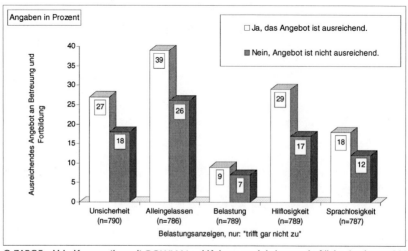

© *ZAROF* e.V. in Kooperation mit SOWIAN – J.Kaluza, sozialwissenschaftliche Analysen; 2003

Legende:

Unsicherheit: Ich fühle mich unsicher, wenn ich mit Sterbenden zu tun habe.
Alleingelassen: Ich fühle mich stets allein gelassen, wenn ich Sterbende betreue.
Belastung: Es belastet mich stark, wenn Patienten sterben.
Hilflosigkeit: In Gegenwart eines im Sterben liegenden Patienten fühle ich mich hilflos.
Sprachlosigkeit: Ich habe oft Angst, nicht die "richtigen Worte" bei einem sterbenden Patienten zu finden.

Die Abbildung zeigt sehr deutlich, wie sich Belastungen unter Nutzung vorhandener Möglichkeiten anders darstellen. Von den Pflegekräfte, die die Betreuung und Fortbildung als ausreichend bezeichnen, fühlen sich 27 % *gar nicht* unsicher in der Sterbebegleitung. Ist das Angebot dagegen nicht ausreichend, dann attestieren sich lediglich 18 % eine große Sicherheit bei der Begleitung Sterbender. Mit anderen Worten, die unterschiedlichen Belastungsanzeigen sind jeweils geringer ausgeprägt, je mehr Angebote genutzt und als ausreichend angesehen werden.

Um auch inhaltlich Näheres zum Bedarf zu erfahren, wurden die Pflege- und Leitungskräfte darum gebeten, mitzuteilen, welche Themen ihnen in der beruflichen Weiterbildung im Zusammenhang mit Sterben und Tod wichtig sind bzw. welche aus ihrer Sicht nicht ausreichend behandelt werden.

Bei den Pflegedienstleiterinnen und Pflegedienstleitern ergibt sich folgende Rangfolge an Weiterbildungsinhalten, die ihnen besonders wichtig erscheinen:

Sterbebegleitung allgemein (48 Nennungen):
z.B. Pflege sterbender Menschen generell und Beherrschung von Krisensituationen

Psychologische Aspekte und Kommunikation (45 Nennungen):
z.B. Psychologische Bedürfnisse Sterbender und der Angehörigen, Kommunikationsformen

Schmerzen (27 Nennungen):
z.B. Schmerzerkennung, Schmerzbeobachtung, Schmerzerfassung und Schmerztherapie

Pflege der Pflegenden (15 Nennungen):
z.B. Bewältigung von Trauer, Möglichkeiten der Supervision, professionelles Verhältnis von Nähe und Distanz

rechtliche/wirtschaftliche Rahmenbedingungen (9 Nennungen)
ethische Grundsätze in der Pflege, Umgang mit Grenzsituationen, Wahrheit, lebenserhaltende Maßnahmen, Perspektiven der ambulanten Pflege

Kooperationsmöglichkeiten (8 Nennungen):
z.B. Anleitung und Begleitung von Ehrenamtlichen, Zusammenarbeit mit den Hausärzten

Die Vorstellungen der Pflegenden zu den Weiterbildungsinhalten sind analog. Etliche Pflegekräfte nennen dezidiert das Bedürfnis nach psychologischer Weiterbildung und der Schulung in Gesprächsführung. Die Probleme zum Beziehungsgeschehen im Verhältnis Sterbender – Angehörige – Pflegepersonen erweisen sich als groß, wie auch folgendes Zitat sehr anschaulich zeigt:

Wie antworte ich auf Fragen der Patienten und Angehörigen mach dem Warum;
was sage ich im Alltag, wenn der Hausarzt sagt: Patienten und Angehörige sind
im Krankenhaus umfassend informiert worden, aber ich den Eindruck habe, sie

wissen nichts. Was antworte ich auf ständige Fragen nach Sterbehilfe bei Krebs-
kranken aber auch bei 80-,90-, 95-Jährigen, die noch lange leben können, aber
keine Lust mehr dazu haben.
(PDL, Fragebogen 135)

5.7 Gewissensfrage und Veränderungswünsche

"Der eigene Wert eines Sterbebebeistandes aber ist vor allem in Begegnungen mit
seiner eigenen Sterblichkeit begründet: je unbewältigter die eigene Sterblichkeit
des Helfers, desto oberflächlicher sein Beistand."[60]

Die Beschäftigten in den Pflegediensten wurden wie alle Befragten im Projekt mit der sogenannten *Gewissensfrage* konfrontiert. Für die ambulante Pflege lautete diese: "Würden Sie sich – so wie die Bedingungen heute sind – als
Sterbende/r von Ihrem Pflegedienst betreuen lassen?" Die Reaktion auf diese Frage
fordert dazu auf, alle Erfahrungen, die man zu diesem Thema gesammelt hat, zu
bündeln. Diese Erfahrungen werden mit persönlichen Vorstellungen und Erwartungen vom eigenen Sterben in Beziehung gebracht. Die Sterbebegleitung ist in
dieser Fragekonstellation nicht ein Bestandteil der Arbeit, die man für andere
Personen leistet, sondern die Sterbebegleitung steht nun in einem ganz persönlichen Kontext, welcher die Mühsal der Selbstreflexion erfordert.

Pflegedienstleitungen und Pflegepersonal bringen mit ihrer Antwort ein Stück
Identifikation und Vertrauen in die eigene Arbeitsstelle zum Ausdruck oder auch
nicht. Für die Befragten galt es also abzuwägen, ob sie sich unter den gegenwärtigen
Bedingungen in die Hände ihres Pflegedienstes begeben würden; und zwar nicht
allgemein, sondern konkret in ihre eigene, vertraute Institution.

Zum Vergleich wurden die Ergebnisse der Befragung aus den sächsischen
Krankenhäusern und den Pflegeheimen zugeordnet. (Abbildung 21)

Das grafische Bild zeigt interessante Zusammenhänge. Die Zustimmung zu
dieser Frage steigt von den Pflegekräften zu den Pflegedienstleitungen an. Je
weniger die Befragten mit dem direkten Sterbegeschehen konfrontiert sind, desto stärker stimmen sie der *Gewissensfrage* zu. Während 90 % der PDL ihrem
Dienst ausreichend Vertrauen entgegenbringt, sodass sie sich von diesem auch
betreuen lassen würden, trifft das auf das Pflegepersonal auf 82 % zu. Die hohe
Zustimmung zur *Gewissensfrage* im ambulanten Bereich kann angesichts der
Tatsache, dass die Mehrheit der Bevölkerung im eigenen Zuhause versterben
möchte, nicht überraschen. Allerdings verweisen unsere Ergebnisse darauf, dass
Pflegende zumindest Vorbehalte gegenüber ihrem eigenen Dienst haben. Immerhin

---

60   REST, F. (1998), S. 60.

würden 96 % der befragten Pflegekräfte einem sterbenden Patienten bzw. dessen Angehörige auf jeden Fall empfehlen, auch bei einer Zustandsverschlechterung möglichst in der häuslichen Umgebung zu bleiben. Das würde bedeuten, dass gut jede zehnte Pflegekraft in einer solchen Situation nicht den eigenen Dienst für die Betreuung wählen würde.

Abbildung 21: Gewissensfrage (Angaben Pflegekräfte, Pflegedienstleitungen, Heimleitungen/Verwaltungsleitungen)
Frage: Würden Sie sich – so wie die Bedingungen heute sind – als Sterbende/r von Ihrem Pflegedienst betreuen lassen? (für Krankenhäuser und Pflegeheime wurde die Frage entsprechend modifiziert, nur Antwort 1 (Zustimmung)
Antwortmodell: 1 – ja, 2 – nein)

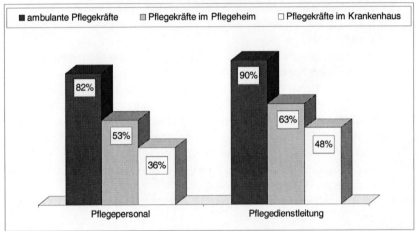

© *ZAROF* e.V. in Kooperation mit SOWIAN – J.Kaluza, sozialwissenschaftliche Analysen; 2000/ 2003

Die *Gewissensfrage* ist weder geprägt von der Trägerschaft der Dienste, noch vom Lebensalter oder der bisherige Beschäftigungszeit in der ambulanten Pflege. Interessant ist jedoch der hochsignifikante Unterschied zwischen den Pflegekräften aus der Großstadt und allen anderen, die der *Gewissensfrage* häufiger zustimmen. Während es in den großstadtnahen Regionen und den Landkreisen eine Zustimmung zur *Gewissensfrage* von 88 % bzw. 85 % gibt, liegt diese in den sächsischen Großstädten bei nur 68 %. Aus den vorliegenden Daten kann dieses Ergebnis nicht erklärt werden; zumal sich unter den wesentlichen Kriterien die eine gute Praxis der Sterbebegleitung konstituieren (Stellenwert der Sterbebgleitung, Belastungssituation, Zeitfaktor, Zusammenarbeit und Austausch mit anderen, Schmerzen,

Angehörigenarbeit, eigene Kenntnisse) keine befinden (abgesehen von einer höheren Zufriedenheit in den Landkreisen mit den Gemeindepfarrern), die diesen Unterschied zwischen den Regionen hinreichend plausibel erklären könnten.

Von großer Bedeutung für eine Identifikation mit dem eigenen Pflegedienst sind die verschiedenen Bedingungen der Sterbebegleitung, deren Stellenwert in der Einrichtung usw. usf. Die folgende Auflistung nennt die Faktoren, die die *Gewissensfrage* im positiven Sinne beeinflussen.

- Sterbebegleitung spielt im Gesamtleistungsgeschehen des Pflegedienstes eine wichtige Rolle spielt und genießt einen hohen Stellenwert.
- Zeitliche Rahmenbedingungen erlauben es den Pflegenden, Sterbende auch psycho-sozial zu betreuen.
- Die Sterbebegleitung ist unter den Kollegen uneingeschränkt anerkannt.
- Die seelische Begleitung Sterbender wird als Aufgabe der Pflege gesehen.
- Pflegekräfte fühlen sich in der Sterbebegleitung nicht allein gelassen.
- Eigene qualifikatorische Voraussetzungen und Vorkenntnisse aus der Ausbildung werden gut eingeschätzt.
- Der Pflegedienst verfügt über einen Pflegestandard zur Sterbebgleitung.
- Gesprächskreise, Supervisionen und Fortbildungsmaßnahmen werden durchgeführt und entsprechende Angebote werden als ausreichend angesehen.
- Pflegekräfte verfügen über kompensierende Austauschmöglichkeiten.
- Die qualifikatorischen Voraussetzungen der Hausärzte werden als gut bewertet.
- Die zeitliche Verfügbarkeit der Hausärzte ist gegeben.
- Ärztliche Maßnahmen können nachvollzogen werden.
- Ärzte, Sterbende und Angehörige über den Zustand hinreichend informieren.
- Eine ausreichende Schmerzlinderung wird häufiger erlebt.
- Die Kommunikationskontexte zwischen Pflegenden und Medizinern funktionieren.
- Die zeitliche Verfügbarkeit der Angehörigen ist gegeben.

Wir hatten einen Patient in H., der kam nach dem Krankenhaus nach Hause. Es wurde zu Hause alles organisiert, die Ehefrau hat wunderbar mitgemacht. Bedingungen waren super, die Schmerztherapie funktionierte. Das war optimal.
(Altenpfleger, 31 Jahre)

Lassen sich diese Aussagen für einen Pflegedienst bejahen, dann sind wesentliche Rahmenbedingungen und Faktoren gegeben, die ein Vertrauensverhältnis schaffen. Offensichtlich erfüllt die Praxis der Sterbebegleitung in der ambulanten Pflege Sachsens diese elementaren Voraussetzungen in vielen Fällen; in Anbetracht dessen, dass sich 82 % des dort arbeitenden Pflegepersonals ihren eigenen Dienst als betreuende Instanz vorstellen kann.

So richtig Gedanken habe ich mir noch nicht gemacht. Die Frage aus dem Fragebogen, ob man sich vom eigenen Dienst pflegen lassen würde, konnte ich nur mit ja beantworten. Ich fühle mich hier richtig wohl und gut aufgehoben. (Krankenschwester, 29 Jahre)

In der abschließenden Frage nach Veränderungswünschen zum Umgang mit Sterben und Tod in der häuslichen Pflege finden sich viele der bereits genannten Erfahrungen und Probleme der Pflegedienstleitungen und der Pflegenden wieder. Bei den Pflegekräften haben 452 Befragte (55 %) die Frage beantwortet: Was müsste aus pflegerischer Sicht hinsichtlich Sterbebegleitung und Tod im Bereich der ambulanten Pflege besser geregelt und/oder verändert werden? Viele gaben mehrere Punkte zur Verbesserung der Situation an. Eine Auszählung ergibt folgende Häufigkeitsverteilung der Veränderungswünsche (Tabelle 22).

Tabelle 22: Veränderungswünsche des Pflegepersonals nach Häufigkeit ihrer Nennung

Veränderungswünsche des ambulanten Pflegepersonal	
mehr Zeit für sterbende Patienten und deren Angehörige	34 %
wirtschaftliche Bedingungen: • angemessene und zeitnahe Einstufung sterbender Patienten • bessere Bedingungen in den Haushalten durch unkomplizierte Bereitstellung von Pflegehilfsmitteln	18 %
gesetzliche Rahmenbedingungen: • Aufnahme der Sterbebegleitung in die Leistungskomplexe der ambulanten Pflege	12 %
Aus- und Weiterbildung sowie Betreuung: • grundsätzlich bessere Ausbildung zum Thema Sterben und Tod • mehr Angebote für berufliche Weiterbildung • Schaffung alternativer Angebote (Selbsthilfegruppen) • psychische Betreuung der Pflegenden	6 %
Zusammenarbeit: • stärkere Zusammenarbeit mit Hospizeinrichtungen • Zusammenarbeit mit den Hausärzten verbessern	9 %
Sonstiges • weniger lebensverlängernden Maßnahmen • stärkere gesellschaftliche Akzeptanz von Sterbebegleitung in der Gesellschaft • Aufklärung in der Bevölkerung über Sterbebegleitung	2 %

Miteinander verbunden sind selbstverständlich der gesetzliche und der gesetzliche Veränderungsbedarf, der durch das ambulante Pflegepersonal in Sachsen zum

Ausdruck gebracht wird. Eine gesetzliche Anerkennung der Sterbebegleitung in den Leistungskomplexen der ambulanten Pflege würden die notwendigen Aufgaben, die für Sterbender zeitintensiv sind, zunächst auf eine bessere wirtschaftliche Grundlage stellen.

Eng verknüpft mit dem Zeitfaktor ist der Punkt der Individualisierung und Intensivierung der Sterbebegleitung hauptsächlich im psycho-sozialen Bereich. Der Wunsch nach mehr Individualisierung geht in zwei Richtungen. Zum einen geht es um die Berücksichtigung der individuellen Wünsche des Sterbenden und zum anderen sollte die Begleitung Sterbender persönlicher gestaltet werden.

Die Veränderungswünsche des Pflegepersonals wirken auch wie ein Plädoyer in eigener Sache. Pflegekräfte in der häuslichen Pflege wollen sich bei Sterbenden nicht auf die "reine" Pflege reduzieren lassen. In den Veränderungswünschen wird von vielen noch einmal ein ganzheitliches Verständnis zur Sterbebegleitung zum Ausdruck gebracht. In vielen Pflegediensten Sachsens genießt die Sterbebegleitung sowohl als Bestandteil der Arbeit als auch in der Anerkennung unter den Kollegen einen hohen Stellenwert. Zeitdruck durch die Versorgung vieler (schwerst)-pflegebedürftiger Bewohner und alltägliche Routinen bei der Rundfahrt durch die Haushalte lassen oftmals eine individuelle und der Situation adäquate Betreuung und Begleitung sterbender Patienten nicht zu. Diese Praxis kollidiert mit dem beruflichen Selbstverständnis der Schwestern und Pfleger und führt zu deutlichen Belastungsindikationen, für die es auch zum Teil eingeschränkte Kompensationsmöglichkeiten gibt. Wenn die Schwestern und Pfleger eine "tragende Säule" sein *sollen*, auf denen gemeinsam mit den Hausärzten und den Angehörigen eine Hauptlast in der ambulanten Versorgung ruht – und offensichtlich *wollen* sie dieser Rolle auch gerecht werden – dann benötigen sie auch Unterstützung und Betreuung, damit sie das auch *können*.

Zusammenfassung

Mit dem Forschungsprojekt "Sterbebegleitung in Sachsen" (Gesamtlaufzeit November 1999 bis Oktober 2004) liegen eine Reihe von empirischen Daten aus unterschiedlichen Versorgungsbereichen und von verschiedenen Befragungsgruppen vor, die ein Bild von der Praxis der Sterbebegleitung im Freistaat Sachsen geben. Nach Angaben des Statistischen Landesamtes Sachsen ist das Krankenhaus der Hauptsterbeort. Die Hälfte der Sterbefälle entfiel im Jahr 2003 auf diese Institution, ca. ein Drittel verstarb zu Hause und die übrigen in Pflegeheimen. Dem Rechnung tragend wurde das Sterbegeschehen in Krankenhäusern, Pflegeheimen und in der häuslichen Versorgung aus soziologischer Perspektive untersucht.

Krankenhaus
Sowohl bei Pflegenden als auch bei Krankenhausärzten hat die Sterbebegleitung einen hohen Stellenwert. Das Pflegepersonal bildet dabei die Gruppe, die am häufigsten mit dieser Aufgabe konfrontiert ist. Ärzte schätzen ihren eigenen Beitrag zur Begleitung Sterbender deutlich besser ein als er von den Pflegenden wahrgenommen wird. Jeweils ein Viertel des Pflegepersonals urteilt, Ärzte seien häufig bzw. gar nicht sterbebegleitend tätig. Dagegen bescheinigt sich jeder zweite Arzt eine häufige Begleitung Sterbender. Helfer, ob nun von inner- oder außerhalb des Krankenhauses, stehen für diese Aufgabe offensichtlich kaum zur Verfügung. Die Vorstellung von einem würdevollen Sterben ist verbunden mit dem Wunsch nach einer Atmosphäre, in der ein ruhiges und weitgehend selbstbestimmtes Sterben möglich ist. Diese Voraussetzung sieht die Mehrzahl der Befragten im eigenen Haus nicht gegeben. 60 % der Ärzte und 73 % der Pflegekräfte lehnen das eigene Krankenhaus als möglichen Sterbeort für sich selbst ab. In diesem Zusammenhang werden dem Krankenhaus folgende Merkmale zugeschrieben:
- Zeitmangel des Personals,
- fehlende Privatsphäre,
- ungenügende Räumlichkeiten,
- unzureichende Qualifikation der Mitarbeiter,
- fehlende menschliche Zuwendung;
- mangelnde Schmerztherapie,
- zu viele lebensverlängernde Maßnahmen.

Es zeigen sich deutliche Hinweise auf Probleme in der Kooperation und Kommunikation zwischen beiden Berufsgruppen. Jede fünfte Pflegekraft gibt an, sich mit Ärzten nur unzureichend über Sterben und Tod austauschen zu können. Je jünger die Pflegenden sind, desto größer sind auch ihre diesbezüglichen Probleme. Diese Pflegekräfte äußern auch generell größere Probleme bei der Begleitung Sterbenden. Dabei muss festgestellt werden, dass die Aufgabe Sterbende zu begleiten generell eine nicht geringe Belastung für die Befragten darstellt. Zwar äußern Ärzte eine tendenziell geringere Belastung als Pflegende, aber in beiden Befragungsgruppen fühlt sich mehr als die Hälfte belastet, wenn ein Patient verstirbt.

Grundsätzlich kann man feststellen, dass die Krankenhäuser nahezu isoliert arbeiten. Nicht wenigen Befragten – sowohl Ärzten als auch Pflegenden – ist eine Zusammenarbeit mit anderen Institutionen und Einrichtung nicht bekannt. Es fällt auf, dass ein Teil der befragten Ärzte auch von einer Zusammenarbeit mit Kollegen außerhalb des Krankenhauses nichts weiß: 15 % ist eine Zusammenarbeit mit Hausärzten nicht bekannt, 22 % wissen nichts von einer Kooperation mit niedergelassen Fachärzten. Sowohl Pflegende als auch Ärzte arbeiten am engsten mit den Angehörigen Sterbender zusammen. Auftretende Konflikte führen die Befragten auf Unverständnis auf Seiten der Angehörigen zurück, die nicht mit Sterben und Tod umgehen können. Sowohl Ärzte als auch Pflegende berichten aber auch von eigenen Kommunikationsproblemen, von einer ungenügenden Befähigung, Angehörige zu betreuen.

Es verwundert nicht, dass Gesprächsführung zu den am häufigsten gewünschten Themen für Weiterbildungsveranstaltungen zählt. Die befragten Ärzte und Pflegekräfte schätzen das Angebot an Weiterbildung und Betreuung zu Fragen von Sterben und Tod einhellig als nicht ausreichend ein. Auch ihre Berufsausbildung bewertet die Mehrzahl in diesem Zusammenhang als eher unzureichend. Vor allem bei den Pflegenden lassen sich deutliche positive Effekte von Weiterbildung und Betreuung feststellen. Ärzte und Pflegekräfte mit einem ausreichenden Angebot an solchen Veranstaltungen bescheinigen sich nicht nur ein besseres Wissen über Sterben und Tod, sie sind auch sicherer im Umgang mit Sterbenden, fühlen sich weniger belastet und klagen seltener über zu wenig Zeit. Das heißt, sie bewältigen die Anforderungen im Zusammenhang mit Sterbebegleitung besser als andere.

Pflegeheime

Die Stichprobe des Pflegepersonals in den Pflegeheimen ist geprägt von weiblichen examinierten Pflegekräften mittlerer und älterer Altersjahrgänge, die über viele Jahre Berufserfahrung verfügen und mehrheitlich verheiratet sind. Sie arbeiten in den sächsischen Pflegeheimen, die nach Angaben der Pflegedienstleitungen zu 19 % in öffentlicher, zu 66 % in freigemeinnütziger und zu 15 % in privater Trägerschaft betrieben werden. Die Anzahl der jährlichen Sterbefälle steht in Zusammenhang mit der Größe der Einrichtungen. Da kommunale Häuser über die größten Bettenkapazitäten verfügen, ist die Zahl der Sterbefälle in diesen Häusern auch höher. Dagegen findet sich unter den im Durchschnitt eher kleinen konfessionellen Heimen kein Haus mit mehr als 50 Sterbefällen im Jahr. Mehr als die Hälfte der Häuser mit über 50 Sterbefällen befinden sich in kommunaler Trägerschaft, die im Landesdurchschnitt, gemessen an ihrer Bettenkapazität, auch die größeren Pflegeheime führen.

Die personelle Absicherung der Sterbebegleitung obliegt bei einem Vergleich verschiedener Berufs- und Personengruppen zum größten Anteil dem Pflegepersonal. Es muss konstatiert werden, dass es notwendig ist, bisher ungenutztes Unterstützungs- und Hilfspotenzial für die Sterbebgleitung zu aktivieren. In Pflegediensten der Heime genießt die Sterbebegleitung einen hohen Stellenwert. Dafür stehen als fachlicher Hintergrund in 61 % der befragten Pflegeheime (im Jahr 2000) bereits entsprechende Pflegestandards zur Verfügung. 85 % der Pflegekräfte schätzt ein, dass die Sterbebegleitung ein anerkannter Bestandteil ihrer Arbeit ist und eine Mehrheit von 91 % erlebt dabei auch eine Anerkennung unter den Kollegen. Probleme bei der Absicherung einer guten Sterbebegleitung sehen die Pflegekräfte in der ungenügenden Zeit, sich sterbenden Heimbewohnern in gebührendem Umfang widmen zu können, wie 74 % der Befragten angeben. Unter den engen personellen Rahmenbedingungen der Pflegeversicherung und der großen Zahl multimorbider, schwerstpflegebedürftiger Bewohner versucht das Pflegepersonal nach besten Kräften die Sterbefälle zu betreuen, ihnen möglichst ihre Wünsche zu erfüllen und auf deren Bedürfnisse einzugehen.

Wenn Sterbende pflegerische Maßnahmen verweigern, sind unterschiedliche Herangehensweisen der Pflegenden feststellbar. 54 % kommen diesem Wunsch uneingeschränkt nach. Alle anderen machen diesbezüglich mehr oder weniger deutliche Abstriche. Hier wird ersichtlich, dass bei aller Anerkennung der Sterbebegleitung in den sächsischen Pflegeheimen noch weiterer Bedarf an pflegefachlicher, interner Auseinandersetzung und Kenntnisvermittlung besteht. Das wird auch darin deutlich, dass 55 % der Pflegerinnen und Pfleger das vorhandene Angebot an Fort- und Weiterbildung und weiteren Betreuungsmaßnahmen für Pflegende zum Thema Sterben und Tod als nicht ausreichend erachtet. Wie wichtig die diesbezügliche Betreuung der Pflegekräfte ist, zeigt der Zusammenhang zwischen Belastungsanzeigen in der Sterbebegleitung und einem ausreichenden Angebot an Fort- und Weiterbildung. Bei Pflegekräften, die auf ein entsprechendes Angebot verweisen können, sind die Belastungen in der Sterbebegleitung deutlich geringer ausgeprägt als bei denen, wo das nicht der Fall ist.

Weitgehend einig sind sich Heimleitungen, Pflegedienstleitungen und Pflegekräfte hinsichtlich notwendiger Veränderungen, die zu einer Verbesserung der Sterbebegleitung in der stationären Altenpflege führen können. Dazu gehören hauptsächlich:
- mehr Zeit für die Sterbebegleitung bzw. mehr (Fach)Personal
- Verbesserung der Zusammenarbeit mit Einrichtungen und Partnern (Angehörige, Hospizdienste, Seelsorger, Ehrenamtliche)

- räumliche Verbesserungen (Einrichtung von Verabschiedungsräumen, Übernachtungsmöglichkeiten für Angehörige)
- verbesserte Anleitung und Begleitung der Pflegekräfte
- bessere Schmerztherapie

In Anbetracht der in unserer Untersuchung festgestellten Problemen und Defiziten bei der Sterbebegleitung im Heimbereich kann sich nur die Hälfte der Pflegekräfte mit ihrer Einrichtung identifizieren. Sie könnten sich unter den gegebenen Bedingungen vorstellen, in dem Heim zu sterben, wo sie selbst beschäftigt sind. Diese Zustimmung ist stark davon beeinflusst, welchen Stellenwert die Sterbebegleitung im Haus genießt, ob ärztliche Maßnahmen nachvollzogen werden können oder ob ein weitgehend schmerzfreies Sterben in der alltäglichen Arbeit beobachtet werden kann.

Hausärzte

Die überwiegende Mehrzahl der sächsischen Hausärzte sieht die Begleitung Sterbender als einen grundlegenden Teil ihrer Berufsarbeit an. Dabei sehen die Ärzte ihre Verantwortung nicht nur in der medizinischen, sondern auch in der seelischen Betreuung des sterbenden Patienten. Die Vorstellung von einem würdevollen Sterben ist unter den Hausärzten klar akzentuiert. Sie wünschen sich, im Kreise von Angehörigen und Freunden, in vertrauter Umgebung, ruhig und selbstbestimmt zu versterben. Die Voraussetzung dafür sehen sie mehrheitlich im häuslichen Bereich gegeben.

Der Gewährleistung einer würdevollen Begleitung Sterbender in ihrem eigenen Zuhause stehen aber verschiedene Hindernisse im Wege. Grundsätzlich klagen alle Hausärzte über zu wenig Zeit, um sich Sterbenden angemessen widmen zu können. Sowohl ihre eigene zeitliche Verfügbarkeit als auch die der Pflegekräfte schätzt nicht mehr als ein Drittel der Befragten als gut ein. Vor allem jüngere Hausärzte äußern Probleme mit dem Zeitbudget für Sterbende.

Als ein weiteres grundsätzliches Problem erweist sich die eher geringe Kooperation mit anderen Personen und Berufsgruppen. Hausärzte arbeiten vor allem mit ambulanten Pflegediensten, den Angehörigen Sterbender und Pflegeheimen zusammen. Die Zusammenarbeit mit Ehrenamtlichen, Selbsthilfegruppen oder Hospizeinrichtungen ist nach wie vor die Ausnahme. So berichtet ein Drittel der Befragten von einer Kooperation mit stationären Hospizen. Vor allem hinsichtlich der Zusammenarbeit mit dem Pflegepersonal werden Kommunikationsprobleme und unterschiedliche Erwartungen an die Arbeit des Partners deutlich. Ärzte schätzen die Zusammenarbeit deutlich besser ein als Pflegende. Diese fühlen sich häufig in ihrer Kompetenz von den Ärzten nicht ausreichend akzeptiert.

Zwei Fünftel der 680 schriftlich befragten Hausärzte schätzen die eigene berufliche Vorbereitung auf die Sterbebegleitung als unzureichend ein, immerhin jeder Zehnte urteilt, diese sei sehr schlecht gewesen. Erwartungsgemäß ist dieses Urteil bei jüngeren Ärzten stärker anzutreffen als bei älteren, die bestimmte Defizite durch Erfahrungen in ihrer Berufspraxis ausgleichen konnten. Ebenso unzureichend wird die Aus- und Weiterbildung zu Fragen der Sterbebegleitung eingeschätzt. In diesem Zusammenhang mahnen die Befragten in besonderem Maße eine bessere psychologische Ausbildung an. Allerdings haben nur zwei Fünftel der Ärzte bisher überhaupt an Weiterbildungsveranstaltungen zu diesem Thema teilgenommen.

Generell fühlt sich die Mehrzahl der befragten Hausärzte durch Sterbebegleitung belastet. Jeder vierte Arzt gibt an, Probleme bei der Kommunikation mit Sterbenden zu haben – sie befürchten, bei Sterbenden nicht die richtigen Worte zu finden. Mit dem Alter der Hausärzte nehmen Unsicherheit, Hilflosigkeit und Sprachlosigkeit ab. Andererseits geben ältere Ärzte aber in größerem Umfang an, durch das Sterben von Patienten grundlegend belastet zu sein. 22 % der über 55-Jährigen schätzen ohne Einschränkungen ein, es belaste sie sehr stark, wenn ein Patient stirbt. Das ist bei jüngeren Medizinern deutlich seltener der Fall. Bei ca. einem Fünftel der Befragten findet sich ein ganzes Bündel an Belastungen: Sie sind unsicherer, hilfloser als andere und lassen sie sich in ihrer Tätigkeit stärker von juristischen Erwägungen und dem unbedingten Wunsch, immer zu helfen, leiten. Das hier festzustellende Zusammentreffen von Perfektionismus, Selbstkontrolle und Unsicherheit verweist darauf, dass in dieser Ärztegruppe ein starkes Burnout-Risiko besteht.

Die befragten Hausärzte selbst gehen in ihrer Mehrzahl von einer ausreichenden Schmerztherapie für sterbende Patienten aus. Immerhin vier Fünftel von ihnen geben an, persönlich alles zu tun, um ein weitgehend schmerzfreies Sterben zu gewährleisten. 94 % der Hausärzte geben an, bei Sterbenden Betäubungsmittel zu verschreiben. Neben der oralen Medikamentengabe sind Schmerzpflaster inzwischen offensichtlich die bei Hausärzten beliebteste Darreichungsform bei sterbenden Patienten. Begründet wird dies mit der guten Handhabbarkeit der Pflaster. Allerdings befürchten nicht wenige Befragte, mit der Vergabe von BtM den vorzeitigen Tod des Patienten zu verursachen. Jeder Zehnte rechnet mit einer möglichen Sucht des Patienten. Das verweist auf nicht geringe Unsicherheiten in der Schmerztherapie bei einem Teil der sächsischen Hausärzte.

Ambulante Pflegedienste
Die Stichprobe Pflegepersonal im ambulanten Bereich besteht im Wesentlichen aus weiblichen examinierten Pflegekräften mittlerer und älterer Jahrgänge, die z.T. über viele Jahre Berufserfahrung verfügen und mehrheitlich verheiratet sind.

Das befragte Pflegepersonal in den sächsischen ambulanten Pflegediensten und Sozialstationen vertritt Dienste, die laut Pflegestatistik zu 67 % in privater und zu einem Drittel in freigemeinnütziger Trägerschaft arbeiten. Letztere jedoch stellen die größeren Dienste und versorgen auch mehr Sterbefälle in der häuslichen Pflege. Nach Angaben der Pflegedienstleiterinnen haben 31 % der Dienste im Jahr nur bis zu 5 Fälle zu versorgen. Und jeder zehnte Dienst versorgt im Jahresdurchschnitt mehr als 20 Sterbefälle. Die Hälfte der Dienste verfügt über einen ausgewiesenen Pflegestandard für die Sterbebegleitung. Allerdings nur sehr wenige sächsische Pflegedienste weisen die Sterbebegleitung als eine besondere Spezialisierung aus.

Die personelle Absicherung der Sterbebegleitung ruht vornehmlich in den Händen der Angehörigen, dem Pflegepersonal und den Hausärzten. Doch wie auch im Krankenhaus und in den Pflegeheimen müssen im häuslichen Bereich ein deutlicher Hilfebedarf durch andere Berufs- und Personengruppen festgestellt werden. Gleiches gilt auch für die Qualität der Zusammenarbeit mit anderen Einrichtungen und Personengruppen. Die geforderte integrative Versorgung von Patienten ist in Sachsen verbesserungsbedürftig. So können nur 36 % von einer zufriedenstellenden Zusammenarbeit mit den Krankenhäusern bezüglich der Versorgung Sterbender berichten. Alle anderen sind unzufrieden (26 %) bzw. kennen keine entsprechende Zusammenarbeit (39 %).

Dennoch stellt sich auch die ambulante Pflege mehrheitlich der Aufgabe der Sterbebegleitung. 73 % der Pflegekräfte geben an, dass die Sterbebegleitung ein anerkannter Bestandteil ihrer Arbeit ist. Nur sehr wenige Pflegekräfte (8 %) berichten im Zusammenhang mit der Sterbebegleitung von fehlender Anerkennung durch die Kollegen. Doch auch im häuslichen Bereich ist der Mangel an Zeit das größte Hindernis (81 % der Pflegenden bemängelt das), um eine gute Sterbebegleitung, einschließlich der seelischen Begleitung, zu gewährleisten. Das Abrechnungssystem von Pflegetätigkeiten nach Minutenwerten erschwert die Situation zusätzlich, weil ein adäquater zeitlicher Betreuungsaufwand für sterbende Patienten in den Leistungskomplexen für die ambulante Pflege keine Berücksichtigung findet. Pflegende stehen häufig vor dem Konflikt, zwischen erforderlicher Zuwendung und wirtschaftlich notwendigem Handeln abzuwägen. Infolgedessen sucht ein Fünftel der Pflegenden uneingeschränkt Sterbende auch in der Freizeit auf. Das kann keine befriedigende Lösung für diesen Versorgungsbereich sein.

Besondere Bedeutung kommt dem engen Zusammenwirken von Pflegediensten und Hausärzten in den Haushalten zu. Ein gemeinsames Vorgehen wird bei einem Teil der Befragten (38 %) dadurch erschwert, dass sie ärztliche Maßnahmen eher nicht nachvollziehen können.

Alarmierend sind die Befragungsergebnisse hinsichtlich der Voraussetzungen in den Haushalten. Knapp die Hälfte der befragten Pflegekräfte beklagt fehlende Pflegehilfsmittel und 84 % stellen fest, dass Angehörige mit der Pflege Sterbender häufig überfordert sind. Die räumlichen Bedingungen für eine Sterbebegleitung werden von einem Viertel als eher schlecht bewertet. Die Mehrheit des Pflegepersonal (82 %) könnte sich vorstellen, zu Hause zu versterben, betreut durch den eigenen Dienst. Jedoch ergibt sich aus der Sicht von Leitungs- und Pflegekräften eine Bündelung von Problemen, die dringenden Handlungsbedarf für den Freistaat signalisieren.

Empfehlungen

Die Ergebnisse machen deutlich, dass bei einer guten Kooperation und Kommunikation die Sterbebegleitung deutlich verbessert werden kann. Die Sterbebegleitung zeichnet sich dann dadurch aus, dass diese Tätigkeit nicht nur von einer größeren Zahl von Ärzten und Pflegepersonen übernommen wird, sondern im therapeutischen Team auch deutlich mehr Anerkennung findet.

Eine gute Zusammenarbeit mit Kollegen (Ärzten, Pflegenden) der eigenen Einrichtung schafft Sicherheit im Umgang mit Sterbenden; es existiert gewissermaßen eine klare "Linie" bei der Betreuung Sterbender. Bei einer besseren Kommunikation zu Sterben und Tod mit Ärzten sind Pflegende sicherer im Umgang mit Sterbenden. Das lässt sich sowohl im stationären als auch im ambulanten Bereich nachweisen.

Bei den Pflegekräften der ambulanten Pflegedienste (bei anderen Pflegenden wurde das so nicht erfragt) lässt sich nachweisen, dass bei Vorhandensein eines Pflegestandards der Stellenwert der Sterbebegleitung generell höher ist. Das bessere Klima im Pflegedienst, das sich durch eine bessere Zusammenarbeit bei der Begleitung Sterbender und eine größere Anerkennung dieser Tätigkeit auszeichnet, hat unmittelbare Auswirkungen auf die Belastungsanzeigen. Pflegende sind dann deutlich sicherer im Umgang mit Sterbenden und äußern auch seltener Probleme, nicht die "richtigen Worte" zu finden.

Eine bessere Kooperation bei der Sterbebegleitung entlastet zudem den einzelnen Beschäftigten, da die Arbeit auf mehr Schultern verteilt ist. Dadurch wird es auch möglich, stark belastete Pflegende von der Betreuung Sterbender zu entlasten, indem andere Pflegekräfte diese Aufgabe übernehmen. Eine Einbeziehung auch externer Helfer (Hospizhelfer, Ehrenamtliche etc.) kann hier zusätzlich Entlastung bringen. Das erweist sich insbesondere im häuslichen Bereich als bedeutsam, da die Sterbebegleiter hier letztlich isolierter arbeiten müssen als in den stationären Bereichen. Die Übernahme der Betreuung Sterbender durch einen breiteren Personenkreis entlastet auch das Zeitbudget der Beschäftigten. Grundsätzlich erweist sich das Fehlen von Zeit als eines der größten Probleme für professionelle Betreuer. Wirkliche Veränderungen sowohl im ambulanten als auch im stationären Bereich sind in dieser Frage allerdings nur mit entsprechenden politischen und strukturellen Rahmenbedingungen möglich (z.B. angemessene

Anerkennung der Sterbebegleitung in den Leistungskomplexen der ambulanten Pflege und im Einheitlichen Bewertungsmaßstab für Ärzte – EBM). Gleichzeitig ist eine wirksamere Unterstützung und Anerkennung der Pflege durch Angehörige dringend erforderlich. Ein richtiger Schritt in diese Richtung ist u.e. die von der Enquetekommission "Ethik und Recht der modernen Medizin" geforderte Einführung einer beruflichen Karenzzeit für pflegende Angehörige. (vgl. DEUTSCHER BUNDESTAG (2005): Verbesserung der Versorgung Schwerkranker und Sterbender in Deutschland durch Palliativmedizin und Hospizarbeit. Zwischenbericht der Enquete-Kommission Ethik und Recht der modernen Medizin. Berlin)

Hinsichtlich der Zusammenarbeit mit Angehörigen empfiehlt es sich, die Möglichkeiten zur Schulung von pflegenden Angehörigen auch strukturell abzusichern. Vor allem ambulante Dienste können durch geschulte Angehörige entlastet werden. Aber auch in Krankenhäusern werden solche Schulungen vereinzelt genutzt, um Angehörigen Sicherheit in der Pflege zu geben. Das schafft nicht nur mehr Sicherheit, dass der Patient nach der Entlassung gut versorgt wird, sondern verbessert auch in den Krankenhäusern selbst die Zusammenarbeit mit den Angehörigen bei der Betreuung schwerstkranker Patienten.

Es erweist sich als grundlegend notwendig, die Ausbildung für Ärzte und Pflegeberufe unter dem Gesichtspunkt von Sterben und Tod und Sterbebegleitung zu verbessern. In unserem Kontext geht es dabei weniger um die medizinischen bzw. pflegerischen Aspekte als vielmehr um Fragen der Gesprächsführung, Konfliktlösung und psychologischen Betreuung. Unsere Forschungsergebnisse decken sich hier mit der Einschätzung der Enquetekommission, die dringenden Fortbildungsbedarf "in Bereichen der Kommunikation mit unheilbar Kranken" anmahnt. (Vgl. ebd.)

Sowohl Ärzte als auch Pflegende konstatieren bei sich selbst erhebliche Defizite in diesem Bereich. Sie verweisen darauf, dass es ihnen schwer falle, bei einem Sterbenden "die richtigen Worte zu finden". Gesprächen mit den Patienten über den Tod und seine Probleme wird nicht selten ausgewichen. Fast noch größer sind die Probleme beim Umgang mit den Angehörigen: Pflegende berichten von einer regelrechten Flucht vor Angehörigen Sterbender und Verstorbener, und auch Ärzte schätzen ein, dass sie nicht wissen, wie sie im Umgang mit Patienten und Angehörigen richtig reagieren sollen. Für die Gruppe der Ärzte ist zudem nachweisbar, dass die Mediziner bei einer größeren Unsicherheit im Umgang mit Sterbenden und ihren Angehörigen auch in stärkerem Maße von Versagensangst und Ohnmachtgefühlen berichten.

Auffällig ist, dass die Belastung in dieser Frage bei den Pflegenden der Krankenhäuser am höchsten ist. Das heißt, dass bei Krankenhausmitarbeitern die größten Probleme im Umgang mit Sterbenden festzustellen sind. Es ist zweifellos bedenklich, dass das Gros der Sterbenden in Sachsen (der Anteil der Sterbefälle im

Krankenhaus liegt bei ca. 50 %) von *den* Pflegenden betreut wird, die in der Sterbebegleitung am unsichersten sind und für sich selbst die größten Defizite konstatieren.

Die Befragten fordern selbst eine bessere Weiterbildung in Fragen der Gesprächsführung ein, um "Patienten und Angehörige führen" zu können. Die Untersuchungsergebnisse machen in hohem Maße die positiven Effekte einer ausreichenden Aus- und Weiterbildung in der Sterbebegleitung deutlich. Wird das diesbezügliche Angebot von den Befragten als ausreichend eingeschätzt, dann sinken die Belastungsanzeigen signifikant: Die Ärzte und Pflegekräfte sind weniger unsicher, hilflos, fühlen sich weniger allein gelassen und haben weniger Probleme bei der Kommunikation mit Sterbenden; die Bedingungen für die Sterbebegleitung werden dann grundlegend besser eingeschätzt.

Gleiche Zusammenhänge zeigen sich bei der Betreuung von Sterbebegleitern. Allerdings sind Supervisionen oder Gesprächskreise, die auch der psychischen Gesundheit der Pflegenden und Ärzte dienen, noch die Ausnahme in den befragten Einrichtungen Sachsens, so dass grundlegende Aussagen aufgrund der geringen Fallzahlen nur eingeschränkt möglich sind.

Unsere Ergebnisse machen deutlich, dass die Qualität der Sterbebegleitung von einer Vielzahl von Faktoren abhängig ist. Dazu gehören auch Kommunikation, Kooperation und die Fähigkeiten der Sterbebegleiter. Alle diesbezüglichen Bemühungen, dort Verbessungen zu erzielen, dürften jedoch weitgehend ins Leere laufen, wenn ihnen nicht entsprechende finanzielle und strukturelle Rahmenbedingungen zugrunde liegen.

Anhang

Tabellen- und Abbildungsverzeichnis

Abschnitt I – Einleitung

Tabellen

Abbildungen

Abschnitt II – Sterbebegleitung im Krankenhaus

Tabellen

Abbildungen

Abschnitt III – Sterbebegleitung in Pflegeheimen

Tabellen

Abbildungen

Abschnitt IV – Sterbegleitung im häuslichen Bereich: Hausärzte

Tabellen

Abbildungen

Abschnitt V – Sterbegleitung im häuslichen Bereich: ambulante Pflege

Tabellen

Abbildungen

Literaturverzeichnis

ABHOLZ, H. H.: Übernehmen Sie die Rolle des Begleiters. Tumorpatienten brauchen Ansprechpartner. In: Der Hausarzt, Heft 9/2005

ADAM, H. (1993): Betreuung des alten Menschen durch den Hausarzt. Freiburg im Breisgau

AKADEMIE FÜR ETHIK IN DER MEDIZIN E.V. /Hrsg. (2002):Umgang mit Sterben. Selbstbestimmung – Patientenverfügung – Sterbebegleitung. Patientenforum Medizinische Ethik. Braunschweig

ALBRECHT, A. (1998): Gesundheitsrisiken in der Altenpflege vor und nach der Einführung der Pflegeversicherung. Eine empirische Untersuchung in Mannheimer Alten- und Altenpflegeheimen. Mannheim

ARIES, PH. (1999):Geschichte des Todes. München

BADURA. B./ FEUERSTEIN, G./ SCHOTT, TH. /Hrsg. (1993): System Krankenhaus. Arbeit, Technik und Patientenorientierung. Weinheim/München

BAG HOSPIZ e.V. u.a. /Hrsg. (2004): Hospiz- und Palliativführer 2004.Neu-Isenburg

BARTH, I. (2002): Hospizarbeit. Sterbebegleitung unter Berücksichtigung der Qualitätssicherung. Köln

BAUMGARTNER, L./ KIRSTEIN, R./ MÖLLMANN, R. /Hrsg. (2003): Häusliche Pflege heute. München, Jena

BAUST, G. (1988): Sterben und Tod. Berlin

Bayerische Stiftung Hospiz sieht akutstationäre Palliativversorgung durch das neue Entgeltsystem für die Krankenhäuser (DRG) gefährdet. www.bayerische-stiftung-hospiz.de/Pressemeldungen

BECKER, U./ FELDMANN, K./ JOHANNSEN, F. /Hrsg. (1988): Sterben und Tod in Europa. Neukirchen-Vluyn

BEGEMANN, H. (1976): Patient und Krankenhaus. München, Berlin, Wien

Begleitetes Sterben – Gegen den Versuch, Euthanasie zu legalisieren. Evangelisches Bildungswerk Berlin 1989, Dokumentation 68/90

BERLIN-INSTITUT FÜR WELTBEVÖLKERUNG UND GLOBALE ENTWICKLUNG (2002): Deutschland 2020 – die demographische Zukunft der Nation. Berlin

BERTSCHI, H. P; HERZIG, E. A. (1979): Betreuung Sterbender. Basel

BGW-DAK Gesundheitsreport 2001: Altenpflege. Arbeitsbedingungen und Gesundheit von Pflegekräften in der stationären Altenpflege. Hamburg

BGW (o. J.): Gefährdungsermittlung und -beurteilung. Psychische Belastung und Beanspruchung. 3 Manuals. Hamburg

BGW (2002) /Hrsg.: Gesundheitsrisiken in ambulanten Pflegediensten.

BERGNER, TH.(2004): Lebensaufgabe statt Lebens-Aufgabe. Deutsches Ärzteblatt/ Jahrgang 101/Heft 33/13. August 2004. S. A 2232–2234

BERUFSGENOSSENSCHAFT FÜR GESUNDHEITSDIENST UND WOHL-FAHRTSPFLEGE (BGW) /Hrsg. (2002): Gesundheitsrisiken in ambulanten Pflegediensten. Hamburg

BLINKERT, B./KLIE, TH. (2004): Solidarität in Gefahr? Pflegebereitschaft und Pflegebedarfsentwicklung im demografischen und sozialen Wandel. Die "Kasseler Studie". Hannover

BLUMENTHAL-BARBY, K. /Hrsg.: Betreuung Sterbender. Berlin

BLUMENTHAL-BARBY, K. (1997): Tausend Türen hat der Tod. Gesammeltes zum Sterben in Europa. Berlin

BORTZ, J./DÖRING, N. (2002): Forschungsmethoden und Evaluation für Human- und Sozialwissenschaftler. Berlin u.a.

BRATHUHN, S. (1999): Lernen, mit dem Tod zu leben. Menschenwürdiges Sterben – Möglichkeiten der Sterbebegleitung – Hospizbewegung. Bad Iburg

BRÜGGEMANN, R. et al. (2002): Pflegeüberleitung: die Sicht der Patienten und notwendige Konsequenzen für die Organisation Krankenhaus. In: Pflege, Jg.15

BUCKMAN, R. (1990): Was wir für Sterbende tun können. Zürich

BÜHL; A./ZÖFEL, P. (2000): SPSS Version 10. Einführung in die moderne Datenanalyse unter Windows. München u.a.

BÜSSING, A. (2000): Ambulante Pflege: Arbeitsorganisation, Anforderungen und Belastungen. Eine Pilotstudie mit Erfahrungsberichten. Bremerhaven

BUNDESMINISTERIUM FÜR FAMILIE, SENIOREN, FRAUEN UND JUGEND (1994): Die Hospizidee braucht keine Mauern – Auf dem Weg zu einem integrativen Hospizverständnis. Köln

BUNDESMINISTERIUM FÜR FAMILIE, SENIOREN, FRAUEN UND JUGEND (2001): Dritter Bericht zur Lage der älteren Generation. Berlin

BUNDESMINISTERIUM FÜR FAMILIE, SENIOREN, FRAUEN UND JUGEND (1996): Sterben und Sterbebegleitung. Ein interdisziplinäres Gespräch. Köln

Der Hausarzt 6/2003

Der Umgang mit Krankheit und Sterben in der heutigen Gesellschaft Eine Ringvorlesung zu Themen medizinischer Ethik. Kiel 1997

DETTBARN-REGGENTIN, J./REGGENTIN, H. (2002): Belastung pflegender Angehöriger. Berlin

DEUTSCHE HOSPIZ STIFTUNG /Hrsg. (2001): Meinungen zum Sterben; Palliativmedizin und Hospizarbeit: Alternative zur aktiven Sterbehilfe; www.hospize.de/ verweise/stellung.htm

DEUTSCHE HOSPIZ STIFTUNG /Hrsg. (2003): Was denken die Deutschen über Palliative-Care? www.hospizc.dc/vcrwcise/stellung.htm

DEUTSCHE HOSPIZ STIFTUNG /Hrsg. (2004): Modellprojekte Palliative-Care vor dem Aus. In: Hospiz Info Brief 1/2004. Dortmund

DEUTSCHES INSTITUT FÜR ANGEWANDTE PFLEGEFORSCHUNG e.V. und FORSCHUNGSGRUPPE METRIK /Hrsg. (2003): Pflege-Thermometer 2003. Frühjahrsbefragung zur Lage und Entwicklung des Pflegepersonalwesens in der stationären Altenhilfe in Deutschland. Köln/Bermuthshain

DEUTSCHES INSTITUT FÜR ANGEWANDTE PFLEGEFORSCHUNG e.V. und FORSCHUNGSGRUPPE METRIK (2004) /Hrsg. (2004): Pflege-Thermometer 2004. Frühjahrsbefragung zur Personalsituation, zu Rahmenbedingungen und zum Leistungsspektrum der ambulanten Pflegedienste in Deutschland. Köln/Bermuthshain

DEUTSCHER BUNDESTAG (2005): Verbesserung der Versorgung Schwerkranker und Sterbender in Deutschland durch Palliativmedizin und Hospizarbeit. Zwischenbericht der Enquete-Kommission Ethik und Recht der modernen Medizin. Berlin

DEUTSCHES INSTITUT FÜR WIRTSCHAFTSFORSCHUNG (2001): Auswirkungen der demographischen Entwicklung auf die Zahl der Pflegefälle. Vorausschätzungen bis 2020 mit Ausblick auf 2050. Diskussionspapier Nr. 240. Berlin

DREßEL, G. et al. (2001): Sterben in Thüringen – Ergebnisse einer wissenschaftlichen Repräsentativbefragung. Jena

DRG-Raster soll nicht für Palliativmedizin gelten. In: Ärztezeitung, 02.08.2004. www.aerztezeitung.de

DRYDEN, W.A.(2005): Keine falsche Zurückhaltung. Schmerztherapie mit Opioiden. In: Der Hausarzt Heft 2/2005, S. 61–64

DRYDEN, W.A (20049: Vernetzte Versorgung. In: MANUAL PALLIATIVMEDIZIN (2004). Hrsg. von Arbeitskreis "Palliativmedizin in der Hausarztpraxis". o. O., S. 45–48.

ELIAS, N. (1998): Über die Einsamkeit der Sterbenden in unseren Tagen. Frankfurt am Main

ERNST, J.; SCHWARZ, R.; WIEMERS, C. (2004): Die Arzt-Patient-Beziehung im Wandel – Empirische Befunde zur Entscheidungsteilhabe von Tumorpatienten. In: WSI Mitteilungen 57(2004)1. S. 19–27. Düsseldorf

FALCK, I. (1980) /Hrsg.: Sterbebegleitung älterer Menschen. Berlin

FÄSSLER-WEIBEL, P. (2001): Nahe sein in schwerer Zeit. Zur Begleitung von Angehörigen von Sterbenden. Freiburg – Schweiz

FEITH, G./OCHSMANN, R. et al.: (1999): Erfahrungen professioneller Helferinnen und Helfer im Umgang mit Tod und Sterben. Zur Bedeutung der Angst vor dem eigenen Sterben und dem eigenen Tod. Beiträge zur Thanatologie 17. Mainz

FELDMANN, K./ FUCHS-HEINRITZ, W. /Hrsg. (1995): Der Tod ist ein Problem der Lebenden. Frankfurt am Main

FELDMANN, K. (1997): Sterben und Tod. Sozialwissenschaftliche Theorien und Forschungsergebnisse. Opladen

FISCHER, N. (1997): Wie wir unter die Erde kommen. Sterben und Tod zwischen Trauer und Technik. Frankfurt am Main

FISSINI, H.-J. (1980): Konfrontation mit dem Tod: Sterbebeistand. In: FALCK, I. (1980) /Hrsg.: Sterbebegleitung älterer Menschen. Berlin

FITZGERALD, A./ TOPLAK, H. (1994): Der Umgang mit Schwerkranken und Sterbenden. Wien, München, Bern

FRIEDRICH EBERT STIFTUNG /Hrsg. (1999); Sterben als Teil des Lebens. Humane Sterbebegleitung als gesellschaftliche Herausforderung – Ein internationaler Dialog. Bonn

FUCHS, W. (1973): Todesbilder in der modernen Gesellschaft. Frankfurt am Main

FUCHS, W /Hrsg. (1994): Lexikon der Soziologie. Opladen

GAßMANN, R./SCHNABEL, E. (1996):Die Betreuung Sterbender durch den Hausarzt im Kontext medizinischer, pflegerischer und psychosozialer Versorgung. Berlin

GEISSLER, A. (1964): Selbstverständnis und Partnerbild von Ärzten und ihren Patienten. Leipzig

GEORGE, W.: (1998): Vergleichende Studie (Schweiz, DDR, Polen und BRD) zu den psychosozialen Bedingungen des Sterbens im Krankenhaus. Gießen

GEORGE, W./BECKMANN, D./FAITL, D. (1989): Aktuelle empirische Daten zu den Sterbebedingungen im Krankenhaus; In: Psychotherapie, Psychosomatik, Medizinische Psychologie 8/1989

GLASER, B. G./ STRAUSS, A. L. (1974): Interaktion mit Sterbenden. Göttingen

GRAF, G. (2004): Aktuelle Bedingungen der Hospizarbeit in Deutschland. In: Zuhause gehen. Aktuelle Bedingungen für das Hospizprinzip Ambulant vor Stationär. 2. Sächsischer Hospiztag, S. 5–17. Dresden

GREGERSEN, S. u.a. (2002): Gesundheitsrisiken in ambulanten Pflegediensten. Hamburg

GROSS, R. (1988): Die Betreuung Hinterbliebener durch den Hausarzt einer allgemeinmedizinischen Abteilung in der Stadt Leipzig. Leipzig

Grundsätze der Bundesärztekammer zur ärztlichen Sterbebegleitung (2004): In: Deutsches Ärzteblatt/Jg. 101/Heft 19, S.

GULBIN; K. (1999): Zur Haltung des Arztes gegenüber Sterben und Tod. In: Heilberufe 51(1999)4. S. 23–25

HACKER, W. et al. (1997): Einfluss der Arbeitsorganisation in Krankenhäusern der neuen Bundesländer auf die psychischen Anforderungen, die Beanspruchung und das Wohlbefinden des Pflegepersonals. Dresden

HAHN, A. (1968): Einstellung zum Tod und ihre soziale Bedingtheit. Eine soziologische Untersuchung. Stuttgart

HANNICH, H.-J. (1996): Sterben auf der Intensivstation; In: Sterben und Tod in der Medizin, S. 86–89. Stuttgart

HAUSMANN, G. (1999): Untersuchungen über die Auswirkungen eines Aufenthaltes auf einer Intensivstation auf den Patienten, seine Angehörigen und die Betreuung durch den Hausarzt. München

HEIL, C. (1997): Hausärzte und ambulantes Pflegepersonal: Über die Zusammenarbeit bei der häuslichen Krankenpflege. Hamburg

HELLER, A./HEIMERL, K./HUSEBØ, ST. /Hrsg. (2000): Wenn nichts mehr zu machen ist, ist noch viel zu tun. Wie alte Menschen würdig sterben können. Freiburg im Breisgau

HELLER, A./HEIMERL, K./ METZ, CHR. /Hrsg. (2000). Kultur des Sterbens. Freiburg im Breisgau

HELLER, F. (1989): Die Einstellung von Pflegepersonal und Ärzten zu sterbenden Patienten. Aachen

HENNIG, A./ KALUZA, J. (1995): Krankenschwester Ost. Die Arbeitswelt des Pflegepersonals im Krankenhaus nach der Einheit. Eine empirische Untersuchung. Berlin

HERMANNS, K. (1989): Sterben und Tod auf einer operativen Intensivstation aus der Sicht naher Angehöriger. Gießen

HÖFER, S. (1996): Sterben in Deutschland. Die Hospizbewegung, betrachtet im Rahmen des gesellschaftlichen Umgangs mit Sterben, Leid und Tod. Kuratorium Deutsche Altershilfe, thema 114. Köln

HOH, R. (2002): Umgang mit Sterben und Tod. Ein Beitrag zur Qualitätssicherung in der Pflege. München

HOMMEL, T. (2001): Pflegebereitschaft bei Angehörigen. In: Heilberufe, Heft 2

HONECKER, M./LUDEWIG-THAUT, D./KLASCHIK, E. (2001): Humane Sterbebegleitung. Konrad-Adenauer-Stiftung; Zukunftsforum Politik Nr. 34. Sankt Augustin

HONS, J. (2001): Das palliativmedizinische Projekt Support findet keine Unterstützung mehr. In: Ärzte Zeitung, 10.07.2001. www.aerztezeitung.de

HORLEMANN, J.(2004): Ethisch-palliativmedizinisches hausärztliches Konzil. In: Manual Palliativmedizin. o. O., 2004. S. 115–126

Hospizpraxis (1995). Ein Leidfaden für Menschen, die Sterbenden helfen wollen. Freiburg im Breisgau

HOWE, J. (1989). Das Sterben als Gegenstand psychosozialer Forschung. Stuttgart

HUCKLENBROICH, P./GELHAUS, P. /Hrsg. (2001): Tod und Sterben. Medizinische Perspektiven, S. 167–180. Münster

HUSEBØ, S. /KLASCHIK, F (1997): Leitfaden der Palliativmedizin. Berlin/Heidelberg

ICN Ethik Kodex für Pflegende. www.dbfk.de

ICN Position Statement: Nurses' Role in Providing Care to Dying Patients and their Families. www.icn.ch

ILLICH, I. (1984): Die Nemesis der Medizin. Reinbek bei Hamburg

IMHOF, A: E. (1996): Brauchen wir eine neue ars moriendi? In: BUNDESMINISTERIUM FÜR FAMILIE, SENIOREN, FRAUEN UND JUGEND: Sterben und Sterbebegleitung. Ein interdisziplinäres Gespräch. Köln, S. 11–23.

In "lebendiger Hoffnung" Spes Viva. Sterbebegleitung im Krankenhaus. Projektdokumentation. Freiburg o. J.

JÄGER, E./KNUTH, A. (1996): Sterben in der Onkologie; In: Knupp, B/Stille, W. (1996) /Hrsg.: Sterben und Tod in der Medizin, S. 48–51. Stuttgart

JONES, C. (2000): Der Tod. Alles über Leben und Sterben. München

JUCHLI, L. (1987): Krankenpflege. Stuttgart/New York

KÄSLER-HEIDE, H. (1999): Diagnose: Tod und Sterben. Gespräche mit unheilbar Kranken, Angehörigen und Hinterbliebenen. Berlin

KEIZER, B. (1997): Das ist das Letzte. Erfahrungen eines Arztes mit Sterben und Tod. München

KESEBERG, A./ SCHRÖMBGENS, H.-H. /Hrsg. (1995): Hausärztliche Betreuung des Schwerkranken und Sterbenden. Stuttgart

KESSLER, D. (1997): Die Rechte des Sterbenden. Weinheim und Berlin

KITTELBERGER, F. (2002) Leben bis zuletzt im Alten- und Pflegeheim. Ein Leitfaden für alle, die über die Implementierung von Palliativbetreuung und Hospizidee in Einrichtungen der stationären Altenhilfe nachdenken. München

KLEIN, TH./OCHSMANN R. (1997): Häusliche Betreuung Sterbenskranker: Zur Bedeutung institutioneller und privater Hilfe. Mainz

KLIE, TH.; STUDENT, J.-CHR. (2001): Die Patientenverfügung: Was Sie tun können, um richtig vorzusorgen. Freiburg im Breisgau u.a.

KLINGENBERG, M. (1981): Bericht der Arbeitsgruppe 7: Sterbende als außergewöhnliche Belastung für Pflegende und Ärzte. In: Lipp, Wolfgang: Sterben. Langenau-Aalbeck

KLITZING-NAUJOKS W. v./KLITZING, K v. (1992): Die Krankenschwester und der sterbende Patient. Prozesse in der Krankenschwester-Patient-Beziehung bei der Pflege schwer- und todkranker Patienten. In: Praxis der Psychotherapie und Psychosomatik 37/1992

KOPETSCH, TH.: Gravierender Mangel an Hausärzten im Osten. In: Deutsches Ärzteblatt/Jg. 101/Heft 42/15. Oktober 2004

KOTTNIK, R./MAYER C. /Hrsg. Vernetzte Sterbebegleitung im Altenpflegeheim. Leitgedanken für eine lernende Organisation und Curriculum für Hauptamtliche MitarbeiterInnen

KOWALSKI-GUGGENTHALER, I. (1997): Hausarzt und Angehörige in der Betreuung schwerkranker und sterbender Patienten zu Hause. Voraussetzungen – Möglichkeiten – Grenzen. Berlin

KRÄNZLE, S. (2002): Die ambulante Pflege Sterbender. In: Pflegen ambulant, 13.Jg., Heft 2/2002

KRAUSE, TH. (1993): Der Umgang mit ethischen Problemen des Lebensendes in der DDR und die Einstellung medizinischen Personals zum Sterben und zum eigenen Tod. Leipzig

KRETSCHMANN, R. (1988): Ambulante psychiatrische Pflege durch Sozialstationen. Freiburg im Breisgau

KUCZYNSKI, J. (1982): Geschichte des Alltags des deutschen Volkes, Bd. 4. Berlin

LAU, E. E. (1975): Tod im Krankenhaus. Köln

LEINMÜLLER, R. (2001): Ein Armutszeugnis. Schmerztherapie im Alter. In: Deutsches Ärzteblatt/Jg. 98/Heft 13/30. März 2001, S. A 801

LEINMÜLLER, R. (2003): Schmerzkurve ist wichtig wie Temperatur und Puls. In: Deutsches Ärzteblatt/Jg. 100/Heft 27/4. Juli 2003, S. A 1890

LEIPZIGER VOLKSZEITUNG (2004): Sachsen hat bundesweit die ältesten Einwohner", 22.4.2004, S. 4

LÖSER, A. (2000): Ambulante Pflege bei Tumorpatienten. Hannover

LORENZ, A. L. (2000): Abgrenzen oder Zusammenarbeiten? Krankenpflege und ärztliche Profession. Frankfurt am Main

LULEY, F. (2001): Humanes Sterben innerhalb und außerhalb der Intensivstationen. Hagen

MANUAL PALLIATIVMEDIZIN (2004). Hrsg. von Arbeitskreis "Palliativmedizin in der Hausarztpraxis". o. O.

MAKOWKA, E. (1998): Humanes Sterben im Krankenhaus. Münster

MARX, R.; STEBNER, G. /Hrsg. (1990): Perspektiven des Todes. Heidelberg

MAYRING, PH.: Kombination und Integration qualitativer und quantitativer Analyse. In: Forum Qualitative Sozialforschung, Volume 2, No. 1/Februar 2001

Meinungen zum Sterben. Emnid-Umfrage 2001. Deutsche Hospizstiftung /Hrsg. 2001 www.hospize.de/verweise/stellung.htm

MENNEMANN, H. (1998): Sterben lernen heißt leben lernen. Sterbebegleitung aus sozial-pädagogischer Perspektive. Studien zur interdisziplinären Thanatologie. Bd. 4. München

MENNEMANN, H. (2000): Sterben und Tod zwischen Verdrängung und Akzeptanz. Idstein

MERTEN, M. (2004). Krankenhausentlassungen: Hausarzt bleibt außen vor. In: Deutsches Ärzteblatt 101(11.6.2004)24. S. A 1707

MITTAG, O. (1994): Sterbende begleiten. Stuttgart

Modellprojekte Palliative-Care vor dem Aus (2004). In: Hospiz Info Brief 1/2004

MÖTZING, G./WURLITZER, G. (2000): Leitfaden Altenpflege. München, Jena, S. 650

MUTHNY, F. A. (2001): Tod und Sterben aus medizinsoziologischer Sicht; In: HUCKLENBROICH, P./GELHAUS, P. /Hrsg. (2001): Tod und Sterben. Medizinische Perspektiven, S. 167–180. Münster

NASSEHI, A. (1992): Sterben und Tod in der Moderne zwischen gesellschaftlicher Verdrängung und professioneller Bewältigung. In: NASSEHI, A./POHLMANN, R. /Hrsg.: Sterben und Tod. Münster, Hamburg

NASSEHI, A./POHLMANN, R. /Hrsg. (1992): Sterben und Tod. Münster, Hamburg

NIEDERBERGER-BURGHERR, J. (1994): Wie erleben Töchter den Eintritt ihrer betagten Mütter in ein Pflegeheim? Eine Pilotstudie. In: Pflege, Band 7, Heft 3

NÖLLE, V. (1997): Vom Umgang mit Verstorbenen. Frankfurt am Main

OCHSMANN, R. u.a. (1997): Sterbeorte im Rheinland-Pfalz. Zur Demographie des Todes. Beiträge zur Thanatologie 8. Mainz

OCHSMANN, R. (2001): Sorge um andere – Sorge um sich: Burn-Out in der Altenpflege. In: Existenz + Logos. Zeitschrift für sinnzentrierte Therapie, Beratung, Bildung. Heft 2

Öffentliche Podiumsdiskussion "Palliativmedizin und Hospizarbeit in Deutschland". 17 Oktober 2001. www.spdfraktion.de

OORSCHOT, B. VAN/SCHWEITZER, S. : Zur ambulanten Versorgung finaler Tumorpatienten – Ergebnisse einer schriftlichen Hausarztbefragung. www.patient-als-partner.de/p1ergebnisse/Ooschot%20AmbulanteVersorgung%202003.pdf

PASSOW, A./ UHLIG, P. (2001): Zwischen Tür und Bett: Geschichten aus der Pflegestation "Mobile Hauskrankenpflege Petra Uhlig" in Berlin. Milow/Berlin/Strasburg

Patientenautonomie am Lebensende. Bericht der Arbeitsgruppe "Patientenautonomie am Lebensende" vom 10.Juni 2004, Berlin

PERA, H. (1996): Sterbende verstehen. Freiburg im Breisgau

PFEFFER, CHR. (1998): Brücken zwischen Leben und Tod. Eine empirische Untersuchung in einem Hospiz. Köln

Pflegeheimbewohner sterben meist mit Schmerzen. www.aerztezeitung.de, 25.04.01

PILZ, ST. (1995): Stationen des Sterbens – Sterben auf Station. Eine medizinsoziologische Untersuchung über Sterbewirklichkeit im Krankenhaus aus der Sicht der Pflegenden. Göttingen

PLESCHBERGER, S. u.a. (2003) "Die Wünsche, die wir noch haben ..." Menschen in Altenpflegeheimen und ihre Sichtweise auf Würde im Leben, Sterben und Tod. Kurzfassung des Forschungsberichtes. Wien

POTTHOFF, P. (1980): Der Tod im medizinischen Denken. Stuttgart

PRAHL, H.-W./SCHROETER, K. R. (1996) Soziologie des Alterns. Paderborn, München, Wien

PRESSEMITTEILUNG (2004): "Strukturen bremsen ambulante Pflege aus" – Neue Studie macht Leistungen, Herausforderungen aber auch Strukturprobleme in der häuslichen Pflege sichtbar. http://www.gesetzeskunde.de/Medizin-Infos/Pflege/strukturen.htm

PSCHYREMBEL PFLEGE (2003): Berlin, New York

PUJOL, P. (1999): Die Begleitung Sterbender im Krankenhaus und im Hospiz. Eine qualitative Pilotuntersuchung. Aachen

REITINGER, E. u.a. (2004) Leitkategorie Menschenwürde. Zum Sterben in stationären Pflegeeinrichtungen. Ein Diskussionspapier. Freiburg im Breisgau, S. 11

Resolutionen der Deutschen Gesellschaft für Gerontologie auf einem Symposium über Sterbebegleitung 1979 In: Begleitetes Sterben – Gegen den Versuch, Euthanasie zu legalisieren. Evangelisches Bildungswerk Berlin 1989, Dokumentation 68/90

REST, F. (1993): Sterbebeistand, Sterbebegleitung, Sterbegeleit. Stuttgart, Berlin, Köln

REST, F. u.a. (1992): Untersuchung zur Versorgung Sterbender und ihrer Angehörigen in Nordrhein-Westfalen (Forschungsbericht). Gutachten für das Ministerium für Arbeit, Gesundheit und Soziales in NRW. Dortmund/Düsseldorf

REST, F. (1992): Vernetzung der Versorgung Sterbender und ihrer Angehörigen in NRW. Einige Schritte in eine bessere Zukunft; In: Nassehi, A./Pohlmann, R. / Hrsg.: Sterben und Tod. Probleme und Perspektiven der Organisation von Sterbebegleitung. Münster, Hamburg

REST, F. (1995): Leben und Sterben in Begleitung. Studien zur interdisziplinären Thanatologie, Bd. 3. München

RICHTER-KESSLER, R./STEIMEL, R. (2001): Brennpunkt Überleitung: Knowhow für die Pflege zu Hause. In: Heilberufe, Heft 3/2001

REST, F. u.a.. (1992) Versorgung Sterbender und ihrer Angehörigen. Studie zur Sterbebegleitung und Hospizbewegung. Bonn

ROBERT-KOCH-INSTITUT /Hrsg. (2001): Sterbebegleitung. Gesundheitsberichterstattung des Bundes Heft 01/01, Leistungen des Gesundheitswesens. Berlin

ROHDE, J. J. (1994): Soziologie des Krankenhauses. Stuttgart

RIHA, O. (1998a): Arzt und Tod – Vorträge des Leipziger Symposiums am 16.Mai 1998. Aachen

RIHA, O. (1998b): Ethik in der Medizin. Aachen

Sachsens Ärzte sind gegen die aktive Sterbehilfe (2001); In: Ärzte Zeitung 16.11.2001, www.aerztezeitung.de

SÄCHSISCHE LANDESÄRZTEKAMMER /Referat Informatik (2004): Altersstruktur ausgewählter Arztgruppen in eigener Niederlassung (Stand 19.10.2004)

SÄCHSISCHES STAATSMINISTERIUM FÜR KULTUS (2004): Grobkonzeption zur Umsetzung der Ausbildungs- und Prüfungsverordnung für die Berufe in der Krankenpflege. Dresden

SÄCHSISCHES STAATSMINISTERIUM FÜR SOZIALES; JUGEND UND FAMILIE (2001): Grundlagen, Strukturen und Perspektiven der Hospizarbeit im Freistaat Sachsen (Landeshospizkonzeption). Dresden

SÄCHSISCHES STAATSMINISTERIUM FÜR SOZIALES; JUGEND UND FAMILIE (2002): Antwort auf eine große Anfrage der Fraktion der PDS des Sächsischen Landtages Drs.-Nr. 3/5470, Thema "Sterbebegleitung im Freistaat Sachsen – Stand und Perspektiven". Dresden

SÄCHSISCHES STAATSMINISTERIUM FÜR SOZIALES (2004): Sächsischer Seniorenbericht. Dresden

SÄCHSISCHES STAATSMINISTERIUM FÜR WIRTSCHAFT UND ARBEIT / Hrsg. (1999): Wirtschaft und Arbeit in Sachsen. Dresden

SALIS GROSS, C. (2001) Der ansteckende Tod. Eine ethnologische Studie zum Sterben im Altenheim. Frankfurt

SANDGATHE HUSEBØ, B./HUSEBØ, S. (2001): Die letzten Tage und Stunden. Palliative Care für Schwerkranke und Sterbende. Oslo

SATTEL, H. /Hrsg. (o. J.): Screening "psychische Belastung und Beanspruchung", Abschlussbericht Berufsgenossenschaft für Gesundheitsdienst und Wohlfahrtspflege (BGW). Hamburg

SAUNDERS, C. (1999): Brücke in eine andere Welt. Freiburg im Breisgau

SAUNDERS, C.; BAINES, M. (1991): Leben mit dem Sterben. Bern, Göttingen, Toronto

SCHAEFFER, D. (2000): Versorgungsintegration und -kontinuität. Implikationen für eine prioritär ambulante Versorgung chronisch Kranker. In: PfleGe, Jg.5, Heft 2, S. 34

SCHÄFER, D. (1998): Sterben, Tod und Sterbebegleitung; In: Pflegedokumentation 51(1998)4. Stuttgart

SCHELL, W. (1998): Sterbebegleitung und Sterbehilfe. Hagen

SCHLAPPACK, O. (1997): Leben im Sterbehaus. Aufzeichnungen eines Arztes im Hospiz. Wien, München, Bern

SCHLEICH, U. (1998): Sterben und Tod. In: Lieser, A.; Schleich, U.: Am Ende menschlichen Lebens. Stuttgart, New York

SCHMIED, G. (1988): Sterben und Trauern in der modernen Gesellschaft. München, Zürich.

SCHNACK, D. (2001): "Ich bin wirklich froh, dass Sie kommen". www.aerztezeitung.de/docs/2001

SCHNOOR, H.; SENDZIK, K. (1986): Die Bedeutung des Todes für das Bewusstsein von Leben. Frankfurt am Main, New York

SCHOBER, CHR. (1987): Tod und Sterben aus der Sicht von Medizinstudenten. Heidelberg 1987

SCHOCKENHOFF, E. (1991): Sterbehilfe und Menschenwürde. Regensburg 1991

SCHRENK, W. (1981): Sterben in der Klinik. In: Lipp, Wolfgang: Sterben S. 43–48. Langenau-Aalbeck

SCHULZ-NIESWANDT, F. (1997): Sterben im Krankenhaus. Determinanten der Hospitalisierung und Institutionalisierung in Alteneinrichtungen. Weiden, Regensburg

SCHUMANN, S. (2000): Repräsentative Umfrage. München, Wien, Baltimore

SCHWEIDTMANN, W. (1995): Ethische Überzeugungen von Mitarbeitern und die Praxis der Sterbebegleitung im Krankenhaus. In: Senf, W.; Heuft, G. /Hrsg.: Gesellschaftliche Umbrüche – Individuelle Antworten. S. 234–241. Frankfurt am Main

SCHWEIDTMANN, W. (1998): Theologische und berufsethische Aspekte der Sterbebegleitung. Beiträge zur Thanatologie 13/1998. Mainz

SEIPEL, CHR./RIEKER, P. (2003): Integrative Sozialforschung. Konzepte und Methoden der qualitativen und quantitativen empirischen Forschung. Weinheim und München

SEYMOR, J. E. (2001): Critical moments: death and dying in intensive care. Buckingham, Philadelphia

SIEBERT, A./ OCHSMANN, R. u.a. (1999): Erfahrungen professioneller Helferinnen und Helfer im Umgang mit Tod und Sterben: Einstellungen zur Sterbehilfe. Beiträge zur Thanatologie 17/1999. Mainz

SIEBERT, A./ OCHSMANN, R. u.a. (1997): Häusliche Betreuung Sterbenskranker: Zur Motivation der Familienangehörigen. Beiträge zur Thanatologie 9/1997. Mainz

SOZIALWISSENSCHAFTLICHES FORSCHUNGSZENTRUM BERLIN-BRANDENBURG e.V.(2004): Sozialreport 2004. Daten und Fakten zur sozialen Lage in den neuen Bundesländern. Berlin

SPIEGEL-RÖSING, I. (1981): Ethik und Legitimation unserer Beschäftigung mit Sterben und Tod. In: Lipp, Wolfgang: Sterben. S. 27–35. Langenau-Aalbeck

SPIEGEL-RÖSING, I.; PETZOLD, H. /Hrsg. (1984): Die Begleitung Sterbender. Theorie und Praxis der Thanatotherapie. Paderborn

STADT LEIPZIG – AMT FÜR STATISTIK UND WAHLEN (2002): Statistisches Jahrbuch, Band 33. Leipzig

STAHL, V. (2000): Münchener Medizinische Wochenschrift (MMW)

STANJEK, K. (2001) /Hrsg.: Altenpflege konkret. München, Jena

STATISTISCHES BUNDESAMT/ZwSt Bonn (2002): 3. Kurzbericht: Pflegestatistik 1999, Ländervergleich: Pflegeheime. Bonn

STATISTISCHES BUNDESAMT (2003): Sozialhilfe in Deutschland. Entwicklung, Umfang, Strukturen. Wiesbaden

STATISTISCHES BUNDESAMT/ZwSt Bonn (2004a): Gestorbene insgesamt und in Krankenhäusern. Bonn

STATISTISCHES BUNDESAMT/ZwSt Bonn (2004b): Sonderbericht: Lebenslagen der Pflegebedürftigen Deutschlandergebnisse des Mikrozensus. S. 13

STATISTISCHES BUNDESAMT (2005): Bericht: Pflegestatistik 2003 – Deutschlandergebnisse. Bonn

STATISTISCHES LANDESAMT DES FREISTAATES SACHSEN (2002a) Pflegestatistik über stationäre Einrichtungen, Pflegeheime am 15.12.2001, Kamenz

STATISTISCHES LANDESAMT DES FREISTAATES SACHSEN (2002b): Soziale Pflegeversicherung im Freistaat Sachsen. Statistische Berichte. Kamenz

STATISTISCHES LANDESAMT DES FREISTAATES SACHSEN (2004): Soziale Pflegeversicherung im Freistaat Sachsen. Pflegeeinrichtungen, Beschäftigte und Pflegebedürftige. Kamenz

STATISTISCHES LANDESAMT DES FREISTAATES SACHSEN (2005) "Welttag des Kranken" am 11. Februar 2005. Warum mussten die Sachsen ins Krankenhaus? Pressemitteilung, www.statistik.sachsen.de

STEINBACH, K. et al. (2004): Patienten als Partner: Wer soll entscheiden? In: Deutsches Ärzteblatt online/8.10.2004/ www.aerzteblatt.de/aufsaetze/0403

Sterbebegleitung und Patientenwille. Schriftenreihe Bad Nauheimer Gespräche der LÄK Hessen, Bd. 31. Frankfurt am Main 2003

Sterben auf Wunsch (2001): www.heilberufe-online/pflege/aktuell/thema.html

STUDENT, J.-CHR. (1991): Das Hospiz-Buch. Freiburg im Breisgau

STUDENT, J.-CHR. /Hrsg. (1993): Das Recht auf den eigenen Tod. Düsseldorf

SUDNOW, D. (1973): Organisiertes Sterben. Eine soziologische Untersuchung. Frankfurt am Main

SUPPORT. Südniedersächsisches Projekt zur Qualitätssicherung der palliativmedizinisch orientierten Versorgung von Patienten mit Tumorschmerzen. Kurzexposé. Göttingen 12/2000. www.come.to/SUPPORT

TIMM., W. (2000): Sterbebegleitung auf der Intensivstation. Köln

TODESURSACHENSTATISTIK in DEUTSCHLAND. www.destatis.de/basis/d/gesu/gesutab19.php

UEXKÜLL, TH. VON (1979): Lehrbuch der psychosomatischen Medizin. München, Wien, Baltimore

Vorsorgevollmacht, Betreuungsverfügung, Patientenverfügung. Fulda 2001

VOGES, W. (2002): Pflege alter Menschen als Beruf. Soziologie eines Tätigkeitsfeldes. Wiesbaden

WEBER, H.-J. (1994) Der soziale Tod. Zur Soziogenese von Todesbildern. Frankfurt am Main

"Welttag des Kranken" am 11. Februar 2005. Warum mussten die Sachsen ins Krankenhaus? Pressemitteilung, Statistisches Landesamt des Freistaates Sachsen, 11. Februar 2005; www.statistik.sachsen.de

WETTRECK, R. (2001): Arzt sein – Mensch bleiben in der Begegnung mit dem Sterben(den). In: Hucklenbroich, P./Gelhaus, P. (2001) /Hrsg.: Tod und Sterben. Medizinische Perspektiven, S. 117–139 Münster

WETTSTEIN, H. (1999): Sterben zur rechten Zeit. Zürich

WIERMANN, J. (1996) Altenheime als Orte des Sterbens. In: BUNDESMINISTERIUM FÜR FAMILIE, SENIOREN, FRAUEN UND JUGEND (1996) /Hrsg.: Sterben und Sterbebegleitung. Ein interdisziplinäres Gespräch. Stuttgart, Berlin, Köln

WILKENING, K./ KUNZ, R. (2003) Sterben im Pflegeheim. Perspektiven und Praxis einer neuen Abschiedskultur. Göttingen

WILMSEN-NEUMANN, J.: Das deutsche DRG-System und die Palliativmedizin. In: klinikarzt 2005; 34 (1+2): S. 24–27

WITTENZELLNER, M. (2003): Sterben und Tod in der Institution Altenheim. Regensburg

WISSING, H. (1992): Das Sterben in Institutionen aus der Sicht der Pflegenden. Kiel

WÖRMANN, B. (2002): Umgang mit Sterben. Die Verantwortung des Arztes. I: Umgang mit Sterben. Selbstbestimmung – Patientenverfügung – Sterbebegleitung (2002), Braunschweig

ZAHN, A. (1999): Sterben im Heim. Frankfurt am Main

ZECH, D./ GROND, S. (1993): Palliativmedizin. In: Die Schwester/Der Pfleger; Jg. 32, Heft 10

ZIEGLER, J. (2000): Die Lebenden und der Tod. München

ZIMBER, A./WEYERER, S. /Hrsg. (1998): Psychischer Stress in der stationären Altenpflege: Arbeitsbedingungen und Arbeitsbelastungen in Heimen – Ergebnisse einer Verlaufsstudie. Köln

ZIMBER, A. et al. (2000): Die Situation der Pflegeberufe in Deutschland. Gutachten zur Arbeits- und Gesundheitssituation der Pflegekräfte in ambulanten Pflegediensten und Einrichtungen der stationären Altenhilfe. Hamburg

ZWETTLER, S. (2001): Wie viele Etagen hat der Tod? Eine ethnographische Studie über das Sterben in Altenheimen. Linz

75. Konferenz der für das Gesundheitswesen zuständigen Ministerinnen, Minister, Senatorinnen und Senatoren der Länder am 20./21.06.2002 in Düsseldorf. Beschluss zur Sterbebegleitung in Deutschland. Berlin 2002

www.bundesaerztekammer.de/30/Aerztestatistik/03Statistik2004/00Statistik/Abbildung07.pdf

www.gerostat.de (Das gerontologische statistische Informationssystem des Deutschen Zentrums für Altersfragen/GeroStat, Berlin 2004)

www.hospiz.net/bag/

Publikationsliste der Autoren (nur Soziales/Pflege)

1) Töpferwein, Gabriele (1987): Zu einigen Aspekten des Facharztwunsches bei Medizinstudenten In: Leistungsorientierte Persönlichkeitsentwicklung und studentische Aktivität. Dresden

2) Töpferwein, Gabriele (1989): Zur Spezifik von Medizinstudenten (1989). In: Leistungsentwicklung im Studium. Leipzig

3) Kaluza, Jens/ Hennig, Anita (1994): Sonst überleben wir nicht. In: ÖTV Report Soziales und Gesundheit 5/1994

4) Kaluza, Jens/ Hennig, Anita (1994): Arbeit in der stationären Krankenpflege der neuen Bundesländer. In: Pflege aktuell 6/1994

5) Kaluza, Jens/ Hennig, Anita (1994): Gleichberechtigung durch Statusveränderung? In: Pflege aktuell 9/1994

6) Kaluza, Jens/ Hennig, Anita (1994): Rollenambivalenz verursacht Streß. In: Pflege aktuell 10/1994

7) Kaluza, Jens/ Hennig, Anita (1994): Pflege in den neuen Ländern (1. Teil). In: Heilberufe 10/1994

8) Kaluza, Jens/ Hennig, Anita (1994): Welche Aussichten haben Berufseinsteiger heute? In: Heilberufe 10/1994.

9) Kaluza, Jens/ Hennig, Anita (1994): Pflege in den neuen Länden (2. Teil). In Heilberufe 11/1994

10) Kaluza, Jens/ Hennig, Anita (1994): Pflege in den neuen Länden (3. Teil). In: Heilberufe 12/1994

11) Kaluza, Jens/ Hennig, Anita (1994): Krankenschwester Ost. Veränderungen der Arbeitswelt des Pflegepersonals in der stationären Krankenpflege der neuen Bundesländer. Eine empirische Untersuchung. (Zwischenbericht). In: Schriften des Zentrums für Arbeits- und Organisationsforschung e.V. 7/1994

12) Kaluza, Jens/ Hennig, Anita (1994): Pflegepersonalnotstand? Personalrekru-
tierung im Pflegedienst der Krankenhäuser in Sachsen-Anhalt unter veränderten
Vorzeichen. In: Ministerium für Arbeit, Soziales und Gesundheit des Landes
Sachsen-Anhalt (Hrsg.): Arbeitsmarktforschung für Sachsen-Anhalt. Fachta-
gung am 5. und 6. Dezember 19994 Halle (Saale). Forschungsbeiträge zum
Arbeitsmarkt in Sachsen-Anhalt Band 7, Halle

13) Kaluza, Jens/ Hennig, Anita (1995): Krankenschwester Ost. Die Arbeitswelt
des Pflegepersonals im Krankenhaus nach der Einheit. Eine empirische Untersuchung. Trafo-Verlag Dr. Wolfgang Weist, Berlin

14) Kaluza, Jens/ Hennig, Anita (1996): Frauen in der stationären Krankenpflege der neuen Bundesländer. In: FrauenforscherInnen stellen sich vor. Ringvorlesung Teil II – Wintersemester 1994/95 (Hrsg.) Ilse Nagelschmidt, Leipziger Universitätsverlag, Leipzig

15) Kaluza, Jens/ Hennig, Anita (1996): Pflegepersonalnotstand? Personalsituation
und Personaleinstellung in der stationären Krankenpflege. In: Kommission
für die Erforschung des sozialen und politischen Wandels in den neuen Bundesländern (Hrsg.): Personalrekrutierung in Sachsen-Anhalt. Ergebnisse eines Verbundprojektes. Graue Reihe Bd. 96–05 (Sonderdruck), Halle

16) Kaluza, Jens (1996): Zur Notwendigkeit erweiterter Pflegeangebote am Beispiel
der Stadt Bitterfeld/ Landkreis Bitterfeld (Bedarf an Tages- und Kurzzeitpflege),
Abschlußbericht, *ZAROF* e.V., Leipzig

17) Kaluza, Jens (1997): Die Kurzzeit- und Tagespflege in Bitterfeld. In: Pflege
aktuell 10/97

18) Merboth, H./ Walter, A./ Böger, S./ Kaluza, J. (1998): Organisationsbedingun-
gen und Beanspruchungen im stationären Krankenpflegebereich. In: Tagungsband zu den Dresdner Innovationsgesprächen 1998, Dresden

19) Kaluza, Jens (1998): Angehörigen- und Bewohnerbefragung im Senioren-
Wohnpark – Am Kirschberg GmbH. Betriebsinterner Bericht, Leipzig

20) Kaluza, Jens (1999): Branchenportrait zur Arbeitszeitflexibilisierung. Branche:
Kranken- und Altenpflege. *ZAROF* GmbH, Leipzig

21) Kaluza, Jens (1999): Bewohnerbefragung in einem städtischen Altenpflegeheim. Interne Betriebsbericht, Städtische Altenpflegeheime, Eigenbetrieb der Stadt Leipzig, Leipzig

22) Kaluza, Jens (1999): Angehörigenbefragung in den städtischen Altenpflegeheimen. 11 interne Betriebsberichte, Städtische Altenpflegeheime, Eigenbetrieb der Stadt Leipzig, Leipzig

23) Kaluza, Jens (2001): Bevölkerungsbefragung 55 bis 65jähriger Leipziger – Erwartungen an Wohnen und Pflege im Alter. (Tagungsbeitrag) Tagung "Altenhilfe und Altenhilfestrukturen in Leipzig – Ergebnisse der Erhebungen zum zweiten Altenhilfeplan 2001" am 6.April 2001 im Altenpflegeheim Martin-Andersen-Nexö Leipzig, Hg. Stadt Leipzig, Der Oberbürgermeister, Dezernat für Jugend, Soziales, Gesundheit und Schule, Sozialamt, Leipzig

24) Kaluza, Jens (2001): Forschung in der Pflege. (Diskussionsbeitrag) In: Schubert-Lehnhardt, Viola (Hrsg.) Pflegealltag in der Krise. Pflege zwischen Profession, Liebe und Überdruß. Protokollband der Tagung vom 14.–16. April in Bernburg, trafo verlag, Berlin

25) Kaluza, Jens/ Töpferwein, Gabriele (2001): Gegen die Uhr. Forschungsprojekt zur Sterbebegleitung in sächsischen Altenpflegeheimen. In: Heim und Pflege 7/01

26) Kaluza, Jens/ Töpferwein, Gabriele (2001): Würdevoller Umgang mit Sterbenden. In: Heilberufe 11/01

27) Kaluza, Jens/ Töpferwein, Gabriele (2001): An manchen Tagen ist es wirklich schlimm … Ausgewählte Ergebnisse eines sozialwissenschaftlichen Forschungsprojektes zur Praxis der Sterbebegleitung in sächsischen Krankenhäusern und stationären Alteneinrichtungen. In: Pflege aktuell 11/01

28) Kaluza, Jens/ Töpferwein, Gabriele (2002): Einstellungen zu Hospizen in sächsischen Krankenhäusern und Altenpflegeeinrichtungen. In: Hospiz-Dialog NRW, Herausgeber: ALPHA, Heft 11, April 2002

29) Kaluza, Jens (2002): Ein solitäres Angebot für Alkoholkranke (ältere) Menschen in Leipzig, Bedarfe, Chancen und Probleme. Abschlußbericht, *ZAROF* e.V., Leipzig

30) Kaluza, Jens/ Töpferwein, Gabriele (2002): Hilfen bei der Sterbebegleitung. In: Mitteilungen. Magazin der BGW für Arbeits- und Gesundheitsschutz 3/02

31) Kaluza, Jens (2002): Angehörigen- und Betreuerbefragung in den Seniorenzentren des AWO-Landesverbandes Sachsen-Anhalt. Kommentierte Datensätze, 4 betriebsinterne Berichte, AWO Landesverband Sachsen-Anhalt, Magdeburg

32) Kaluza, Jens (2002): Bewohnerbefragungen in den Seniorenzentren des AWO-Landesverbandes Sachsen-Anhalt. Kommentierte Datensätze, 5 betriebsinterne Berichte, AWO Landesverband Sachsen-Anhalt, Magdeburg

33) Kaluza, Jens (2002): Ein Heim für Alkoholiker in Leipzig? 1.Teil: Probleme der Unterbringung von Alkoholikern aus der Perspektive Leipziger (Alten)-Pflegeheime. Ergebnisse einer Kurzstudie. In: Kippe. Die Leipziger Straßenzeitung 10/02

34) Kaluza, Jens (2002): Alkoholiker? Nein Danke! In: Heim + Pflege 11/02

35) Kaluza, Jens (2002): Ein Heim für Alkoholiker in Leipzig? 2.Teil: Die Problematik der Nachsorge von Alkoholikern nach der Entgiftung aus der Perspektive der Krankenhäuser und der Suchtkliniken. Ergebnisse einer Kurzstudie. In: Kippe. Die Leipziger Straßenzeitung 11/12/02

36) Kaluza, Jens (2003): Angehörigenbefragungen: Baustein zum Qualitätsmanagements in der stationären Altenpflege. In: Pflegezeitschrift 3/03

37) Kaluza, Jens (2003): Zur Lebenssituation der Leipziger Bürger zwischen 55 und 65 Jahren. In: Konzept der Seniorenarbeit Leipzig (2. Altenhilfeplan 2003) Hg. Stadt Leipzig, Der Oberbürgermeister, Dezernat für Jugend, Soziales, Gesundheit und Schule, Sozialamt, Leipzig

38) Kaluza, Jens (2003): Zur aktuellen Situation Leipziger Altenpflegeheime. In: Konzept der Seniorenarbeit Leipzig (2. Altenhilfeplan 2003) Hg. Stadt Leipzig, Der Oberbürgermeister, Dezernat für Jugend, Soziales, Gesundheit und Schule, Sozialamt, Leipzig

39) Kaluza, Jens/ Töpferwein, Gabriele (2003): Sterbebegleitung in Sachsen. In: Konzept der Seniorenarbeit Leipzig (2. Altenhilfeplan 2003) Hg. Stadt Leipzig,

Der Oberbürgermeister, Dezernat für Jugend, Soziales, Gesundheit und Schule, Sozialamt, Leipzig

40) Kaluza, Jens (2004): Angehörigen- und Bewohnerbefragung in einem AWO-Seniorenzentrum. 2 betriebsinterne Berichte, AWO Senioren- und Sozialzentrum gGmbH Sachsen-West, Markkleeberg

41) Kaluza, Jens (2005): Bewohnerbefragung in sechs Seniorenzentren der AWO. 6 betriebsinterne Berichte, AWO Senioren- und Sozialzentrum gGmbH Sachsen-West, Markkleeberg

42) Kaluza, Jens (2005): Angehörigenbefragungen in fünf Seniorenzentren der AWO. 5 betriebsinterne Berichte, der AWO Soziale Dienste Sachsen-Anhalt gGmbH, Magdeburg

43) Kaluza, Jens/ Töpferwein, Gabriele (2005): Sterbebegleitung im Krankenhaus – Impulse aus der Hospizarbeit. In: Gesundheitsschutz in Krankenhaus und Klinik. BGW Forum 2005, Tagungsband. Hamburg

44) Kaluza, Jens (2005): Bewohnerbefragungen in fünf Seniorenzentren der AWO. 5 betriebsinterne Berichte, der AWO Soziale Dienste Sachsen-Anhalt gGmbH, Magdeburg

45) Kaluza, Jens/ Töpferwein, Gabriele (2005): Forschungsergebnisse der Studie "Sterbebegleitung in Sachsen" Arbeits- und Belastungssituation der Pflegenden und Ärzte. Reihe bgw forschung, Hamburg

Weitere lieferbare Literatur

Hennig, Anita/Kaluza, Jens: "Krankenschwester Ost. Die Arbeitswelt des Pflegepersonals im Krankenhaus nach der Einheit. Eine empirische Untersuchung", Abschlußbericht, trafo verlag 1995, 256 S., 50 Abb., 9 Tab., geb., ISBN 3-930412-81-0, 9,80 EUR

Blumenthal-Barby, Kay: "Tausend Türen hat der Tod! Gesammeltes zum Sterben in Europa", trafo verlag, 1997, 160 S., zahlr. Abb., geb., ISBN 3-89626-075-8, 13,80 EUR

Blumenthal-Barby, Kay: "Betreuung Sterbender. Tendenzen, Fakten, Probleme", Berlin 1991, 198 S., geb., ISBN 3-333-00551-4, 11,80 EUR

Blumenthal-Barby, Kay: "Bis zum Abschied. Ratgeber zur Begleitung Sterbender", München 1998, 128 S., geb., ISBN 3-7081-9943-X, 7,80 EUR

Haupt, Hanna / Liebscher, Reinhard / Winkler, Gunnar: "Menschen mit Behinderungen. – Report 2003 –. Daten und Fakten zur sozialen Lage von Menschen mit Behinderungen in Deutschland", trafo verlag 2003, 232 S., zahlr. Tab. und Abb., 3-89626-482-6, 19,80 EUR

Haupt, Hanna (Hrsg.): "Neue Wege in Altenhilfe und Pflege. Altenhilfestrukturen weiterentwickeln – Situation der ambulanten Pflege in Sachsen-Anhalt 2001. Ausgewählte Ergebnisse", [= UMBRUCH – Beiträge zur sozialen Transformation, H. 18], trafo verlag 2002, 89 S., zahlr. Tab. u. Abb., ISBN 3-89626-414-1, 9,80 EUR

Haupt, Hanna / Liebscher, Reinhard / Winkler, Gunnar (Hrsg.): "Ältere Arbeitnehmer/innen in Ostdeutschland – Lebenslagen und Lebensverhältnisse, Werte und Handlungsorientierungen", [= UMBRUCH – Beiträge zur sozialen Transformation in den alten und neuen Bundesländern, Band 19], trafo verlag 2005, 97 S., zahlr. Abb. und Tab., ISBN 3-89626-502-4, 9,80 EUR

Kratz, Doris / Kratz, Hans-Michael: "Die Heilkunde in der Zeit der Weimarer Republik – Die 'angepaßte' Medizin in der Zeit der NS-Diktatur", [= Gesellschaft – Geschichte – Gegenwart, Bd. 33], trafo verlag 2004, 193 S., ISBN 3-89626-497-4, 21,80 EUR

Rauchfuß, Martina/Kuhlmey, Adelheid/Rosemeier, Hans Peter (Hg.): "Frauen in Gesundheit und Krankheit: Die neue frauenheilkundliche Perspektive", Sammelband, trafo verlag 1996, 168 S., 52 Abb., geb., ISBN 3-930412-96-9, 9,80 EUR

Rauchfuß, Martina/Kuhlmey, Adelheid/ Rosemeier, Hans Peter (Hg.): "Frauen in Gesundheit und Krankheit: Die psycho-soziale Lebensperspektive", Sammelband, trafo verlag 1999, 150 S., zahlr. Abb., geb., ISBN: 3-930412-97-7, 9,80 EUR

Bildungsverein Elbe Saale e.V. (Hrsg.): "Frauen brauchen eine andere Medizin!. Protokollband einer Tagung im Oktober 2000...", trafo verlag 2001, 84 S., ISBN 3-930412-330-7, 7,80 EUR

Wortmann, Marion: "Die Lebenslage älterer lesbischer Frauen in Deutschland. Annäherung an ein verdrängtes Thema", trafo verlag 2005, 150 S., ISBN 3-89626-136-3, 19,80 EUR

Geisler, Alexandra: "Gehandelte Frauen. Menschenhandel zum Zweck der Prostitution mit Frauen aus Osteuropa", trafo verlag 2005, 158 S., ISBN 3-89626-530-X, 19,80 EUR

Winkler, Gunnar (Hrsg.): "SOZIALREPORT 2000 50plus. Daten und Fakten zur sozialen Lage von Bürgern ab 50 jahre in den neuen Bundesländern", ca. 80 Tab. und Grafiken, 108 S., Bestell-Nr. SFZ/2000/50+, 14,80 EUR

Winkler, Gunnar (Hrsg.): "SOZIALREPORT 2004. Daten und Fakten zur sozialen Lage in den neuen Bundesländern", trafo verlag 2004, 250 Tab. und Grafiken, 341 S., ISBN 3-89626-485-0, 21,80 EUR

Winkler, Gunnar (Hrsg.): "SOZIALREPORT 2005 50plus. Daten und Fakten zur sozialen Lage von 50- bis unter 65-Jähriger in den neuen Bundesländern", trafo verlag 2005, 263 S., ca. 150 Tab. und Abb., ISBN 3-89626-526-1, 18,80 EUR

Bezug über jede Buchhandlung oder direkt beim Verlag:
trafo verlag, Finkenstraße 8, 12621 Berlin, Germany
Tel.: 030/56701939   Fax: 030/56701949
e-Mail: trafoberlin@gmx.de
Internet-Buchkatalog: www.trafoberlin.de
www.trafoberlin.de/medizin.htm